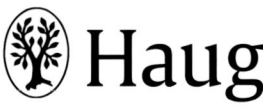

Nahrungsmittelallergien und -unverträglichkeiten

in Diagnostik, Therapie und Beratung

Ute Körner
Astrid Schareina

23 Abbildungen
62 Tabellen

Karl F. Haug Verlag · Stuttgart

**Bibliografische Information
der Deutschen Nationalbibliothek**

Die Deutsche Nationalbibliothek verzeichnet diese Publikation in der Deutschen Nationalbibliografie; detaillierte bibliografische Daten sind im Internet über http://dnb.d-nb.de abrufbar.

Anschrift der Autorinnen:

Ute Körner, Dipl. oec. troph.
Büro und Praxis für Ernährungstherapie und -beratung
Schwerpunkt Lebensmittelallergien und -unverträglichkeiten
Am Zidderwald 5
53332 Bornheim

Astrid Schareina
Fachärztin für Innere Medizin – Allergologie
Ernst-Wilhelm-Nay-Str. 13
50935 Köln-Lindenthal

© 2010 Karl F. Haug Verlag in
MVS Medizinverlage Stuttgart GmbH & Co. KG
Oswald-Hesse-Str. 50, 70469 Stuttgart

Unsere Homepage: www.haug-verlag.de

Printed in Germany

Zeichnungen: Christiane von Solodkoff, Neckargemünd
Umschlaggestaltung: Thieme Verlagsgruppe
Umschlagfoto: Thieme Verlagsgruppe
Satz: medionet Publishing Services Ltd., Berlin
Satzsystem: Adobe InDesign CS3
Druck: AZ Druck und Datentechnik, Kempten

ISBN 978-3-8304-7388-6   1 2 3 4 5 6

Wichtiger Hinweis: Wie jede Wissenschaft ist die Medizin ständigen Entwicklungen unterworfen. Forschung und klinische Erfahrung erweitern unsere Erkenntnisse, insbesondere was Behandlung und medikamentöse Therapie anbelangt. Soweit in diesem Werk eine Dosierung oder eine Applikation erwähnt wird, darf der Leser zwar darauf vertrauen, dass Autoren, Herausgeber und Verlag große Sorgfalt darauf verwandt haben, dass diese Angabe dem Wissensstand bei Fertigstellung des Werkes entspricht.

Für Angaben über Dosierungsanweisungen und Applikationsformen kann vom Verlag jedoch keine Gewähr übernommen werden. Jeder Benutzer ist angehalten, durch sorgfältige Prüfung der Beipackzettel der verwendeten Präparate und gegebenenfalls nach Konsultation eines Spezialisten festzustellen, ob die dort gegebene Empfehlung für Dosierungen oder die Beachtung von Kontraindikationen gegenüber der Angabe in diesem Buch abweicht. Eine solche Prüfung ist besonders wichtig bei selten verwendeten Präparaten oder solchen, die neu auf den Markt gebracht worden sind. Jede Dosierung oder Applikation erfolgt auf eigene Gefahr des Benutzers. Autoren und Verlag appellieren an jeden Benutzer, ihm etwa auffallende Ungenauigkeiten dem Verlag mitzuteilen.

Geschützte Warennamen (Warenzeichen) werden **nicht** besonders kenntlich gemacht. Aus dem Fehlen eines solchen Hinweises kann also nicht geschlossen werden, dass es sich um einen freien Warennamen handelt.

Vorwort

Fast täglich begegnen uns in der Praxis **Patienten**, die den Eindruck haben, an einer Nahrungsmittelallergie oder -unverträglichkeit zu leiden. Ernährungsfachkräfte des Deutschen Allergie- und Asthmabundes e. V. (DAAB), der größten Patientenorganisation für Allergiker, machen die gleiche Erfahrung: Ca. 30% der Patienten kommen ohne gesicherte Diagnose zur Beratung, 50% haben eine unvollständige Allergiediagnostik und nur 20% haben die sichere Diagnose einer Nahrungsmittelallergie (Lämmel 2007). Bei eingehender und fundierter Diagnostik einschließlich Eliminationsdiät stellen wir dann jedoch fest, dass es weitaus weniger Patienten sind, bei denen tatsächlich eine Allergie besteht. **In vielen Fällen liegen eher (nicht allergische) Nahrungsmittelunverträglichkeiten vor.** Unser Anliegen ist es, auch diese Patienten mit ihren **Beschwerden ernst zu nehmen** und uns für ihre Behandlung Zeit zu nehmen. Sie sollen sich angenommen fühlen, auch wenn sie keine Allergie haben. Dabei ist es uns wichtig, alle Möglichkeiten der Bestimmung von Nahrungsmittelunverträglichkeiten differenzialdiagnostisch und fachübergreifend auszuschöpfen.

Unser Ziel ist es, Ärzte und Ernährungsfachkräfte über den **aktuellen wissenschaftlichen Stand** der diagnostischen und therapeutischen Möglichkeiten bei Nahrungsmittelunverträglichkeiten (NMU) umfassend zu informieren. In den letzten Jahren haben sich diesbezüglich neue spannende Erkenntnisse ergeben, z.B. im Hinblick auf Zöliakie, Fruktosemalabsorption und Histaminintoleranz. In der Therapie von Nahrungsmittelallergien werden bereits neue Möglichkeiten eingesetzt (z.B. in der Anaphylaxie) und neue Therapieoptionen entwickelt.

Nicht selten begegnen uns auch fehl- oder mangelernährte Patienten, die aufgrund zweifelhafter Diagnosen lange Zeit einseitige Diäten einhalten. Hier soll unser Buch dazu beitragen, Patienten mit NMU **umfassend und fachübergreifend zu bera**ten, um sie vor unseriösen diagnostischen Verfahren, Therapien und Diäten zu schützen.

Unser Buch richtet sich sowohl an **Ernährungsfachkräfte** wie Oecotrophologen und Diätassistenten als auch an allergologisch interessierte **Allgemeinmediziner** und **Klinikärzte** sowie **Fachärzte**, die im Praxisalltag mit Nahrungsmittelunverträglichkeiten konfrontiert werden, z.B. Gastroenterologen, Pneumologen, Pädiater, Dermatologen, HNO-Ärzte und Ernährungsmediziner.

Eine **ausführliche Ernährungsberatung** ist normalerweise im Praxisalltag des niedergelassenen Arztes nicht zu leisten. In unserer langjährigen **Zusammenarbeit** ist uns bewusst geworden, dass Mediziner und Ernährungswissenschaftler voneinander profitieren, indem sie unterschiedliche Aspekte in den Vordergrund ihrer Arbeit stellen. Einerseits sind Ernährungsfachkräfte auf eine fundierte ärztliche Diagnostik angewiesen, andererseits ist die detaillierte Ernährungsanamnese über die ärztliche Anamnese hinaus unerlässlich. Mediziner brauchen die Ernährungsfachkräfte, da ihr ärztliches Wissen nicht ausreicht, um die Patienten hinsichtlich ihrer Ernährung im Alltag zu beraten. Darüber hinaus ermöglicht eine enge Kooperation zwischen Arzt und Ernährungsfachkraft einen Wissensaustausch und verbessert die Kommunikation untereinander. Eine Zusammenarbeit bringt damit nicht nur Vorteile für Arzt und Ernährungsfachkraft, sondern auch für den Patienten. Mit diesem Buch möchten wir deshalb auch deutlich machen, dass in der Behandlung von Patienten mit Nahrungsmittelunverträglichkeiten eine Zusammenarbeit zwischen Ärzten und Ernährungsfachkräften wünschenswert und für beide Seiten erfolgversprechend ist.

Bornheim und Köln, im Sommer 2010
Ute Körner
Astrid Schareina

Inhaltsverzeichnis

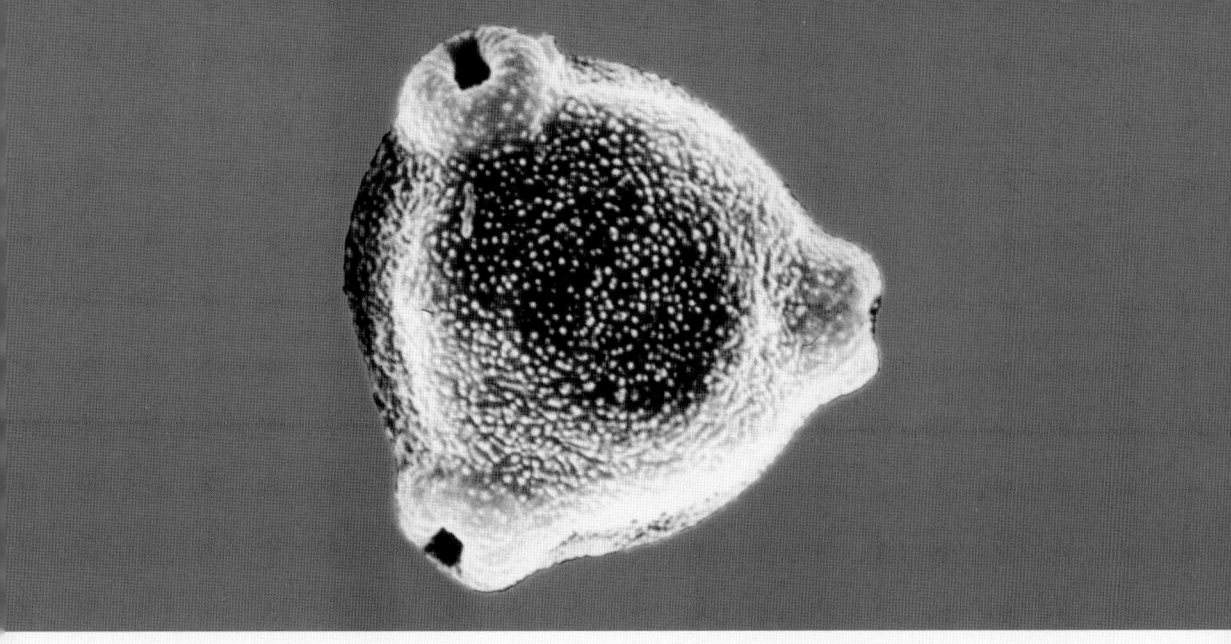

1 Begriffsbestimmung und Abgrenzung von Nahrungsmittelunverträglichkeiten (NMU)

Nicht alles ist eine Allergie – zunächst werden deshalb in den Kapiteln 1.1 bis 1.3 die unterschiedlichen Nahrungsmittelunverträglichkeiten (NMU) definiert und voneinander abgegrenzt. Leider ist die Nomenklatur allergischer und verwandter Erkrankungen bisher uneinheitlich und wird variabel verwendet.[1] Um die Kommunikation in der Allergologie zu erleichtern und Missverständnissen zwischen Ärzten und Patienten vorzubeugen, empfiehlt die Arbeitsgruppe der **Europäischen Akademie für Allergologie und klinische Immunologie (EAACI)** für allergologische Erkrankungen deshalb eine einheitliche Terminologie.[2] Die Begriffsbestimmung und Abgrenzung der NMU in diesem Buch beruht im Wesentlichen auf dieser Nomenklatur; es werden allerdings nur Begriffe verwendet, die in der Praxis gängig und verständlich sind (z. B. Nahrungsmittelallergie statt „allergischer Nahrungsmittel-Hypersensitivität").

1.1

Einteilung der Nahrungsmittelunverträglichkeiten

Der Begriff **Nahrungsmittelunverträglichkeit** steht für verschiedene Pathomechanismen. Die EAACI unterteilte diese 1995 in toxische und nicht toxische Reaktionen.

▶ Definition
Nahrungsmittelunverträglichkeiten (Adverse Reactions to Food) sind alle reproduzierbaren, unerwünschten und unerwarteten Reaktionen, die nach dem Verzehr bestimmter Nahrungsmittel auftreten.[3]

Toxische Reaktionen nach der Aufnahme von pflanzlichen, tierischen oder mikrobiellen Giften können bei jedem Individuum auftreten, sofern es eine ausreichend hohe Dosis der entsprechenden

Substanz aufgenommen hat. Beispiele sind Vergiftungen durch den Verzehr verdorbener Speisen infolge bakterieller Gifte (z. B. Salmonellen-Endotoxin) oder giftiger Pilze (z. B. Knollenblätterpilz). Auch Histamin, das bei der unsachgemäßen Lagerung von histidinreichem Fisch (insbesondere Thunfisch und Makrele) entsteht, kann bei entsprechend hoher Dosis zu Vergiftungen führen (Skombroid-Vergiftung). Hierbei entsteht Histamin aus der Aminosäure Histidin durch bakteriellen Verderb. Es kommt zu allergieähnlichen Symptomen wie Flush, Hautbeschwerden, Verdauungsstörungen bis hin zum Kreislaufschock.[4]

Die EAACI untergliederte die **nicht toxischen Reaktionen** auf Nahrungsmittel weiter in immunologisch vermittelte und nicht immunologisch vermittelte Reaktionen. Erstere entsprechen auch heute noch dem Begriff der Nahrungsmittelallergien. Die nicht immunologisch-vermittelten Reaktionen wurden bisher auch als Nahrungsmittelintoleranzen bezeichnet und umfassten Enzymdefekte, pharmakologische Reaktionen und undefinierte Nahrungsmittelintoleranzen.[5]

Diese Definition wurde **2001** überarbeitet. Statt der bisherigen Bezeichnung „nicht toxische Reaktionen" empfiehlt die EAACI nun **Hypersensitivität** als Oberbegriff für allergische und nicht allergische Nahrungsmittelunverträglichkeiten (▶ **Abb. 1.1**). Die **revidierte Nomenklatur** kann unabhängig von betroffenen Organen oder vom Patientenalter verwendet werden und „basiert auf dem gegenwärtigem Wissen über die Pathomechanismen, die allergische Reaktionen auslösen und vermitteln".[6]

▶ Definition

„**Hypersensitivität** verursacht objektiv reproduzierbare Symptome oder Krankheitsanzeichen, die durch Exposition gegen einen definierten Stimulus in einer von Normalpersonen tolerierten Dosis ausgelöst werden."[7]

Von einer **allergischen Nahrungsmittelunverträglichkeit**, Nahrungsmittelallergie bzw. „allergischer Nahrungsmittel-Hypersensitivität" sollte nur dann gesprochen werden, wenn ein immunologischer Mechanismus bewiesen bzw. sehr wahrscheinlich ist. Diese Gruppe wird unterschieden in

- IgE-mediierte Immunreaktionen,
- nicht IgE-mediierte Immunreaktionen.

Gemäß der aktuellen Nomenklatur der EAACI gehören IgE-vermittelte Nahrungsmittelallergien zu den atopischen Erkrankungen. Als **Atopie** wird eine individuelle oder familiär bedingte Tendenz, IgE-Antikörper schon auf geringe Dosen von Allergenen (Proteine) zu bilden und dadurch typische Symptome wie Asthma bronchiale, Rhinokonjunktivitis oder atopische Dermatitis zu entwickeln, definiert.

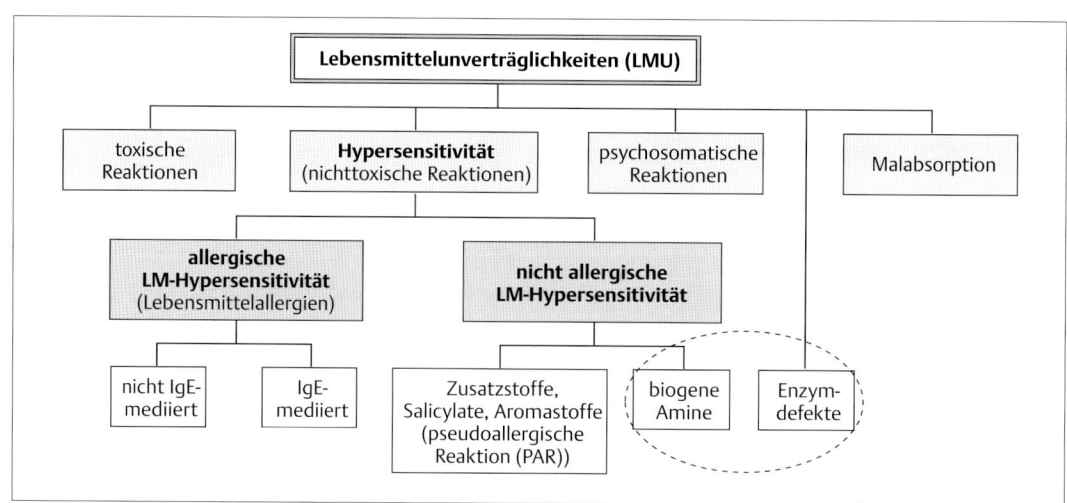

▶ **Abb. 1.1** Einteilung der Nahrungsmittelunverträglichkeiten durch die EAACI (modifiziert nach Bruijnzeel-Koomen et al. 1995, Johansson et al. 2001).

Spielen zellvermittelte Reaktionen bzw. Spätreaktionen auf Nahrungsmittel wie bei der oral ausgelösten Nickelallergie, der atopischen Dermatitis oder der glutensensitiven Enteropathie (Zöliakie) eine Rolle, so spricht man von einer **nicht IgE-vermittelten** allergischen Nahrungsmittelunverträglichkeit.

Die EAACI schlägt den Begriff der **nicht allergischen Hypersensitivität** vor, wenn immunologische Mechanismen nicht nachweisbar sind. Dieser ersetzt damit die frühere Bezeichnung der Nahrungsmittelintoleranzen; dazu gehörende Krankheitsbilder wurden aber nicht näher klassifiziert (▶ **Abb. 1.1**). Aus Sicht der Deutschen Gesellschaft für Ernährung (DGE) umfasst dieser Begriff pseudoallergische Nahrungsmittelunverträglichkeiten auf Zusatzstoffe, Salicylsäure und Aromastoffe sowie Reaktionen auf biogene Amine. Gemeinsam ist diesen Reaktionen eine individuelle und dosisabhängige Überempfindlichkeit gegenüber Stoffen, die von Gesunden problemlos toleriert werden.[8]

Weitere praxisrelevante **Nahrungsmittelunverträglichkeiten**, die aber nach der EAACI nicht zu den Hypersensitivitätsreaktionen gehören, sind Enzymdefekte, Fruktosemalabsorption, psychosomatische Reaktionen sowie die bereits genannten toxischen Reaktionen. Es gibt keine überzeugenden Beweise dafür, dass Erkrankungen wie Hyperaktivität, chronisches Erschöpfungssyndrom, Rheuma, Otitis media, Depressionen, Epilepsien, Morbus Crohn, Akne, Rosazea, periorale Dermatitis oder Psoriasis auf eine Nahrungsmittelunverträglichkeit zurückzuführen sind.[9] Auch vermeintliche Erkrankungen aus dem Bereich der Umweltmedizin wie Total Drug Sensitivity, Multiple Chemical Sensitivity und Amalgamunverträglichkeit entsprechen nicht der Definition der Hypersensitivität.

Zur weiteren Abgrenzung erfolgt an dieser Stelle eine kurze Erläuterung der **psychosomatischen Reaktionen**, ansonsten sind sie nicht Thema dieses Buchs: Viele Patienten mit chronischen gastrointestinalen Problemen oder anderen Befindlichkeitsstörungen vermuten einen Zusammenhang mit der Nahrungsmittelaufnahme.[10] Oft steht der hohe subjektive Leidensdruck aber in keinem objektiven Verhältnis mit den medizinischen Befunden und es zeigen sich sehr unterschiedliche somatische Symptome (s. auch ▶ **Kap. 2.3**). Problematisch ist, dass häufig unwissenschaftlich Nahrungsmittelallergien diagnostiziert werden.[11] Andererseits besteht bei Patienten mit schulmedizinisch nachgewiesenen Nahrungsmittelunverträglichkeiten eine erhöhte psychosoziale Belastung, v.a. weil die allergischen Reaktionen häufig unvorhersehbar sind. Diese Patienten zeigen eine große Motivation, sich psychosozial betreuen zu lassen.[12]

▶ **Abb. 1.2** stellt die **Einteilung der Nahrungsmittelunverträglichkeiten (NMU)** vereinfacht dar, um sowohl der EAACI-Nomenklatur als auch den Anforderungen an eine verständliche Terminologie in der Praxis gerecht zu werden. So unterscheiden die Autorinnen im Folgenden zwischen **allergischen**

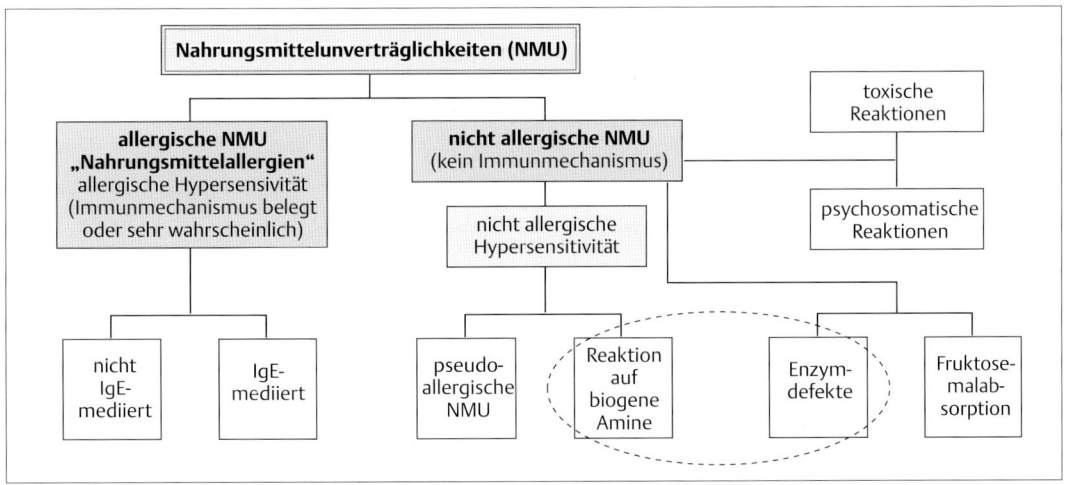

▶ **Abb. 1.2** Einteilung der Nahrungsmittelunverträglichkeiten in der Praxis.

und nicht allergischen NMU. Statt des von der EAACI vorgeschlagenen Begriffs der allergischen Hypersensitivität wird auch weiterhin der in der Praxis gängige Begriff der Nahrungsmittelallergie bzw. **allergischen NMU** verwendet.

Nicht allergische Nahrungsmittelunverträglichkeiten umfassen danach sowohl

- Reaktionen auf biogene Amine und pseudoallergische Reaktionen (nicht allergische Hypersensitivität gemäß der EAACI-Definition)

als auch weitere NMU wie

- Enzymdefekte und
- Fruktosemalabsorption.

Toxische und psychosomatische Reaktionen sind nicht Bestandteil dieses Buchs und werden nicht weiter behandelt.

Unterschiede zwischen allergischen und nicht allergischen NMU sind in ▶ Tab. 1.3 (S. 18) zusammengefasst.

1.2

Allergische Nahrungsmittelunverträglichkeiten

Eine allergische Nahrungsmittelunverträglichkeit ist eine Überempfindlichkeitsreaktion (Hypersensitivität) auf Nahrungsmittel, die durch immunologische Mechanismen ausgelöst wird. Sie kann durch allergenspezifische Antikörper oder sensibilisierte T-Lymphozyten vermittelt sein.[13] Da Antikörper vom IgE-Isotyp die Mehrzahl der Nahrungsmittelallergien verursachen, unterteilt die EAACI die allergischen Nahrungsmittelunverträglichkeiten in IgE-mediierte und nicht IgE-mediierte Nahrungsmittelallergien.[14]

1.2.1   Allergene und Sensibilisierung

Ein Allergen ist immer ein **Antigen**, d.h. eine Substanz, die eine spezifische Immunantwort auslösen kann.

▶ Definition

Antigene, die vom Körper als „nicht eigen" erkannt werden und das Immunsystem zur Bildung von IgE-Antikörpern oder sensibilisierten T-Lymphozyten an-

regen, werden **Allergene** genannt. Dabei handelt es sich meist um Proteine oder Glykoproteine.

Allergene sind meist Proteine bzw. Glykoproteine mit einem Molekulargewicht von 5000 bis 70000 Dalton (D). Große Moleküle haben eine höhere Sensibilisierungspotenz (Sensibilisierung s.u.) als kleinere Verbindungen. Nach oben ist ihre Größe jedoch durch das Penetrationsvermögen durch die Schleimhäute begrenzt. Allerdings gibt es auch niedermolekulare Substanzen (< 1000 D), die erst durch Bindung an ein Trägermolekül eine Immunantwort auslösen können, sog. Halballergene oder **Haptene**. Sie sind häufig Auslöser von allergischen Spätreaktionen (z.B. Nickel), aber auch von Sofortreaktionen auf Medikamente oder seltener auf Nahrungsmittel (z.B. Zusatzstoffe).[15]

Jedes Allergenmolekül besitzt spezielle Abschnitte bzw. Bindungsstellen für IgE-Antikörper, sog. allergene Determinanten oder **Epitope**. Unter Sequenzepitopen versteht man eine Reihenfolge bestimmter Aminosäuren in der Peptidkette. Sie sind gegenüber Temperaturerhöhungen, pH-Veränderungen und enzymatischen Einflüssen relativ stabil. Dagegen sind Konformationsepitope, die durch die räumliche Faltung der Tertiärstruktur gebildet werden, eher instabil.[16]

Allergene, die IgE-mediierte Nahrungsmittelallergien auslösen können, erfüllen folgende Bedingungen:[17]

- Stabilitätsvermögen (können Schleimhäute durchdringen, widerstehen zumindest teilweise der enzymatischen Verdauung)
- Anregung von B-Lymphozyten zur IgE-Produktion
- Besitz von mindestens zwei Epitopen

Allergene sind für gesunde Menschen harmlose Stoffe aus der Umwelt, die z.B. in Nahrungsmitteln, Pollen und Hausstaubmilben vorkommen. Damit ein Gesunder zum Allergiker wird, ist eine **Sensibilisierung** erforderlich.

▶ Definition

Eine **Sensibilisierung** ist eine erhöhte Empfindlichkeit, Allergien zu entwickeln (Allergiebereitschaft). Sie entsteht erst nach wiederholtem Kontakt mit dem Allergen und ist nicht mit dem Begriff der Allergie gleichzusetzen.[18]

Ein Patient ist sensibilisiert, wenn beim Kontakt des Körpers mit einem Allergen eine spezifische Immunantwort im Sinne der Produktion von Antikörpern oder T-Lymphozyten ausgelöst wird. Diese Sensibilisierungsphase kann unterschiedlich lange dauern.

Der Begriff der Sensibilisierung wird oft fälschlicherweise mit dem der Allergie gleichgesetzt. Bei einer Sensibilisierung fallen allergologische Tests zwar positiv aus, in dieser Phase treten jedoch noch keine Symptome auf. Frühestens beim zweiten Kontakt des sensibilisierten Organismus mit dem Allergen kann eine allergische Reaktion ausgelöst werden (► **Kap. 1.2.2**).[19]

1.2.2 IgE-mediierte Nahrungsmittelallergien

Die Mehrzahl der Patienten mit einer allergischen Nahrungsmittelunverträglichkeit leidet unter einer Nahrungsmittelallergie, die durch den Antikörper Immunglobulin E (IgE) vermittelt ist. **IgE-mediierte Nahrungsmittelallergien** sind deshalb gut untersucht.[20]

Definitionen

Immunglobuline E (IgE) sind Antikörper, die sich spezifisch gegen ein bestimmtes Allergen richten. Während sie von gesunden Personen nur in kleinen Mengen gebildet werden, kommt es bei Allergikern nach Kontakt mit Allergenen zu einer gesteigerten Produktion im Sinne einer Überreaktion des Immunsystems.[21]

IgE-mediierte Nahrungsmittelallergien entsprechen der klassischen **allergischen Soforttyp-** bzw. **Typ-I-Reaktion** nach Coombs und Gell.[22] Mehr als 85 % aller Allergien sind Sofortreaktionen.[23] Die Symptome treten meist unmittelbar nach Kontakt mit dem Allergen auf, d. h. innerhalb von 10 bis 20 Minuten, manchmal auch innerhalb weniger Minuten bis zu zwei Stunden danach.[24]

> Bei IgE-vermittelten Nahrungsmittelallergien handelt es sich um **allergische Sofortreaktionen**, die innerhalb weniger Minuten bis zu zwei Stunden nach Allergenkontakt auftreten.

Typische Beschwerden dieses Reaktionstyps sind: allergischer Schnupfen, Asthma bronchiale, orales Allergiesyndrom, Urtikaria, Durchfälle und Erbrechen oder als Maximalvariante ein anaphylaktischer Schock.[25]

Pathogenese

Die IgE-vermittelte Soforttypreaktion (► **Abb. 1.3**) ist durch **zwei Phasen** gekennzeichnet, zum einen durch die Sensibilisierung des Organismus beim Erstkontakt mit dem Allergen und zum anderen durch die Auslösung der allergischen Symptome bei erneutem Allergenkontakt.[26]

Sensibilisierungsphase

Für die Einleitung einer Immunantwort ist der direkte Kontakt der Zellen des Immunsystems mit dem jeweiligen Allergen notwendig.[27] Voraussetzung für die Erkennung der Allergene ist ihre Umwandlung und die Bindung an bestimmte Zellen, auch Prozessierung und Präsentation genannt. Diese Aufgaben übernehmen im Immunsystem die **Antigen-präsentierenden Zellen (APC)**.[28] Sie gehören zu den Leukozyten der Makrophagen- und Monozytenreihe, ihre wichtigsten Vertreter sind die dendritischen Zellen sowie die Langerhans-Zellen der Epidermis.

Nachdem die Antigen-präsentierenden Zellen die Allergene aufgenommen haben, werden folgende Prozesse in Gang gesetzt:
1. **Prozessierung**, d. h. Spaltung des Antigens (Allergens) zu Allergenfragmenten (Peptiden)
2. **Präsentation**: Damit die T-Zellen die Allergenfragmente erkennen können, müssen diese gebunden an den körpereigenen Histokompatibilitätskomplex (MHC= Major Histocompatibility Complex) an der Zelloberfläche der APC präsentiert werden.[29]
3. **Sekretion** von humoralen Faktoren, die für die **Aktivierung** der T-Zellen erforderlich sind.[30]

Erst nach diesen Veränderungen der Allergene und der Präsentation der Peptid-MHC-Komplexe durch die APC können die T-Lymphozyten aktiv werden und die spezifische Immunantwort einleiten. Die T-Zellen sind das zentrale Bindeglied zwischen der unspezifischen und der spezifischen Immunantwort. Sie sind durch einen membranständigen spezifischen Antigen(Allergen)-Rezeptor (TCR)

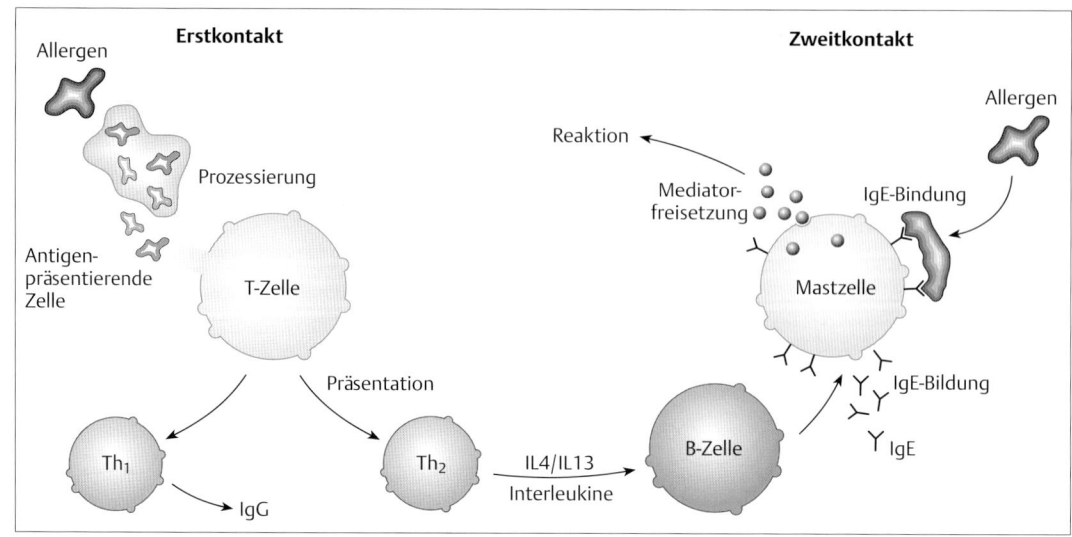

▶ **Abb. 1.3** IgE-vermittelte Soforttypreaktion (Typ-I).

charakterisiert, der aus zwei immunglobulinähnlichen Glykoproteinketten besteht, womit sie die Peptid-MHC-Komplexe der APC erkennen können.

Bei der Entstehung und Aufrechterhaltung allergischer Erkrankung spielen die T-Helfer-Zellen (Th) die entscheidende Rolle. Unterschieden werden bei den Th-Lymphozyten mehrere Subpopulationen, die sich aus einer gemeinsamen Vorläuferzelle **(Th$_0$-Zelle)** entwickeln.[31] Die wichtigsten sind die **Th$_1$- und Th$_2$-Lymphozyten**, daneben sind derzeit auch noch die regulatorischen T-Zellen und die Th$_{17}$-Zellen bekannt. Allen gemeinsam ist, dass sie durch ihre Sekretionsprodukte (Zytokine) charakterisiert sind.[32]

- **Th$_1$-Zellen**: Sie produzieren überwiegend die Interleukine IL-2, IFNγ, IL-3 und IL-12.
- **Th$_2$-Zellen** : Sie sezernieren die Interleukine IL-4, IL-5 und IL-13 und IL-9.[33]

Th$_2$-Zellen spielen eine Schlüsselrolle bei allergischen Erkrankungen vom Soforttyp.[34] Die charakteristische Th$_2$-Immunantwort ist bei Allergiepatienten genetisch determiniert.

Die Dominanz und funktionale Aktivität dieser Th-Lymphozyten ist Voraussetzung für die Freisetzung der Interleukine IL-4 und IL-13, die die IgE-Produktion in den B-Lymphozyten in Gang setzen. **Th$_1$-Lymphozyten** sind die funktionalen Gegenspieler der Th$_2$-Lymphozyten, durch die Se-

zernierung ihrer Hauptinterleukine wird die IgE-Synthese gehemmt.

Die Stimulation der zur IgE-Bildung fähigen B-Lymphozyten durch Th$_2$-Lymphozyten ist Voraussetzung für die **IgE-Synthese** im Rahmen der Th$_2$-Immunantwort.[35] Reife B-Lymphozyten tragen an ihrer Oberfläche als Antigenrezeptor (B-Zell-Rezeptor) Immunglobulinmoleküle in membranständiger Form. Damit ein B-Lymphozyt ein anderes Immunglobulin als z. B. das bereits exponierte IgM exprimieren kann, ist ein sog. **Immunglobulinklassenwechsel (Switching)** notwendig. Dabei wird der konstante Teil der schweren Kette des Immunglobulins gewechselt, sodass das für die Sofortreaktion notwendige IgE entsteht.[36] IgE bindet an hochspezifischen Rezeptoren v. a. an basophilen Granulozyten, Mastzellen und APC. Damit ist der Patient sensibilisiert.

Manifestationsphase

Bei einem weiteren Allergenkontakt verbinden sich die Allergene mit den membranständigen IgE auf den Mastzellen und Basophilen und lösen damit folgende Mechanismen aus:

- Freisetzung von Sofortmediatoren, v. a. Histamin und Tryptase
- Freisetzung von Entzündungsmediatoren, z. B. Leukotriene

Die stärkste und am schnellsten ablaufende Reaktion bei Allergenexposition eines sensibilisierten Organismus ist die IgE-vermittelte Degranulation der Mastzellen. Die klinische Symptomatik tritt innerhalb von Minuten auf, deshalb auch **Sofortreaktion** genannt. An diese schließt sich bei rund 30–40 % der Patienten eine **Spätphasenreaktion** an, die v. a. durch die Aktivierung der Eosinophilen gekennzeichnet ist, welche eine klassische Entzündungsreaktion einleiten. Es bildet sich ein entzündliches Zellinfiltrat aus.

▶ Definition

Schritte der Soforttypreaktion
Erstkontakt. Die erste Begegnung mit dem Allergen: Nach einer **Sensibilisierung** durch Aktivierung von APC sowie T- und B-Lymphozyten kommt es zur IgE-Produktion.
Zweitkontakt. Ein beliebig späterer Kontakt mit dem Allergen (nicht unbedingt der zweite!) löst im sensibilisierten Organismus eine **Antigen-Antikörperreaktion** aus: Nach Freisetzung von IgE und seiner Bindung insbesondere an Mastzellen sowie Kopplung der Allergene an die gebundenen IgE-Antikörper kommt es zur Ausschüttung von Histamin und anderen Mediatoren, die als Sofortreaktion die allergischen Symptome auslösen.[37]

Symptomatik
Die klinische Symptomatik der IgE-vermittelten Allergie ist **sehr vielfältig** und manifestiert sich in unterschiedlicher Ausprägung an vielen Organen (s. auch ▶ **Kap. 2.3**). Bei einer übersteigerten Allgemeinreaktion, der Maximalvariante, kommt es zum allergischen Schock, der **Anaphylaxie**, die selten auch bei Nahrungsmittelallergien auftreten kann.

Häufige Symptome der IgE-vermittelten Allergie sind eine allergische Konjunktivitis und Rhinitis, allergisches Asthma bronchiale, allergische Hautreaktionen wie Urtikaria und Angioödem (Quincke-Ödem) sowie die allergische Enteropathie.

Bei pollenassoziierten Nahrungsmittelallergien ist das sog. **orale Allergiesyndrom (OAS)** das häufigste Symptom. Dabei wird nach dem Genuss von pollenassoziierten Nahrungsmitteln, v. a. Kern- und Steinobst, ein Jucken und Kribbeln der Mundschleimhaut beobachtet. Manchmal treten auch kleine Bläschen an der Mund- und Zungenschleimhaut auf.

Gastrointestinale Beschwerden äußern sich am häufigsten in Form von Übelkeit, Darmkrämpfen sowie Diarrhöen.

Häufigkeit
Zur **Häufigkeit IgE-mediierter Nahrungsmittelallergien** in Deutschland gibt es nur wenige Daten. Im Gegensatz zu den viel häufigeren Atemwegsallergien gegen Pollen, Hausstaubmilben und Tierepithelien (16–36 % der deutschen Bevölkerung) sind Nahrungsmittelallergien relativ selten.[38]

> **Die Häufigkeit von Nahrungsmittelallergien wird überschätzt!**
> Grundsätzlich besteht eine große Diskrepanz zwischen den von Patienten angenommenen Nahrungsmittelunverträglichkeiten und den Resultaten von Provokationstests im Rahmen epidemiologischer Studien.[39] So vermuten ca. ein Drittel der Bevölkerung hinter ihren Beschwerden eine Nahrungsmittelallergie, aber nur bei 3-4 % konnte diese sicher nachgewiesen werden.[40] Die Prävalenz einer Laktoseintoleranz oder Fruktosemalabsorption wird dagegen auf 15–30 % der Bevölkerung geschätzt (s. S. 27 und ▶ **Kap. 1.3.4**, S. 31).

Nach älteren Schätzungen leiden bis zu 7,5 % der Kinder in Europa an einer Nahrungsmittelallergie.[41] Eine jüngere Studie aus Frankreich zeigte, dass rund **4 % der Kleinkinder** (1–3 Jahre), aber nur noch 2,8 % der 3- bis 15-Jährigen betroffen sind.[42] In Deutschland konnten aktuell bei einem Fünftel der 3- bis 17-Jährigen IgE-Antikörper gegen Nahrungsmittel nachgewiesen werden.

> Bei Studien, deren Prävalenzergebnisse nur auf einem IgE-Antikörper-Nachweis im Blut beruhen, ist zu beachten, dass damit lediglich eine Sensibilisierung der betroffenen Personen nachgewiesen wurde. „Das heißt, dass eine allergische Reaktion stattfinden kann – aber nicht zwangsläufig muss."[43]

Der sichere Nachweis von Nahrungsmittelallergien erfolgt mit doppelblind und placebokontrolliert durchgeführten Provokationstests (**DBPCFC**,

s. S. 76). Mit dieser Methode konnten IgE-vermittelte Nahrungsmittelallergien mit einer Prävalenz von **4,2 % bei deutschen Kinder und Jugendlichen** (0–17 Jahre) ermittelt werden[44]. Die Daten beruhen auf einer Studie in der Berliner Bevölkerung, deren Ergebnis auf die gesamte deutsche Bevölkerung hochgerechnet wurde.[45]

Nach älteren europäischen Studien litten 1,4–2,4 % der **Erwachsenen** an einer allergischen Nahrungsmittelunverträglichkeit, allerdings ohne ein orales Allergiesyndrom durch pollenassoziierte Nahrungsmittel.[46] Die bereits erwähnte französische Studie ergab für Erwachsene (31–60 Jahre) eine Prävalenz allergischer NMU von 3,97 %, wobei hier v. a. pollenassoziierte Nahrungsmittel verantwortlich gemacht werden.[47] Die Berliner Studie ermittelte mit DBPCFC in allen Altersgruppen eine Häufigkeit allergischer NMU von 3,6 %. 2,5 % davon waren IgE-mediierte Nahrungsmittelallergien, der Rest reagierte im Sinne einer Pseudoallergie. Auf Deutschland hochgerechnet ergab sich eine Prävalenz allergischer NMU von **2,6 % der Erwachsenen** (18–79 Jahre).[48]

Häufigkeit IgE-mediierter Nahrungs-mittelallergien in Europa

Je nach Studie
- Kinder: ca. 2,8–4,0 %
- Erwachsene: ca. 2,6–4,0 %

Häufigkeit IgE-mediierter Nahrungs-mittelallergien in Deutschland
- ca. 3-4 % der Bevölkerung

Auslöser

Prinzipiell kann jedes Nahrungsmittel eine Allergie auslösen. Erfahrungsgemäß führen jedoch bestimmte Nahrungsmittel(-allergene) häufiger zu einer Sensibilisierung als andere. Die meisten Nahrungsmittel enthalten 3–15 verschiedene Proteinstrukturen, die zu Sensibilisierungen und allergischen Reaktionen führen können.[49] Allergene, die bei mehr als der Hälfte der Patienten spezifische IgE-Antikörper binden, werden als **Majorallergene** bezeichnet. So enthält z. B. Kuhmilch mehr als fünfundzwanzig Proteine mit allergener Potenz, doch nur vier zählen zu den Hauptallergenen (Kasein, β-Laktoglobulin, α-Laktalbumin und Serumalbumin). Binden Allergene bei weniger als 50 % der Patienten spezifisches IgE, spricht man von **Minorallergenen**.[50]

Nahrungsmittelallergene als Auslöser IgE-vermittelter Reaktionen sind meist wasserlösliche **Glykoproteine**. Allerdings wirkt nicht das ganze Proteinmolekül allergen, sondern nur bestimmte Abschnitte, die Epitope (s. S. 4). **Sequenzepitope**, wie sie z. B. in den Allergenen von Fisch und Erdnüssen vorkommen, sind gegenüber Verarbeitungs- oder Verdauungsprozessen wie Erhitzen, pH-Veränderungen sowie Einwirkung von Proteasen relativ stabil. Hier kommt es häufiger zu Beschwerden im Gastrointestinaltrakt oder zu systemischen Reaktionen. Dagegen sind Nahrungsmittel, deren Allergenität v. a. durch **Konformationsepitope** bestimmt wird, überwiegend instabil. So lösen viele pollenassoziierte Obstsorten wie Äpfel und Kirschen nur roh verzehrt Beschwerden, meist als orales Allergiesyndrom, aus. Gekocht werden sie oft vertragen (▶ **Kap. 4.1.4**, S. 169).[51]

Die **Entwicklung bestimmter Nahrungsmittelallergien** ist im Wesentlichen altersabhängig und wird darüber hinaus von den Verzehrgewohnheiten der jeweiligen Bevölkerungsgruppe, von der allergenen Potenz der Allergene sowie von immunologischen Kreuzreaktionen bestimmt:

- Im **Säuglings- und Kleinkindalter** richten sich 90 % der Allergien gegen Grundnahrungsmittel. Die häufigsten Nahrungsmittelallergene in diesem Alter sind Hühnerei und Kuhmilch, gefolgt von Erdnuss, Soja und Weizen.[52] Allerdings reagieren die meisten Kinder nur auf ein bis zwei Nahrungsmittel.[53] Für **Deutschland** gibt es nur wenige Daten zur Häufigkeit einzelner Nahrungsmittelallergene. Betrachtet man lediglich die **Nahrungsmittelsensibilisierungen**, so sind unter den 3- bis 17-Jährigen am häufigsten IgE-Antikörper gegen Erdnuss (10,6 %) zu finden, gefolgt von Weizenmehl (9,8 %), Karotte (9,5 %) und grünem Apfel (9,1 %). Milcheiweiß und Eiklar stehen in dieser Studie erst an achter und neunter Stelle.[54] Dagegen zeigen Studien auf der Basis von **DBPCFC**, dass bei **Kindern mit atopischem Ekzem** und Nahrungsmittelallergien besonders häufig Hühnerei und Kuhmilch die Allergieauslöser darstellen, gefolgt von Weizen und Soja.[55]

- **Mit zunehmendem Alter** verändert sich die Häufigkeit der Nahrungsmittelallergien. Bis zu 80 % der Kinder mit früher Manifestation einer Kuhmilch- oder Hühnereiallergie vertragen diese Allergene wieder bis zum Schulalter. Andere Nahrungsmittelallergien persistieren dagegen länger (z. B. Erdnuss- oder Fischallergie) oder treten erst im Schulkind- oder Jugendlichenalter auf (z. B. Allergie gegen Baumnüsse) (s. auch ▶ Kap. 4).[56]
- **Schulkinder, Jugendliche und Erwachsene** reagieren mit einer Nahrungsmittelallergie v. a. auf Gemüse, Obst und Nüsse. Vorausgegangen ist dem meist eine Sensibilisierung gegen Inhalationsallergene, insbesondere Pollen, seltener auch Latex (s. auch ▶ Kap. 4.1.5). Auf dessen Basis können sich immunologische **Kreuzreaktionen** gegen ähnliche Proteinstrukturen in pflanzlichen Nahrungsmitteln entwickeln (s. auch ▶ Kap. 4.1.5 und ▶ Kap. 4.1.6).[57] Drei Fünftel der Nahrungsmittelallergien im Erwachsenenalter beruhen auf einer solchen Kreuzreaktion, häufige pollenassoziierte Nahrungsmittel sind dabei Haselnuss, Sellerie, Apfel und Karotte, gefolgt von Erdnuss und Soja.[58]
- Weitere Nahrungsmittelallergien, die bei **Erwachsenen** beobachtet werden, sind anstrengungsinduzierte Anaphylaxien auf Weizen (WDEIA: Wheat-dependent Exercise-induced Anaphylaxis, s. auch ▶ Kap. 4.1.8) sowie (Mono-)Allergien gegen Erdnuss, Baumnüsse (s. auch ▶ Kap. 4.1.6), Fisch und sonstige Meeresfrüchte (▶ Kap. 4.1.3).[59]

Bei Jugendlichen und Erwachsenen sind immunologische Kreuzreaktionen die häufigste Ursache für Nahrungsmittelallergien.[60]

▶ Definition

Unter einer **Kreuzreaktion** oder **Kreuzallergie** versteht man eine immunologische Reaktion, bei der sich kreuzreaktive IgE-Antikörper gegen identische oder ähnliche Epitope (▶ Kap. 1.2.1) verschiedener Allergenquellen richten. Hierbei löst zunächst ein Allergen A eine Sensibilisierung meist durch Inhalation (z. B. Birkenpollen, Latex, Rinderepithelien) aus. Die dabei gebildeten IgE-Antikörper können mit einem ganzen Spektrum weiterer Allergene B1, B2 usw.

(z. B. diverse Nahrungsmittelallergene) reagieren.[61] Beispiele dafür sind Kreuzallergien zwischen Vogelfedern und Hühnerei, Rinderhaaren und Kuhmilch, Hausstaubmilben und Meeresfrüchten, Erdnuss und Soja (beides Hülsenfrüchte) oder pflanzlichen Lebensmitteln und Pollen.[62] Das Besondere an Kreuzreaktionen ist, dass ein Allergiker (z. B. Pollenallergiker) aufgrund der bereits vorhandenen Antikörper beim erstmaligen Verzehr des Kreuzallergens (z. B. Gly m 4 in Soja) akut bis hin zum anaphylaktischen Schock reagieren kann.[63]

Ethnische und geographische Unterschiede in den Verzehrgewohnheiten bestimmen ebenfalls das Häufigkeitsspektrum von Nahrungsmittelallergien. So treten in Küstenregionen und in Ländern mit hohem Fischkonsum wie Spanien und Portugal auch häufiger Fischallergien auf. In den USA, wo Erdnussbutter ein beliebter Brotaufstrich ist, sind 0,5–1 % der Bevölkerung von einer Erdnussallergie betroffen, mit steigender Tendenz.[64] Allerdings wird die Erdnussallergie zunehmend auch in Deutschland zu einem Problem.[65]

🅿 Praxistipp
Mit diesen Allergenen muss man rechnen – häufige Auslöser IgE-mediierter Nahrungsmittelallergien

- im Kindesalter
  - Hühnerei
  - Kuhmilch
  - Weizen
  - Soja
  - Erdnuss
  - Haselnuss
- im Jugendlichen- und Erwachsenenalter
  - pollenassoziierte Nahrungsmittelallergene (z. B. Haselnuss, Apfel, Sellerie, Karotte, Soja)

  sowie
  - Erdnuss
  - Baumnüsse
  - Fisch
  - Krusten- und Weichtiere
  - latexassoziierte Nahrungsmittelallergene (z. B. Banane, Avocado, Kiwi)
  - Weizen im Sinne einer weizenabhängigen anstrengungsinduzierten Anaphylaxie (WDEIA)

1.2.3 Nicht IgE-mediierte allergische Nahrungsmittelunverträglichkeiten

Immunologisch bedingte NMU können auch **zell-vermittelt** sein. Dann handelt es sich um **Spätre-aktionen**, bei der immunologisch sensibilisierte **T-Lymphozyten** eine zentrale Rolle spielen.[66] Nach der stark vereinfachenden, aber aus didaktischen Gründen immer noch gebräuchlichen Einteilung handelt es sich um eine allergische Reaktion Typ-IV nach Coombs und Gell.[67]

Praxisrelevante nicht IgE-mediierte allergische NMU sind v. a. das hämatogene Kontaktekzem und die glutensensitive Enteropathie (Zöliakie). Außerdem spielen nicht IgE-vermittelte allergische Reaktionen bei der atopischen Dermatitis und bei NMU im Gastrointestinaltrakt eine Rolle.

Die **Zöliakie** nimmt als T-Zell-vermittelte Autoimmunerkrankung unter den nicht IgE-mediierten allergischen NMU eine Sonderstellung ein. Nähere Ausführungen sind deshalb in ► **Kap. 1.2.4** zu finden.

T-Zell-vermittelte Immunreaktionen scheinen auch bei der **atopischen Dermatitis** von Bedeutung zu sein.[68] So konnte anhand kombiniert durchgeführter Prick- und Atopie-Patch-Tests bei betroffenen Kindern gezeigt werden, dass wahrscheinlich eine Kombination von IgE- und T-Lymphozyten-vermittelten Reaktionen in der Pathogenese der atopischen Dermatitis eine Rolle spielt.[69] Es wird vermutet, dass bei diesen Patienten durch eine erhöhte Dünndarmpermeabilität aufgrund entzündlicher Reaktionen der Darmschleimhaut Nahrungsmittelallergene auf hämatogenem Weg in die Haut gelangen und zur Aktivierung allergenspezifischer T-Lymphozyten führen.[70] Weitere Ergebnisse zeigten, dass bei atopischer Dermatitis Spätreaktionen auf Nahrungsmittel sowohl isoliert als auch in Kombination mit IgE-vermittelten Soforttypreaktionen auftreten können (► **Kap. 4.4**,).

Da sowohl die Zöliakie als auch die atopische Dermatitis in den genannten Kapiteln ausführlich besprochen werden, wird an dieser Stelle nur auf das hämatogene Kontaktekzem und auf andere (als die Zöliakie) allergische NMU mit Manifestation im Gastrointestinaltrakt näher eingegangen.

Hämatogenes Kontaktekzem
Definition und Pathogenese

Das **allergische Kontaktekzem** ist die klassische klinische Manifestationsform für eine **T-Lymphozyten-mediierte Erkrankung**. Nach Hautkontakt werden Haptene wie Nickel oder Chrom erst durch Bindung an ein epidermales Trägerprotein zum Allergen, das dann mit den T-Zellen reagiert. Die Zeitspanne zwischen Allergenkontakt und dem Auftreten des Ekzems beträgt üblicherweise 12–48 Stunden. Erwachsene Nickelallergiker, die bereits schon länger und sehr stark epikutan mit Nickel sensibilisiert sind, können **dosisabhängig** über die orale Zufuhr von Nickel mit der Nahrung schon nach acht Stunden ein systemisches **hämatogenes Kontaktekzem** (Kontaktallergen wird über den Blutweg transportiert) als Symptom einer **oralen Nickelallergie** entwickeln.[71]

Symptomatik

Das **hämatogene Kontaktekzem** ist eine chronische allergische Erscheinung, bei der es innerhalb von acht bis 48 Stunden nach oraler Nickelzufuhr u. a. an Körperstellen wie den Augenlidern, den Händen, den Ellenbogen und dem Nacken zu Streureaktionen kommt, ohne dass dort ein unmittelbarer Kontakt mit Nickel stattgefunden hat.[72] Beschrieben werden v. a. **chronische Handekzeme** (insbesondere dyshidrosiformes Handekzem) und meist symmetrisch über die ganze Haut **streuende und juckende Ekzemherde** (ähnlich der von Typ-I-Allergien, z. B. Urtikaria). Auch an Körperstellen, die zu einem früherem Zeitpunkt Kontakt zu nickelhaltigen Gegenständen wie Modeschmuck hatten, kann ein Ekzem nach Zufuhr nickelreicher Nahrungsmittel wieder „aufflammen" (Flare up).[73] Weitere Symptome einer oralen Nickelallergie können Gehörgangsekzeme, Kopfjucken, Haarausfall, Gelenkschmerzen, Migräne oder Müdigkeit sein.[74]

Häufigkeit

Über die Häufigkeit der Personen, die auf die orale Zufuhr von Nickel mit einem **hämatogenen Kontaktekzem** reagieren, gibt es unterschiedliche Angaben. So reagieren nur 2–10 % aller Patienten, bei denen ein allergisches Kontaktekzem mittels Epikutantest nachgewiesen wurde, auf die orale Provokation mit Nickel.[75] Dagegen zeigen jedoch etwa die Hälfte der Patienten mit einem **persistierenden Nickelekzem** bei starker Sensibilisierung unter oraler Nickelprovokation ein Wiederaufflammen bzw. eine Verschlechterung des Ekzems.[76]

Auslöser

Zu den nickelreichsten Nahrungsmitteln, die eine orale **Nickelallergie** auslösen können, zählen Kakaoprodukte, Nüsse, Hülsenfrüchte und Haferprodukte (▶ **Kap. 4.1.9**).[77]

Allergische Nahrungsmittelunverträglichkeiten im Gastrointestinaltrakt

Definition

Allergische Nahrungsmittelunverträglichkeiten mit Manifestation im Gastrointestinaltrakt lassen sich der Einteilung nach Coombs und Gell nicht immer eindeutig zuordnen, da es sich teilweise um **Mischformen** aus IgE-vermittelten und zellvermittelten Erkrankungen handelt und/oder die Pathogenese noch nicht vollständig geklärt ist. Auch ist hier die eindeutige Zuordnung zu einer Spätreaktion schwierig, da die allergische Reaktion (z.B. im Dickdarm) aufgrund des Transportweges der Nahrungsmittel zeitlich verzögert abläuft. Aus diesem Grund hat sich die in ▶ **Abb. 1.4** dargestellte Klassifikation durchgesetzt.[78]

Pathogenese

Isolierte gastrointestinale Nahrungsmittelallergien können T-Lymphozyten-vermittelt sein und sich als allergische Spätreaktion äußern. Solche zellvermittelten Reaktionen werden v. a. im Kindesalter beschrieben, kommen aber auch bei Erwachsenen, z.B. gegen Weizen, vor (▶ **Kap. 4.1.8**).[79] So berichtet das Team von Osterwalder über eine 35-jährige Patientin mit einer Kuhmilchunverträglichkeit und einem Maximum gastrointestinaler Symptome nach etwa fünf Stunden nach Milchaufnahme. Mit den üblichen Tests konnte in diesem Fall eine IgE-vermittelte Nahrungsmittelallergie sowie eine Laktoseintoleranz ausgeschlossen werden. Der Lymphozytentransformationstest und eine Provokation mit kuhmilchhaltigem Pfannkuchen fielen jedoch positiv aus.[80]

Eine Sonderstellung unter den gastrointestinalen Nahrungsmittelallergien nehmen **nicht IgE-vermittelte Reaktionen sowie Mischformen aus IgE- und nicht IgE-vermittelten Reaktionen** ein, die v. a. **im Kindesalter** gut untersucht sind (▶ **Abb. 1.4**). Der zugrunde liegende Immunmechanismus ist noch nicht vollständig aufgeklärt. Zur Diagnose ist in der Regel eine Endoskopie mit Biopsie erforderlich. Gemeinsames Kennzeichen der **allergischen eosinophilen Ösophagitis, Gastritis sowie Gastroenteritis und -kolitis** ist der histologische Nachweis eosinophiler Infiltrate in der Schleimhaut der Speiseröhre, des Magens oder des Darms. Manchmal wird auch ein erhöhtes IgE auf bestimmte Nahrungsmittelproteine nachgewiesen.

Die **Nahrungsmittelprotein- (NMP-)induzierte bzw. allergische Proktokolitis** ist eine Sonderform der eosinophilen Enterokolitis im Säuglingsalter, da vermehrt Eosinophile im Blut und um die Krypten vorkommen, sich aber keine erhöhten IgE-Antikörper nachweisen lassen.[81]

Bei der **NMP-induzierten Enterokolitis** ist die Pathogenese ebenfalls nicht endgültig geklärt. Pathogenetisch spielen vorwiegend zellvermittelte Reaktionen eine Rolle, IgE-Antikörper können nicht nachgewiesen werden. Histologisch liegen entzündliche Veränderungen im Dünn- und/oder

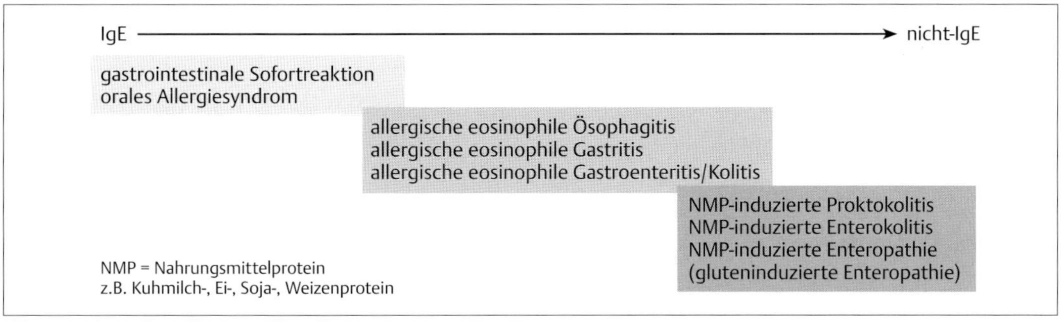

IgE ──▶ nicht-IgE

gastrointestinale Sofortreaktion
orales Allergiesyndrom

allergische eosinophile Ösophagitis
allergische eosinophile Gastritis
allergische eosinophile Gastroenteritis/Kolitis

NMP-induzierte Proktokolitis
NMP-induzierte Enterokolitis
NMP-induzierte Enteropathie
(gluteninduzierte Enteropathie)

NMP = Nahrungsmittelprotein
z.B. Kuhmilch-, Ei-, Soja-, Weizenprotein

▶ **Abb. 1.4** Klassifikation allergischer Nahrungsmittelunverträglichkeiten mit Manifestation im Gastrointestinaltrakt.

Dickdarm und eine fleckförmige Zottenatrophie ohne Zöliakieantikörpernachweis vor.

Die **NMP-induzierte Enteropathie** ist eine meist durch Kuhmilch ausgelöste nicht IgE-vermittelte Erkrankung des Dünndarms, die früher als Kuhmilchproteinintoleranz bezeichnet wurde. Sie beruht auf einem zellulären immunologischen Mechanismus ohne Beteiligung von IgE-Antikörpern. Auch hier findet sich histologisch eine fleckförmige Zottenatrophie.[82]

Symptomatik

Von einer **allergischen eosinophilen Ösophagitis** sind selten Kleinkinder, sondern v. a. männliche Jugendliche betroffen. Sie leiden unter Schluckstörungen, besonders bei festen Speisen. Manchmal bleiben auch größere Nahrungsbrocken wie Fleischstücke in der Speiseröhre stecken. Daneben berichten Betroffene auch von Symptomen, die denen einer Refluxösophagitis ähneln, wie Schmerzen hinter dem Brustbein, Brennen und Erbrechen. Protonenpumpenhemmer bleiben jedoch ohne Wirkung. Säuglinge mit einer allergischen eosinophilen Ösophagitis sind sehr unruhig, schreien viel und erbrechen häufig.

Die Krankheitsbilder **allergische eosinophile Gastritis, Gastroenteritis oder Kolitis** kommen bei Kindern in allen Altersgruppen vor. Ihre Symptomatik ist von dem Manifestationsort (Magen, Dünn- oder Dickdarm) abhängig. Im Vordergrund stehen Symptome wie Bauchschmerzen, Übelkeit, Inappetenz, Gewichtsverlust, Diarrhöe und Anämie, die isoliert oder kombiniert auftreten können.

Die **NMP-induzierte Proktokolitis** tritt typischerweise bei gestillten Säuglingen im Alter von sechs bis zwölf Wochen auf, kommt aber auch bei mit Formula auf Kuhmilch- oder Sojaproteinbasis gefütterten Kindern vor. Die Säuglinge haben einen blutig-schleimigen Stuhl, manchmal eine blasse Haut, weisen ansonsten jedoch keinen krankhaften Befund auf und gedeihen gut. Da die Blutungen oft spontan aufhören, wird derzeit empfohlen, Infektionen auszuschließen und zunächst ohne Diät ca. 2–4 Wochen abzuwarten.[83]

Bei der **NMP-induzierten Enterokolitis** handelt es sich um ein sehr seltenes, aber schweres Krankheitsbild, das vorrangig im frühen Säuglingsalter auftritt. Die allergische Entzündung betrifft Dünn-

und/oder Dickdarm. Bei der ersten Aufnahme der Allergieauslöser (z. B. Kuhmilch, Soja) kommt es innerhalb von 24 Stunden zu (z. T. blutiger) Diarrhöe, Erbrechen, Schock und Azidose.[84]

Die **NMP-induzierte Enteropathie** äußert sich in den ersten Lebensmonaten bei allen betroffenen Säuglingen durch eine Diarrhöe und häufig auch durch Erbrechen. Die Symptomatik tritt typischerweise beim nicht gestillten Kind auf und steigert sich allmählich. Aufgrund der zellvermittelten Entzündung des Dünndarms und der Zottenatrophie entwickelt sich ein Malabsorptionssyndrom mit Anämie und Gedeihstörungen. Nach Umstellung auf eine allergenfreie Säuglingsnahrung bessert sich die Symptomatik in der Regel nach drei bis 21 Tagen.[85]

Häufigkeit

Gastrointestinale Manifestationen treten bei einer **Kuhmilchallergie** bzw. **-unverträglichkeit** in etwa der Hälfte der Fälle auf. Über die Häufigkeit der darunter befindlichen nicht IgE-mediierten NMU oder der beschriebenen Mischformen gibt es keine genauen Zahlen.[86]

Auslöser

Kuhmilchprotein ist der häufigste Auslöser nicht IgE-vermittelter allergischer NMU sowie der Mischformen aus IgE- und nicht IgE-vermittelten Reaktionen im Kindesalter mit Manifestationen im Gastrointestinaltrakt. **Hühnereiprotein, Soja und Weizenmehl** können ebenfalls eine Rolle spielen. Bei der allergischen eosinophilen Gastritis, Gastroenteritis oder Kolitis lassen sich allerdings nur bei einem Teil der Fälle Nahrungsmittelallergene als „Hauptschuldige" nachweisen. Bei Säuglingen, die unter einer NMP-induzierten Enterokolitis leiden, kommen auch Sensibilisierungen gegen Geflügel und Reis vor.[87]

1.2.4 Glutensensitive Enteropathie (Zöliakie, einheimische Sprue)

Entsprechend der EAACI-Nomenklatur gehört auch die glutensensitive Enteropathie zu den **nicht IgE-mediierten allergischen Nahrungsmittelunverträglichkeiten** (allergische Hypersensitivität, s. auch ▶ Kap. 1.1).[88]

Definition

Synonyme des Begriffes „glutensensitive Enteropathie" sind „Zöliakie" (Kindesalter) und die „einheimische Sprue" (Erwachsenenalter). Aus Gründen der Vereinheitlichung wird heute überwiegend der Begriff der Zöliakie verwendet.[89]

Die Zöliakie nimmt eine Sonderstellung unter den allergischen NMU ein: Die glutensensitive Enteropathie (= Zöliakie) ist eine **T-zellvermittelte Autoimmunerkrankung des Dünndarms** mit unterschiedlichen Verlaufsformen. Sie wird zu den „nicht IgE-mediierten allergischen NMU" gezählt.[90] Bei genetisch prädisponierten Personen löst das Klebereiweiß Gluten eine Immunreaktion im Dünndarm aus, die zur Schädigung der Darmschleimhaut und Malabsorption mit unterschiedlichen Symptomen führt. Die Erkrankung kann in jedem Lebensalter auftreten und erfordert eine lebenslange glutenfreie Ernährung. Sie nahm in den letzten Jahren immer mehr an Bedeutung zu.

Pathogenese

Die Pathogenese der Zöliakie wird durch das Zusammenspiel verschiedener Faktoren bestimmt:

- genetische Disposition
- Nahrungsfaktor (Gluten)
- mögliche weitere Faktoren
- immunologische Faktoren

Die **genetische Disposition** der Erkrankung zeigt sich durch eine Häufung innerhalb von Familien und eine enge Assoziation mit den **HLA-Genabschnitten** HLA-DQ2 und HLA-DQ8. Diese Gene sind aber nicht die alleinige Ursache der Erkrankung. Zwar weisen über 95 % der Betroffenen diese genetischen Faktoren auf, aber ebenso ca. 25 % der gesunden Bevölkerung. Außerdem entwickeln nur 2 % der HLA-DQ2-positiven Individuen mit dieser genetischen Veranlagung eine Zöliakie.[91]

Es müssen also noch **weitere Faktoren** hinzukommen, die zum tatsächlichen Ausbruch der Krankheit führen (▶ **Abb. 1.5**). Diskutiert werden Darminfektionen, der Zeitpunkt der Gluteneinführung sowie eine erhöhte Darmpermeabilität durch Zonulin, einem von der Darmschleimhaut bei Kontakt mit extrazellulären Stimuli sezernierten Protein. So wird vermutet, dass **virale Darminfektionen** (z. B. durch Rota-Viren) in der Kindheit durch Schädigung der Darmschleimhaut die Absorption von Glutenpeptiden begünstigen.[92] Auch die frühe Einführung großer Mengen **Gluten in der Beikost** nach dem Abstillen scheint einen Einfluss auf die Entstehung zu haben. Dagegen schützt eine längere Stilldauer und die langsame Einführung kleiner Glutenmengen noch während der Stillzeit möglicherweise vor Zöliakie.[93] Eine europaweit angelegte Studie am Dr. von Haunerschen Kinderspital in München überprüft aktuell, ob kleine Glutenmengen im fünften und sechsten Monat und gleichzeitiges Stillen tatsächlich einer Zöliakie vorbeugen können.[94] Ferner scheint **Zonulin** einen Einfluss auf die Krankheitsentstehung zu haben. Das Protein erhöht die intestinale Darmpermeabilität, indem es die Absorption von Makromolekülen über die Tight Junctions begünstigt. Studien der letzten Jahre zeigten, dass Gluten ein starker Stimulus für die Freisetzung des Zonulins ist und dass mit seiner Hilfe die Darmbarriere für Glutenpeptide überwunden werden kann.[95]

Gluten ist der Oberbegriff für verschiedene Getreideproteine (▶ **Abb. 1.6**). Weizengluten besteht aus den alkoholunlöslichen Gluteninen und den alkohollöslichen Gliadinen. Letztere zählen zur Gruppe der **Prolamine**, das sind Speicherproteine mit einem besonders hohen Anteil der Ami-

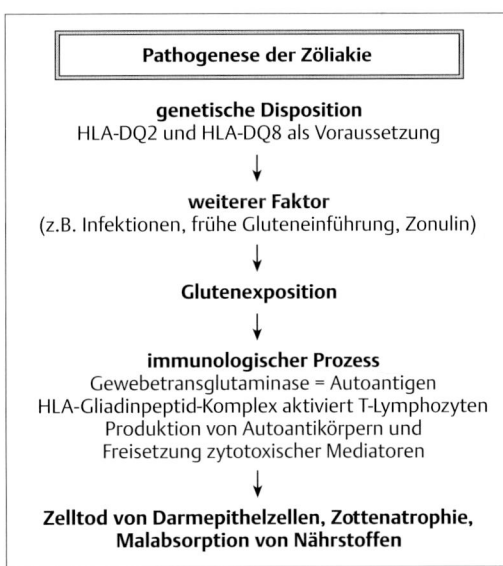

▶ **Abb. 1.5** Pathogenese der Zöliakie.

nosäuren Prolin (> 15 %) und **Glutamin** (> 30 %). Zu den toxischen Prolaminen, die aufgrund des hohen Gehalts dieser Aminosäuren mit den Gliadinen des Weizens vergleichbar sind, zählen auch die Secaline im Roggen und die Hordeine in der Gerste. Aber auch Glutenin scheint einen geringen toxischen Effekt zu haben.[96]

Der durch Gluten ausgelöste **immunologische Prozess** wurde am besten mit Hilfe der Gliadine erforscht. 1997 entdeckte das Team von Schuppan die **Gewebetransglutaminase** (**tTG**) als das Zielantigen bzw. **Autoantigen** der durch die Aufnahme von Gliadin ausgelösten autoimmunologischen Reaktion.[97] Als Bestandteil der Endomysiumstruktur (bindegewebige Schicht, die die glatte Muskulatur der Darmschleimhaut umgibt) katalysiert das Enzym die Umwandlung von Glutamin in Glutaminsäure und verändert damit die Gliadinpeptide derart (deamidierte Gliadinpeptide), dass sie sich leichter mit den HLA-DQ2-Antigenen verbinden.

Der so entstandene HLA-Gliadinpeptid-Komplex aktiviert **TH$_1$-Lymphozyten** und Plasmazellen. In der folgenden Immunantwort kommt es zur Produktion von **Autoantikörpern** gegen die Gewebetransglutaminase (Transglutaminase IgA-Antikörper), gegen das körpereigene Endomysium (Endomysium IgA-Antikörper) sowie gegen Gliadin (Gliadin-IgA und Gliadin-IgG-Antikörper), die in der Diagnostik eine wichtige Rolle spielen. Außerdem werden **zytotoxische Mediatoren** (Interferon-γ, Interleukin-2 und TNF-β) freigesetzt, die zur Zerstörung der Darmepithelzellen mit mehr oder weniger ausgeprägter **Zottenatrophie** führen.[98] Als Folge der verminderten Darmoberfläche und der damit einhergehenden Störung der epithelialen Enzymaktivitäten entsteht eine Malabsorption und Maldigestion (s. S. 24).[99]

Symptomatik

Je nach Schwere und Ausdehnung der morphologischen Veränderungen der Dünndarmschleimhaut und der damit verbundenen Verminderung der resorbierenden Oberfläche resultieren unterschiedliche Symptome einer Malabsorption, von leichten Blähungen und Eisenmangelanämie bis hin zur Diarrhöe mit schweren Gedeihstörungen und Kleinwuchs (▶ **Tab. 1.1**).[100] Serologische Screening-Untersuchungen zeigen, dass die bisher diagnostizierten Fälle mit den typischen gastrointestinalen Symptomen nur die **Spitze des Eisbergs** sind (s. auch S. 56).[101]

So gibt es neben dem klassischen Vollbild der Erkrankung noch andere **Verlaufsformen**, die aufgrund ihrer untypischen oder sogar fehlenden Beschwerden häufig lange der Diagnostik entgehen (▶ **Abb. 1.7**).

Bei der **aktiven Zöliakie** lassen sich durch die Gewebeuntersuchung der Darmschleimhaut eindeutig manifeste Schäden nachweisen. Wegen der unterschiedlich stark ausgeprägten Symptome wird hier zwischen der klassischen und der mono-/oligosymptomatischen oder atypischen Form unterschieden.

● Die **klassische Zöliakie** (symptomatische Form) zeigt das Vollbild der Erkrankung mit den typischen Symptomen wie Diarrhöe, Blähungen und Steatorrhöe (Fettstühle). Neben gastrointestinalen Beschwerden treten auch extraintestinale Symptome wie Gewichts- und Appetitverlust, Vitamin- und Eisenmangelzustände und Rachitis bzw. Osteoporose auf. Im Säuglings- und Kleinkindalter stehen v. a. Gedeihstörungen und ein geblähtes Abdomen im Vordergrund. Beim älteren Kind sind die Symptome nicht immer so eindeutig (z. B. Bauchschmerzen). Bei der klassischen Form finden sich meist deutlich erhöhte Zöliakie-Antikörper und stark abgeflachte Darmzotten. Nach Umstellung auf eine glutenfreie Ernährung bessern sich die Beschwerden oft schon nach kurzer Zeit.

● Wesentlich häufiger ist die **mono- und oligosymptomatische Verlaufsform**, die oft bei Er-

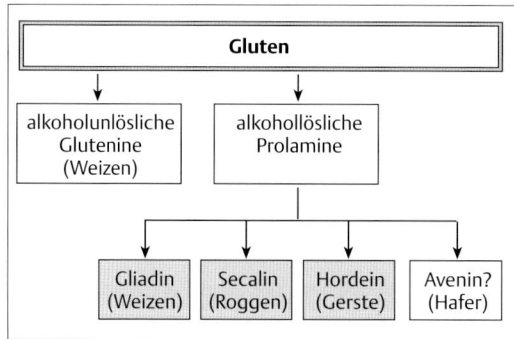

▶ **Abb. 1.6** Nahrungsfaktor Gluten.

▶ **Tab. 1.1** Symptome bei Zöliakie.[102]

typische Symptome (Gastrointestinaltrakt)	extraintestinale Symptome
Durchfall	Eisenmangelanämie (Blässe)
Blähungen, Blähbauch	Folsäuremangel
Übelkeit	Vitamin-K-Mangel
Erbrechen	Knochenschmerzen
Bauchschmerzen	rheumatische Beschwerden
Fettstühle	Rachitis/Osteoporose
	Zahnschmelzdefekte
	Infertilität, Fehlgeburten
	Gewichtsverlust
	Gedeihstörungen
	Kleinwuchs
	Müdigkeit, Mattigkeit
	wenig Spielfreude
	Angstzustände
	Depressionen

wachsenen (30.–50. Lebensjahr) auftritt und aufgrund milderer gastrointestinaler Symptome wie leichte Blähungen eher zufällig festgestellt wird. Häufig liegt nur ein Eisenmangel und/oder eine Laktoseintoleranz vor, der bzw. die sich trotz oraler Eisensubstitution bzw. laktosearmer Diät nicht bessert. Auch andere extraintestinale Beschwerden wie Müdigkeit, Knochenschmerzen und Zahnschmelzdefekte werden beschrieben. Die Zottenatrophie kann hier weniger stark ausfallen, der Antikörpernachweis ist ebenfalls positiv.

● Überwiegen die Beschwerden außerhalb des Magen-Darm-Traktes (z.B. IgA-Nephropathie, neurologische oder rheumatische Symptome, Dermatitis herpetiformis Duhring) bei positiver Serologie und Zöliakie-typischer Histologie spricht man von einer **atypischen Zöliakie.** Diese Form ist selten und aufgrund der für eine Zöliakie uncharakteristischen Beschwerden schwer zu erkennen.

Relativ oft findet man auch die **silente (stille, asymptomatische) Zöliakie,** bei der trotz fehlen der Symptome Zöliakie-Antikörper und morphologische Veränderungen der Darmschleimhaut nachgewiesen werden. Diese Form wird meist zufällig festgestellt, z.B. bei Angehörigen von Betroffenen im Rahmen eines Screenings oder bei Pati-

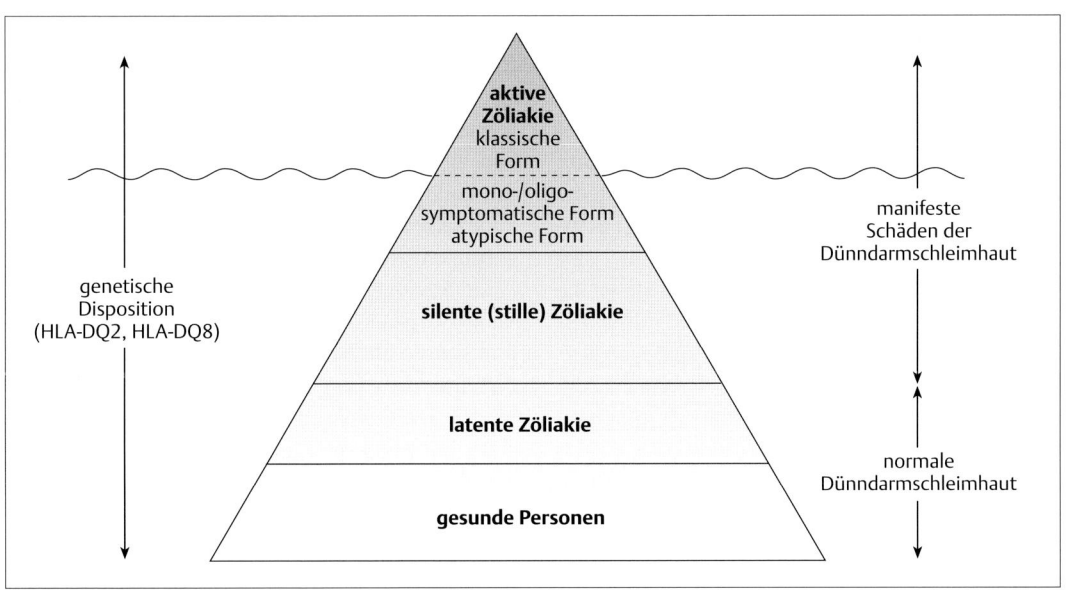

▶ **Abb. 1.7** Verlaufsformen der Zöliakie (Eisbergmodell).

▶ **Tab. 1.2** Einteilung der Verlaufsformen (modifiziert nach Baas 2006, Holtmeier et al. 2005).

Verlaufsformen	Symptome	Antikörper	Histologie	Therapie
klassische Zöliakie	++	++	++	GFD*
mono-/oligosymptomatische Zöliakie	+	++	++	GFD*
atypische Zöliakie	+ extraintestinal	++	++	GFD*
silente (asymptomatische) Zöliakie	-	++	++	GFD?* Kontrolle
latente Zöliakie	+/-	+/-	+/-	GFD?* Kontrolle
potenzielle Zöliakie	+/-	+/-	-	GFD?* Kontrolle
transiente Zöliakie	-	(+)	(+)	-

* GFD = glutenfreie Diät

enten, bei denen aufgrund anderer Indikationen eine Gastroduodenoskopie durchgeführt wurde. Manchmal erinnern sich die Patienten an frühere Beschwerden erst retrospektiv unter glutenfreier Ernährung.

Von einer **latenten Zöliakie** spricht man, wenn unter glutenhaltiger Ernährung bei asymptomatischen und oligosymptomatischen Patienten Serologie und Histologie nicht eindeutig sind, aber bei glutenreicher Ernährung die Krankheit zu einem späteren Zeitpunkt ausbrechen kann. Manchmal hatten diese Patienten eine klinisch manifeste Zöliakie in der Vergangenheit.

Der Begriff **potenzielle Zöliakie** wird für Betroffene verwendet, die teilweise oder im Verlauf positive Antikörpertests, aber wenige oder keine Symptome bei histologisch unauffälliger Darmschleimhaut aufweisen. Eine Schädigung der Darmmukosa manifestiert sich oft erst nach vielen Jahren glutenhaltiger Ernährung oder durch zusätzliche krankheitsauslösende Faktoren wie gastrointestinale Infektionen oder Schwangerschaft.[103]

Unter einer **transienten Zöliakie** versteht man eine Erscheinungsform, die im Kindesalter (meist bei Kindern unter zwei Jahren) mit klassischen Symptomen sowie eindeutiger Serologie und Histologie verläuft, jedoch bei späterer Glutenbelastung im Vorschulalter nicht wieder auftritt. Antikörper und Schleimhautveränderungen werden nicht mehr nachgewiesen und die Kinder bleiben unter glutenhaltiger Ernährung beschwerdefrei. Als Ursachen werden infektiöse oder allergische Darmerkrankungen, möglicherweise auch eine sekundäre Toleranzentwicklung gegenüber Gluten diskutiert (▶ Tab. 1.2).

Unter der **refraktären Zöliakie** leiden in der Regel Erwachsene, die bei typischen Symptomen, Antikörpernachweis und positiver Histologie nicht oder nicht mehr auf eine strikt glutenfreie Diät ansprechen. Meist wurde bei diesen Patienten die Krankheit erst sehr spät diagnostiziert. Aber auch Patienten, die ihre glutenfreie Diät nicht konsequent durchgeführt oder unterbrochen haben, sind betroffen. Eine Sonderform davon stellt die **kollagene Zöliakie** dar. Diese ist durch eine komplette Zottenatrophie sowie Kollagenablagerungen in der Lamina propria charakterisiert. Patienten mit einer refraktären oder kollagenen Zöliakie haben ein besonders hohes Krebsrisiko und sollten in Zentren, die Erfahrung mit solchen Patienten haben, betreut werden.[104]

Die **Dermatitis herpetiformis Duhring** geht stets mit einer Zöliakie-Erkrankung einher und gilt deshalb als Hautmanifestation der Zöliakie. Beiden Erkrankungen ist die enge Assoziation mit den HLA-Genabschnitten HLA-DQ2 und -DQ8 gemeinsam, das Autoantigen ist hier jedoch die epidermale Transglutaminase. Die Dermatitis herpetiformes tritt meist im Alter von 20 bis 40 Jahren auf. Als Symptom dominiert ein blasiger, juckender und narbenbildender Hautausschlag, die Zöliakie wird oft erst bei eingehender Diagnostik bemerkt (asymptomatische Zöliakie). Die Behandlung erfolgt sowohl medikamentös als auch durch eine glutenfreie Diät.[105]

Häufigkeit

Es ist davon auszugehen, dass die Zöliakie und ihre verschiedenen Verlaufsformen sehr viel öfter vorkommen als bisher angenommen und zu den häufig auftretenden chronischen Darmerkrankungen zählen. Während die **klassische Form** statistisch gesehen nur etwa jeden tausendsten bis zweitausendsten Einwohner trifft und nur die Spitze des Eisbergs ausmacht[106] (▶ Abb. 1.7, S. 15), liegt die Häufigkeit der Zöliakie mit **allen Verlaufsformen** in Europa schon bei 1:100 bis 1:200 (0,5–1 %). Die Erkrankungshäufigkeit zeigt große geografische Unterschiede. Genetisch isolierte Bevölkerungsgruppen, wie z. B. Finnen, Nordiren oder Sarden, leiden am meisten unter Zöliakie. In **Deutschland** ging man bis vor einigen Jahren davon aus, dass etwa einer von 500 Einwohnern (0,2 %) betroffen ist. Nach neueren Reihenuntersuchungen liegt die Häufigkeit gegenwärtig bei 1:200.[107]

> In Deutschland beträgt die Prävalenz der Zöliakie mit allen Verlaufsformen ca. 1:200.

Mädchen erkranken etwa doppelt so häufig wie Jungen. Im Erwachsenenalter pendelt sich das Geschlechterverhältnis unter Berücksichtigung der oligosymptomatischen Verlaufsformen ungefähr bei 1:1 ein.[108]

Die Prävalenz für Zöliakie ist bei Patienten mit anderen **Autoimmunerkrankungen** wie Diabetes Typ 1 oder autoimmunen Schilddrüsenerkrankungen (Hashimoto-Thyreoiditis, Morbus Basedow) erhöht, ebenso bei Kindern mit Down-Syndrom.[109] **Diabetes Typ 1** tritt am häufigsten bei Zöliakie-Erkrankten auf (3–6 %). Umkehrt leiden bis zu 10 % der Typ-1-Diabetiker an einer meist silenten oder latenten Form der Zöliakie. In den meisten Fällen (ca. 90 %) wird der Diabetes zuerst diagnostiziert.[110] Zeitpunkt, Dauer und Menge der Glutenzufuhr scheinen als Triggerfaktoren für die Entstehung von Diabetes Typ 1 und anderen Autoimmunerkrankungen verantwortlich zu sein. Bei 10 % der Patienten mit **autoimmunen Schilddrüsenerkrankungen** lassen sich Transglutaminase-Antikörper nachweisen.[111]

Auslöser

Zöliakie wird durch den Verzehr der **Getreidesorten** Weizen, Roggen, Gerste sowie Grünkern, Dinkel, Kamut, Einkorn, Urkorn, Emmer, Triticale und anderer Weizenabkömmlinge ausgelöst. Der unverträgliche Bestandteil ist das **Gluten,** das aufgrund seiner Backeigenschaften auch als Kleberprotein bezeichnet wird. Die alkohollöslichen **Prolamine** in Weizen (Gliadine), Roggen (Secaline) und Gerste (Hordeine) machen bis zu 40 % des Gesamtproteins der jeweiligen Getreidesorte aus und stellen die eigentlichen Auslöser der Zöliakie dar.

Getreidesorten mit einem geringen Gehalt an Glutamin und Prolin verursachen keine Zöliakie. Hierzu zählen z. B. **Mais, Reis** und **Hirse.** Ob Avenin aus **Hafer** eine toxische Wirkung hat, wird kontrovers diskutiert. Obwohl sein Glutamingehalt höher ist als der vom Mais, konnte gezeigt werden, dass speziell angebauter und verarbeiteter, also nicht mit Gluten kontaminierter Hafer in kleinen Mengen (bis 70 g/Tag) keine Zöliakie auslöst. Hierzulande ist jedoch der Hafer in der Regel durch den Ernte- und Verarbeitungsprozess mit Weizen kontaminiert. Außerdem wurden einzelne Fälle beschrieben, die auf nicht kontaminierten Hafer reagiert haben, sodass der Verzehr von Hafer auch weiterhin nicht empfohlen wird.[112]

1.3

Nicht allergische Nahrungsmittelunverträglichkeiten

Nicht allergische Nahrungsmittelunverträglichkeiten (NMU) sind wesentlich häufiger als Nahrungsmittelallergien. Sie beruhen auf sehr **unterschiedlichen Mechanismen.**[113] So handelt es sich bei der Reaktion auf biogene Amine (Histamin, Tyramin, Serotonin etc.) in Fisch, Käse und Rotwein wahrscheinlich um einem Defekt des histaminabbauenden Enzyms Diaminoxidase.[114] Die Symptome ähneln denen einer Nahrungsmittelallergie, es lassen sich jedoch keine IgE-Antikörper nachweisen. Das

Gleiche gilt für pseudoallergische NMU, bei denen wahrscheinlich Nahrungsmittelzusatzstoffe und bestimmte natürliche Nahrungsmittelinhaltsstoffe direkt auf die Mastzellen einwirken und damit auf nicht immunologischem Weg zur Mediatorfreisetzung führen.[115] Kohlenhydratunverträglichkeiten wie die Laktoseintoleranz, die hereditäre Fruktoseintoleranz oder die Galaktosämie entstehen aufgrund eines Enzymdefektes.[116] Dagegen liegt der Fruktosemalabsorption ein Defekt des zugehörigen Transportsystems zugrunde.[117]

> Die **Reaktion auf biogene Amine (Histaminintoleranz), die pseudoallergische NMU sowie die Laktoseintoleranz und Fruktosemalabsorption** gehören zu den in der Praxis am häufigsten vorkommenden nicht allergischen Nahrungsmittelunverträglichkeiten.

Neben der **fehlenden Beteiligung des Immunsystems** (▶ Kap. 1.1) ist ein weiteres gemeinsames Merkmal der häufigsten Formen der nicht allergischen NMU die **individuelle Dosisabhängigkeit**. Im Gegensatz zu allergischen NMU werden kleine Mengen der Auslöser oft vertragen (▶ Tab. 1.3).

1.3.1 Reaktionen auf biogene Amine

Reaktionen auf biogene Amine zählen zu den **nicht allergischen Nahrungsmittelunverträglichkeiten**.[118] Zusammen mit den pseudoallergischen NMU werden sie unter dem Begriff der nicht allergischen Hypersensitivität zusammengefasst, u. a. weil ihre Symptome denen einer Nahrungsmittelallergie sehr ähneln können (s. auch ▶ Kap. 1.1 und ▶ Abb. 1.2, S. 3).

Definition

Es handelt sich um pharmakologische, nicht immunologisch bedingte Reaktionen als Folge einer übermäßigen Belastung des Organismus mit biogenen Aminen wie Histamin und Serotonin (s. u.).[119] Wie bei anderen nicht allergischen NMU sind diese Reaktionen **dosisabhängig**.

> Hohe Mengen an Histamin (100–1000 mg, s. Histaminvergiftung, S. 208) führen auch bei Gesunden zu schweren Unverträglichkeitsreaktionen, allerdings haben auch schon Einzeldosen von 0,75 mg/kg KG oral provoziertes Histamin bei gesunden Probanden Beschwerden ausgelöst.[120] Die **Toleranzschwelle** bei histaminempfindlichen Personen ist individuell sehr unterschiedlich und kann sehr niedrig sein. Histaminintolerante Patienten können deshalb schon auf kleine Mengen (0,25 mg/kg KG) biogener Amine reagieren.[121]

Biogene Amine entstehen im Stoffwechsel überwiegend durch enzymatische Decarboxylierung von Aminosäuren. Decarboxylasen kommen sowohl in menschlichen, tierischen und pflanzlichen Geweben als auch in Mikroorganismen vor. Biogene Amine sind deshalb in fast allen Nahrungsmitteln zumindest in kleinen Mengen enthalten. Größere Mengen entstehen in mikrobiell hergestellten oder verdorbenen Nahrungsmitteln. Die wichtigsten Vertreter sind Histamin, Tyramin, Phenylethylamin und Serotonin.[122] Die größte pathophysiologische Bedeutung hat das **Histamin**. Es entsteht durch Decarboxylierung von Histidin. Der Begriff **Histaminintoleranz** umfasst in diesem

▶ **Tab. 1.3** Unterschiede zwischen nicht allergischen und allergischen NMU.

	nicht allergische NMU	allergische NMU
Ursache	nicht immunologisch bedingt	immunologisch bedingt
Auftreten der Symptome	dosisabhängig (individuelle Toleranzgrenze)	kleinste Mengen des Allergens bzw. des Auslösers führen zu Symptomen
Auslöser	Histamin und andere biogene Amine, Pseudoallergene, Laktose, Fruktose	z. B. Nahrungsmittelallergene, Nickel, Gluten

Buch auch die Unverträglichkeit anderer biogene Amine.[123]

▶ Definition

Histaminintoleranz (HIT) ist definiert durch ein Ungleichgewicht zwischen dem mit der Nahrung aufgenommenen bzw. im Organismus anfallenden Histamin (z. B. durch eine Allergie oder Mastozyose) und dem Histaminabbau.[124]

Pathogenese

Der Pathomechanismus der Histaminintoleranz ist zum jetzigen Zeitpunkt noch nicht sicher geklärt. Diskutiert wird u. a. eine zugrunde liegende **pseudoallergische Reaktion** (s. auch ▶ Kap. 1.3.2).[125] Wahrscheinlich beruht die Histaminintoleranz jedoch auf einem **Aktivitätsmangel der Diaminoxidase (DAO)** oder einem **Ungleichgewicht** zwischen akkumuliertem Histamin und der Kapazität der DAO.[126] Darauf deuten auch Studien zur Histaminintoleranz bei Patienten mit chronischer Urtikaria hin.[127]

Das **Enzym DAO** wird hauptsächlich in den Enterozyten der Darmschleimhaut (v. a. Duodenum, Jejunum und Ileum, weniger im Dickdarm) gebildet und ist für den Abbau des mit der Nahrung aufgenommenen Histamins verantwortlich.[128] DAO ist noch in der Leber, in den Nieren und in den weißen Blutkörperchen zu finden. Im Darm ist das Enzym die „erste Abwehrmaßnahme gegenüber enteraler Histaminbelastung".[129] Absorbierte, d. h. nicht im Darm abgebaute Histaminmengen werden von der **Histamin-N-Methyltransferase (HMT)** intrazellulär abgebaut. Die HMT kommt v. a. in der Leber, aber auch im Darm und in anderen Geweben vor. Nicht absorbiertes Histamin wird durch Darmbakterien abgebaut.[130]

> Der Hauptabbauweg des Histamins erfolgt über durch das Enzym Diaminoxidase im Dünndarm.

Als Ursache einer **verminderten Aktivität der Diaminoxidase** werden neben einem seltenen angeborenen Enzymmangel v. a. ein Aktivitätsverlust durch chronische Darmkrankheiten, virale und bakterielle Gastroenteritiden sowie eine Blockade durch verschiedene Medikamente,

Alkohol und andere biogene Amine diskutiert.[131] Eine erniedrigte DAO-Aktivität als Folge einer **Enterozytenschädigung** findet sich u. a. bei Morbus Crohn, Colitis ulcerosa, Kolonkarzinomen sowie Kolonpolypen. Unterschieden werden hiervon mit unzureichendem Histaminabbau assoziierte Erkrankungen wie Neoplasien, Niereninsuffizienz, Virushepatitis und Leberzirrhose.[132] Bei einer **eingeschränkten Leberfunktion** spielt v. a. die **verminderte Aktivität der HMT** eine große Rolle.

Andere biogene Amine konkurrieren mit dem Histamin um den Abbau durch die DAO. Der gleichzeitige Verzehr dieser Amine führt zu einer kompetitiven Hemmung des Histaminabbaus durch das Enzym.[133]

Eine Histaminintoleranz als Folge einer DAO-Blockade durch **Medikamente** wird in der Praxis häufig beobachtet. Jede Langzeitmedikation kann die DAO-Aktivität beeinträchtigen, v. a. die in ▶ Tab. 1.4 zusammengestellten Medikamentengruppen können eine Histaminintoleranz hervorrufen.

▶ Definition

Auf der Basis der verminderten **Diaminoxidaseaktivität** werden drei Formen der Histaminintoleranz angenommen:

- **angeborener** Diaminoxidasemangel: beruht auf einem genetischen Enzymdefekt (sehr selten).
- **erworbener** (sekundärer) Diaminoxidasemangel: bedingt durch eine entzündete Darmwand, sodass in der Darmschleimhaut nicht mehr ausreichend Diaminoxidase gebildet werden kann. Der sekundäre Diaminoxidasemangel kann bei allen akuten und chronischen Darmerkrankungen auftreten und ist reversibel.
- **exogener** Diaminoxidasemangel (exogene Enzymblockade): bei einer intakten Darmschleimhaut hervorgerufen durch verschiedene Medikamente, Alkohol sowie andere biogene Amine. Diese Form der Enzymblockade ist ebenfalls reversibel.[135]

Als **weitere Ursache** einer Histaminintoleranz wird eine **erhöhte Magen- und Darmpermeabilität** diskutiert, wie sie bei chronisch entzündlichen Darmerkrankungen (Morbus Crohn, Colitis ulcerosa) oder akuten Darminfekten entsteht, aber auch bei Patienten mit chronischer Urtikaria (s. auch S. 21) festgestellt wurde.[136] Die Beobachtung, dass

▶ **Tab. 1.4** Histaminfreisetzende oder DAO-hemmende Medikamente.[134]

Substanzklasse	Beispiele (Wirkstoffe)	Beispiele (Handelsnamen)
Analgetika	Morphine, NSAR, Metamizol	Durogesic® Aspirin®, Voltaren® Novalgin®, Novaminsulfon®
Mukolytika	Acetylcystein, Ambroxol	ACC®
mobilitätsbeeinflussende Mittel	MCP	Paspertin®
Antiarrhythmika	Verapamil, Propafenon	Isoptin® Rytmonorm®
Broncholytika	Aminophyllin	Theophyllin®
Antidepressiva	Amitryptilin	Saroten®
Antibiotika	Cephalosporine, Clavulansäure, Chloroquin	Cefpodoxim® Augmentan® Resochin®

Frauen **prämenstruell** stärker auf histaminreiche Lebensmittel reagieren, ist möglicherweise durch eine östrogenbedingte erhöhte Permeabilität der Darmzellen zu erklären.[137] Ein Teil des oral aufgenommenen Histamins könnte so auch ohne Abbau durch die DAO bereits im Darm wirksam sein oder in den Blutkreislauf gelangen und so die zyklusabhängigen Kopf- und Unterleibsschmerzen erklären.

Symptomatik

Die Symptomatik der Histaminintoleranz ist sehr vielfältig und individuell verscheiden, da Histamin im Organismus eine Vielzahl regulatorischer Funktionen ausübt (s. auch S. 21). Deshalb ist die Histaminintoleranz ein häufig verkanntes Krankheitsbild. Beschwerden treten meist 20 bis 30 Minuten nach einer Mahlzeit auf, können jedoch einige Stunden andauern.[138] Sie manifestieren sich an verschiedenen Organen (▶ Abb. 1.8). Folgende Symptome können auftreten:

● Kopfschmerzen, v. a. Migräneattacken
● gastrointestinale Symptome
● Rhinorrhöe, nasale Obstruktion
● Flush
● Asthma bronchiale
● Hypotension, Palpitationen (Herzrasen)
● Dysmenorrhöe
● Urtikaria und Angioödem

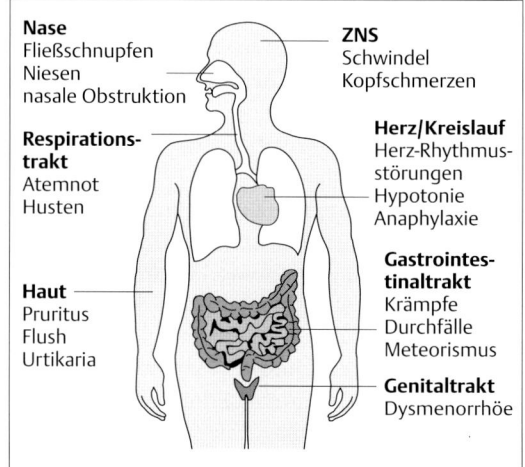

▶ **Abb. 1.8** Symptome bei Histaminintoleranz.

Eine **Alkoholunverträglichkeit** ist aus mehreren Gründen ein typisches Merkmal für eine Histaminintoleranz:
● hoher Gehalt an biogenen Aminen in alkoholischen Getränken, v. a. Histamin und Tyramin, als Flüssigkeit werden diese schnell resorbiert

Alkohol
● erhöht die Darmpermeabilität und fördert damit die Aufnahme von Histamin,
● hemmt die Diaminoxidase,
● fördert die Histaminfreisetzung aus den Mastzellen (Histaminliberator).[139]

Ein Hauptsymptom der Histaminintoleranz ist die Alkoholunverträglichkeit.

Häufigkeit

Schätzungsweise **3 bis 4 % der Bevölkerung** leidet unter einer Histaminintoleranz[140], sie ist häufiger erworben als angeboren. In vier von fünf Fällen sind Frauen im Alter von ca. 40 Jahren betroffen.[141] Bei Patienten mit **chronischer Urtikaria** kann die Inzidenz der Histaminintoleranz allerdings wesentlich höher sein. So konnten Kanny und Mitarbeiter bei rund zwei Drittel der Patienten mit chronischer Urtikaria nach duodenaler Applikation von 120 mg Histamin entsprechende Symptome auslösen, während die Kontrollgruppe symptomlos blieb.[142] Neuere Untersuchungen deuten darauf hin, dass auch bei **atopischer Dermatitis** eine Histaminintoleranz eine Rolle spielt[143]: Bis zu 30 % der erwachsenen Patienten zeigten eine Hautbefundverbesserung nach histaminarmer Kost und Ekzemverschlechterung nach anschließender Histaminprovokation.[144]

Auslöser

Histamin wird als **körpereigene Substanz** v. a. in Mastzellen und basophilen Granulozyten gebildet und in Form von Vesikeln eingelagert. Im Organismus erfüllt es als **Gewebshormon** verschiedene **Funktionen**, u. a.

● senkt es den Blutdruck,
● steigert die Gefäßpermeabilität,
● stimuliert die Magensäureproduktion,
● steigert die Darmbewegungen und
● fördert die Uteruskontraktion.[145]

Bei **IgE-mediierten Allergien** wird Histamin aus den Mastzellen freigesetzt und führt zu den typischen allergischen Beschwerden. Verschiedene Medikamente, Pseudoallergene aus Nahrungsmitteln (s. S. 23) sowie chemische und physikalische Reize können zu einer gesteigerten **nicht immunologisch bedingten Histaminfreisetzung** aus den Mastzellen führen.

Histamin und andere biogene Amine, wie Tyramin, Serotonin und Phenylethylamin, bzw. ihre Vorläufer (Histidin, Tyrosin, Tryptophan, Phenylalanin) sind auch **natürliche Bestandteile vieler Nahrungsmittel**. Diese Stoffe reichern sich in Abhängigkeit von Lagerung, Reifung oder Gärung in mikrobiell hergestellten Nahrungsmitteln an oder entstehen in großen Mengen beim mikrobiellen Verderb (insbesondere von Fisch). Besonders hohe Werte können Rotwein, Käsesorten mit langer Reifezeit, Räucherfisch und Fischkonserven sowie Rohwurst und Sauerkraut aufweisen (▸ Kap. 2.9.4 und ▸ Kap. 4.3.1).[146]

1.3.2 Pseudoallergische Nahrungsmittelunverträglichkeit

Pseudoallergische NMU sind von Nahrungsmittelallergien deutlich abzugrenzen. Gemäß der EAACI-Nomenklatur entsprechen sie dem Begriff der nicht allergischen Hypersensitivität.[147]

▶ Definition

Der Begriff **„pseudoallergische Nahrungsmittelunverträglichkeit"** (Synonym: Pseudoallergie) beruht auf der Ähnlichkeit der Symptome mit denen einer Nahrungsmittelallergie, ohne dass immunologische Mechanismen bzw. IgE-Antikörper nachweisbar sind.[148]

Im Gegensatz zu IgE-vermittelten NMU, bei denen schon kleinste Mengen zu Symptomen führen können, zeigen pseudoallergische NMU eine stärkere **Dosisabhängigkeit** (s. auch ▸ Tab. 1.3, S. 18). Pseudoallergene in geringen Mengen werden oft vertragen.[149] Eine genetische Disposition zu pseudoallergischen Reaktionen wird angenommen.[150]

Pathogenese

Der Pathomechanismus der pseudoallergischen NMU verläuft **IgE-unabhängig** und erfordert deshalb keine Sensibilisierung.[151]

Die Pathogenese ist bis heute nicht vollständig geklärt, es werden verschiedene Hypothesen postuliert. Es kommt wahrscheinlich zur direkten Aktivierung von Mastzellen oder Basophilen, die wie bei den allergischen Reaktionen eine Histaminfreisetzung zur Folge hat. Wie dieser Mechanismus genau funktioniert, ist unklar. Diskutiert werden insbesondere eine direkte Histaminliberation durch das Pseudoallergen und ein Zusammenhang mit dem Arachidonsäuremetabolismus.[152]

Ein seit Jahrzehnten bekanntes Beispiel für eine pseudoallergische Reaktion ist das **Acetyl-**

salicylsäureintoleranzsyndrom (ALS, Synonym ASS- oder Analgetikaintoleranz). Das ALS beruht auf einer Dysbalance des Arachidonsäurestoffwechsels.[153] Arachidonsäure (aus den Phospholipiden der Zellmembran) wird über eine Vielzahl von Zwischenstufen zu Prostaglandinen und Leukotrienen abgebaut. Diese Endprodukte des **Arachidonsäuremetabolismus**, häufig auch als Lipidmediatoren bezeichnet, sind an multiplen entzündlichen Reaktionen im Organismus beteiligt.[154] Vereinfacht dargestellt baut die Lipoxygenase Arachidonsäure zu Leukotrienen und die Zyklooxygenase Arachidonsäure zu Prostaglandinen ab. Bei einer Acetylsalicylsäure- bzw. bei **Salicylatüberempfindlichkeit** wird das Schlüsselenzym Zyklooxygenase irreversibel gehemmt, es entsteht eine Überproduktion von Leukotrienen bei mangelndem Prostaglandin. Daraus resultiert eine entzündliche Reaktion, die viele klinische Erscheinungsbilder hat.[155]

Seit einiger Zeit wird auch einer **erhöhten Darmpermeabilität** ein Bedeutung bei der Pathogenese pseudoallergischer Reaktionen zugeschrieben. So wurde bei Patienten mit chronischer Urtikaria eine erhöhte gastroduodenale Permeabilität festgestellt, die sich unter einer pseudoallergenarmen Diät deutlich verbessert.[156]

Inzwischen wird angenommen, dass **Zusatzstoffe** wie auch **Salicylate** nur für einen geringen Teil von pseudoallergischen Reaktionen verantwortlich sind und eine alleinige Reduzierung dieser Stoffe in der Ernährung nur von untergeordnetem Nutzen ist.[157] Nach einer neuen Hypothese sind **natürliche Aromastoffe** viel häufiger als bisher angenommen Auslöser dieser Reaktionen.[158] Dafür spricht, dass sich die klinischen Symptome unter einer pseudoallergenarmen Kost, in der keine aromatischen Lebensmittel (z. B. Tomaten, Paprika) enthalten sind, oft bessern.[159]

Symptomatik

Pseudoallergien sind in ihrem Erscheinungsbild nicht von allergischen Reaktionen zu unterscheiden, treten jedoch meist erst **zwei bis acht Stunden** nach Kontakt mit dem Pseudoallergen auf.[160] Bei folgenden **Krankheiten oder Symptomen** konnten pseudoallergische NMU nachgewiesen werden:

- chronische Urtikaria
- rezidivierendes Angioödem
- Polyposis nasi (Nasenpolypen)
- atopische Dermatitis
- Rhinitis
- nicht allergisches Asthma bronchiale
- gastrointestinale Symptome
- Kreislaufreaktionen
- anaphylaktoide Reaktion (da nicht IgE-vermittelt)

> Eine pseudoallergische Reaktion ist klinisch nicht von einer allergischen zu unterscheiden und kann jedes allergische Krankheitsbild kopieren.

Besonders häufig werden chronische Urtikaria (▶ Kap. 2.3.3), rezidivierende Angioödeme, Nasenpolypen oder nicht allergisches Asthma bronchiale mit pseudoallergischen NMU in Verbindung gebracht. Bei Erkrankungen des Gastrointestinaltraktes und bei der atopischen Dermatitis (▶ Kap. 4.4.4) ist der Einfluss durch Pseudoallergene in Nahrungsmitteln umstritten.[161]

Problematisch ist auch die Abgrenzung einer pseudoallergischen Reaktion von einer Histaminintoleranz, da häufig die gleichen klinischen Symptome vorliegen und differenzialdiagnostische Möglichkeiten dabei nicht zur Verfügung stehen.

Symptome können **bereits beim ersten Kontakt** mit Pseudoallergenen auftreten, da pseudoallergische NMU keine Sensibilisierungsphase benötigen (da nicht IgE-vermittelt).[162] Außerdem sind bei pseudoallergischen NMU Spontanheilungen möglich, insbesondere während der pseudoallergenarmen Diät bei Patitenen mit chronischer Urtikaria (▶ Kap. 2.9.5).[163]

Im Gegensatz zu IgE-vermittelten Allergien sind Pseudoallergien **dosisabhängig** und stark von **Kofaktoren** abhängig (▶ Kap. 2.3.5). Solche Faktoren sind z. B. virale Infekte, chronisch entzündliche Erkrankungen oder körperliche Anstrengung, aber auch physikalische Reize und psychischer Stress.[164]

Häufigkeit

Die Häufigkeit einer pseudoallergischen Nahrungsmittelunverträglichkeit wird in Deutschland auf etwa **ein Prozent** geschätzt.[165] Studien, die pseudoallergische Reaktionen nach Aufnahme von **Nahrungsmittelzusatzstoffen** untersuchten, kommen nur auf **0,01 % bis 0,23 %**.[166]

Bei speziellen **Krankheitsbildern** liegen die Zahlen höher. Bei 2–7 % der Kinder mit **atopischer Dermatitis** wird eine Unverträglichkeit von Nahrungsmittelzusatzstoffen vermutet. Insgesamt wird jedoch die Häufigkeit pseudoallergischer Reaktionen auf Zusatzstoffe sowie künstliche und natürliche Aromastoffe bei diesen Patienten auf unter zwei Prozent geschätzt (▶ **Kap. 4.4**).[167] Bei Patienten mit **chronischer Urtikaria** kommen diese NMU dagegen häufiger vor. Je nach Studie werden Pseudoallergien bei mehr als der Hälfte der untersuchten Personen beobachtet.[168] Beim **nicht allergischen Asthma bronchiale** wird eine Pseudoallergie v. a. im Sinne einer Sulfit-Unverträglichkeit beschrieben, darunter leidet rund jeder zehnte Asthmatiker.[169]

Auslöser

Pseudoallergische Reaktionen werden v. a. nach der Aufnahme von **Arzneimitteln** wie nicht steroidale Antiphlogistika (z. B. Acetylsalicylsäure, Diclofenac, Ibuprofen), Röntgenkontrastmittel und Muskelrelaxanzien beobachtet.[170]

Als Auslöser pseudoallergischer NMU wurden v. a. **natürliche Nahrungsmittelinhaltsstoffe** wie Aromastoffe, Salicylate, Benzoate und **seltener Nahrungsmittelzusatzstoffe** identifiziert (▶ **Tab. 1.5**). Die Liste ist wahrscheinlich nicht vollständig, da sie auf Fallbeschreibungen beobachteter Überempfindlichkeitsreaktionen sowie Erfahrungsberichten beruht.[171] Zusatzstoffe waren die ersten Nahrungsmittelinhaltsstoffe, die als Auslöser einer Pseudoallergie ermittelt wurden.[172] Auch natürliche **Salicylate und Benzoate** stehen im Verdacht, pseudoallergische NMU auszulösen.[173] Nach neuesten Erkenntnissen kommt als Auslöser einer pseudoallergischer NMU aber v. a. den **natürlichen Aromastoffen** eine Bedeutung zu. So reagierten in einer deutschen Studie Patienten mit chronischer Urtikaria zu zwei Dritteln auf eine orale Provokation mit Tomaten, knapp die Hälfte auf Kräuter und 44 % auf Weißwein. Als Auslöser wurden diverse Aromastoffe extrahiert. Natürliche Salicylate, Histamin und Sulfit konnten in dieser Studie als Auslöser nicht ermittelt werden.[174]

> **Auslöser einer Pseudoallergie**
>
> sind i. d. R. niedermolekulare Substanzen wie Medikamentenwirkstoffe, Zusatzstoffe, natürliche Aromastoffe, Salicylate, Benzoate und biogene Amine.

▶ **Tab. 1.5** Auslöser pseudoallergischer Nahrungsmittelunverträglichkeiten.

Nahrungsmittelzusatzstoffe	natürliche Nahrungsmittelinhaltsstoffe
Azofarbstoffe wie Tartrazin [E 102], Gelborange S [E 110], Azorubin [E 122]	**native Salicylate**, v. a. in Trockenobst, Datteln, Aprikosen, Beerenobst und einigen Gewürzen
Konservierungsstoffe wie Sorbinsäure [E 200-203], Benzoesäure, Benzoate und PHB-Ester [E 210–219], Nitrit und Nitrate [E 249-252], Schwefeldioxid und Sulfite [E 220–228]	**native Benzoate** und pHB (p-Hydroxybenzoesäure), v. a. in Beerenobst und einigen Gewürzen
künstliche Aromastoffe	**natürliche Aromastoffe**, z. B. in Tomaten, Obst, Gewürzen, Wein
Antioxidanzien wie Gallate [E 310-312], Botylhydroxyanisol (BHA) [E 320], Botylhydroxytoluol (BHT) [E 321]	**biogene Amine**, v. a. in Rotwein, Käsesorten mit langer Reifezeit, Fisch und Fischerzeugnissen, Schokolade, Rohwurst, Sauerkraut
Süßstoffe (insbes. Aspartam [E 951])	
Glutamat [E 620-625]	

Die Unverträglichkeit **biogener Amine** führt ebenfalls zu allergieähnlichen Reaktionen und wird häufiger nachgewiesen bei chronischer Urtikaria und atopischer Dermatitis, also Krankheitsbildern, bei denen auch Pseudoallergien eine Rolle spielen können. Ein Teil dieser Patienten profitieren von einer Kost, die arm an biogenen Aminen ist. Es ist aber derzeit noch unklar, ob biogene Amine auch eine Pseudoallergie auslösen können oder ob dem Pathomechanismus hier nicht vielmehr eine **Histamintintoleranz** aufgrund einer verminderten Diaminoxidaseaktivität zugrunde liegt (▶ **Kap. 1.3.1**).[175]

Welche der möglichen Pseudoallergene im Einzelfall relevant sein können, ist in ▶ **Kap. 2.9.5** und ▶ **Kap. 4.3.2** näher erläutert.

1.3.3 Enzymdefekte

Enzymdefekte sind meist angeboren und führen zu Stoffwechselstörungen und/oder zu gastrointestinalen Erkrankungen im Sinne einer Malabsorption oder Maldigestion.[176]

▶ **Definition**

- **Malabsorption:** Störung der Resorption (Absorption) einzelner oder mehrerer Nährstoffe als Folge erworbener oder vererbter Erkrankungen der Dünndarmschleimhaut. Erkrankungen mit vorwiegender Malabsorption sind z. B. glutensensitive Enteropathie (Zöliakie), chronisch entzündliche Darmerkrankungen oder Fruktosemalabsorption.
- **Maldigestion:** Störung der Verdauung durch verminderte oder fehlende Aktivität von Verdauungsenzymen oder Konzentrationsveränderungen der Gallensäuren. Erkrankungen mit vorwiegender Maldigestion sind z. B. Laktoseintoleranz[177], exokrine Pankreasinsuffizienz, gestörte Gallensäurensekretion (chronische Cholestase).
- **Malassimilation:** Oberbegriff für Malabsorption und Maldigestion. Diese können auch gleichzeitig vorliegen, z. B. beim Zustand nach Magenresektion.

Symptomatik bei Malassimilationserkrankungen: je nach Ausmaß und Art der Störung können Blähungen, Bauchschmerzen, Diarrhöe, Fettstühle, Gewichtsabnahme, Anämiezeichen, Dermatitis oder Mundwinkelrhagaden, im Säuglingsalter auch Dehydratation und Gedeihstörungen vorkommen.[178]

Die bekanntesten Beispiele der angeborenen, **enzymbedingten Störungen des Aminosäurestoffwechsels** sind die Phenylketonurie und die Ahornsirupkrankheit. Da diese Erkrankungen ohne eine Früherkennung in den ersten Lebenswochen zu irreversiblen Hirnschäden führen, werden sie in Deutschland im Rahmen des Neugeborenenscreenings erfasst. Differenzialdiagnostisch sind sie hier deshalb weniger von Interesse, sodass auf die entsprechende Literatur verwiesen wird.[179] Im Folgenden liegt der Schwerpunkt auf den praxisrelevanteren **enzymbedingten Störungen des Kohlenhydratstoffwechsels,** insbesondere der Laktoseintoleranz. Ebenfalls kurz eingegangen wird auf die Galaktosämie und hereditäre Fruktoseintoleranz, da diese Erkrankungen v. a. differenzialdiagnostisch von Interesse sind. Sie sind ansonsten nicht Bestandteil dieses Buchs. Abweichend von der Darstellung der anderen Krankheitsbilder wird deshalb auch ihre Therapie hier erwähnt.

Laktasemangel/Laktoseintoleranz

Definition

Eine Laktoseintoleranz entsteht durch einen Mangel bzw. eine abnehmende Aktivität des Enzyms Laktase.[180]

Pathogenese

Das Enzym Laktase ist im Bürstensaum der Dünndarmmukosa (v. a. im Jejunum) ansässig und spaltet normalerweise das Disaccharid Laktose in die Monosaccharide Glukose und Galaktose (s. auch ▶ **Abb. 1.9**, S. 29, ⑤). Bei einem **Laktasemangel** wird die mit der Nahrung aufgenommene Laktose nicht oder nur in kleinen Mengen aufgespalten (Maldigestion). Es werden **vier Formen** unterschieden:[181]

- **hereditärer Laktasemangel** (Synonym: adulte oder physiologische Form des Laktasemangels): genetische Veranlagung; weltweit die häufigste Form. Die Enzymaktivität geht nach dem Abstillen langsam, aber meist nicht vollständig verloren; mit zunehmenden Alter nimmt die vertragene Laktosemenge immer weiter ab.
- **entwicklungsbedingter Laktasemangel:** tritt ausschließlich bei Frühgeborenen auf, von denen einige aufgrund der erst in den letzten Wochen der Schwangerschaft einsetzenden Laktasebil-

dung noch keine ausreichende Laktaseaktivität entwickeln konnten. Mit zunehmender Reife können die Säuglinge jedoch Laktase bilden.

● **kongenitaler Laktasemangel:** autosomal-rezessive Erbkrankheit; sehr selten, v. a. in der finnischen Bevölkerung beschrieben; Enzymaktivität ist nicht vorhanden, erkrankte Säuglinge entwickeln bereits nach der ersten Milchfütterung schwere Diarrhöen.

● **sekundärer Laktasemangel:** erworben, entsteht als Folge einer Schädigung der Dünndarmmukosa oder Beschleunigung der intestinalen Transitzeit durch eine andere Erkrankung. Die Laktaseaktivität kann bei Erkrankungen mit Jejunalbeteiligung wie der Zöliakie relativ früh verloren gehen. Wenn die auslösende Erkrankung jedoch abheilt, wird Laktase wieder in ausreichender Menge gebildet.

Der ersten drei Formen des Laktasemangels werden häufig noch unter dem Begriff des **primären Laktasemangels** zusammengefasst. Ihnen ist eine genetische Veranlagung bei normaler intestinaler Mukosastruktur gemeinsam. Im Gegensatz dazu sind beim **sekundären Laktasemangel** Strukturanomalien in der Darmmukosa (z. B. bei Zöliakie) oder eine beschleunigte Dünndarmpassage (z. B. nach Gastrektomie, bei Kurzdarm- oder Dumping-Syndrom) nachweisbar. Letzteres führt zu einer verkürzten Kontaktzeit des Speisebreis mit dem Bürstensaum der Dünndarmmukosa und damit auch mit der dort ansässigen Laktase.[182]

Erkrankungen, die eine **sekundäre Laktoseintoleranz** auslösen können, sind[183]:

● glutensensitive Enteropathie (Zöliakie/Sprue)
● Morbus Crohn
● Gastroenteritis (viral oder bakteriell bedingt)
● bakterielle Fehlbesiedlung des Dünndarms
● Enteritis als Folge einer Chemo- oder Strahlentherapie
● Gastrektomie
● Kurzdarmsyndrom
● Dumping-Syndrom

Die **hereditäre Laktoseintoleranz** ist die häufigste Kohlenhydratverwertungsstörung. Zum Zeitpunkt der Geburt ist noch ausreichend Laktase vorhanden, nach dem Abstillen nimmt die Enzymaktivität jedoch kontinuierlich ab. Allerdings bleiben meist noch 5 bis 10 % der ursprünglichen Laktaseaktivität erhalten.[184] Dass mehr als drei Viertel der Weltbevölkerung unter einer Laktosemaldigestion leiden, ist also ein **„physiologischer Normalzustand".**[185]

Nicht verdaute Laktose gelangt in den Dickdarm und wird dort von Bakterien vergärt. Die dabei entstehenden Gase wie Kohlendioxid (CO_2) und Methan (CH_4) sowie kurzkettige Fettsäuren lösen gastrointestinale Symptome aus. **Wasserstoff** (H_2), ebenfalls ein Stoffwechselprodukt des bakteriellen Zuckerabbaus, verursacht keine Symptome, ist aber für die Diagnose von Bedeutung (► **Kap. 2.7.1**).

Symptomatik

Die hereditäre Laktoseintoleranz manifestiert sich bei den meisten Personen erst zu Beginn der **Pubertät**, in Einzelfällen schon im Vorschul- oder Grundschulalter.[186] Die Diagnosestellung erfolgt aufgrund der weiter abnehmenden Laktaseaktivität und des zunehmenden Leidensdrucks jedoch oft erst im **Erwachsenenalter**.

Anfangs führen größere Mengen Milchzucker zu **Blähungen und Völlegefühl**. Mit zunehmenden Alter und fortlaufenden Verzehr milchzuckerhaltiger Speisen nehmen die Beschwerden zu und es kommt zu **Flatulenz**, teilweise **kolikartigen Bauchschmerzen** und wässrigen **Durchfällen**.[187] Daneben können auch **unspezifische Beschwerden** wie Müdigkeit, Erschöpfungszustände, Schwindel und morgendliche Übelkeit auftreten (► **Tab. 1.6**).[188]

> **Symptome bei Kohlenhydratunverträglichkeiten**
> Die **Beschwerden** bei Laktoseintoleranz sind für **viele Kohlenhydratunverträglichkeiten typisch** und von diesen nicht zu unterscheiden (s. auch Symptomatik bei Fruktosemalabsorption S. 30). Sie resultieren einerseits aus der **erhöhten Gasproduktion** (v. a. Kohlendioxid und Methan) der kohlenhydratabbauenden Dickdarmflora und andererseits dem **osmotisch bedingten Wassereinstrom** in das Darmlumen. Beides zusammen führt zu einer hohen Volumenbelastung des Dünndarms und damit zu Flatulenz, Völlegefühl und Diarrhöen. Manchmal treten
>
> ▼

▼

auch weiche Stühle, z. T. mit Schleim-, aber **nie mit Blutauflagerungen**, auf. Eine ungünstige **Zusammensetzung der Darmflora**, besonders mit vermehrt methan-, aber auch mit kohlendioxidproduzierenden Bakterien (s. auch ▶ **Kap. 3.3**) verstärkt noch das Ausmaß der Blähungen. Die ebenfalls bei dem bakteriellen Kohlenhydratabbau entstehenden **kurzkettigen Fettsäuren** wie Essig-, Propion- und Buttersäure führen zu Krämpfen und verstärken die Durchfälle, da sie die Peristaltik anregen und ebenfalls osmotisch wirken.[189] **Unspezifische Beschwerden** wie Schwindel, Übelkeit und Kaltschweißigkeit sind vermutlich Folgen des osmotisch bedingten Wasserentzugs aus dem Blutvolumen.

Doch nicht jeder Patient mit einem genetisch nachgewiesenen Laktasemangel hat auch (gastrointestinale) Symptome.[190] Deshalb sollte die Diagnose „Laktoseintoleranz" streng genommen nur bei dem Auftreten von Symptomen verwendet werden. Korrekter ist der Begriff **„symptomatische Laktosemaldigestion"**.

Beschwerden nach Milchgenuss bzw. laktosehaltigen Nahrungsmitteln treten nach **ca. 30 Minuten bis zu 4 Stunden**, Durchfälle manchmal auch erst am nächsten Morgen auf.

Das **Ausmaß der Symptome** hängt v. a. von der individuellen Ausprägung der Laktoseintoleranz, gemessen an der verbleibenden **Restaktivi-** tät der Laktase ab. Etwa die Hälfte der Patienten mit diagnostizierter Laktoseintoleranz reagiert nach eigenen Angaben auf ein Glas Milch (240 ml Milch) mit Beschwerden, das entspricht etwa 12 g Laktose. Es gibt auch Personen, die bereits auf 3 g Laktose Symptome entwickeln. Darüber hinaus haben weitere Faktoren wie Menge und Zusammensetzung der **zeitgleich verzehrten Nahrungsmittel**, die **Transitzeit** in Magen und Dünndarm sowie die Zusammensetzung und Stoffwechselaktivität der **Darmflora** (s. ▶ **Kap. 3.3**) einen Einfluss auf den Schweregrad der Symptomatik und den Zeitabstand zwischen Laktoseaufnahme und Beschwerden. So passiert Laktose in flüssigen Nahrungsmitteln (z. B. Milch) und nüchtern verzehrt den Magen deutlich schneller als in einer komplex zusammengesetzten Mahlzeit (z. B. gebratenes Fleisch mit Gemüse und Kartoffelpüree mit Milch). Säuglinge (meist mit kongenitalem Laktasemangel) leiden aufgrund ihres kurzen Darms und entsprechend kurzer Transitzeit unter ausgeprägteren osmotischen Diarrhöen als ältere Kinder und Erwachsene.[191] Auch **Zigarettenrauchen und psychische Faktoren** wie Aufregung, Stress oder Angst beschleunigen die intestinale Transitzeit und verstärken so die Symptomatik.[192]

▶ **Tab. 1.6** Symptome bei Laktoseintoleranz.

gastrointestinale Symptome	unspezifische Symptome
Blähungen, Blähbauch, Winde (Flatulenz)	Müdigkeit
Bauchschmerzen	Erschöpfung
Diarrhöe oder weicher Stuhl	Schwindelgefühl, Kaltschweißigkeit
explosionsartige Stühle	Kopfschmerzen
Obstipation	Konzentrationsbeschwerden
Erbrechen (v. a. Kinder)	Schlafstörungen
Übelkeit nach dem Essen	morgendliche Übelkeit

Einflussfaktoren auf den Schweregrad der Symptomatik

- individuelle Restaktivität der Laktase
- verzehrte Laktosemenge
- Menge und Zusammensetzung der zeitgleich verzehrten Nahrungsmittel
- Schnelligkeit der Magenentleerung (z. B. bei Flüssigkeiten)
- Transitzeit durch den Dünndarm
- Zusammensetzung und Stoffwechselaktivität der Darmflora

Häufigkeit

Etwa 75 % der **Weltbevölkerung** entwickeln eine symptomatische Laktosemaldigestion aufgrund eines hereditären Laktasemangels. Geographisch gesehen besteht ein Nord-Süd-Gefälle, wobei in nordischen Ländern wie Skandinavien nur 3–8 % laktoseintolerant sind, in Afrika dagegen fast jeder Einwohner. Am häufigsten betroffen sind die Bevölkerungen Zentralafrikas und Südostasiens sowie die Anrainer des Mittelmeers. In **Deutschland** zeigen etwa **14 bis 20 %** der Bevölkerung eine Laktoseintoleranz mit steigender Tendenz aufgrund Zuwanderungen aus dem Mittelmeerraum. Im **Kindesalter** sind ca. 10 % der Kinder über 6 Jahren betroffen.[193]

Auslöser

Der Auslöser der Laktoseintoleranz ist das Disaccharid **Laktose** (Milchzucker). Es kommt nur in Milch und Milchprodukten sowie in Nahrungsmitteln vor, die den Zucker (meist aus technologischen Gründen) als Zutat enthalten (▶ **Kap. 4.3.3**).

Galaktosämie
Definition

Die Galaktosämie entsteht durch einen **Mangel der Galaktose-1-Phosphat-Uridyl-Transferase**. Die Erkrankung wird autosomal-rezessiv vererbt.[194]

Pathogenese

Durch den Mangel des Enzyms Galaktose-1-phosphat-Uridyl-Transferase kommt es zur **Akkumulation des Substrats Galaktose-1-Phosphat** v.a. in Leber, Nieren, Gehirn und Augenlinsen und zu Galaktolbildung.[195]

Symptomatik

Nachdem der Säugling ca. zwei Wochen mit Muttermilch oder Säuglingsmilchnahrung ernährt wurde, zeigt sich eine **Gedeihstörung** mit Gewichtsabnahme, Durchfall, Erbrechen sowie ein sepsisähnliches Bild mit einem Ikterus und Gerinnungsstörungen. Die vermehrte Galaktolbildung führt zu zirrhotischem Umbau der Leber sowie zu grauem Star. Der weitere Verlauf ist durch die Symptomentrias **Leberzirrhose, Katarakt (grauer Star) und geistige Retardierung** gekennzeichnet.[196] Mädchen mit dieser Erkrankung leiden außerdem an einer Störung ihrer Ovarialfunktion auf Grund des fibrotischen Umbaus der Ovarien, der zu einer Verzögerung der Pubertät und meist auch zu einer Infertilität führt.[197]

Häufigkeit

In Mitteleuropa erkrankt etwa **eins von 40.000 Neugeborenen** an der Galaktosämie.

Auslöser

Auslöser ist **Galaktose** als Bestandteil der Laktose in Muttermilch, üblichen Säuglingsnahrungen, Kuhmilch und anderen Tiermilchen. Mit Beginn der Beikost kann auch der natürliche Gehalt an Galaktose in Obst und Gemüse zu Symptomen führen.[198]

Therapie

Die Therapie besteht in der Einhaltung einer **galaktosefreien Diät**. Aufgrund einer endogenen Galaktosebildung von 1–2 g täglich ist die Galaktosämie nicht vollständig zu beheben. Wegen dieser ständigen Selbstintoxikation ist die Prognose ungünstig.[199]

Hereditäre Fruktoseintoleranz (HFI)
Definition

Der hereditären Fruktoseintoleranz (HFI) liegt ein **Defekt des Enzyms Fruktose-1-Phosphat-Aldolase (Aldolase B)** zugrunde. Dadurch kann das aus Fruktose, Saccharose und Sorbitol (Alkoholform der Fruktose) gebildete Fruktose-1-Phosphat nicht abgebaut werden. Die HFI ist die häufigste genetisch bedingte Erkrankung des Fruktosestoffwechsels. Sie wird autosomal-rezessiv vererbt.[200]

Pathogenese

Die mit der Nahrung aufgenommene Fruktose wird in der Leber zu Fruktose-1-Phosphat phosphoryliert und normalerweise durch die Aldolase B in die Triosen Glyceraldehyd und Dihydroxyacetonphosphat gespalten. Durch den Enzymdefekt kommt es zur **Akkumulation von Fruktose-1-Phosphat** in der Darmwand, der Leber und den Nieren und damit zur Hemmung der Glykolyse und der Glukoneogenese.[201]

Symptomatik

Bereits bei der ersten Aufnahme von Fruktose mit der Nahrung oder durch Infusionen kommt es zu Bauchschmerzen, Erbrechen, Hypoglykämien mit Schweißausbrüchen, Apathie, Lethargie und Krämpfen. Je jünger das Kind bei der ersten Fruktosezufuhr ist, desto schwerer sind die Symptome. Andauernde Fruktosegabe führt zu **schweren Leber- und Nierenschädigungen**, Gerinnungsstörungen und Azidose. In den ersten Lebensmonaten kann die Erkrankung zum Tode führen. Ältere Kinder bleiben oft symptomarm bis -frei, da sie meist eine **Aversion gegen Obst, Fruchtsäfte und Süßigkeiten** entwickeln. Typischerweise haben diese Kinder ein kariesfreies Gebiss. Eine ständige Aufnahme kleiner Fruktosemengen führt zu einer milden, aber chronischen Verlaufsform der Fruktoseintoleranz, die sich z.B. in häufigem Erbrechen und schlechtem Wachstum äußert. Bei konsequenter Meidung von Fruktose ist die Prognose jedoch sehr gut.[202]

Häufigkeit

In Mitteleuropa erkrankt etwa **eins von 26.000 Neugeborenen** an der hereditären Fruktoseintoleranz.[203]

Auslöser

Fruktose als Auslöser dieser Erkrankung wird erstmals durch die Fütterung von Säuglingsnahrung mit Saccharose (meist Folgenahrungen) oder mit fruktose- oder saccharosehaltiger Beikost (z.B. Obstbrei, gezuckerter Milchbrei) zugeführt. Gefährlich für Patienten mit Fruktoseintoleranz ist die Infusion auch geringer Mengen an fruktose- oder saccharosehaltiger Lösungen, da sie Leberversagen auslösen und tödlich sein kann.[204]

Therapie

Anders als bei der Fruktosemalabsorption ist bei der hereditären Fruktoseintoleranz ein **strikter und lebenslanger Verzicht** auf Fruktose erforderlich (s.a. ▶ Tab. **4.2.3**, S. 229).[205] Diätempfehlungen sind in großen gastroenterologischen Praxen bzw. gastroenterologischen Fachabteilungen der Krankenhäuser, bei entsprechend spezialisierten Ernährungsfachkräften (s. ▶ Kap. 6.2) und bei der Selbsthilfegruppe HFI erhältlich (s. ▶ Kap. 6.3).

1.3.4   Fruktosemalabsorption

Die Fruktosemalabsorption gewinnt in letzter Zeit zunehmend an Bedeutung. Sie ist jedoch nicht mit der (hereditären) Fruktoseintoleranz (s. S. 27) gleichzusetzen, da sie auf einem völlig anderen Pathomechanismus beruht und einer anderen Diagnostik (s. ▶ Kap. 2.7.1) und Therapie bedarf (s. S. 229).

Definition

Bei der Fruktosemalabsorption kommt es zu nicht allergischen Unverträglichkeitsreaktionen im Darm nach dem Verzehr fruchtzuckerhaltiger Nahrungsmittel, insbesondere Obst, Fruchtsäfte und Wellnessgetränke sowie diverser Gemüsesorten. Eine **primäre Fruktosemalabsorption** entsteht, wenn das Fruktosetransportsystem gestört oder seine Kapazität überlastet ist. Die **sekundäre Form** kann als Folge einer Dünndarmerkrankung, bakterieller Fehlbesiedlung oder bei beschleunigtem Transit auftreten.[206] Nicht absorbierte Fruktose gelangt in den Dickdarm. Dort vergären Bakterien den Zucker zu Gasen und kurzkettigen Fettsäuren, die gastrointestinale Symptome auslösen.[207]

> Bei Gesunden wird Fruktose **physiologisch** bedingt nur in beschränkten Mengen resorbiert. Bei Erwachsenen sind das innerhalb einer Stunde etwa 20–30 g Fruktose, das entspricht einem halben Liter Apfelsaft.[208] Bei Kindern ist die Absorptionskapazität schon früher überschritten.

In Fachkreisen wird in der Regel von einer **Fruktosemalabsorption** im Sinne einer Erkrankung gesprochen, wenn ein GLUT-5-Transportdefekt angenommen werden kann und deshalb der Verzehr von <25 g Fruktose zu gastrointestinalen Symptomen führt.[209]

Die Abkürzung „GLUT" steht für **Glukosetransporter**, eine Gruppe von Transmembranproteinen.[210] Zusammen mit dem SGLT1-Transporter stellen sie sehr leistungsfähige Glukosetransporter dar, nur der GLUT-5 transportiert bevorzugt Fruktose.[211]

Pathogenese

Die Pathogenese der Fruktosemalabsorption ist noch nicht vollständig aufgeklärt. Zurzeit wird die **intestinale Fruktoseresorption** deshalb wie folgt angenommen:

Das Monosaccharid Fruktose wird im oberen Dünndarm resorbiert. Freie Fruktose, z. B. aus Obst und Fruchtsaft, wird wahrscheinlich schon im Duodenum aufgenommen, ansonsten erfolgt die Resorption von Fruchtzucker überwiegend im Jejunum (► **Abb. 1.9**). Folgende **Transportmechanismen** sind beteiligt:

- Normalerweise nimmt der **Transporter GLUT-5** ① in der Bürstensaummembran die Fruktose aus dem Darmlumen in die Enterozyten auf und der Transporter **GLUT-2** in der basolateralen Membran leitet Fruktose an die Blutbahn weiter.[212] Beide Transporter arbeiten nach dem Prinzip der erleichterten Diffusion. Der Transporter **GLUT-5** hat eine hohe Selektivität für Fruktose, aber eine begrenzte Transportkapazität. Die Resorption von Fruktose unterliegt einer Sättigungskinetik. Außerdem stimuliert Fruchtzucker die Expression von GLUT-5, bei Karenz geht sie wieder zurück. Bei alleiniger Fruktosegabe ist die Kapazität des Transporters jedoch schnell überschritten, sodass größere Fruktosemengen (ab ca. 30-50 g) auch von vielen Gesunden nicht mehr toleriert werden.[213]

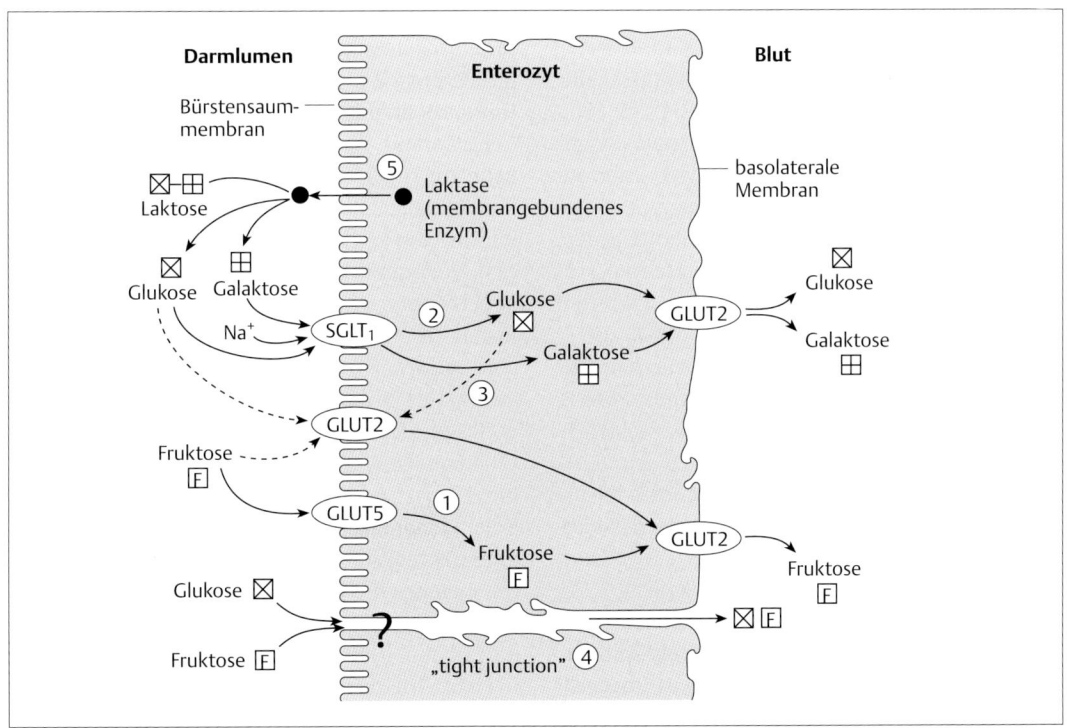

► **Abb. 1.9** Digestion von Laktose und Resorption von Glukose und Fruktose in der Darmschleimhaut (modifiziert nach Rehner und Daniel 2002).

● Daneben wird ein **glukoseinduzierter Fruktosetransport** angenommen. Glukose, die mit der Nahrung zugeführt wird, wird durch den natriumabhängigen, aktiven SGLT1-Transporter ② in die Darmepithelzelle aufgenommen und induziert innerhalb weniger Minuten die Expression des GLUT-2-Transporters ③ in der Bürstensaummembran. GLUT-2 transportiert bevorzugt Glukose, aber auch Fruktose, wenn die Kapazität des GLUT-5 erschöpft ist. GLUT-2 ist also weniger substratspezifisch als GLUT-5, hat aber eine höhere Kapazität. Nach der Glukoseexposition verschwindet der GLUT-2 wieder.[214]

● Schließlich gibt es vermutlich noch eine **parazelluläre Diffusion** ④. Sie erfolgt wahrscheinlich durch die Tight Junctions zwischen den Epithelzellen und wird durch einen im Rahmen der aktiven Resorption von Glukose und Aminosäuren stattfindenden gerichteten Wassertransport angetrieben. Die Kapazität dieses Weges dürfte im Vergleich zur Kapazität der Transporter sehr gering sein (ca. 1–2 % der Fruktose in einer Mahlzeit).[215]

Bei einer **Fruktosemalabsorption** ist wahrscheinlich die Resorptionskapazität des GLUT-5- und vielleicht auch des GLUT-2-Systems stark eingeschränkt oder nicht mehr vorhanden. Fruktose kann dann nur noch in kleinen Mengen über den parazellulären Transportweg resorbiert werden, sodass ein Teil des verzehrten Fruchtzuckers in den Dickdarm gelangt. Dort vergären Bakterien nicht resorbierte Fruktose zu Kohlendioxid (CO_2), Wasserstoff (H_2), Methan (CH_4) und kurzkettigen Fettsäuren.[216] Die Ursache der Transportstörung ist nicht bekannt, eine Mutation des GLUT-5-Gens scheint jedoch ausgeschlossen zu sein. Eine Fruktosemalabsorption kann angeboren oder erworben, im letzteren Fall dauerhaft oder passager sein.

Zuckeralkohole, wie **Sorbit** und **Xylit** (s. S. 31 und ▶ Tab. 4.26, S. 235), können die Fruktoseabsorption weiter hemmen und die gastrointestinalen Symptome verstärken.[217] **Starkes körperliches Training** verkürzt die intestinale Transitzeit und führt so ebenfalls zu einer Verstärkung der nachteiligen Fruktosewirkung, da die anfallenden Fruktosemengen den Glut-5-Transporter überfor

dern.[218] **Glukose** stimuliert dagegen das Transportsystem und erhöht somit die Resorptionsrate für Fruktose (glukoseinduzierter Fruktosetransport, ▶ Abb. 1.9).

Ob eine Fruktosemalabsorption dauerhaft oder nur vorübergehend ist, hängt auch vom Alter des Patienten und seiner Mitarbeit bei der Ernährungsumstellung ab. Eine Fruktosemalabsorption bei Kindern tritt meist passager in der **Wachstumsphase** auf. So konnte gezeigt werden, dass einjährige Kinder bei Belastung mit gleicher Fruktosemenge wesentlich mehr Wasserstoff abatmen als 3- bis 5-Jährige.[219] **Erwachsene** behalten zwar die Unverträglichkeit größerer Fruktosemengen meist ihr Leben lang, doch können sie nach erfolgreicher **Ernährungsumstellung** (▶ Kap. 4.3.4) meist beschwerdefrei leben und oft mehr Fruktose als zu Beginn der Behandlung vertragen.

Symptomatik

Das Beschwerdebild der Fruktosemalabsorption ist abhängig von der individuellen Fruktosetoleranz, von der orozökalen Transitzeit sowie von der Zusammensetzung und Lokalisation der Darmflora. Je nach individueller Transitzeit treten die Symptome etwa **2 bis 6 Stunden nach Verzehr** einer fruktosehaltigen Speise auf.

Während Wasserstoff schnell über die Blutbahn zur Lunge transportiert und abgeatmet wird und deshalb keine Symptome auslöst, führt die Bildung von Kohlendioxid und Methan zu **Blähungen, Völlegefühl und Bauchkrämpfen.** Kurzkettige Fettsäuren und ein vermehrter Wassereinstrom in das Darmlumen aufgrund erhöhter Fruktosekonzentrationen lösen eine **osmotische Diarrhöe** aus (s. auch S. 25, Symptome bei Kohlenhydratunverträglichkeiten).

Permanent zu hohe Fruktosemengen führen nicht nur zu vermehrter bakterieller Aktivität im Kolon, sondern begünstigen längerfristig auch eine **bakterielle Fehlbesiedlung** des Dünndarms mit potenziell pathogenen Keimen.[220] Die damit verbundenen Fermentationsprozesse im Dünndarm können die Ursache für bleibende Symptome trotz fruktosearmer Kost sein.[221]

Weitere Symptome, die beschrieben werden, sind Stuhl mit wechselnder Konsistenz oder Verstopfung, Übelkeit, Hitzewallungen und Schwindel.[222] Nach klinischen Untersuchungen der Ar beitsgruppe um Ledochowski neigen Patienten mit Fruktosemalabsorption auch zu frühen Anzeichen einer **Depression.** Vermutlich ist bei ihnen die Resorption der Aminosäure Tryptophan, einem Ausgangsstoff für Serotonin, verschlechtert. Als Folge des erniedrigten Tryptophanspiegels wird weniger Serotonin gebildet, sodass diese Patienten dazu noch häufig zu Süßhunger neigen.[223] Es liegen jedoch keine weiteren Studien vor, die diese Beobachtung bestätigen.

Häufigkeit

Durch die zunehmende Verwendung von Fruktose oder fruktosehaltiger Sirupe in industriell hergestellten Nahrungsmitteln und Kinderprodukten stieg die Inzidenz der Fruktosemalabsorption. Je nach der im Rahmen der Diagnostik verwendeten Fruktosemenge (s. auch ▶ Kap. 2.7.1,) schwanken die Angaben zur Häufigkeit der Erkrankung in der europäischen Bevölkerung zwischen 35 und 60 %.

> **P Praxistipp**
>
> Bei den Angaben zur Häufigkeit ist zu beachten, dass die noch manchmal im H_2-Atemtest verwendete Testdosis von 50 g Fruktose auch bei Gesunden die Kapazität des GLUT-5-Transporters übersteigt und bei nahezu allen Probanden zu gastrointestinalen Symptomen führt.

In Deutschland wird die Häufigkeit einer Fruktosemalabsorption auf **30–40 % der Bevölkerung** geschätzt, wobei jedoch die Hälfte der getesteten Personen keine Symptome entwickeln. **Kinder** sind ebenfalls betroffen, allerdings meist nur vorübergehend in jüngeren Jahren. Mit zunehmendem Wachstum vergrößert sich auch die Dünndarmoberfläche und Fruchtzucker wird innerhalb der physiologischen Grenzen wieder vertragen.[224]

Auslöser

Auslöser der Fruktosemalabsorption ist das **Monosaccharid Fruktose**, das jedoch erst bei Überschreiten der individuellen Toleranzgrenze zu Beschwerden führt. Fruchtzucker wird v. a. in Form von freier Fruktose, Saccharose, fruktosehaltiger Sirupe und über Fruktane mit der Nahrung aufgenommen.

Freie Fruktose ist v. a. in Obst, Obstsäften und Honig enthalten. Speisen oder Süßigkeiten, die **Saccharose** enthalten, können besonders zu Beginn der Erkrankung Beschwerden auslösen. **Isolierte Fruktose und fruktosehaltige Sirupe** finden sich in Diabetiker-Nahrungsmitteln und werden zunehmend auch Nahrungsmitteln wie Wellness-Getränken, Müslimischungen und Konfitüre zugesetzt.

Fruktane wie **Oligofruktose und Inulin** werden Lebensmitteln häufig als Prebiotika oder aus technologischen Gründen beigegeben. Erst im Dickdarm werden sie von Bakterien abgebaut und dienen ihnen als Nahrung. Ihre Abbauprodukte können die Symptomatik bei Fruktosemalabsorption verstärken (▶ Kap. 4.3.4).[225]

Insbesondere **Sorbit,** aber auch andere Zuckeralkohole (▶ Tab. 4.26, S. 235) werden bereits von Gesunden nur sehr langsam resorbiert und haben „bei übermäßigem Verzehr" eine abführende Wirkung (s. S. 228). Sie konkurrieren außerdem mit Fruktose um den GLUT-5-Transporter und verstärken damit ebenfalls die Symptome einer Fruktosemalabsorption.[226]

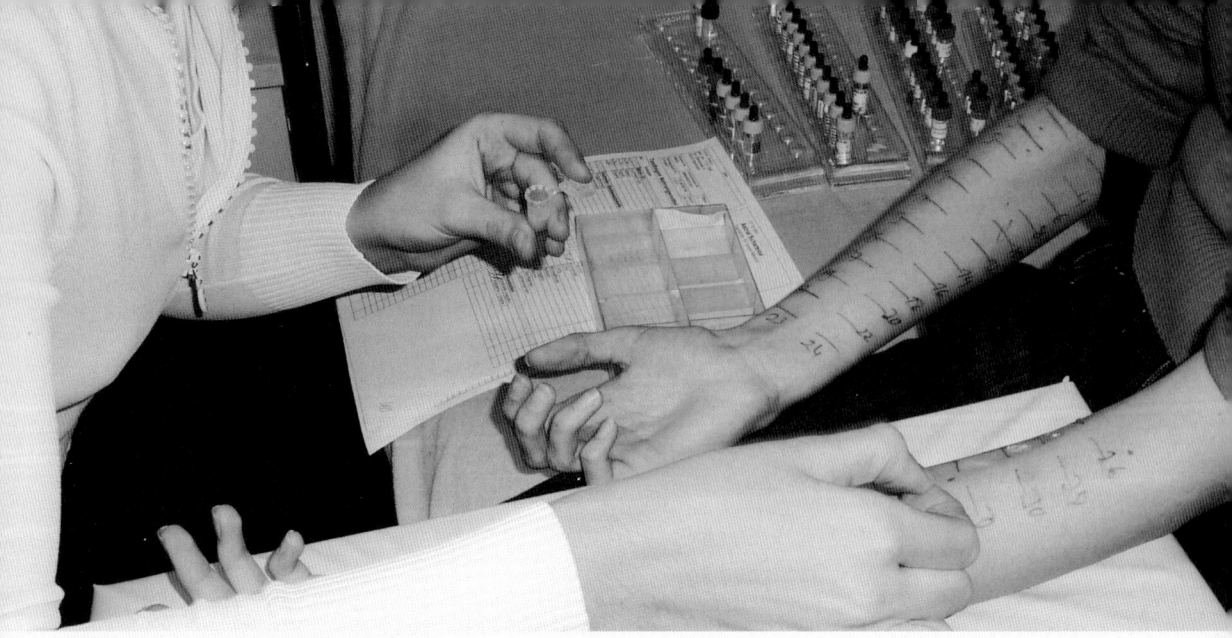

2 Diagnostik von Nahrungsmittel-unverträglichkeiten

Die gründliche und zuverlässige Diagnose einer **Nahrungsmittelunverträglichkeit (NMU)** ist eine wichtige Voraussetzung für ihre Therapie. Für den Betroffenen bedeutet eine NMU oftmals den Verzicht auf Nahrungsmittel, die nicht nur für eine vollwertige und ausgewogene Ernährung, sondern auch für Genuss und Freude am Essen wichtig sind. Deshalb sollte die Diagnose von einem **allergologisch spezialisierten Arzt** gestellt werden. Wegen der teilweise ähnlichen Symptome überprüft der Arzt auch, ob eine allergische oder nicht allergische NMU vorliegt. Idealerweise unterstützt ihn dabei eine **Ernährungsfachkraft (Oecotrophologin, Diätassistentin)**, die sich auf NMU spezialisiert hat (▶ Kap. 2.2.2, ▶ Kap. 2.8 und ▶ Kap. 2.9).

Eine ausführliche Anamnese kann bereits wertvolle Hinweise auf den Auslöser geben. Wenn ein Patient z. B. berichtet, dass er regelmäßig durch den Kontakt beim Schälen und nach dem Verzehr einer Kiwi eine Urtikaria entwickelt, erfordert die Diagnose „Kiwiallergie" außer dieser Anamnese kaum weitere diagnostische Schritte. Doch meistens liegt der Zusammenhang zwischen den Symptomen und dem auslösenden Nahrungsmittel nicht so klar auf der Hand wie in diesem Fall und erfordert den Einsatz weiterer diagnostischer Methoden.

Das **Ziel der Diagnostik** bei Verdacht auf Nahrungsmittelunverträglichkeiten ist der sichere Nachweis des oder der unverträglichen Nahrungsmittel.

2.1

Diagnostik von Nahrungsmittelallergien

Viele Patienten, die sich in der allergologischen Praxis vorstellen, vermuten hinter ihren Beschwerden eine Nahrungsmittelallergie. Nachweisen lässt sich diese allerdings nur bei ca. 3 bis 4 % der Bevölkerung (▸ Kap. 1.2.2). Doch bis zu ihrer sicheren Diagnose muss oft ein langer Weg zurückgelegt werden. So trifft der Arzt auf eine Reihe von Schwierigkeiten, die viel Erfahrung und Geduld erfordern, wie z. B. die Feststellung einer „echten", d. h. IgE-vermittelten Nahrungsmittelallergie, eine Vielzahl potenzieller Allergene und eine oft multifaktoriell bedingte Symptomatik. Am Beispiel der NMU mit gastrointestinalen Manifestationen zeigt sich, dass allein von der Symptomatik nicht ohne Weiteres auf eine Allergie als Ursache der NMU geschlossen werden kann. So können Durchfall, Blähungen und Bauchschmerzen auch auf eine Histaminintoleranz, Zöliakie, kuhmilchproteininduzierte Enteropathie, Laktoseintoleranz oder Fruktosemalabsorption zurückzuführen sein. Pathophysiologie, Diagnostik und Therapie dieser Erkrankungen unterscheiden sich jedoch erheblich.

Das **oberste Ziel** bei Verdacht auf Nahrungsmittelallergien sollte es deshalb sein, den Auslöser sicher nachzuweisen. Dies gelingt mit dem Erreichen der folgenden Teilziele:

Diagnostische Ziele bei Verdacht auf Nahrungsmittelallergien (modifiziert nach Ring 2004)
- Nachweis einer immunologischen Sensibilisierung
- Ausschluss anderer Möglichkeiten einer Nahrungsmittelunverträglichkeit (Differenzialdiagnostik),
- Nachweis einer klinischen Relevanz

▶ **Definition**

Der Nachweis einer **klinischen Relevanz** von NMU bedeutet, einen kausalen Zusammenhang zwischen der Aufnahme eines bestimmten Nahrungsmittels oder Nahrungsmittelinhaltstoffs und dem Auftreten von Symptomen herzustellen.

Besteht der Verdacht auf eine Nahrungsmittelallergie, beginnt oft regelrechte Detektivarbeit. Aus vielen kleinen Puzzleteilen werden der oder die Auslöser langsam eingekreist und schließlich ermittelt. Die Diagnosestellung erfolgt deshalb in der Regel durch eine **Kombination verschiedener diagnostischer Methoden** wie Anamnese, Haut- und Bluttests, diagnostischer Diät und oraler Provokation. Bewährt hat sich hierbei ein schrittweises und systematisches Vorgehen unter Berücksichtigung individueller Faktoren (▸ **Abb. 2.1**, S. 34).[227]

Entscheidend für den Erfolg der Diagnose einer Nahrungsmittelallergie ist nicht nur der Einsatz mehrerer diagnostischer Methoden, sondern auch die **Motivation des Patienten** zur Mitarbeit, besonders bei der Erstellung einer umfassenden Anamnese und bei der oft langwierigen Durchführung verschiedener Testverfahren.

2.2

Anamnese

Das persönliche Gespräch mit dem Patienten hat einen wichtigen Stellenwert in der Diagnostik von NMU. Das **Erstgespräch** dient dem Aufbau eines Vertrauensverhältnisses zum Patienten und der Erhebung der **Anamnese** durch den Arzt und die

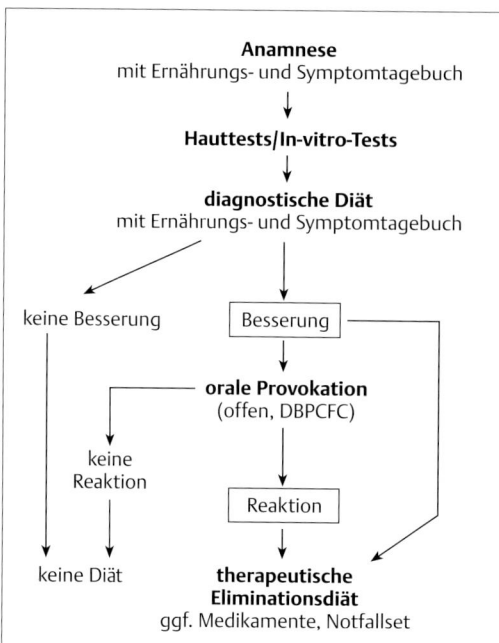

```
              Anamnese
   mit Ernährungs- und Symptomtagebuch
                  ↓
        Hauttests/In-vitro-Tests
                  ↓
         diagnostische Diät
   mit Ernährungs- und Symptomtagebuch
          ↓              ↓
  keine Besserung    Besserung
                        ↓
                  orale Provokation
                   (offen, DBPCFC)
          ↓              ↓
       keine          Reaktion
      Reaktion
          ↓              ↓
     keine Diät    therapeutische
                   Eliminationsdiät
              ggf. Medikamente, Notfallset
```

▶ **Abb. 2.1** Diagnostisches Vorgehen bei Verdacht auf Nahrungsmittelallergie (mod. nach Niggemann et al. 1996, 2006).

allergologisch spezialisierte Ernährungsfachkraft. Wichtige Parameter dabei sind:

● Krankenvorgeschichte
● Beobachtungen des Patienten hinsichtlich unverträglicher Nahrungsmittel und aktueller Symptome
● gezielte Ernährungsanamnese

Diese Hinweise aus der Patientenbefragung sind die Grundlage für alle weiteren diagnostischen Schritte auf der Suche nach dem Auslöser der Beschwerden.

> Keine der heute möglichen Testverfahren kann eine ausführliche Anamnese ersetzen.

Sehr hilfreich ist dabei das Führen eines **Ernährungs- und Symptomtagebuchs**. Patienten protokollieren darin über einen Zeitraum von etwa ein bis zwei Wochen alle verzehrten Nahrungsmittel und evtl. danach aufgetretene Symptome. Das Tagebuch gibt einen Überblick über die Ernährungsgewohnheiten des Patienten und ermöglicht

häufig bereits eine Zuordnung der Symptome zu bestimmten Nahrungsmitteln (s. S. 67 und ▶ **Abb. 2.9**, S. 69). Es hat einen hohen Stellenwert in der Diagnostik von allergischen Sofortreaktionen sowie bei einigen nicht allergischen NMU (z. B. Laktoseintoleranz und Fruktosemalabsorption). Weniger hilfreich ist das Tagebuch bei verzögert eintretenden Reaktionen (z. B. atopische Dermatitis, chronische Urtikaria), da hier ein ursächlicher Zusammenhang zwischen der Nahrungsaufnahme und den auftretenden Symptomen nur schwer zu erkennen ist.[228]

> Die **Anamnese** ist der erste und wichtigste Schritt in der Diagnostik von NMU.

2.2.1 Ärztliche Anamnese

Patienten mit echten oder vermeintlichen Nahrungsmittelunverträglichkeiten fühlen sich oft in ihrer Lebensqualität stark eingeschränkt und von ihrer Umgebung unverstanden. Die Qualität der ärztlichen Anamnese ist daher ausschlaggebend für das weitere Vorgehen. Erleichternd und hilfreich für das Erstgespräch sind **strukturierte** und **standardisierte Allergiefragebögen**, die vom Patienten oder dessen Eltern bereits im Wartezimmer ausgefüllt werden können.

> Standardisierte Allergiefragebögen können ein **persönliches Anamnesegespräch** keinesfalls ersetzen. Nur in den seltensten Fällen ist ein direkter Zusammenhang zwischen den verdächtigen Nahrungsmitteln und den dadurch ausgelösten Symptomen sofort erkennbar, deshalb ist eine umfassende Befragung über das eigentliche Ereignis hinaus unbedingt erforderlich. Die allergologische Anamnese erfordert große Erfahrung und ist aufwendig und zeitintensiv.[229]

Zur ärztlichen Anamnese gehören Fragen zu(r):
● **Familienanamnese**
  ● Inhalations- oder Nahrungsmittelallergien sowie atopische Dermatitis?
  ● chronische Erkrankungen wie z. B. chronisch entzündliche Darmerkrankungen?

- **internistischen Anamnese**
  - Begleiterkrankungen wie z.B. Asthma bronchiale, Diabetes mellitus, arterielle Hypertonie oder chronisch entzündliche Darmerkrankungen?
- **allergologischen Anamnese**
  - Inhalationsallergien, allergisches Asthma bronchiale oder atopische Dermatitis?
  - Traten bereits z.B. eine Urtikaria oder anaphylaktische Reaktionen auf?
- **den Symptomen (detaillierte Beschreibung)**
  - systemische Reaktion oder Reaktion überwiegend an einem Organ (z.B. Haut)
  - Schwerpunkt z.B. Schleimhautsymptome, Asthma bronchiale oder gastrointestinale Beschwerden?
- **Begleitmedikation**
  - bestehende Dauermedikation (z.B. Betablocker)?
  - Einnahme von Antibiotika, entzündungshemmenden Medikamenten, Analgetika, Säureblockern, Protonenpumpeninhibitoren oder antiallergischen Medikamenten?
  - Behandlung mit Kortikoiden als orale oder als topische Therapie?
- **körperlicher Aktivität und Sport**
  - Symptome häufig nach Sport oder starker körperlicher Betätigung?
  - Verstärkung der Beschwerden durch körperliche Aktivität?
- **vorausgegangenen oder begleitenden Infekten**
  - chronischer fokaler (z.B. Zahnentzündung), viraler oder bakterieller Infekt?
- **klimatischen Gegebenheiten**
  - Beschwerden vorwiegend bei Kälte, Wärme oder hoher Luftfeuchtigkeit?
- **jahreszeitlichen Besonderheiten**
  - saisonale Verstärkung, v.a. bei Pollenflug?

(Die Beispiele stellen hier nur eine Auswahl dar.)

2.2.2   Ernährungsanamnese

Erfahrungen aus der täglichen Praxis zeigen, dass über die eigentliche medizinische Anamnese des Arztes hinaus eine spezielle **Ernährungsanamnese** notwendig ist. Im Praxisalltag des niedergelassenen Arztes ist diese normalerweise nicht zu leisten. Ergänzend zur ärztlichen Anamnese spielt deshalb die Ernährungs- (und Allergie-)anamnese bei Patienten mit Verdacht auf NMU für die weitere Diagnostik und Ernährungsberatung eine wichtige Rolle. Sie ist Bestandteil des ersten Beratungsgesprächs und wird ggf. in weiteren Sitzungen ergänzt (▶ **Kap. 2.8**).

Fragen zu
- Ernährungsgewohnheiten,
- Lebensumständen,
- vermuteten Nahrungsmittelunverträglichkeiten und dem
- aktuellen Ernährungszustand des Patienten

stehen dabei im Mittelpunkt.

Viele Patienten kommen mit einem hohen Leidensdruck in das erste Beratungsgespräch und bedürfen der richtigen Mischung aus Einfühlungsvermögen, Zuhören und gezieltem Nachfragen. Außerdem hat jeder „Nahrungsmittelallergiker" ein individuelles Spektrum an unverträglichen Nahrungsmitteln, sodass Ernährungsempfehlungen nicht nur auf umfangreichen allergologischen Kenntnissen beruhen müssen, sondern immer auch **individuell** anzupassen sind.

P **Praxistipp**

Eine gezielte **Ernährungs- (und Allergie-)anamnese** unterstützt die Suche nach dem Auslöser der NMU und bietet eine wichtige Basis, um die Nährstoffversorgung des Patienten einzuschätzen und ggf. zu verbessern. Sie geht weit über die übliche Ernährungsanamnese hinaus und erfordert spezielle Kenntnisse aus der Allergologie und der Lebensmittelkunde.
Die Ernährungstherapie und -beratung dieser Patienten gehört deshalb in die Hände einer **allergologisch spezialisierten Ernährungsfachkraft** (s. auch ▶ Kap. 2.8, Adressen s. ▶ Kap. 6.2).

Die Ernährungsanamnese sollte **so objektiv wie möglich** durchgeführt werden, aufgrund der ersten Schilderungen des Patienten sollte nicht vorschnell eine Meinungsbildung erfolgen. Der Einsatz eines Fragebogens hilft dabei, keinen Aspekt zu übersehen. Je nach Beratungsziel und verfügbarer Gesprächszeit stehen Ernährungsanamnesebögen bzw. Ernährungsprotokolle zur Verfügung (s. Beratungsformulare, S. 67).

<table>
<tr><td colspan="2">

Stempel des/der Therapeuten/in

</td></tr>
</table>

Allergie – Anamnese

Name: _____
Vorname: _____
Geb.-Datum: _____
Diagnose: _____
Verdacht: _____
Datum: _____

1. Besondere Angaben zur Person

Gewichtsverlauf (BMI / Somatogramm): _____

Nur bei weiblichen Personen; besteht z. Z.:   ☐ Schwangerschaft   ☐ Stillzeit

2. Atopische Disposition (Allergische Erkrankungen in der Familie):

_____
_____

3. Adjuvanzfaktoren:

Bei Kindern: Art der Säuglingsernährung:
Wird / wurde Ihr Kind gestillt?   ☐ nein   ☐ ja   ☐ voll gestillt bis _____
Säuglings(milch)nahrung: _____ Beikost: _____

Tabakrauchexposition: ☐ Raucher   ☐ Nichtraucher
Wird im Umfeld (Haus, Arbeitsplatz) geraucht?   ☐ nein   ☐ ja

Wohnung / Einrichtung / Bettmaterialien / nähere Umgebung:
☐ Altbau   ☐ Neubau   ☐ feucht   ☐ Bodenbelag:
☐ Polstermöbel   ☐ Vorhänge   ☐ Zimmerpflanzen:
☐ Schafsfell (im Bett / Kinderwagen)
☐ Encasing (spez. Milbenschutzüberzug für Matratze)

Aus welchen Materialien (Rosshaar, Federkern, Schaumgummi, Latex, Synthetik, Baumwolle, Federn, etc.) bestehen:
Matratze: _____ Kissen / Zudecke: _____

Kontakt mit Haustieren?   ☐ nein   ☐ ja   Welche? _____

MUSTER

4. Krankheitsgeschichte (frühere Erkrankungen):

	Erkrankung	seit wann?	bekannte Auslöser?	noch Symptome?
☐	Milchschorf			
☐	Neurodermitis / Ekzem			
☐	Nahrungsmittelallergien			
☐	Pollenallergien			
☐	Kontaktallergien			
☐	Krupp			
☐	Chronische Infekte			
☐	Migräne			
☐	Sonstige:			

▶ **Abb. 2.2** Ausschnitt aus dem Allergie-Anamnese-Fragebogen.[230]

▶ Abb. 2.2 Fortsetzung.

9. Verdächtige Nahrungsmittel:		* Fragen klären: • Zeitabstand? • Einffluss der Zubereitung? • Dosisabhängigkeit?	
Allergene	**Diagnostik des Arztes**	**Patienten-Anamnese / Symptomatik** *	**Anmerkungen Berater**
Grundnahrungsmittel			
☐ Milch (-produkte)			
☐ Hühnerei gesamt ☐ Eigelb ☐ Eiklar			
☐ Getreide ☐ Weizen ☐ Roggen			
☐ Soja			
☐ Erdnuss / Nüsse			
☐ Fisch / Schalentiere			
☐ Fleisch			
☐ Gemüse / Obst			
Kreuzallergene			
☐ Nüsse z.B. Haselnuss			
☐ Obst z.B. Apfel, Kiwi			
☐ Gemüse z.B. Karotte, Sellerie			
☐ Getreide(-produkte) z.B. Roggenflocken			
☐ Hülsenfrüchte z.B. Soja, Erdnuss			
☐ Kräuter / Gewürze			
☐ Latex-Frucht-Syndrom z.B. Banane, Feige			
Pseudoallergene / andere Lebensmittelunverträglichkeiten			
☐ Zusatzstoffe			
☐ Tomaten, andere Gemüse			
☐ Kräuter / Gewürze			
☐ Obst			
☐ Alkohol			
☐ Käse			
☐ Rohwurst			
☐ Fischkonserven			
☐ Schokolade			
☐ Milchzucker			
☐ Fruchtzucker			
Sonstige			
☐			
☐			

MUSTER

Speziell für die Ernährungsberatung bei NMU hat sich der Allergie-Anamnese-Fragebogen bewährt. Er wird v. a. im Anamnesegespräch (Erstgespräch) eingesetzt, kann aber auch in den weiteren Gesprächen ergänzt werden (▶ **Abb. 2.2**, s. S. 36/37).

Im Allergie-Anamnese-Fragebogen sind alle Fragen berücksichtigt, die für eine umfassende Anamnese von NMU von Bedeutung sind (s. u.). Er erfasst neben der Dokumentation der Patientenanamnese auch bereits vorliegende Befunde des betreuenden Arztes (z. B. aus Arztbrief, ärztlicher Anamnese oder Test- und Laborergebnissen). Darüber hinaus können neue Testergebnisse oder Erkenntnisse aus weiteren Gesprächen (z. B. Beobachtungen zu Nahrungsmittelunverträglichkeiten, an die sich der Patient anfangs nicht erinnert hat), ergänzt werden.

> **P Praxistipp**
>
> **Im Anamnesegespräch sollten folgende Angaben erfasst werden (ggf. mit Hilfe des Allergie-Anamnese-Fragebogens):**
> - Familienanamnese (z. B. atopische Disposition)
> - Einflussfaktoren auf die Allergieentstehung (z. B. Art der Säuglingsernährung, Tabakrauchexposition, Kontakt mit Haustieren)
> - frühere oder bereits bestehende Erkrankungen (z. B. Neurodermitis in der Kindheit)
> - bisherige Diagnostik und ihre Ergebnisse
> - bisherige Behandlung und ihr Erfolg
> - aktuelle Symptomatik (Organmanifestation, Schweregrad, Zeitpunkt, Dauer)
> - Einflussfaktoren auf die Symptomatik (Nahrungsmittel; Kofaktoren wie Sport, Medikamente oder Alkohol, besondere Umstände wie Außer-Haus-Verpflegung, Urlaub)
> - Besonderheiten zur Ernährung (z. B. Nahrungsergänzungsmittel, Ernährungsumstellung)
> - bereits in Verdacht stehende Nahrungsmittel bzw. Nahrungsmittelinhaltsstoffe mit Gegenüberstellung der Ergebnisse aus der ärztlichen Diagnostik und der Selbstbeobachtung des Patienten

Erkenntnisse aus dieser Anamnese müssen mit dem behandelnden Arzt abgesprochen werden, z. B. in Form eines Arztbriefs oder durch ein persönliches Gespräch. In unserer Praxis wird eine

Kopie des Beratungsprotokolls in die Akte des Patienten gelegt oder eingescannt. So erhält der Arzt einen Überblick über die bisherigen Beratungsinhalte, -ziele und -empfehlungen sowie Vorschläge der allergologisch spezialisierten Ernährungsfachkraft für weitere diagnostische Tests. Er entscheidet dann, ob und welche weiteren Untersuchungen notwendig sind.[231]

2.3

Häufige Symptome (Differenzialdiagnostik)

Das klinische Bild der **Nahrungsmittelallergie und -unverträglichkeit** ist vielfältig und betrifft multiple Organsysteme. Der Schweregrad ist sehr unterschiedlich und reicht von milder lokaler Manifestation bis zum anaphylaktischen Schock mit tödlichem Ausgang.[232] Die Symptome können durch direkten Haut- bzw. Schleimhautkontakt, nach Resorption im Magen-Darm-Trakt und auch durch Inhalation hervorgerufen werden.[233] ▶ **Abb. 2.3** bietet eine Übersicht der durch Nahrungsmittel hervorgerufenen Symptome.

Bei **IgE-vermittelten Nahrungsmittelallergien** manifestierten sich die Symptome am häufigsten an der Haut, im Mund-Rachen-Raum (orales Allergiesyndrom OAS, ▶ **Kap. 2.3.1**) und im Magen-Darm-Trakt, wobei diese sowohl kombiniert als auch isoliert auftreten können (▶ **Tab. 2.1**).

▶ **Tab. 2.1** Häufigkeit der Organmanifestationen einer IgE-vermittelten Nahrungsmittelallergie.[234]

allergische Symptome	Häufigkeit gesamt	Häufigkeit isoliert
Hautsymptome (Urtikaria, Quincke-Ödem)	60 %	44 %
Oropharynx-Magen-Darm-Symptome	60 %	29 % OAS 9 % gastrointestinale Symptome
Symptome der Atemwege	40 %	5 %
anaphylaktischer Schock	8 %	

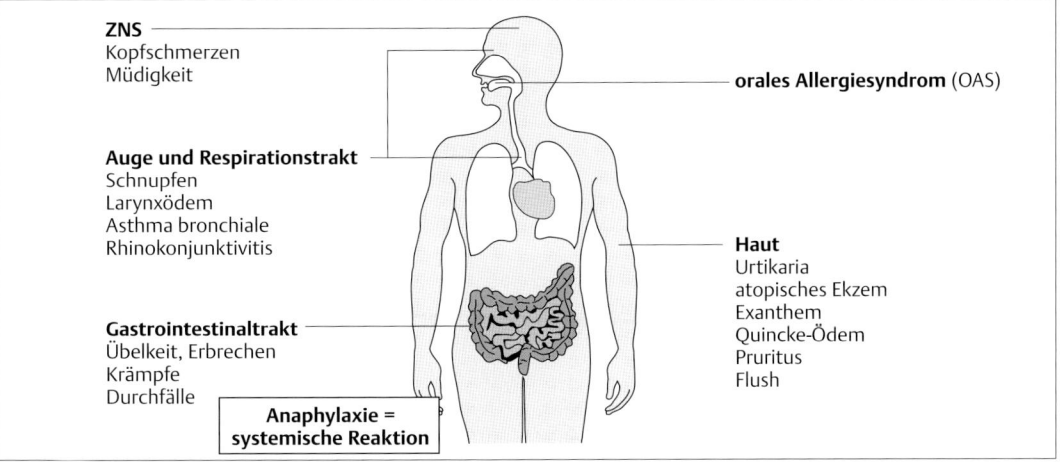

ZNS
Kopfschmerzen
Müdigkeit

orales Allergiesyndrom (OAS)

Auge und Respirationstrakt
Schnupfen
Larynxödem
Asthma bronchiale
Rhinokonjunktivitis

Haut
Urtikaria
atopisches Ekzem
Exanthem
Quincke-Ödem
Pruritus
Flush

Gastrointestinaltrakt
Übelkeit, Erbrechen
Krämpfe
Durchfälle

**Anaphylaxie =
systemische Reaktion**

▶ **Abb. 2.3** Durch Nahrungsmittel hervorgerufene Symptome.

Als **IgE-vermittelte Sofortreaktionen** treten die Symptome nach wenigen Minuten bis zu zwei Stunden auf. Diesen kann nach 6 bis 8 Stunden eine **verzögerte Reaktionsphase** folgen (s. S. 5).

▶ **Definition**

Sofortreaktionen: nach wenigen Minuten bis 2 Stunden

Spätreaktionen: nach > 6 Stunden

Allergische Reaktionen, die nach mehr als sechs Stunden nach Nahrungsmittelaufnahme auftreten (z. B. Ekzemverschlechterung bei atopischer Dermatitis), bezeichnet man als **Spätreaktion** (▶ Kap. 1.2.3).[235]

▶ **Praxistipp**

- Typischerweise treten auch bei der **Pseudoallergie** die Symptome verzögert auf.
- Eine Kombination aus Früh- und Spätreaktion wird häufig bei der **atopischen Dermatitis** beobachtet.[236]
- Auch die **Histaminintoleranz** bietet ein sehr variables Bild und muss deshalb differenzialdiagnostisch immer mit in Erwägung gezogen werden.
- **Laktoseintoleranz und Fruktosemalabsorption** zeigen v. a. gastrointestinale Symptome.

2.3.1 Orales Allergiesyndrom (OAS)

Das sog. orale Allergiesyndrom stellt die häufigste klinische Manifestation der **pollenassoziierten Nahrungsmittelallergie** dar. Dabei kommt es unmittelbar nach dem Verzehr der entsprechenden Nahrungsmittel (z. B. Haselnuss, Apfel) zu Jucken und Kribbeln im Bereich der Lippen- und Mundschleimhaut sowie im Bereich des weichen Gaumens und Rachens. Manche Patienten entwickeln auch kleine Bläschen im Bereich der Mundschleimhaut, der Lippen, im Rachen oder am Zungenrand. Ursache der Symptomatik ist eine Kontakturtikaria.

In der Regel sind die Beschwerden harmlos und bilden sich innerhalb weniger Minuten bis maximal weniger Stunden vollständig zurück. Ein orales Allergiesyndrom kann aber auch das **erste Symptom im Krankheitsverlauf** einer Nahrungsmittelallergie (z. B. auf Hühnerei) sein, bevor sich diese mit zunehmend bedrohlichen Symptomen äußert.[237]

2.3.2 Gastrointestinale Beschwerden

Die Manifestation der **Nahrungsmittelallergie** im Gastrointestinaltrakt kann als Verlust der natürlichen oralen Toleranz gegen Nahrungsmittelproteine und andere Allergene angesehen werden.[238]

Voraussetzung für eine orale Sensibilisierung gegen Nahrungsmittel ist dabei die Resorption von Nahrungsmittelallergenen durch die Darmschleimhaut.[239] Der Mechanismus der intestinalen Nahrungsmittelallergie ist bis heute nicht vollständig geklärt. Verschiedene **Risikofaktoren** kommen für den Verlust der oralen Toleranz infrage:

- genetische Disposition
- Mangel an Schutzfaktoren (z.B. Maldigestion, Motilitätsstörungen)
- gesteigerte Antigenresorption (z.B. bei erhöhter Permeabilität bzw. Verlust der mukosalen Integrität durch Infektionen, Medikamente)[240]

Die durch Nahrungsmittelallergien und -unverträglichkeiten hervorgerufenen **Symptome am Gastrointestinaltrakt** sind im Gegensatz zu anderen Organsystemen wie Haut und Respirationstrakt vollkommen uncharakteristisch:

- Oberbauchbeschwerden, Aufstoßen
- Übelkeit und Erbrechen
- Diarrhöe und/oder Obstipation
- Blähungen und Völlegefühl
- Flatulenz (Winde)
- Bauchkrämpfe

> **Nahrungsmittelallergien im Gastrointestinaltrakt** lassen sich nach wie vor nur unzureichend von anderen Magen-Darm-Erkrankungen abgrenzen, da in der Routinediagnostik **keine zuverlässigen diagnostischen Methoden** für die Symptome einer (intestinalen) Nahrungsmittelallergie zur Verfügung stehen.[241]

Die gastrointestinale Symptomatik bei anderen Erkrankungen wie z.B. chronisch entzündlichen, bakteriellen und parasitären Darmerkrankungen sowie nicht allergischen NMU wie Histamin- oder Laktoseintoleranz (▶ Kap. 1.3) ähnelt klinisch leider sehr der einer intestinalen Nahrungsmittelallergie. Auch nicht IgE-mediierte allergische NMU sind in Betracht zu ziehen (▶ Kap. 1.2.3).[242]

Differenzialdiagnostisch sind bei Symptomen im Gastrointestinaltrakt folgende Erkrankungen abzuklären:

- Laktoseintoleranz (primär oder sekundär)
- Fruktosemalabsorption
- Sorbitunverträglichkeit
- gestörte Fettresorption (z.B. durch Gallenblasen- und Pankreaserkrankungen)
- Histaminintoleranz

- glutensensitive Enteropathie (Zöliakie)
- chronisch entzündliche Darmerkrankungen (Morbus Crohn, Colitis ulcerosa)
- bakterielle und parasitäre Darmerkrankungen
- gastrointestinale IgE-vermittelte Nahrungsmittelallergie
- nicht IgE-mediierte allergische NMU
- Reizdarmsyndrom (RDS)

Im Praxisalltag wird oft vorschnell die Diagnose **Reizdarmsyndrom (RDS)** gestellt, da auch hier das Krankheitsbild dem einer NMU sehr ähnelt.[243] Dabei handelt es sich um eine chronische Erkrankung des Gastrointestinaltrakts ohne Vorliegen einer (derzeit nachweisbaren) organischen Erkrankung.[244]

> **Typische Symptome des Reizdarmsyndroms (RDS)** gemäß den „Romkriterien" sind abdominelle Schmerzen, verbunden mit wechselhafter Stuhlkonsistenz und -frequenz, die oft assoziiert sind mit Schleimabgang, Blähungen und dem Gefühl der unvollständigen Darmentleerung. Vor der Diagnose eines RDS sollten Nahrungsmittelunverträglichkeiten abgeklärt sein, da sie immerhin bei 50–70% der Patienten mit dieser Verdachtsdiagnose nachgewiesen werden konnten.[245]

2.3.3 Hautsymptome

Nahrungsmittelallergien manifestieren sich bei jedem zweiten Patienten an der Haut. Hauptsymptome sind **Juckreiz, Ekzeme, Erytheme, eine Urtikaria oder ein Angioödem.**

Unter **Urtikaria** versteht man das spontane oder schubweise Auftreten von flüchtigen Quaddeln, verbunden mit Juckreiz. Der Name leitet sich von dem lateinischen Wort *urtica* für Brennessel ab.[246] Beim **Angioödem** kommt es zusätzlich zu Schwellungen, da das Unterhautgewebe betroffen ist. Eine spezielle Form des Angioödems stellt das **Quincke-Ödem** dar, bei dem v.a. eine Lippenschwellung beobachtet wird. Schwellungen im Bereich des Kehlkopfs werden als **Larynxödem** bezeichnet. Sie können zu Heiserkeit bis hin zu akuter Luftnot führen und treten manchmal gemeinsam mit einer Rachen- oder Zungenschwellung auf.[247]

Zu den **Auslösern** einer Urtikaria gehören u. a. Infekte, systemische Erkrankungen wie Kollagenosen, Wärme, Kälte, Druck, Arzneimittel und seltener Nahrungsmittel bzw. bestimmte Nahrungsmittelinhaltsstoffe.[248]

Die Urtikaria kann akut oder chronisch auftreten. Eine **akute Urtikaria** wird bei ca. 20 % der Bevölkerung mindestens einmal im Leben beobachtet. Sie tritt meist zwischen dem 10. und 40. Lebensjahr auf. Atopiker sind häufiger betroffen.[249] Die häufigste Ursache einer akuten Urtikaria ist ein Infekt. Genaue Angaben zur Rolle von Nahrungsmitteln als Auslöser fehlen, da bisher keine repräsentativen Untersuchungen gemacht worden sind.[250] Bei Kindern spielen Nahrungsmittelallergien häufiger eine Rolle, z. B. gegen **Kuhmilch und Hühnerei.**[251] Eine akute Urtikaria ist relativ häufig Ausdruck einer direkten Histaminliberation, z. B. bei der Skombroidvergiftung (Vergiftung durch Fisch) oder ein Symptom der **Histaminintoleranz.**

Bei einer **chronischen Urtikaria** dauern die Beschwerden definitionsgemäß länger als sechs Wochen an und persistieren oft über Monate und Jahre.[252] Pseudoallergische Reaktionen spielen bei der chronischen Urtikaria eine besondere Rolle. Die Pseudoallergie gleicht klinisch der IgE-vermittelten Allergie, es kann aber keine immunologische Sensibilisierung nachgewiesen werden. Angaben zur Häufigkeit sind rar und variieren stark (s. auch ▸ **Kap. 1.3.2** und ▸ **Kap. 4.3.2**).[253]

und Einflussfaktoren, eingenommene Medikamente und Triggerfaktoren wie Sport oder Stress einzutragen[254] (s. ▸ **Kap. 7**, Urtikaria).

Die **Kontakturtikaria** tritt nach direktem Haut- bzw. Schleimhautkontakt mit dem auslösenden Nahrungsmittel auf, z. B. beim Schälen von Kartoffeln oder Karotten bei Vorliegen einer birkenpollenassoziierten Nahrungsmittelallergie (▸ **Kap. 4.1.4**).[255]

Die **atopische Dermatitis** (Synonyme: atopisches Ekzem, endogenes Ekzem, Neurodermitis) ist eine chronisch schubhaft verlaufende Hauterkrankung.[256] Sie beginnt meist im Säuglings- und Kleinkindalter und besteht bei einem Drittel der Betroffenen im Erwachsenenalter weiter. Hauptkriterien sind:

- Juckreiz
- trockenes Ekzem im Gesicht und an den Streckseiten bei Kindern
- trockenes Ekzem an den Beugeseiten bei Erwachsenen
- chronisch rezidivierende Schübe
- Eigen-/ Familienanamnese allergischer Erkrankungen[257]

Nahrungsmittelunverträglichkeiten sind nur ein Triggerfaktor unter vielen anderen und spielen v. a. im Kleinkindalter als Auslöser für die Verschlechterung der atopischen Dermatitis eine große Rolle (▸ **Kap. 4.4**).

Natürliche Nahrungsmittelinhaltsstoffe und -zusatzstoffe sind häufig Triggerfaktoren einer chronischen Urtikaria. Es empfiehlt sich zur Abklärung die Durchführung einer mehrwöchigen pseudoallergenarmen Eliminationsdiät (s. S. 86).

Etwa 30–40 % der (Klein-)Kinder mit einer mittelschweren bis schweren atopischen Dermatitis leiden an einer Nahrungsmittelallergie. Die wichtigsten Allergene sind Kuhmilch und Hühnerei.

Eine Sonderform der chronischen Urtikaria stellt die **Food-dependent Exercise-induced Urticaria** dar. Hierbei treten die Beschwerden ausschließlich bei der Kombination von körperlicher Anstrengung mit einem vorausgegangenen Verzehr bestimmter Nahrungsmittel auf (s. Fallbeispiel 10, S. 156).

Da die Auslöser einer Urtikaria sehr vielfältig sein können, ist es für die Diagnose hilfreich, wenn Urtikariapatienten ein Beschwerdetagebuch und/ oder einen Urtikariakalender führen. Hierin sind der Schweregrad der Urtikaria, mögliche Auslöser

Im Erwachsenenalter sind wahrscheinlich pollenassoziierte Nahrungsmittel bei entsprechender Sensibilisierung für eine Verschlechterung der atopischen Dermatitis verantwortlich (▸ **Kap. 4.4.2**).

2.3.4 Symptome des Respirationstrakts – Asthma bronchiale

Asthma bronchiale ist eine Krankheit mit erhöhter Empfindlichkeit (Hyperreagibilität) der Atemwege gegenüber verschiedenen Reizen, z.B. gegenüber Allergenen.[258] Klinisches **Hauptsymptom des Asthmaanfalls** ist die plötzlich einsetzende Luftnot sowie Husten. Hierbei liegt meist nicht nur eine bronchiale Hyperreagibilität vor, sondern auch eine Hyperreagibilität der Nasenschleimhaut und der Konjunktiven. Begleitend wird daher eine Rhinitis und Konjunktivitis beobachtet.

Nur ca. **2 bis 5 % der Nahrungsmittelallergiker** sollen mit einem isolierten Asthma bronchiale reagieren (s. auch ▶ Tab. 2.1, S. 38). Ein schweres Asthma bronchiale, hervorgerufen durch Nahrungsmittelallergene, wird selten beobachtet,[259] dennoch ist es der wichtigste **Risikofaktor einer Nahrungsmittelanaphylaxie** und tritt häufig vergesellschaftet mit einem Larynxödem auf.[260]

Asthma bronchiale kommt als Ausdruck einer **Kuhmilchallergie** bei Kindern relativ häufig vor (▶ Kap. 4.1.1) und wird ansonsten v.a. bei Fischeiweiß- sowie Erdnussallergie, aber auch als Symptom einer Histaminintoleranz beobachtet.

Schon die **Inhalation von Dämpfen** bei der Zubereitung z.B. von Meeresfrüchten, Fischen, Eiern, Milch und Hülsenfrüchten kann ein Asthma bronchiale auslösen. Als Berufskrankheit ist v.a. das Bäckerasthma nach Inhalation von Mehlstaub erwähnenswert.

Auch Nahrungsmittelzusatzstoffe wie z.B. Sulfite oder Benzoate können in seltenen Fällen ein Asthma bronchiale auslösen.[261]

2.3.5 Anaphylaktischer Schock

Die **Anaphylaxie** stellt die Maximalvariante der **allergischen Sofortreaktion** dar, die den gesamten Organismus erfassen kann und lebensbedrohlich ist. Anaphylaktische Reaktionen manifestieren sich an der Haut, den Atemwegen, dem kardiovaskulären System und dem Gastrointestinaltrakt. Innerhalb von Sekunden bis Minuten kommt es zu einer Permeabilitätserhöhung der Kapillaren mit nachfolgender Plasmaexsudation. Die Symptomatik setzt sehr schnell ein und erfordert rasches ärztliches Eingreifen. Anfangs zeigt sich häufig ein Jucken und Brennen an Handinnenflächen und Fußsohlen und/oder eine Schwellung der Haut oder Schleimhaut (z.B. Urtikaria, Lippen- oder Zungenödem).[262] An den oberen Atemwegen kann ein Anschwellen des Kehlkopfs zu einer Sauerstoffunterversorgung führen, die an der Lunge rasch entstehende Bronchokonstriktion führt zu akuter Luftnot. Durch die Permeabilitätserhöhung kommt es zu einem Flüssigkeitsverlust ins Gewebe mit einer daraus resultierenden Hypotonie. Die Allergiemediatoren wirken auch direkt kardiotoxisch.[263] Bei jeder Anaphylaxie muss außerdem eine Mastozytose ausgeschlossen werden, es empfiehlt sich deshalb eine Kontrolle der Serumtryptase.[264]

> **Anaphylaxien** sind plötzlich auftretende, schwere allergische Reaktionen, die zum Tode führen können.[265]

Die **nahrungsmittelbedingte Anaphylaxie** ist neben Anaphylaxien nach Insektenstichen und nach Einnahme von Medikamenten die häufigste Ursache lebensbedrohlicher allergischer Reaktionen. Bei Kindern stehen Nahrungsmittel als Auslöser einer Anaphylaxie sogar an erster Stelle. Die bisher vorliegenden Daten des seit 2006 bestehenden deutschen Anaphylaxieregisters zeigen bei **Kindern** am häufigsten anaphylaktische Reaktionen nach dem Genuss von **Erdnüssen und Nüssen** sowie **Kuhmilch**, bei **Erwachsenen** oft nach **Obst** (z.B. Apfel, Banane, Dattel, Mango), **Krustentieren, Sellerie und Soja**.[266]

Regionale Verzehrgewohnheiten beeinflussen das Häufigkeitsspektrum nahrungsbedingter Anaphylaxien. So sind z.B. in den USA und in England Erdnüsse, in Küstenregionen Fisch und Meeresfrüchte und in Israel Sesam die häufigsten Auslöser von Anaphylaxien. Die Tendenz für die Häufigkeit einer Erdnussallergie in Deutschland ist allerdings steigend.[267]

In einer bundesweiten Befragung nannten Kinderärzte ebenfalls Erdnüsse und Baumnüsse (je 20 %) als häufigste Auslöser der berichteten Anaphylaxiefälle im **Kindesalter**, gefolgt von Kuhmilch und Fisch (je 14 %) sowie Hühnerei (7 %).[268] Während die meisten Kinder bis zum Schulalter eine Toleranz gegenüber Kuhmilch, Hühnerei und Soja entwickeln, behalten sie ihre Allergie gegenüber Erdnuss, Baumnüssen, Fisch und Meeresfrüchten meist lebenslang.

Anaphylaktische Todesfälle durch Nahrungsmittel sind glücklicherweise selten (< 1 % der Anaphylaxiefälle). Meist kam es bei den Betroffenen zu respiratorischen Symptomen mit resultierendem Atemstillstand bei vorbestehendem Asthma bronchiale. Der Tod trat im Durchschnitt zwischen 20 und 45 Minuten nach dem Nahrungsmittelverzehr auf. Bei kleineren Kindern ist oft Kuhmilch der Auslöser. Am häufigsten trifft es jedoch Teenager und junge Erwachsene mit bekannter Nahrungsmittelallergie gegenüber Erdnüssen.[269]

Nahrungsmittel, die eine Anaphylaxie auslösen können[270] (s. auch ▶ Tab. 4.1, S.127)

Häufige Auslöser:
- Erdnuss
- Baumnüsse
- Soja
- Fisch
- Krusten- und Weichtiere
- Kuhmilch
- Hühnerei
- Sellerie

Seltenere Auslöser:
- Sesam
- Weizen
- naturlatexassoziierte Nahrungsmittelallergene (z. B. Banane, Avocado)

Eine anaphylaktische Reaktion kann auch durch **Nahrungsmittelzusatzstoffe** ausgelöst werden, es handelt sich dann um eine pseudoallergische Reaktion, bei Kenntnis der Ursache spricht man von einer **anaphylaktoiden Reaktion.**[271]

Patienten mit allergischem Asthma bronchiale, Pollinosis, aber auch Herz-Kreislauf-Erkrankungen haben ein erhöhtes Risiko, eine Anaphylaxie zu erleiden. Bei mehr als der Hälfte der anaphylaktischen Reaktionen besteht eine solche **Grunderkrankung** und/oder **Kofaktoren** spielen eine Rolle.[272]

Kofaktoren können eine (pseudo-)allergische Reaktion verstärken oder erst Reaktionen auslösen. Im letzteren Fall führt das Nahrungsmittel alleine und in normalen Mengen nicht zu Symptomen.

Kofaktoren, die in Kombination mit Nahrungsmittelallergenen eine Rolle spielen können[273]:
- körperliche Anstrengung
- Alkoholkonsum
- ähnliche Nahrungsmittelallergene
- absorptionsfördernde Stoffe (z. B. Medikamente)
- Infekte
- psychischer Stress
- hormonelle Faktoren
- weitere allergische Erkrankungen
- Hitze oder Kälte
- gleichzeitig bestehende Mastozytose

Bei **Kindern und Jugendlichen** ist **körperliche Anstrengung** der häufigste im derzeit vorliegenden Anaphylaxieregister genannte Kofaktor, weit gefolgt von Infekten und Medikamenten. Bei **Erwachsenen** stehen dagegen **Medikamente** wie Betablocker und ASS an erster Stelle der Kofaktoren. Alkohol und körperliche Anstrengung werden an zweiter Stelle, allerdings mit deutlichem Abstand, genannt.[274]

Wenn Kofaktoren allergische oder pseudoallergische Reaktionen verstärken, spricht man von einem **Additionseffekt**. Hierzu zählen körperliche Anstrengung, ähnliche Nahrungsmittelallergene (z. B. in einem Obstsalat oder einer Gewürzmischung) sowie absorptionsfördernde Stoffe wie bestimmte Medikamente (z. B. Betablocker, ACE-Hemmer und nicht steroidale Antirheumatika wie z. B. Aspirin), Alkohol, Koffein und scharfe Gewürze.

Ein **Summationseffekt** tritt auf, wenn Patienten erst durch die Kombination von Nahrungsmittelaufnahme und einem Kofaktor allergische oder anaphylaktische Symptome entwickeln. Als Summationsfaktoren bei einer Nahrungsmittelallergie/-anaphylaxie können z. B. Infektionen, körperliche Anstrengung, psychischer Stress oder weitere allergische Erkrankungen wie eine Pollenallergie wirken. Auch Östrogene können eine Reaktion stimulieren.

Ein Beispiel für einen Summationseffekt ist die **anstrengungsinduzierte Nahrungsmittelanaphylaxie (FDEIA: Food-dependent Exercise-induced Anaphylaxis,** s. auch S. 155: Fallbeispiele zu pollenassoziierten NMA; ▸ **Kap. 4.1.8,** S. 190: zu Weizen). Hierbei treten anaphylaktische Reaktionen nach Verzehr eines Nahrungsmittels, auf das eine IgE-Sensibilisierung besteht, erst in Verbindung mit körperlicher Anstrengung auf, während das Nahrungsmittel in Ruhe gut vertragen wird.[275] Die Zeitspanne zwischen Essen und nachfolgendem Sport bzw. körperlicher Anstrengung bei den betroffenen Patienten beträgt etwa 30 Minuten bis 2 Stunden, nach weiteren 10 bis 50 Minuten kommt es dann zu den Symptomen der Anaphylaxie.[276] Der Pathomechanismus der anstrengungsinduzierten Anaphylaxie beruht auf einer gesteigerten gastrointestinalen Permeabilität der Allergene und einer erhöhten Mediatorfreisetzung nach körperlicher Anstrengung.[277]

2.4

Allergietests

Allergietests im Sinne von Hauttests oder In-vitro-Tests sind wichtige Bausteine in der Diagnostik von IgE-vermittelten Nahrungsmittelallergien, da sie eine Sensibilisierung nachweisen (s. auch ▸ Kap. 1.2.1).

2.4.1   Hauttestungen

Hauttestungen, insbesondere der Prick-Test, gehören zum diagnostischen Standard bei Verdacht auf Nahrungsmittelallergien (s. auch ▸ **Tab. 2.3,** S. 50).

> Ⓟ **Praxistipp**
> **Positiv- und Negativkontrolle**
> Wie bei allen Hauttestungen sind auch bei Testungen der Nahrungsmittel eine Negativkontrolle mit physiologischer Kochsalzlösung und eine Positivkontrolle mit Histamin obligatorisch. Die Negativkontrolle muss negativ sein, die Positivkontrolle positiv, ansonsten ist der ganze Test nicht verwertbar.

Vor dem Test müssen mögliche **Kontraindikationen** abgeklärt werden. Zurückhaltung ist geboten bei hochgradiger Sensibilisierung, vorausgegangenen anaphylaktischen Reaktionen sowie schweren systemischen Erkrankungen. Bei allergischen Reaktionen zum Testzeitpunkt ist ein Hauttest absolut kontraindiziert. Der Testort muss frei von Hautkrankheitserscheinungen (z. B. Infektionen, Ekzem) sein. Medikamente wie Antihistaminika und Antidepressiva müssen rechtzeitig abgesetzt werden.

> Vor Hauttests müssen **Antihistaminika** mindestens drei Tage vorher, **trizyklische Antidepressiva** mindestens 2 Wochen vorher abgesetzt werden.[278]

Entgegen früheren Empfehlungen scheint zumindest die **kurzfristige Einnahme von oralen Glukokortikosteroiden unbedenklich** zu sein.

Trotz routinemäßigem Einsatz von Hauttests (insbesondere des Prick-Tests) in der ärztlichen Praxis ist eine vorsichtige Interpretation der Ergebnisse erforderlich. Die klinische Relevanz der Befunde ist stets zu überprüfen, z. B. durch eine richtungsweisende Anamnese (s. auch ▸ Kap. 2.4.4).[279]

> Ein positiver **Hauttest** bedeutet nicht, dass eine Allergie vorliegt. Es wird lediglich eine **Sensibilisierung** nachgewiesen, die aber nicht klinisch relevant sein muss!

Besonders Kinder mit Kuhmilch- oder Hühnereiallergie entwickeln bis zum Schuleintritt eine Toleranz gegenüber ihrem bisher unverträglichen Nahrungsmittel. Dennoch bleibt hier der Prick-Test häufig positiv.

> Ⓟ **Praxistipp**
> Hauttestungen bleiben **nach Toleranzentwicklung fast immer positiv** und können nicht zur Therapiekontrolle herangezogen werden.[280]

Prick-Test

Beim Prick-Test wird das Allergen entweder in gelöster Form (kommerziell hergestellter Extrakt) oder als natives Nahrungsmittel an der Unterarmseite oder auf dem Rücken aufgetragen. Mit der

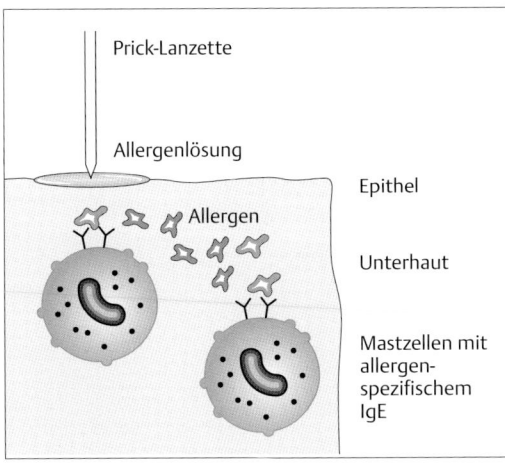

Prick-Lanzette

Allergenlösung

Epithel

Allergen

Unterhaut

Mastzellen mit
allergen-
spezifischem
IgE

▶ **Abb. 2.4** Prinzip eines Hauttests.

Spitze einer standardisierten **Prick-Lanzette** wird in den Allergentropfen bzw. in das Nahrungsmittel senkrecht eingestochen, ohne dass es blutet.[281] Auf diese Weise gelangt das Allergen durch die Epidermis in die Dermis, wo sich beim Allergiker die mit spezifischen IgE-Molekülen besetzten Mastzellen befinden (▶ **Abb. 2.4**). Es kommt zur Freisetzung von Mediatoren, insbesondere Histamin (s. auch ▶ **Abb. 1.3**, S. 6). Histamin löst eine Gefäßweitstellung aus; innerhalb von wenigen Minuten kommt es zur Ausbildung der typischen **Quaddel**. Die umgebende **Rötung (Erythem)** entsteht durch einen nervalen Reflex.[282]

Die **Ablesung des Tests** erfolgt nach 15 bis 20 Minuten. Nach dem Abwischen der Testlösung wird die Reaktion nach dem Durchmesser von Quaddel und Erythem beurteilt (Skala von 0 bis +++ oder in Millimetern). Hautreaktionen unterliegen Schwankungen, die aber im Praxisalltag keine Rolle spielen.[283]

> Die **Quaddelgröße** beim Prick-Test korreliert nicht mit der Schwere der Erkrankung, es handelt sich um einen qualitativen und nicht um einen quantitativen Test!

Bei der **Bewertung der Hauttestergebnisse** muss sowohl eine verminderte als auch eine erhöhte **Hautreagibilität** ausgeschlossen werden. **Vermindert** besteht sie bei Kleinkindern, alten Menschen und bestimmten Krankheitsbildern, z.B. systemischen Erkrankungen, Neoplasien oder wenn fälschlicherweise antiallergische Medikamente eingenommen wurden. Außerdem muss ausgeschlossen sein, dass die Testextrakte inaktiviert sind.[284]

> **ℙ Praxistipp**
> **Für den Praxisalltag wichtig:**
> ● Verfallsdaten der Lösungen regelmäßig kontrollieren!
> ● Prick-Lösungen im Kühlschrank lagern, Kontrolle der dortigen Temperaturen mit Minimax-Thermometer notwendig!

Von einer **erhöhten Hautreagibilität** ist z.B. bei einer Urticaria factitia sowie bei hautirritativen (z.B. Gewürze, Paprika) oder histaminreichen/histaminfreisetzenden Nahrungsmitteln (z.B. Tomate, Erdbeeren) auszugehen.[285] Bei unklarer Anamnese und positivem Hauttest ist bei diesen Allergenen die zusätzliche Bestimmung der spezifischen IgE-Antikörper sinnvoll (▶ **Kap. 2.4.2**).[286]

Der Prick-Test kann auch **bei Kindern** durchgeführt werden. In diesem Fall ist es wichtig, eine Einmallanzette mit einer Stichtiefenbegrenzung von 1 mm zu verwenden, damit der Einstich möglichst schmerzfrei erfolgen kann.[287]

Bei Verdacht auf eine Nahrungsmittelallergie **bei Jugendlichen oder Erwachsenen** empfiehlt es sich, auch bei leerer Anamnese zunächst ein Screening mit den wichtigsten Inhalationsallergenen (Pollen, Hausstaubmilben, Schimmelpilze, Latex, evtl. Tierepithelien) durchzuführen (▶ **Abb. 2.5**). Ziel ist neben der Erfassung der allergischen Disposition das Aufdecken der typischen Kreuzallergien, da diese im Erwachsenenalter bis zu 60% der Nahrungsmittelallergien ausmachen (s. S. 8 und ▶ **Kap. 4.1.4** und ▶ **Kap. 4.1.5**).[288]

Im Gegensatz zu den üblichen Inhalationsallergenen sind Nahrungsmittelextrakte leider bis heute nicht standardisiert. Dennoch weist der Prick-Test mit **stabilen Nahrungsmittelextrakten** (Hühnerei, Milch, Fisch, Meeresfrüchte, Erdnuss und Haselnuss) eine hohe Sensitivität und Spezifität auf. Andere Nahrungsmittelextrakte verlieren dagegen rasch ihre Allergenaktivität, so dass es zu **falsch negativen Resultaten** kommt (s. auch S. 47). Bei diesen **instabilen Extrakten** handelt es sich v.a. um pollenassoziierte Nahrungsmittelallergene, wie sie in Apfel, Pfirsich, Karotte, Sellerie

Standard Testbogen

Nr.	Allergen	Haut-reakt.	Prov-reakt.	Nr.	Allergen	Haut-reakt.	Prov-reakt.
	Baumpollen				Lepidoglyphus destructor		
	Hasel				Euroglyphus		
/	Birke	+++ P					
	Erle				**Schimmelpilze**		
	Weide				Aspergillus fumigatus		
	Esche				Penicillium notatum		
	Pappel			/	Alternaria alternata	+	
	Eiche				Mucor mucedo		
	Buche			/	Cladosporium cladosporioides	+	
	Linde				Botrytis cinerea		
					Aspergillus niger		
	Gräserpollen						
/	Gräserpollen-Mischung	++			**Tierepithelien**		
/	Roggen	++			Hund		
	Gerste				Katze		
	Hafer				Pferd		
	Zypresse				Kaninchen		
	Ölbaum				Meerschweinchen		
	Platane				Hamster		
					Kanarienvogel		
	Kräuterpollen				Wellensittich		
/	Gemeiner Beifuß	+			Rattenhaar		
	Nessel				Ziege		
	Sauerampfer				Rind		
	Spitzwegerich						
	Goldrute				**Bettbeschaffenheit**		
	Ragweed				Gänsefeder		
	Glaskraut				Entenfeder		
	Raps				Baumwolle		
	Milben				**Sonstige Allergene**		
/	Hausstaubmilbe I (Derm. Pt)	+			Latex I		
/	Hausstaubmilbe II (Derm. Fa.)	+			Latex II		
	Hausstaubmilbe III (Derm. Mi.)						
					Kontrollen		
	Acarus siro				Kontrolle (negativ)	o	
	Tyrophagus putrescentiae				Histamin (positiv)	+++	10 mm

▶ **Abb. 2.5** Beispiel für das Ergebnis eines Prick-Tests mit Inhalationsallergenen. Erklärung: Quaddeldurchmesser in mm nach 15 min (nach Ring 2004): 0 < 2 mm / + 2–3 mm / ++ 3 mm / +++ 4–6 mm.

und Soja vorkommen (▶ **Kap. 4.1.4**). In diesem Fall ist der Prick-zu-Prick-Test mit natürlichen Nahrungsmitteln besser geeignet.[289]

Prick-zu-Prick-Test

Beim **Prick-zu-Prick-Test** führt der Arzt das oben beschriebene Verfahren mit nativen Nahrungsmitteln durch. Bei festen Nahrungsmitteln wird die Prick-Lanzette zuerst in ein frisches oder tiefgefrorenes Nahrungsmittel (z. B. Apfel) und dann in die Haut geprickt.[290] Bei flüssigen Nahrungsmitteln (z. B. Milch, Eiklar, Sojadrink) wird wie bei standardisierten Nahrungsmitteln zunächst ein Tropfen auf die Haut gegeben und dann geprickt.

Wie beim Prick-Test erfolgt die **Ablesung des Tests** nach etwa 20 Minuten. Der Durchmesser der Quaddel wird in Millimetern oder nach einer Skala von 0 bis +++ bewertet (▶ **Abb. 2.6**). Die Ablesung und Bewertung entspricht der bei anderen Hauttestungen.

Die **Sensitivität** dieses Tests ist sehr hoch und wird für Sellerie und Karotte mit fast 100 % angegeben.[291] Es konnte eindeutig nachgewiesen werden, dass **native und tiefgefrorene Nahrungsmittel** den kommerziellen Testlösungen überlegen sind.[292] Trotz einer möglichen Inaktivierung der Nahrungsmittelallergene beim Einfrieren haben die Autoren mit dieser Methode gute Erfahrungen gemacht: die Ergebnisse korrelieren gut mit den anamnestischen Angaben. Die Verwendung eingefrorener Nahrungsmittel (z. B. ein kleines Stück Sellerieknolle) beim Prick-zu-Prick-Test ist wegen der einfachen Vorratshaltung praxistauglich.

Es empfiehlt sich, neben den verdächtigen Nahrungsmitteln, routinemäßig die in ▶ **Tab. 2.2** aufgeführten Nahrungsmittel zu testen.

▶ **Tab. 2.2** Beispielliste Nahrungsmittelallergene im Prick-zu-Prick-Test.

Gemüse/Obst	Kartoffel
	Karotte
	Sellerie
	Tomate*
	Paprika*
	Apfel
	Pfirsich
	Banane
Nüsse	Haselnuss
	Walnuss
	Mandel
Hülsenfrüchte	Erdnuss
	Sojadrink
Gewürze*	Koriander
	Oregano
	Senfsamen
Fisch, Meeresfrüchte	Lachs
	Kabeljau
	Krabbe
	Miesmuschel
Fleisch	Huhn
	Lamm
	Schwein
	Rind
Milch/Ei	Milch
	Hühnerei
Getreide	Roggenmehl
	Weizenmehl
Samen	Sesam

* unspezifische Hautreaktionen möglich

🅟 **Praxistipp**
Bewertung und Interpretation von Prick-(zu-Prick-)Tests[294]
Sie können falsch negativ sein bei:
- vorheriger Einnahme von Antihistaminika oder Antidepressiva
- instabilen Allergenen in kommerziell erhältlichen Lösungen (v. a. Obst und Gemüse wie Apfel, Sellerie, Karotte)
- ausschließlich gastrointestinalen Symptomen

Sie können falsch positiv sein bei:
- Fehlern in der Handhabung (z. B. ungenügende Reinigung mehrfach verwendeter Prick-Lanzetten)
- Kreuzreaktionen (z. B. Weizenmehl bei Gräserpollenallergikern)
- histaminreichen/ -freisetzenden Nahrungsmitteln (z. B. Tomate, Zitrusfrüchte, Erdbeere, Meeresfrüchte)
- unspezifischen Hautreaktionen (z. B. durch Paprika, Gewürze)
- zu kleinem Testareal

Testbogen Nahrungsmittel

Nr.	Allergen	Haut-reakt.	Prov-reakt.
	Milch/Ei		
	Kuhmilch roh		
	Kasein		
	Eigelb		
	Eiweiß		
	Getreide/Backzusatzstoffe		
1/	Roggenmehl	O	
2/	Weizenmehl	+	
3/	Dinkel	O	
	Sesam		
	Amylase		
	Malz		
4/	Soja	++	
	Hefe		
	Leinsamen		
	Hülsenfrüchte		
5/	Kichererbse	O	
	Linse		
	Erbse		
	Nüsse		
6/	Haselnuss	+++	
7/	Walnuss	+	
8/	Erdnuss	+++	
	Pistazie		
	Obst/Gemüse		
9/	Kartoffel	+++	
10/	Möhre	+++	
11/	Sellerie	+++	
12/	Tomate	++	
13/	Paprika	+	
14/	Apfel	+++	
	Banane		

Nr.	Allergen	Haut-reakt.	Prov-reakt.
	Erdbeere		
15/	Kirsche	+++	
	Kiwi		
16/	Nektarine	+++	
17/	Pfirsich	+++	
	Fisch/Fleisch		
	Huhn		
	Lamm		
	Rind		
	Schwein		
	Forelle		
	Lachs		
	Kabeljau		
	Krabbe		
	Seelachs		
	Thunfisch		
	Miesmuschel		
	Gewürze		
	Pfeffer		
	Paprika		
18/	Koriander	O	
	Zimt		
	Curry		
	Muskatnuss		
	Nelken		
19/	Oregano	O	
	Mohn		
	Senfsamen		
	Lupinensamen		
	Kontrollen		
20/	Kontrolle (negativ)	O	
21/	Histamin (positiv)	+++	

▶ **Abb. 2.6** Beispiel für das Ergebnis eines Prick-zu-Prick-Tests mit Nahrungsmitteln bei einem Birken- und Gräser-pollenallergiker.

Testungen mit nativen Nahrungsmitteln sind jedoch ebenfalls nicht standardisiert und manche Nahrungsmittel induzieren aufgrund des **Gehalts an biogenen Aminen** (z. B. Tomate) oder ihrer **histaminliberierenden Wirkung** (z. B. Erdbeeren) per se eine Histaminfreisetzung und sind deshalb für die Testung nur bedingt geeignet. Das Gleiche gilt für Paprika und Gewürze, die zu **unspezifischen Hautreaktionen** führen können.[293]

Falsch negative Testergebnisse entstehen u. a., wenn keine biologisch standardisierten Extrakte (s. o.) verwendet wurden oder ausschließlich gastrointestinale Symptome vorliegen.

Reibtest

Beim **Reibtest** wird das natürliche Nahrungsmittel unter mäßigem Druck auf einem ca. 5 x 5 cm großem Areal (meist am Unterarm) in die Haut gerieben. Diese Methode ist wegen der fehlenden Standardisierung nur in Ausnahmefällen, v. a. als Bestätigungstest bei Verdacht auf eine anaphylaktische Reaktion (z. B. bei Fischeiweißallergie), anzuwenden.[295]

Atopie-Patch-Test

Der Atopie-Patch-Test nimmt bei den Hauttestungen eine Sonderstellung ein, denn es handelt sich um einen **Epikutantest**, der statt mit Kontaktallergenen (wie z. B. Nickel) mit Inhalationsallergenen oder mit Nahrungsmitteln durchgeführt wird. Der Test ist von besonderer Bedeutung **bei Kindern mit atopischer Dermatitis**. Die Nahrungsmittel werden in frischer Form verwendet (v. a. Milch, Ei, Weizenmehl, Sojadrink) und auf spezielle Filterpapiere aufgetragen, dann unter einer Metallkammer auf den Rücken geklebt und für 48 Stunden dort belassen. Der Test wird nach 48 und 72 Stunden abgelesen.[296]

Ein positiver Atopie-Patch-Test korreliert mit **allergischen Spätreaktionen**, wie z. B. einer Ekzemverschlechterung bei oraler Provokation. Dieser Test stellt in der Kinderheilkunde für Patienten mit einer atopischen Dermatitis eine sinnvolle Ergänzung zu den bisherigen Routinetestungen dar, hat aber im praktischen Alltag keine hohe Relevanz.[297]

▶ **Tab. 2.3** Hauttests bei Verdacht auf Nahrungsmittelallergien.[300]

Hauttest	Material	Vorteile	Nachteile
Prick-Test	käufliche Nahrungsmittelextrakte (Testlösungen)	• einfache Durchführung • kostengünstig • schnelles Ergebnis • großer Allergenumfang • relativ hohe Zuverlässigkeit bei stabilen Nahrungsmittelextrakten	• Voraussetzung: normale Hautreaktivität • keine standardisierten Extrakte • falsch negative Resultate bei instabilen Allergenen (z. B. Obst und Gemüse) • Durchführung bei kleinen Kindern problematisch (20 Min. Arm ruhig halten!, Angstreaktionen, wiederholt schmerzhaft)
Prick-zu-Prick-Test	native Nahrungsmittel (roh, tiefgekühlt oder gekocht)	• höhere Zuverlässigkeit als bei käuflichen Präparaten, da kein Problem der Allergenlabilität • individuell einsetzbare Allergene	• aufwendig (Vorratshaltung, personalintensiv) • keine Standardisierung
Reibtest	native Nahrungsmittel	kann vor anderen Tests bei Verdacht auf starke Sensibilisierung eingesetzt werden (z. B. bei Fischeiweißallergie)	keine Standardisierung
Atopie-Patch-Test	native Nahrungsmittel	• Zusatzinformationen v. a. bei Kindern mit atopischer Dermatitis • zur Beurteilung von Spätreaktionen geeignet	• keine Standardisierung • schwierig in Beurteilung

Intrakutantest

Der Vollständigkeit halber erwähnt sei der Intrakutantest, bei dem die Allergenlösung mit einer Tuberkulinnadel in die Haut injiziert wird. Er spielt allerdings zunehmend eine **untergeordnete Rolle**, da es häufig zu falsch positiven Reaktionen kommt (besonders bei Nahrungsmitteln, Schimmelpilzen und Arzneimitteln)[298], die Vorratshaltung von Intrakutanlösungen sehr aufwendig ist und der Allergengehalt der Prick-Tests besser standardisiert ist. Er wird deshalb nur ausnahmsweise, z. B. mit Mehlen, durchgeführt (v. a. im Rahmen von Begutachtungen).[299]

▶ **Tab. 2.3** (s. S. 49) bietet eine Übersicht über häufig verwendete Hauttestungen.

2.4.2 Bluttests (In-vitro-Diagnostik)

Von den zahlreichen Laboruntersuchungen kommt für die Praxis nur der Messung von **nahrungsmittelspezifischem Serum-IgE** eine Bedeutung zu.[301] Die Bestimmung des **Gesamt-IgE** zeigt allenfalls eine allergische Disposition und lässt keine Aussagen zu einer IgE-vermittelten Nahrungsmittelallergie zu.[302]

Spezifische IgE-Diagnostik kommt besonders dann zum **Einsatz,** wenn Hauttests mit den in Verdacht stehenden Nahrungsmittelallergenen nicht oder nur eingeschränkt möglich sind oder die Ergebnisse des Hauttests nicht mit der Anamnese übereinstimmen.[303]

Grundlage der **Bestimmung des spezifischen IgE** sind Immunoassays, die in verschiedenen kommerziellen Systemen angeboten werden. Im klinischen Alltag wird am häufigsten das RAST- oder CAP(-RAST)-System eingesetzt.[304] Das Testprinzip beruht darauf, dass im Blutserum vorhandene IgE-Antikörper, die an das Allergen gebunden sind, durch ein spezifisches Anti-IgE erkannt werden.[305] Dieses Prinzip ist bei allen Verfahren identisch. Beim **RAST** (Radio-Allergo-Sorbent-Test) ist das Allergen an einen festen Träger gebunden, beim **CAP-RAST** an einen Zelluloseträger in Kapselform.[306] Die Ergebnisse der Serum-IgE-Bestimmung werden meist semiquantitativ in vier (RAST) bis sechs (CAP-RAST) Klassen eingeteilt (▶ **Tab. 2.4,** ▶ **Tab. 2.5,** S. 52).[307]

Neben einer Reihe von Einzelallergenen stehen auch **Suchtests** mit Nahrungsmittelgruppen zur Verfügung.[308] Als Beispiel sei hier der häufig im Säuglings- und Kleinkindalter genutzte Nahrungsmittelscreen **fx5** (z. B. der Firmen Phadia oder Allergopharma) genannt.[309] Er besteht aus einer Allergenmischung von Hühnereiklar, Kuhmilch, Kabeljau, Weizenmehl, Erdnuss und Soja.

Folgende **Vorteile** bietet die In-vitro-Diagnostik gegenüber Hauttestungen:

- kein Risiko bei der Untersuchung, v. a. bei vorausgegangenen anaphylaktischen Reaktionen wie bei einer Fisch- oder Erdnussallergie
- Unabhängigkeit von antiallergischen Therapien mit Antihistaminika und Kortikosteroiden
- Durchführung auch trotz Hauterkrankungen wie Urticaria factitia und atopischer Dermatitis möglich
- wenig belastend, Untersuchung auch bei Säuglingen möglich[310]
- Durchführung bei potenziell hautirritativen und histaminliberierenden Nahrungsmitteln, wie z. B. Tomaten und Gewürzen
- Ausschluss oder Bestätigung von Nahrungsmittelallergien, wenn Anamnese und Hauttests nicht übereinstimmen

Die **Ergebnisse** der Bestimmung des spezifischen IgE können jedoch erheblich von denen der Anamnese und der Hauttests abweichen, da In-vitro-Tests von der Qualität der notwendigen Reagenzien abhängig sind. Bisher stehen nur für eine begrenzte Anzahl von Nahrungsmitteln ausreichend evaluierte Reagenzien für die IgE-Bestimmung zur Verfügung. Hierbei handelt es sich um **Nahrungsmittelallergene mit hoher Stabilität** (z. B. Kuhmilch, Ei, Erdnuss, Fisch). **Instabile Nahrungsmittel** (v. a. Obst und Gemüse) lassen sich nativ besser im Prick-zu-Prick-Test prüfen.

Folgende **Probleme** bestehen bei der Interpretation der In-vitro-Test-Ergebnisse:

- mangelnde Qualität der Reagenzien, wenig zuverlässig bei instabilen Nahrungsmittelallergenen
- stark erhöhtes Gesamt-IgE führt zu falsch positivem Anstieg des spezifischen IgE
- Durch Kreuzreaktionen unter strukturverwandten Allergenen (z. B. Erdnuss und Soja) kommt es häufig zu einer „serologischen Kreuzreaktivität", die meist nicht von klinischer Relevanz ist und damit zu einem falsch positiven IgE-Nachweis führt.[311]

▶ **Tab. 2.4** Beispiel für Ergebnis eines CAP-RAST-Tests mit Nahrungsmitteln bei einem einjährigen Mädchen mit atopischer Dermatitis.

Untersuchung (Blut)	Ergebnis	Einheit	Referenzbereich
Immunglobulin E (Gesamt-IgE)	**223,0**	kU/l	bis 10
Allergenspez. IgE-AK			
Nahrungsmittelmischung (fx5) Hühner-, Milcheiweiß, Kabeljau, Weizenmehl, Erdnuss, Sojabohne	**35,80**	kU/l	< 0,35
Einzelallergene			
Hühnereiweiß (f1)	**23,00**	kU/l	< 0,35
Milcheiweiß (f2)	**23,80**	kU/l	< 0,35
Dorsch (Kabeljau, f3)	< 0,35	kU/l	< 0,35
Weizenmehl (f4)	0,99	kU/l	< 0,35
Erdnuss (f13)	**8,35**	kU/l	< 0,35
Sojabohne (f14)	**3,83**	kU/l	< 0,35
Dabei gilt:			
Spez. IgE-AK quant.	**CAP-Klasse**		**Bewertung**
< 0,35 kU/l	0		negativ
0,35 – 0,7 kU/l	1		grenzw. positiv
0,7 – 3,5 kU/l	2		schwach positiv
3,5 – 17,5 kU/l	3		positiv
17,5 – 50,0 kU/l	4		stark positiv
50,0 – 100 kU/l	5		sehr stark positiv
> 100 kU/l	6		sehr stark positiv

● Der Nachweis von spezifischem IgE im Serum sagt alleine nichts über die aktuelle klinische Relevanz der getesteten Allergene aus, sondern zeigt nur eine Sensibilisierung.[312]

Ein positiver IgE-Nachweis auf Nahrungsmittelallergene zeigt nur eine IgE-vermittelte Sensibilisierung.

Studien konnten zwar zeigen, dass sich für bestimmte Allergene eine gewisse **Wahrscheinlichkeit des Auftretens von Symptomen** in Abhängigkeit von der Höhe des spezifischen IgE vorhersagen lässt (▶ **Tab. 2.6**), dennoch kann auf eine orale Provokation in der Regel nicht verzichtet werden. So macht bei Diagnose einer Nahrungsmittelallergie alleine aufgrund des RAST-Tests (z. B. bei einer CAP-Klasse von 3 bis 4 für Kuhmilch) noch jedes zehnte bis zwanzigste Kind eine unnötige Diät!

2.4.3 Einsatz rekombinanter Allergene

Eine weitere Differenzierungsmöglichkeit von Sensibilisierungen und klinisch relevanten Nahrungsmittelallergien bietet die IgE-Bestimmung

▶ **Tab. 2.5** Beispiel für Ergebnis eines CAP-RAST-Tests mit Nahrungsmitteln bei einem 38-jährigen Mann mit atopischer Dermatitis und pollenassoziierten Nahrungsmittelallergien.

Untersuchung (Blut)	Ergebnis	Einheit	Referenzbereich
Immunglobulin E (Gesamt-IgE)	**18200,0**	kU/l	bis 41
Allergenspez. IgE-AK			
Ovalbumin	**2,28**	kU/l	< 0,10
Ovomucoid	**2,67**	kU/l	< 0,10
Alphalactalbumin (f76)	0,25	kU/l	< 0,10
Betalactoglobulin (f77)	1,20	kU/l	< 0,10
Casein, hitzestabil (f78)	0,30	kU/l	< 0,10
Sojabohne (f14)	**9,83**	kU/l	< 0,10
Haselnuss (f17)	**> 100**	kU/l	< 0,10
Sellerie (f85)	**44,80**	kU/l	< 0,10
Erdnuss (f13)	**10,80**	kU/l	< 0,10
Dermatoph. pteronyssinus (d1)	> 100	kU/l	< 0,10
Dermatoph. farinae (d2)	> 100	kU/l	< 0,10

▶ **Tab. 2.6** Vorhersagbarkeit einer klinischen Reaktion mit 95 %iger[313] und 90 %iger[314] Wahrscheinlichkeit aufgrund eines CAP-RAST-Tests.

Nahrungsmittel	spez. IgE in ku/l	CAP-RAST-Klasse (0–6)
Hühnerei	3,5–7	3
Erdnuss	14	3
Kuhmilch	15–17,5	3–4
Fisch	20	4
Weizen und Soja	17,5	4

von **Einzelallergenen in rekombinanter Form.** Diese steht zum gegenwärtigen Zeitpunkt allerdings kommerziell nur eingeschränkt zur Verfügung. Einzelallergene lassen sich bestimmten **Proteinfamilien** zuordnen. Neben der Familie der **Bet-v-1-Homologen**, die für die klassische birkenpollenassoziierte Nahrungsmittelallergie verantwortlich ist, sind hier v.a. die **LTP** (Lipidtransferproteine), die **Profiline** und die **Speicherproteine** zu nennen (▶ Tab. 2.7).

Einzelallergene können mit Hilfe gentechnisch veränderter Mikroorganismen in großer Zahl „rekombinant" hergestellt werden. Die Testung mit diesen Allergenen ist zuverlässiger als mit kommerziellen Allergenextrakten, da Letztere aus dem Originalprodukt (z. B. Nahrungsmittel) mit ungewisser Zusammensetzung stammen.[315]

Der Nachweis bestimmter Einzelallergene kann wichtige Informationen liefern, ob klinisch eher

▶ **Tab. 2.7** Nahrungsmittel als Allergenquellen mit Einzelallergenen und ihren Proteinfamilien.[318]

Proteinfamilien pflanzlicher Nahrungsmittel				
	Bet-v-1-Homo-loge	**LTP**	**Profiline**	**Speicherproteine**
Apfel	*Mal d 1*	*Mal d 3*		
Erdnuss	Ara h 8	Ara h 9	*Ara h 5*	Ara h 1 Ara h 2 Ara h 3
Haselnuss	Cor a 1	Cor a 8		*Cor a 9*
Pfirsich	Pru p 1	Pru p 3	Pru p 4	
Karotte	*Dau c 1*	*Dau c 3*		
Sellerie	Api g 1		*Api g 4*	
Sojabohne	Gly m 4	*Gly m 1*	*Gly m 3*	*Gly m 5* (β-Conglycinin)
Weizen		*Tri a 14*		Tri a 19 (Omega-5-Gliadin)
Proteinfamilien tierischer Nahrungsmittel				
	Parvalbumine	**Tropomyosine**	**Lysozyme/α-Lactalbumine**	**sonstige Proteine (verschiedene Familien)**
Kuhmilch			Bos d 4 (α-Lactalbumin)	Bos d 5 (β-Lactoglobulin) Bos d 6 (Rinderserumalbumin) Bos d 8 (Kasein)
Hühnerei			Gal d 4 (Lysozym C)	Gal d 1 (Ovomucoid) Gal d 2 (Ovalbumin) Gal d 3 (Ovotransferrin)
Fisch	Gad c 1 (Kabeljau)	*Ani s 3* (Anisakis)		
Krusten-/Weichtiere		*Cha f 1* (Krabben) Pen a 1 (Garnelen)		

kursiv: zur Zeit noch nicht für die In-vitro-Diagnostik verfügbar (Phadia GmbH)

milde Reaktionen zu erwarten sind **oder** ob eine **Anaphylaxiegefährdung** besteht. So ist z.B. bei einer Haselnussallergie bei Nachweis von Bet-v-1-Homologen eher eine leichte Reaktion zu erwarten, bei Nachweis von LTP (Cor a 8) ist eine schwere Reaktion wahrscheinlicher.[316] Auch muss mit sehr schwerwiegenden Symptomen z.B. bei einem Nachweis von Ara h 2 (Speicherprotein der Erdnuss) gerechnet werden, während bei Bet-v-1-Homologen wie Ara h 8 (Erdnuss) und Api g 1 (Sellerie) nur in Einzelfällen bedrohliche Reaktionen beschrieben wurden.[317]

2.4.4 Konsequenzen für die Praxis

Haut- und Bluttests weisen in der Allergiediagnostik also lediglich eine Sensibilisierung gegen das getestete Nahrungsmittel nach, außerdem können sie falsch positiv oder falsch negativ ausfallen.

„Nicht jeder Patient, der sensibilisiert ist, ist auch allergisch (krank)."[319]

Auch spielen die Eigenschaften des Allergens bzw. Nahrungsmittels (stabil, labil, histaminreich oder -liberierend, hautirritativ) eine Rolle für die klinische Relevanz der Allergietests. Speziell bei Nahrungsmittelallergien ist deshalb die Aussagefähigkeit dieser Tests eingeschränkt.[320] Das gilt besonders bei Kindern mit atopischer Dermatitis (AD). So konnten Sampson und Jolie nur bei 25 bis 30 % der untersuchten Kinder mit AD die klinische Relevanz von spezifischem IgE auf Nahrungsmittel durch orale Provokation bestätigen.[321] Umgekehrt sind bei jedem zehnten Kind mit AD Nahrungsmittelprovokationen positiv, ohne dass ein positiver Prick-Test vorliegt oder spezifisches IgE nachweisbar ist.[322]

> Haut- und Bluttests geben Hinweise auf die verantwortlichen Auslöser und sind richtungsweisend für den Umfang der durchzuführenden diagnostischen Eliminationsdiät. Sie liefern jedoch keinen Beweis für die klinische Relevanz der Nahrungsmittelallergie.
> **Positive Befunde aus Haut- und Bluttests alleine rechtfertigen deshalb keine therapeutische Eliminationsdiät!** [323]

Therapeutische Diäten bzw. Karenzempfehlungen, die lediglich auf dem Ergebnis eines Haut- und/oder Bluttests beruhen, können den Patienten unnötig beeinträchtigen und zu einer Mangelernährung führen. Zum **Beweis einer Nahrungsmittelallergie** müssen die in Haut- und/oder Bluttests nachgewiesenen Sensibilisierungen deshalb in ihrer klinischen Relevanz bestätigt werden.[324] Das gelingt neben einer eindeutigen Anamnese durch einen im Anschluss an eine diagnostische Diät durchgeführten oralen Provokationstest. Falls eine Nahrungsmittelprovokation nicht möglich ist, kann unter bestimmten Voraussetzungen auch ein ambulanter Kostaufbau erfolgen (▶ Kap. 2.9.2). Ein negatives Ergebnis einer offenen Provokation bzw. ein Nichtreagieren auf ein im Kostaufbau eingeführtes neues Nahrungsmittel schließt mit hoher Wahrscheinlichkeit eine Nahrungsmittelallergie aus. Ein positives Provokationsergebnis kann jedoch nur mit geeigneter Placebokontrolle sicher beurteilt werden.[325]

> Nur bei Übereinstimmung von Anamnese, Hauttest und/oder Nachweis von spezifischem IgE, positivem Ansprechen auf eine diagnostische Diät und ggf. kontrollierter Provokation kann von einer klinisch bedeutsamen Nahrungsmittelallergie ausgegangen werden.

2.4.5 Gastroenterologische Diagnostik bei Nahrungsmittelallergien

Wie in ▶ Kap. 2.3.2 beschrieben, bereitet die Diagnostik von **isoliert gastrointestinal auftretenden Nahrungsmittelallergien** weiter große Probleme. In seltenen Fällen ist deshalb eine spezielle gastroenterologische Diagnostik am lokal befallenen Organ indiziert. Dabei erfolgen **Endoskopien** des Magens, Dünndarms und/ oder Kolons, ggf. auch der Speiseröhre mit anschließenden Gewebeuntersuchungen. Diese Art der Diagnostik ist allerdings nur spezialisierten Praxen oder Kliniken vorbehalten.[326]

Bei nicht IgE-vermittelten gastrointestinalen Nahrungsmittelallergien und ihren Mischformen sind je nach Krankheitsbild eine Zottenatrophie oder eosinophile Granulozyten in der Gewebeprobe histologisch nachweisbar (s. S. 11). Des Weiteren sind bei **Nahrungsmittelallergien** im Gastrointestinaltrakt die Mediatoren **Mastzelltryptase** und **eosinophiles kationisches Protein (ECP)** hochsignifikant erhöht. Ihre Bestimmung erfolgt aus den im Rahmen der Koloskopie entnommenen Gewebeproben, aufgrund der größten Sensitivität vorzugsweise aus dem terminalen Ileum oder aus dem Blinddarm (Zäkum).

▶ **Definition**

Die Mediatoren
- **Mastzelltryptase** (mastzellspezifischer Mediator) und
- **eosinophiles kationisches Protein (ECP**; Mediator, der aus den Granula in den Eosinophilen freigesetzt wird)

sind bei gastrointestinal vermittelten Nahrungsmittelallergien in erhöhter Konzentration in der Darmschleimhaut nachweisbar.

Außerdem lassen sich z. T. spezifische IgE-Antikörper aus der endoskopischen Lavage bestimmen. Dieses Verfahren ist allerdings nicht standardisiert. Eine weitere Möglichkeit bietet die koloskopische Allergenprovokation (COLAP-Test).[327] Dabei werden bei der Koloskopie maximal drei Allergene in die Zäkummukosa injiziert und wie bei den Hauttestungen die Quaddelbildung registriert.[328] Da bei diesem Test u. a. keine sichere Positivkontrolle aufgrund von Histaminabbau möglich ist, ist die Aussagefähigkeit dieses Tests begrenzt.[329]

Alle diese Verfahren sind, wie bereits erwähnt, sehr aufwendig, zeit-, personal- und kostenintensiv und deshalb nicht für die Routinediagnostik geeignet. Ein sicherer Beweis einer Nahrungsmittelallergie gelingt auch im Fall gastrointestinaler Manifestationen nur mit einem doppelblinden, placebokontrollierten Provokationstest (DBPCFC, s. S. 79).

Erkrankungen, die bei gastrointestinalen Beschwerden differenzialdiagnostisch relevant sein können, sind in ▶ Kap. 2.3.2 zu finden. Ihre Diagnostik ist in ▶ Kap. 2.5 bis 2.7 beschrieben.

2.5

Histamindiagnostik

Nach wie vor stehen für den Praxisalltag keine unkomplizierten laborchemischen Möglichkeiten zur Diagnostik einer Histaminintoleranz (HIT) zur Verfügung. Falls die Anamnese keine sichere Zuordnung der Symptomatik zulässt, sind z.Z. folgende Tests möglich.

2.5.1 Bestimmung der Diaminoxidase

Eine Ursache der Histaminintoleranz (HIT) ist vermutlich eine verminderte Aktivität der Histamin abbauenden Diaminoxidase im Darm (DAO, ▶ Kap. 1.3.1). Die Aktivität der DAO wird allerdings üblicherweise im Blutserum gemessen.

Wegen des raschen Stabilitätsverlusts im Plasma bei Raumtemperatur muss die Blutprobe unmittelbar nach der Abnahme auf 4°C abgekühlt, eingefroren und möglichst rasch in ein Diagnoselabor gesendet werden.[330] Durch diesen erhöhten Aufwand ist diese Methode nur bedingt praxistauglich.

Die Messergebnisse der Diaminoxidasebestimmung können folgendermaßen interpretiert werden[331]:
- DAO < 3U/ml: HIT anzunehmen
- 3U/ml < DAO < 10U/ml: HIT wahrscheinlich
- DAO > 10U/ml: HIT wenig wahrscheinlich

Die Enzymaktivität ist von vielen Faktoren abhängig, da der Körper sie in bestimmten Grenzen an die Histaminbelastung durch die aufgenommene Nahrung anpassen kann. So können Patienten, die eine histaminarme Ernährung einhalten, nach einiger Zeit normale DAO-Werte aufweisen.[332] Bei Patienten, die sich histaminreich ernähren, werden dagegen auch erniedrigte DAO-Werte gemessen.[333] Einmalmessungen der DAO haben deshalb nur eine geringe Aussagekraft.

Weitere Studien mit Patienten, die beim Verzehr histaminreicher Nahrungsmittel Symptome einer HIT entwickelten, ergaben keinen signifikanten Unterschied bezüglich der DAO-Konzentration im Serum im Vergleich zur Kontrollgruppe.[334]

> Messungen der DAO im Serum korrelieren wahrscheinlich nicht mit der DAO-Aktivität im Darm und haben deshalb nur eine geringe Aussagekraft. Sie können falsch positiv und falsch negativ ausfallen.

Interessant ist, dass die DAO-Aktivität während der Schwangerschaft auf das 500-Fache ansteigt. Deshalb sind Schwangere mit HIT ab dem dritten Monat weitestgehend beschwerdefrei.[335]

Der Vollständigkeit halber sollte erwähnt werden, dass die Diaminoxidase auch in einer Gewebebiopsie aus der Darmschleimhaut im Rahmen einer Koloskopie bestimmt werden kann. Die Messung der intestinalen DAO-Aktivität hat wahrscheinlich eine viel höhere Aussagekraft als die Serumbestimmung des Enzyms, da der Hauptabbauort von Histamin durch die DAO im Darm ist (▶ Kap. 1.3.1). Diese Methode ist jedoch sehr teuer und nicht praxistauglich.

Außerdem kann auch das Histamin im Serum ermittelt werden. Bei einem Plasma-Histaminspiegel > 0,4 ng/ml gilt die Diagnose HIT als gesichert.[336] Hierdurch werden auch Patienten erfasst, die bei normaler DAO-Aktivität eine erhöhte Histaminkonzentration aufweisen.[337] Das ist z. B.

bei Allergikern der Fall, bei denen ein Ungleichgewicht zwischen Enzymkapazität zum Histaminabbau und anfallendem Histamin (z. B. Verzehr histaminreicher Speisen in der Pollensaison) vorliegt. Doch auch diese Methode spielt im klinischen Alltag kaum eine Rolle.[338]

2.5.2 Methylhistaminbestimmung

Eine weitere Möglichkeit zur Abklärung einer HIT ist die Bestimmung des **Methylhistamins (MH)** im Sammelurin. MH ist ein stabiles Abbauprodukt des Histamins. Es entsteht beim intrazellulären Abbau von Histamin durch das Enzym Histamin-N-Methyltransferase v. a. in der Leber, aber auch im Darm (s. S. 19).[339]

> **Methylhistaminausscheidung**
>
> Normwerte: < 6,50
> Dimension: µg/mmol Krea/m^2 Körperoberfläche

Für die Beurteilung des Messergebnisses ist eine Standardisierung auf Sammelmenge und Körperoberfläche unerlässlich.[340]

Das Ergebnis einer erhöhten Methylhistaminausscheidung erklärt allerdings nicht die Ursache des höheren Histaminabbaus bzw. des vermehrt anfallenden Histamins. Auch bei manifester **gastrointestinaler Nahrungsmittelallergie** wird unter Vollkost eine erhöhte Methylhistaminausscheidung gemessen, die unter Eliminationsdiät deutlich abfällt.[341]

2.6

Zöliakiediagnostik

Zu den diagnostischen **Kriterien nach der ESPGHAN** (European Society of Pediatric Gastroenterology, Hepatology and Nutrition) gehören die Anamnese und der klinische Befund, serologische Tests, ein histologischer Nachweis durch Dünndarmbiopsie sowie das Ansprechen auf eine glutenfreie Diät.[342]

Die **Empfehlungen der DZG** zur Vorgehensweise in der Zöliakiediagnostik bei Kindern und Erwachsenen sind online als „diagnostischer Algorithmus" verfügbar.[343] Die **Leitlinie der italienischen Zöliakiegesellschaft AIC** (Associazione Italiana Celiachia) differenziert darüber hinaus bei der Reihenfolge und Auswahl der diagnostischen Kriterien nach dem Risikograd für eine Zöliakie. So wird bei starkem Verdacht auf Zöliakie eine andere Vorgehensweise bei der Diagnosestellung vorgeschlagen, als wenn die Krankheit nur ausgeschlossen werden soll. Sowohl DZG als auch AIC empfehlen außerdem bei unterschiedlichem Ergebnis von Serologie und Biopsie einen **positiven Gennachweis** (HLA-DQ2/DQ8) als Goldstandard (s. auch ▶ Kap. 2.6.4). Die entsprechenden Diagnoseprotokolle darzustellen würde den Rahmen dieses Buches sprengen. Es wird deshalb auf die Literatur verwiesen.[344]

2.6.1 Anamnese und klinischer Befund

Das Leitsymptom der Zöliakie im **Kindesalter** ist eine Wachstumsverzögerung, die im Abfall der Perzentilenkurven deutlich zu sehen ist. Bei der Frage nach dem Beginn der Beschwerden besteht oft ein deutlicher Zusammenhang zum Zeitpunkt der Einführung glutenhaltiger Beikost, so dass die Diagnose spätestens im Verlauf des zweiten bis dritten Lebensjahrs gestellt wird.[345]

Screening-Untersuchungen zeigen jedoch, dass die bisher diagnostizierten Fälle einer **klassischen Zöliakie** mit den typischen gastrointestinalen Symptomen nur die **Spitze des Eisbergs** (der sichtbare Teil) sind und es weitaus mehr Verlaufsformen gibt, die aufgrund untypischer oder sogar fehlender Symptomatik nur schwer zu diagnostizieren sind (der unsichtbare Teil des Eisbergs).[346] Besonders bei Erwachsenen wird oft nicht an eine Zöliakie gedacht oder leichte gastrointestinale Symptome werden als Reizdarmsyndrom fehlinterpretiert. So ist es wenig verwunderlich, dass die durchschnittliche Zeit bis zur Diagnose bei Erwachsenen bis zu zehn Jahre betragen kann.[347] Bei überwiegend **unspezifischen Symptomen** (▶ **Tab. 1.1**, S. 15) ist es deshalb wichtig, auch die Zöliakie in die Anamnese und Differenzialdiagnostik mit einzubeziehen.[348]

2.6.2 Serologische Tests

Das **serologische Screening** auf Antikörper gegen Gliadin, Endomysium und Gewebetransglutaminase ist heute ein wichtiger Teil der Zöliakiediagnostik, zumal eine Zottenatrophie auch andere Ursachen wie tropische Sprue, virale Gastroenteritis oder kuhmilchproteininduzierte Enteropathie haben kann (► **Kap. 4.2.5**). Besonders die Bestimmung der **Transglutaminase- (tTG-IgA)** und/ oder der **Endomysium-IgA-Antikörper (EMA)** im Serum zeigen eine hohe diagnostische Spezifität und Sensitivität. Dagegen haben sich der Nachweis von **Gliadin-IgA- und -IgG-Antikörper** als weniger spezifisch und sensitiv erwiesen. Bei Kindern unter zwei Jahren fallen tTG-AK und EMA allerdings oft falsch negativ aus, so dass hier zusätzlich ein Screening auf Gliadin-IgA- und -IgG-Antikörper empfohlen wird.[349]

> 🅿 **Praxistipp**
> **Serologische Tests**
> **Transglutaminase (tTG)-IgA-AK und -IgG-AK (AK gegen Gewebetransglutaminase tTG)**
> - hohe Sensitivität und Spezifität (v. a. tTG-IgA-AK)
> - bei Kindern < 2 Jahre oft falsch negativ
> - tTG-IgG wichtig bei IgA-Mangel
>
> **Endomysium-IgA-AK (Antiendomysium-Antikörper)**
> - hohe Sensitivität und Spezifität
> - bei Kindern < 2 Jahre oft falsch negativ
>
> **Gliadin-IgA-AK (Antigliadin-Antikörper-IgA) und Gliadin-IgG-AK (Antigliadin-Antikörper-IgG)**
> - niedrigere Sensitivität und Spezifität
> - wichtig bei Kindern < 2 Jahre, s. tTG
> - Gliadin-IgG wichtig bei IgA-Mangel[350]
>
> **IgG-Antikörper gegen deamidierte Gliadinpeptide**
> - Sensitivität und Spezifität sind mit denen der tTG-IgA-AK vergleichbar
> - wichtig bei IgA-Mangel[351]
> - bei Kindern < 2 Jahre

Erhöhungen aller Antikörper (tTG-IgA und -IgG oder EMA sowie Gliadin-IgA und-IgG) bieten eine hohe Sicherheit zur Diagnosestellung, da sie in mehr als 95 % der Fälle mit einer Zöliakie korrelieren (► **Tab. 2.8** und ► **Tab. 2.9**). Die Antikörper-Werte (insbesondere die tTG-IgA) sollten bei weiteren Untersuchungen aus dem gleichen Labor stammen, da sie sonst nicht vergleichbar sind.[352]

► **Tab. 2.8** Beispiel für ein positives Ergebnis eines Zöliakie-Antikörper-Tests bei einem 7-jährigen Mädchen mit rezidivierenden Dünndarminvaginationen als Leitsymptom.

Antikörper, Autoantikörper		Richtwert	Befund
IgG	g/l	6,7 – 15,3	7,5
IgA	g/l	0.52 – 2.7	0.84
Transglut. IgA	U/ml	< 6.4	108,0 +
Gliadin IgA	kIU/l	< 7	14,0 +
Gliadin IgG	kIU/l	< 7	23,0 +

► **Tab. 2.9** Beispiel für ein positives Ergebnis eines Zöliakie-Antikörper-Tests bei einem 35-jährigen Mann mit unspezifischen gastrointestinalen Symptomen und Eisenmangelanämie.

Untersuchung	Richtwert (Serum)	Befund
Gliadin-IgG-Antikörper	< 17 U/ml	31 U/ml +
Gliadin-IgA-Antikörper	< 17 U/ml	29 U/ml +
IgA-AK gg. Transglutaminase	negativ < 5 U/ml grenzwertig 5-8 U/ml positiv < 8 U/ml	70 U/ml +

Da 3–10 % der Bevölkerung einen IgA-Mangel aufweisen, sollte beim Antikörper-Screening auch der **IgA-Spiegel** gemessen werden. In diesem Fall konnte bisher nur der positive Nachweis von tTG- und Gliadin-IgG-Antikörper einen Hinweis auf das Vorliegen einer Zöliakie geben.[353] Seit 2009 stehen jedoch auch **IgG-Antikörper gegen deamidierte Gliadinpeptide** für die Routinediagnostik zur Verfügung. Ihre hohe diagnostische Genauigkeit entspricht der der tTG-IgA-Antikörper und ermöglicht auch eine Zöliakiediagnostik im Fall eines **IgA-Mangels** sowie bei sehr jungen Patienten.[354] Deamidierte Gliadinpeptide entstehen bei der Umwandlung von Glutamin zu Glutaminsäure durch die Gewebetransglutaminase.

2.6.3 Dünndarmbiopsie und Histologie

Vor Beginn einer lebenslangen glutenfreien Diät sind trotz der mittlerweile verfügbaren spezifischen AK-Tests Dünndarmbiopsie und histologische Klassifikation nach Marsh immer noch der **Goldstandard** in der Zöliakiediagnostik. Das gilt auch bei eindeutigem Antikörpernachweis.[355]

Die Biopsie erfolgt in der Regel im Rahmen einer **Gastroduodenoskopie,** wobei der Arzt endoskopisch kleine Gewebeproben aus dem oberen Dünndarm entnimmt und diese anschließend zur mikroskopischen (histologischen) Untersuchung schickt. Die **Biopsieentnahme** erfolgt idealerweise im distalen Duodenum oder im proximalen Jejunum, da dort die Schleimhautveränderungen am ausgeprägtesten sind. In den meisten Fällen reicht auch eine Probenentnahme im proximalen Duodenum. In Einzelfällen kann es sinnvoll sein, mit der Push-Enteroskopie (Untersuchung mit einem extralangen Gerät bis in die Mitte des Dünndarms) oder der Doppelballon-Enteroskopie (der Dünndarm wird dabei über ein Doppelballon-System komplett aufgefädelt) eine Biopsie aus dem Jejunum zu entnehmen. Eine Ileumbiopsie im Rahmen einer Koloskopie ist jedoch unsinnig.

Mit einem modernen hochauflösenden Endoskop und entsprechender Erfahrung kann der Arzt das Vollbild der Zöliakie (mit Zottenverlust) schon während der Endoskopie erkennen. Da leichte Formen der Erkrankung endoskopisch nicht sichtbar sind, ist eine **histologische Untersuchung**

▶ **Tab. 2.10** Klassifikation nach Marsh (modifiziert nach www.dzg-online.de/marsh-kriterien.175.0.html).

Marsh-Typ	Nachweis von IEL*	Krypten	Zotten
0	positiv, aber < 40	normal	normal
1	> 40	normal	normal
2	> 40	hyperplastisch**	normal
3a	> 40	hyperplastisch**	leicht verkürzt
3b	> 40	hyperplastisch**	stark verkürzt
3c	> 40	hyperplastisch**	fehlen ganz

* IEL: intraepitheliale Lymphozyten, werden bei anhaltenden Entzündungen nachgewiesen
** hyperplastisch: verlängert

für eine sichere Diagnose unverzichtbar. Hierbei erfolgt die Beurteilung der histologischen Veränderungen an der Dünndarmschleimhaut nach den sog. **Marsh-Kriterien** (▶ Tab. 2.10), wobei für die Diagnose Zöliakie zumindest die Einteilung nach Typ 2 erforderlich ist.

Ist bei einmaliger Probenentnahme das Ergebnis der Biopsie negativ, sprechen aber Antikörperbefund und Symptomatik eindeutig für eine Zöliakie, kann es sich auch um eine **ungleichmäßige Verteilung** einer Zottenatrophie handeln. Deshalb wird heute empfohlen, drei Proben an verschiedenen Stellen des Dünndarms zu entnehmen.[356] Ist der endoskopische Befund nicht klar, sollten sofort mehrere Proben entnommen werden, um dem Patienten eine Zweituntersuchung zu ersparen.

Sowohl die Biopsie als auch der Nachweis typischer Zöliakie-Antikörper führen nur **unter glutenhaltiger Ernährung** bzw. Glutenbelastung zu aussagekräftigen Ergebnissen.[357] Dem Patienten ist von einer selbst auferlegten glutenfreien Ernährung ohne ausreichende Diagnostik deshalb unbedingt abzuraten.

> **Keine glutenfreie Diät vor Serologie und Histologie!**

Eine **Glutenbelastung** ist **bei zweifelhaftem Biopsieergebnis** nach positivem Antikörperbefund sowie positivem Gentest und/ oder vorheriger glutenfreier Diät sowie bei Kindern mit Verdacht auf transiente Zöliakie (▶ **Kap. 1.2.4**) indiziert.

> **P Praxistipp**
>
> Bei einer **Glutenbelastung** wird eine altersentsprechende Mindestmenge an Gluten (1 g Gluten/kg KG, maximal 20 g) regelmäßig in Form von Normalkost oder als Pulver (v. a. bei Kindern) bzw. Kapseln verabreicht. 20 g Gluten entsprechen etwa 5 Scheiben Brot.[358]

Die Glutenbelastung erfolgt über einen **Zeitraum von drei Monaten**, mindestens jedoch vier bis acht Wochen, danach folgen Antikörpertests. Sind diese positiv, empfiehlt die Deutsche Zöliakie-Gesellschaft sofort eine Dünndarmbiopsie durchzuführen. Falls vorher schon starke Beschwerden auftreten (mit oder ohne serologische Hinweise), wird die Biopsie früher entnommen (s. S. 204 und Fallbeispiel 22, S. 205). Bei **ausbleibender Symptomatik** ohne Antikörpernachweis sollte eine Biopsie erst drei bis sechs Monate nach Beginn der Glutenbelastung durchgeführt werden. Falls diese Biopsie negativ ausfällt, wird frühestens nach sechs Monaten und spätestens nach zwei Jahren erneut eine Dünndarmbiopsie empfohlen, da Mukosaveränderungen teilweise erst nach mehreren Jahren beobachtet werden.[359]

Ist das **Biopsieergebnis positiv**, jedoch die **Antikörperbestimmung negativ**, empfiehlt die DZG zunächst eine differenzialdiagnostische Abklärung der Zottenatrophie und die Bestimmung der HLA-DQ2/DQ8-Gene (s. u.). Besteht auch weiterhin der Verdacht einer Zöliakie sollte die Biopsie nach 12 Monaten glutenfreier Diät wiederholt werden und anschließend die Glutenbelastung erfolgen.[360]

2.6.4 Sonstige Tests

Ein **Gentest** zum Nachweis einer HLA-Typisierung eignet sich alleine nicht zur Diagnose der Zöliakie, da HLA-DQ2/DQ8-Gene zwar bei fast jedem Zöliakie-Betroffenen nachweisbar sind, aber ebenso etwa ein Viertel der Bevölkerung die Gene in sich trägt, ohne zu erkranken (▶ **Kap. 1.2.4**). Der Test wird als Ausschlussdiagnostik empfohlen, wenn die üblichen Maßnahmen (Serologie und/oder Dünndarmbiopsie) versagt haben. Lassen sich keine HLA-Merkmale nachweisen, ist eine Zöliakie weitgehend ausgeschlossen.[361]

Der Nachweis von **IgE-Antikörpern** gegen Gluten deutet auf eine Sensibilisierung hin, wie sie bei Nahrungsmittelallergien bekannt ist (▶ **Kap. 1.2.2** und ▶ **Kap. 4.1.8**), nicht jedoch auf eine gluteninduzierte Enteropathie, die auf einem ganz anderen immunologischen Mechanismus beruht (▶ **Kap. 1.2.4**). Ebenso sind **IgG$_4$-Testungen** für die Diagnose einer Zöliakie nicht brauchbar (▶ **Kap. 2.10.1**).

Desgleichen warnt die Deutsche Zöliakie-Gesellschaft vor einem **Stuhltest** auf Gliadin- und/ oder Transglutaminase-Antikörper. Dieser sei zum Nachweis völlig ungeeignet.[362] Eine Studie konnte zeigen, dass mit Hilfe des Stuhltests nicht zwischen Gesunden und Kranken unterschieden werden konnte und dass sich bei den meisten Zöliakie-Patienten keiner dieser Antikörper nachweisen ließ.[363]

Auch von einem **Schnelltest auf Zöliakie**, bei dem laut Werbung Patienten zuhause durch eine einfache Blutabnahme in wenigen Minuten herausfinden sollen, ob sie an einer Zöliakie leiden oder nicht, kann nur abgeraten werden. Der Test wird von verschiedenen Firmen im Internet und im Handel angeboten und untersucht das Vorhandensein von Transglutaminase-Antikörpern (tTG-IgA-Antikörper) im Blut. Eine Testpackung kostet zwischen 20 und 30 Euro. Der Benutzer muss hierbei selbst eine Blutprobe von sich nehmen, diese mit einem Probenpuffer mischen und sie anschließend auf das Feld einer Testkassette geben. Nach fünf bis maximal 10 Minuten erscheint bei positivem Ergebnis eine rote Linie im Testfeld.[364] Abgesehen von Fehlern in der Handhabung lässt der Test auch bei richtiger Durchführung keine korrekte Diagnose zu, obwohl die dazugehörigen Unterlagen den Eindruck vermitteln, dass sich alleine aus diesem Antikörpertest die Diagnose „Zöliakie" ableiten lasse. Viele Patienten neigen bei einem positivem Ergebnis dazu, auf eigene Faust eine glutenfreie Diät durchzuführen, insbesondere wenn sie noch lange Wartezeiten bis zu einer ärztlichen Untersuchung in Kauf nehmen müssen. Die **DZG** kann den Schnelltest auf Zöliakie nicht empfehlen und rät

Personen, die unter chronischen Darmbeschwerden und/oder Nahrungsmittelunverträglichkeiten leiden, einen fachkundigen Arzt aufzusuchen.[365] Der Test ist allenfalls als Screeningtest geeignet und muss vom Patienten bezahlt werden.

2.7

Tests zum Nachweis von Kohlenhydratmalassimilationen

Nachfolgend werden die gängigen Testverfahren zum Nachweis von Laktoseintoleranz, Fruktosemalabsorption, Sorbitunverträglichkeit und weiteren Kohlenhydratmalassimilationen vorgestellt.

2.7.1 H$_2$-Atemtests

Ein H$_2$-Atemtest ist ein zuverlässiges diagnostisches Testverfahren zum Nachweis von **Laktoseintoleranz**, **Fruktosemalabsorption** und **Sorbitunverträglichkeit** (▶ Tab. 2.11). Kohlenhydrate werden normalerweise im Jejunum vollständig resorbiert, bei o.g. Erkrankungen ist aber die Spaltung und/oder Resorption infolge eines Enzymmangels bzw. infolge eines reduzierten Transportmechanismus gestört. Gelangen nicht resorbierte Kohlenhydrate oder Zuckeralkohole in den Dickdarm, so werden sie durch bakteriellen Abbau in kurzkettige Fettsäuren, Kohlendioxid, Wasserstoff (H$_2$) und Methan umgewandelt. Ein Teil des H$_2$-Gases wird nach der Passage durch Darmwand und Blutbahn über die Lungen abgeatmet und kann in der Ausatemluft gemessen werden.[366] Da keine körpereigene Zelle in der Lage ist, Wasserstoff zu produzieren, muss der gemessene Wert aus der bakteriellen Fermentierung der zugeführten Kohlenhydrate stammen.[367]

Ergänzt seien hier noch zwei weitere Funktionsuntersuchungen: der H$_2$-Glukose- und der H$_2$-Laktulose-Atemtest (▶ Tab. 2.11).

Der **H$_2$-Glukose-Atemtest** dient zum Nachweis einer **bakteriellen Fehlbesiedlung** des proximalen Gastrointestinaltrakts. Normalerweise wird Glukose relativ schnell resorbiert. Befinden sich jedoch Bakterien im Dünndarm, vergären diese die Testglukose und es entsteht Wasserstoff.

Der **H$_2$-Laktulose-Atemtest** eignet sich zur Bestimmung der gastrointestinalen (orozökalen) **Transitzeit** und zum Ausschluss eines H$_2$-Non-Producer-Status.[368] Das Disaccharid Laktulose wird mangels einer entsprechenden Disaccharidase nicht resorbiert und durch eine normale Darmflora unter H$_2$-Freisetzung fermentiert.[369] Leidet der Patient nach Laktulosebelastung unter Symptomen wie Blähungen, ohne dass ein H$_2$-Anstieg messbar ist, handelt es sich um einen sog. H$_2$-Non-Producer. Die Darmflora dieser Patienten besteht v. a. aus methan- und kohlendioxidproduzierenden Bakterien, die kein oder nur wenig H$_2$ bilden. Je nach Studie sind 2 bis 20% der Bevölkerung betroffen.[370]

Folgende **vorbereitende Maßnahmen** sind vor der Durchführung des Tests unbedingt einzuhalten[371]:

- Nikotinkarenz über mindestens 6 Stunden
- 12 Stunden Nüchternheit (stilles Wasser ist erlaubt!)
- keine ballaststoffreichen Nahrungsmittel (z. B. Vollkornprodukte, Hülsenfrüchte, Rohkostmahlzeiten) am Vortag
- keine Einnahme von Antibiotika, Protonenpumpenhemmern, Probiotika
- keine darmreinigenden Maßnahmen, keine Röntgenuntersuchung des Darms
- keine Einnahme von Füll- und Quellstoffen mindestens 3 Tage vorher (z. B. Weizenkleie)
- antibakterielle Mundspülung (verhindert eine zu frühe H$_2$-Produktion durch die orale Flora)
- Ausschluss einer hereditären Fruktoseintoleranz vor Fruktosebelastung

Durchführung

Je nachdem welcher Verdacht abgeklärt werden soll, werden dem Patienten 50 g Laktose **oder** 25 g Fruktose **oder** 5 g Sorbitol in CO$_2$-freiem Wasser oder ungesüßtem Tee verabreicht. Die H$_2$-Konzentration der Ausatemluft wird vor und in 15–20-minütigen Abständen nach dem Trinken über drei Stunden gemessen.[373] **Bei Kindern und Jugendlichen** reicht auch eine Untersuchungszeit von 2 Stunden. Sie ist außerdem weniger belastend (▶ Abb. 2.7).

► **Tab. 2.11** Durchführung von H_2-Atemtests.

Substrat	Flüssigkeit	Messungen	Auswertung
Laktose: 50 g bei Kindern 2 g/ kg KG, max. 50 g	200–400 ml Wasser oder ungesüßter Tee	basal und in Abständen von 15 bis 20 Minuten über 3 h	pathologisch bei Anstieg um > 20 ppm gegenüber dem Basalwert und Symptomatik
Fruktose: 25 g bei Kindern 1 g/ kg KG, max. 25 g	200–400 ml Wasser oder ungesüßter Tee	basal und in Abständen von 15 bis 20 Minuten über 3 h	pathologisch bei Anstieg um > 20 ppm gegenüber dem Basalwert und Symptomatik
Sorbit: 5 g bei Kindern 0,2 g/ kg KG, max. 5 g	200 ml Wasser oder ungesüßter Tee	basal und in Abständen von 15 bis 20 Minuten über 3 h	pathologisch bei Anstieg über 20 ppm gegenüber dem Basalwert und Symptomatik
Glukose: 50 g bei Kindern 1 g/ kg KG, max. 25 g	200–400 ml Wasser oder ungesüßter Tee	basal und in Abständen von 15 bis 20 Minuten über 3 h	pathologisch bei Anstieg über 20 ppm gegenüber dem Basalwert
Laktulose: 10 g bei Kindern 0,5 g/ kg KG, max. 10 g	200 ml Wasser oder ungesüßter Tee	basal und in Abständen von 15 bis 20 Minuten über 3 h	Zeitpunkt des Anstiegs über 20 ppm gegenüber dem Basalwert gibt Rückschluss über Transitzeit Non-Producer: H_2-Exhalation von max. 2–3 ppm über den gesamten Testverlauf[372]

Sehr geehrter Herr Kollege,

Vielen Dank für die freundliche Überweisung Ihrer Patientin Frau Anna X, geb. XX (21 Jahre), die wir hier untersucht haben.

Diagnose: **Laktoseintoleranz**
                   Fruktosemalabsorption

H_2-**Atemtest:** Belastung mit 50 g Laktose. 0-Minutenwert 6 H_2 ppm. Nach 30 Minuten 3 H_2 ppm, nach 60 Minuten 16 H_2 ppm, nach 90 Minuten 42 H_2 ppm, nach 120 Minuten 22 H_2 ppm. Klinisch nach 60 Min. leichtes Bauchweh, nach 90 u. 120 Min. starkes Bauchweh.

H_2-**Atemtest:** Belastung mit 25 g Fruktose. 0-Minutenwert 1 H_2 ppm. Nach 30 Minuten 41 H_2 ppm, nach 60 Minuten 79 H_2 ppm, nach 90 Minuten 68 H_2 ppm, nach 120 Minuten 47 H_2 ppm. Klinisch Bauchkrämpfe.

Labor: Transglutaminase IgA-AK (ELISA) = <10 IE/ml; Norm < 10.

Beurteilung: Anbei übermittle ich Ihnen die Befunde unserer gemeinsamen Patientin. In den Atemtesten fanden sich eine Laktoseintoleranz und Fruktosemalabsorption, eine Sprue liegt serologisch nicht vor. Die Vorbefunde lege ich Ihnen zur Orientierung bei und stehe für Rückfragen gerne zur Verfügung.

Mit freundlichen kollegialen Grüßen

Dr. med. E.B.
Internistin/Gastroenterologin

► **Abb. 2.7** Beispiel für einen Arztbrief mit Nachweis von Fruktosemalabsorption und Laktoseintoleranz durch einen H_2-Atemtest nach Fruktose- bzw. Laktosebelastung bei einer 21-Jährigen.

> **P Praxistipp**
>
> Empfohlen wird eine Fruktosebelastung mit **25 g Fruktose**, da die häufig noch verwendete Testdosis von 50 g die physiologische Absorptionskapazität (20–30 g, ▶ **Kap. 1.3.4**) überschreitet und damit zu falsch positiven Testergebnissen führen kann.[374]

Die **Entnahme der Atemgasprobe** erfolgt mit einem speziellen Gerät, bei Kindern empfiehlt sich der Einsatz einer Maske mit Hilfe einer geübten Person.[375] Der Patient bläst die letzte Portion seiner Ausatemluft bei verschlossener Nase direkt in das Gerät oder in eine leere 20-ml-Plastikspritze, deren Inhalt sofort in die Messkammer des Geräts appliziert wird. Die zeitlichen Abstände der einzelnen Messungen sollten nicht länger als 15 bis 20 Minuten betragen, da H_2 schnell abgeatmet wird.

Auswertung

Die H_2-Konzentration wird normalerweise in ppm (Parts per Million) gemessen. Vor dem Trinken der Testlösung wird der sog. **Basalwert** (Nüchternwert) gemessen. Dieser ist ein Maß für die spontane H_2-Produktion und sollte möglichst **unter 10–15 ppm** liegen. Bei Werten zwischen 10 und 20 ppm wird eine erneute Messung nach 30–60 Minuten empfohlen. Bei Basalwerten **über 15–20 ppm** ist der Test nicht verwertbar und sollte an einem anderen Tag unter strenger Einhaltung der vorbereitenden Maßnahmen (s. o.) wiederholt werden. Ein erhöhter Basalwert kommt z. B. bei **bakterieller Fehlbesiedlung** des proximalen Gastrointestinaltrakts, bei ballaststoffreicher Ernährung, Nikotinkonsum oder bei unbehandelter Zöliakie vor.[376]

Pathologisch ist ein **Anstieg über mindestens 20 ppm** gegenüber dem Basalwert nach zwei und drei Stunden verbunden **mit Symptomen** wie Völlegefühl, Durchfall und krampfartigen Schmerzen.[377]

> Der pathologische **Anstieg der H_2-Werte >20 ppm** allein – ohne Symptome – rechtfertigt nicht die Diagnose von Laktoseintoleranz, Fruktosemalabsorption oder Sorbitunverträglichkeit. Bei **Basalwerten über 15–20 ppm** ist der Test nicht verwertbar!

Ein **gesundheitliches Risiko** durch einen H_2-Atemtest besteht in der Regel nicht. Eine Ausnahme besteht bei begründetem Verdacht auf eine **hereditäre Fruktoseintoleranz** (HFI, s. S. 27). Hier kann die Fruktosebelastung vor dem H_2-Atemtest zu schweren Nebenwirkungen (z. B. Leber- und Nierenschädigungen) führen. Kinder mit HFI verweigern normalerweise fruchtzuckerhaltige Nahrungsmittel. Ein H_2-Atemtest mit Fruktose ist ansonsten ungefährlich und auch nur dann sinnvoll, wenn regelmäßig fruktosehaltige Speisen verzehrt werden.[378]

2.7.2 Blutzuckermessung

Zur Diagnose einer Laktoseintoleranz erfolgt manchmal noch eine Messung des Blutzuckerspiegels in 30- bis 60-minütigen Abständen **nach Laktosebelastung** (▶ **Tab. 2.12**). Normalerweise spaltet das Enzym Laktase das Disaccharid Laktose in Glukose und Galaktose. Mit diesem Test wird der **(Nicht-)Anstieg der Glukose** innerhalb von 1 bis 2 Stunden nach Laktosebelastung und (Nicht-) Spaltung der Laktose gemessen.[379] Ein positives Testergebnis liegt bei einem Blutglukoseanstieg von weniger als 20 mg/dl und dem Auftreten von Symptomen vor.

Eine gleichzeitige Kontrolle des Blutzuckers während des H_2-Atemtests kann Letzteren sinnvoll ergänzen, als alleiniger Test ist die Blutzuckermessung nach Laktosebelastung jedoch weniger aussagekräftig. So kommt es z. B. bei bakterieller Fehlbesiedlung, Diabetikern und Störungen des orozökalen Transits zu **falsch negativen Resultaten**. Eine schnelle Magenentleerung führt beispielsweise zu einem schnellen und relativ hohen Blutzuckeranstieg, eine langsame Entleerung dagegen zu einem verzögerten Anstieg des Glukosespiegels.[380] Bei Kindern unter 12 Jahren ist der Blutzuckertest aufgrund relativ hoher Insulinaktivitäten in diesem Alter ebenfalls nicht aussagekräftig.[381]

2.7.3 Gentest

Seit einiger Zeit wird zur **Diagnose einer Laktoseintoleranz** auch ein Gentest angeboten. Hierfür wird eine Blut- oder Speichelprobe benötigt. Der Test erfolgt üblicherweise in der Arztpraxis. Der

▶ **Tab. 2.12** Beispiel für den Nachweis einer Laktoseintoleranz durch einen H_2-Atemtest und eine Blutzuckermessung nach Laktosebelastung bei einer 27-jährigen Frau.

Laktose H_2-Atemtest mit 50 g Laktose p.o.	gemessener Wert	Normalwerte
Blutglukosemessung		
Glukose basal	80 mg/dL	50–100 mg/dl
nach 30 min	82 mg/dL	≥ 20 über dem Basalwert
nach 60 min	71 mg/dL	≥ 20 über dem Basalwert
nach 90 min	68 mg/dL	≥ 20 über dem Basalwert
nach 120 min	67 mg/dL	≥ 20 über dem Basalwert
H_2-Exhalation		
H_2 basal	12 ppm	0-2
nach 30 min	33 ppm	< 20 über dem Basalwert
nach 60 min	**109 ppm**	< 20 über dem Basalwert
nach 90 min	**85 ppm**	< 20 über dem Basalwert
nach 120 min	**80 ppm**	< 20 über dem Basalwert

Geringer und damit nicht ausreichender Glukoseanstieg nach Belastung mit Laktose bei gleichzeitigem pathologischen H_2-Konzentrationsanstieg. Befund spricht für eine Laktoseintoleranz infolge eines Laktasemangels.
Empfehlung: laktosearme Diät und ernährungstherapeutische Beratung.

Patient kann das Testbesteck für die Speichelprobe aber auch direkt über eine Apotheke beziehen und selbst einen Wangenschleimhautabstrich vornehmen. Die Firmen, die diesen Test anbieten, werben oft gleichzeitig für Laktase-Enzymtabletten (s. auch ▶ **Kap. 3.4.4**) und Nahrungsergänzungsmittel.

Dieser Gentest weist lediglich eine **genetische Disposition** zur hereditären Laktoseintoleranz nach, sagt aber nichts aus über die individuelle Laktoseverträglichkeit bzw. ob und in welchem Alter auch tatsächlich Symptome auftreten. Denn nicht jeder Patient mit einem genetisch bedingtem Laktasemangel entwickelt Symptome nach Milchzuckeraufnahme. Außerdem ist zwar der Genotyp angeboren, aber der Zeitpunkt, ab dem die Laktoseintoleranz klinisch relevant ist, zeigt nur der H_2-Atemtest (besonders bei kleinen Kindern!).[382] Zum Nachweis einer sekundären Laktoseintoleranz ist der Gentest ebenfalls nicht geeignet.[383]

Ein positiver **Gentest** zum Nachweis eines Laktasemangels rechtfertigt alleine keine milchzuckerfreie Diät und kann das Gespräch mit dem Arzt und der allergologisch spezialisierten Ernährungsfachkraft nicht ersetzen.

2.8

Ernährungsberatung bei Verdacht auf Nahrungsmittelunverträglichkeiten

Ernährungsberatung bei Verdacht auf NMU erfolgt in der Regel als **individuelles, persönliches Gespräch** mit dem Patienten (Einzelberatung) und/oder mit seinen Angehörigen. Eine professionelle Ernährungsberatung findet in einem **separaten Beratungsraum** statt, z. B. in einer eigenen Praxis, in einem entsprechenden Raum innerhalb einer Arztpraxis oder einer Klinik.

Bei bestimmten Erkrankungen (z. B. atopischer Dermatitis) oder unter bestimmten Zielsetzungen

(z. B. Informationsveranstaltung für Pollenallergiker) können Patienten mit Verdacht auf NMU auch in der **Gruppe** beraten werden. Meist schließen sich jedoch einer Gruppenschulung individuelle Ernährungsberatungsgespräche an.

Eine **Ernährungsberatung** ist im Fall der Beratung von Patienten mit Verdacht oder Diagnose einer NMU eine **ernährungtherapeutische Maßnahme!**

▶ Definition

„**Ernährungstherapie** wendet sich an Kranke. Sie ist die verbindliche, individuelle Anleitung eines Patienten zu nutritiven, wissenschaftlich fundierten Maßnahmen in einem therapeutischen Gesamtkonzept bei ernährungsabhängigen Erkrankungen und krankheitsbedingten Ernährungsproblemen."[384]

Ernährungstherapie fällt zur Zeit unter **§43 Abs. 1 Nr. 2** Sozialgesetzbuch V als ergänzende Leistung zur Rehabilitation und muss gemäß der Berufsordnung des Verbandes der Oecotrophologen e.V. (VDOE), der Berufsrichtlinien des Verbandes der Diätassistenten (VDD) und den Qualitätsrichtlinien des Instituts für Qualitätssicherung in der Ernährungstherapie und Ernährungsberatung e. V. (QUETHEB) auf schriftliche ärztliche Anordnung erfolgen. Sie ist für den Arzt budgetfrei. Die **ärztliche Zuweisung** zur ernährungtherapeutischen Beratung (▶ **Abb. 2.8**) ist außerdem Vorausset-

---

Adresse / Stempel des zuweisenden Arztes	
Ärztliche Zuweisung	
Anschrift der Therapiepraxis	
	Datum: _____

Ernährungstherapeutische Beratung für

Name, Vorname: _____ geb. _____

Straße: _____

PLZ, Ort: _____

Diagnosen / Befund:

Therapie / Medikation:

Aktuelle Laborwerte vom: **Blutdruck:**
Bitte Kopie des Labors beilegen!

Ernährungstherapeutische Maßnahme:

Hiermit weise ich Ihnen oben genannte(n) Patient(in) zu, mit der Bitte um Zusendung des Beratungsberichtes.

_____
Unterschrift des Arztes

▶ **Abb. 2.8 Ärztliche Zuweisung (Muster).**

zung für eine Bezuschussung durch die meisten Krankenkassen. Die Ernährungsfachkraft verwahrt eine Kopie davon in den Beratungsunterlagen des Patienten auf.

2.8.1 Individuelle Ernährungstherapie und -beratung

Genussvolles Essen und Trinken ist ein wichtiger Bestandteil unseres Lebens. Ein Verzicht auf bestimmte Nahrungsmittel bedeutet deshalb immer auch einen Verlust an Lebensqualität. Menschen mit Beschwerden nach dem Essen wenden sich deshalb zunehmend an **allergologisch spezialisierte Ernährungsfachkräfte**. Oft besteht nur ein Verdacht auf eine Nahrungsmittelallergie, ohne dass eine ausreichende Diagnostik vorliegt. Aber aktuell steigt auch die Zahl der Patienten, die mit der Diagnose einer nicht allergischen NMU, wie z. B. Fruktosemalabsorption und Histaminintoleranz, zur Ernährungsberatung kommen, sprunghaft an.

Anforderungen

Eine qualifizierte individuelle Ernährungstherapie und -beratung von Patienten mit NMU erfordert weit mehr als Grundlagenwissen zu Beratungsmethodik, Ernährungsphysiologie und Diätetik. Umfassende und spezielle **allergologische Kenntnisse** sind absolute Voraussetzung, daneben auch Wissen aus der **Lebensmittelkunde, -verarbeitung und -zubereitung**. Ein gutes Einfühlungsvermögen und eine große Portion **„detektivischer Spürsinn"** helfen bei der Differenzialdiagnose und beim Definieren der individuellen Therapie.

▶ Definition

Anforderungen an die Qualifikation einer allergologisch spezialisierten Ernährungsfachkraft
Kenntnisse und Erfahrungen bezüglich der Nahrungsmittelallergene bzw. der unverträglichen Inhaltsstoffe, besonders hinsichtlich

- Vorkommen in Nahrungsmitteln, Medikamenten und ggf. Kosmetika
- allergener Potenz
- individueller Verträglichkeit des Patienten
- Kennzeichnung (europäisches und nationales Recht)

- Kreuzallergene
- Veränderung durch Verarbeitungsprozesse (z. B. Erhitzen)
- ernährungsphysiologischer und küchentechnischer Alternativen

Die allergologisch spezialisierte Ernährungsfachkraft informiert den Patienten über die Zusammenhänge zwischen Ernährung und der in Verdacht stehenden NMU und überprüft, ob er diese auch verstanden hat. Die Beratung sollte den Patienten zu eigenem Handeln befähigen. Es reicht deshalb nicht aus, ihm einen Diätplan in die Hand zu drücken und die Notwendigkeit der Allergenkarenz zu erläutern. Der Patient sollte so beraten werden, dass er weiß, wie er „seine" Allergene bzw. unverträglichen Nahrungsmittel meiden kann und welche Alternativen es für ihn gibt, nicht nur um eine optimale Nährstoffversorgung zu gewährleisten, sondern auch um seine Lebensqualität weitestgehend zu erhalten. Insbesondere braucht er Hilfe beim Einkaufen, bei der Nahrungsmittelzubereitung und beim Außer-Haus-Essen.

> Eine **strukturierte und individuelle Ernährungsberatung** hilft Patienten mit NMU, „hinsichtlich ihrer Ernährungsgewohnheiten umzudenken, umzulernen und vor allem sich umzugewöhnen".[385]

Beratungs- und Therapieprozess

Langjährige Erfahrungen in der allergologischen Ernährungsberatung zeigen, dass die einzelnen Beratungsschritte von vielen Faktoren abhängen und teilweise wesentlich flexibler und individueller als andere Beratungen zu ernährungsrelevanten Themen zu gestalten sind. Die einzelnen Phasen des Beratungs- und Therapieprozesses (im Folgenden auch nur „Therapieprozess" genannt) können deshalb hier nur ansatzweise dargestellt werden, die Vorgehensweise in der Praxis ist oft wesentlich komplexer (s. auch Körner 2010).

P Praxistipp

Der **Beratungsprozess der individuellen Ernährungstherapie (Therapieprozess)** von Patienten mit NMU* gliedert sich in fünf Phasen:
1. Erstkontakt und Anamnese
2. Beratungsgespräch(e) zur diagnostischen Diät
3. Beratungsgespräch(e) zum ambulanten Kostaufbau/zur Provokation
4. Beratungsgespräch(e) zur therapeutischen Diät (Ernährungstherapie)
5. Abschlussgespräch/ Evaluierung

*Mit NMU sind hier v. a. Nahrungsmittelallergien, orale Nickelallergie, Pseudoallergie und Histaminintoleranz gemeint. Zum Therapieprozess bei Zöliakie, Laktoseintoleranz und Fruktosemalabsorption gelten einige Besonderheiten, die in den Kapiteln 4.2, 4.3.3 und 4.3.4 nachzulesen sind.

Beratungsaufwand

Inhalte und Anzahl der einzelnen Beratungsgespräche sind abhängig von den ärztlichen Befunden, dem Umfang der erforderlichen Karenz und den individuellen Bedürfnissen sowie den finanziellen Möglichkeiten des Patienten. So benötigt z. B. ein Patient mit Verdacht auf multiple NMU (z. B. pollenassoziierte Nahrungsmittelallergie **und** Laktoseintoleranz) in der Regel mehr Beratungsaufwand als ein Patient, der „nur" unter einer sicher diagnostizierten Kuhmilchproteinallergie leidet. Bei Patienten, die keinen oder nur einen geringen Krankenkassenzuschuss zur Ernährungstherapie erhalten oder deren finanzielle Möglichkeiten begrenzt sind, wird unter Umständen nur eine „Minimalberatung" mit zwei Beratungsterminen durchgeführt.

Patientenprofile

Je nach **ärztlichem Befund** werden im Wesentlichen drei **Patientenprofile** unterschieden:
- **Patient A:** mit sicherer Diagnose einer NMU (sicherer Nachweis des Auslösers, s. auch ► Kap. 2.1 und ► Kap. 2.5 bis 2.7)
- **Patient B:** mit Verdacht auf NMU aufgrund von In-vivo-Tests und/oder Labortests
- **Patient C:** ohne Diagnose oder mit zweifelhaften Testergebnissen (z. B. IgG$_4$-Tests)

Die (Verdachts-)Diagnose für die Patienten A und B ist der ärztlichen Zuweisung zu entnehmen (► **Abb. 2.8**, S. 64).

Ein Patient, der mit der „sicheren Diagnose" einer NMU in die Ernährungsberatung kommt **(Patient A),** stellt den Idealfall für die freiberuflich tätige Ernährungsfachkraft dar und ist in der Praxis eher selten (im Gegensatz zur Ernährungsberatung in der Klinik). Für diesen Patienten sind in der Regel nur drei Beratungsphasen erforderlich. Erfahrungsgemäß reichen dafür drei bis vier Beratungsgespräche aus.

Therapieprozess von Patient A:
1. Erstkontakt und Anamnese
2. Beratungsgespräch(e) zur therapeutischen Diät (Ernährungstherapie)
3. Abschlussgespräch/Evaluierung

Therapieprozess der Patienten B und C:
Wesentlich häufiger handelt es sich um Patienten, bei denen lediglich ein **ärztlicher Verdacht einer NMU** auf der Basis von In-vivo- (z. B. Prick-Test) und Labortests (z. B. Bluttest auf spezifisches IgE) ohne Prüfung der klinischen Relevanz besteht **(Patient B).** Nicht selten sind auch Patienten, die mit einer **wissenschaftlich nicht anerkannten Diagnose** einer NMU (z. B. durch Bioresonanz oder Bestimmung spezifischer IgG-Antikörper, ► **Kap. 2.10**) oder gänzlich ohne ärztliche Diagnose in die Ernährungsberatung kommen **(Patient C).**[386]

Bei Verdacht auf NMU sind den Patienten B und C alle fünf Beratungsphasen zu empfehlen. Gespräche mit dem Patienten C, die über die Anamnese hinausgehen, setzen allerdings eine ärztliche Zuweisung und damit die Konsultation eines Arztes voraus. Dieser sollte möglichst nach den **Leitlinien der Ärzteverbände** (z. B. DGAKI[387] bei Nahrungsmittelallergien, ESPGHAN bei Zöliakie, ► **Kap. 2.6**; Deutsche Gesellschaft für Neurogastroenterologie bei Verdauungs- und Stoffwechselerkrankungen bzgl. H$_2$-Atemtests[388]) arbeiten.

Der **Zeitaufwand** für die einzelnen Beratungsgespräche ist bei NMU im Vergleich zu anderen Indikationen relativ hoch. Insbesondere Allergiepatienten haben viel Informationsbedarf bei gleichzeitig hohem Leidensdruck. Um den Zeitrahmen einzuhalten und den Patienten nicht zu überfordern, ist die Vermittlung von Wissen auf die kognitiven Fähigkeiten des Patienten abzustimmen und auf das notwendige Mindestmaß zu beschränken. So sollte besonders **im Erstgespräch vermieden** werden, dem Patienten möglichst **alle** wichtig erscheinenden Ernährungsinformationen zu vermitteln. Hier sind deshalb maximal eine bis 1,5 Stunden einzuplanen, mehr Zeit überfordert in der Regel die Aufnahmekapazität des Patienten.

Um dem hohen **Informationsbedarf des Patienten** Rechnung zu tragen, können die (vorherige) Teilnahme an einer Gruppenschulung (▶ Kap. 2.8.2), der Einsatz von Verbraucherbroschüren (z. B. von aid infodienst oder DAAB) sowie selbst erstellte Informationsmaterialien die individuelle Beratung unterstützen (s. ▶ Kap. 7).

Beratungsformulare

Strukturierung des Beratungs- und Therapieprozesses mit Hilfe von Formularen:

- Anmeldeformular
- Krankheits- und Sozialanamnesebogen
- Allergie-Anamnese-Fragebogen
- Ernährungsanamnesebogen
- Beratungsprotokoll
- Ernährungs- und Symptomtagebuch (Allergietagebuch)
- Ernährungsprotokoll
- Evaluierungsbogen
- (abschließender) Arztbericht

Die Verwendung standardisierter Beratungsformulare kann die praktische Durchführung der Ernährungstherapie erleichtern. Zu empfehlen sind die vom Institut für Qualitätssicherung in der Ernährungstherapie und Ernährungsberatung e.V. (QUETHEB) entwickelten Bögen. Sie sind einfach strukturiert, nicht indikationsbezogen und somit variabel einsetzbar (s. ▶ Kap. 7).

Eine **schriftliche Anmeldung des Patienten** beim ersten Besuch gibt der freiberuflichen Ernährungsfachkraft eine rechtliche und finanzielle Sicherheit. So erfasst z. B. das von QUETHEB konzipierte „Anmeldeformular mit Patientenerklärung" auch seine Einverständniserklärung zur Übernahme der anfallenden Kosten der Ernährungsberatung und die Schweigepflichtentbindung des behandelnden Arztes.

Der **Krankheits- und Sozialanamnesebogen**, der **Allergie-Anamnese-Fragebogen** sowie der **Ernährungsanamnesebogen** (alle als QUETHEB-Formulare erhältlich) werden v. a. im ersten Beratungsgespräch (Anamnesegespräch) eingesetzt. So kann die Ernährungsfachkraft auf Informationen aus dieser Sitzung in den folgenden Therapiegesprächen jederzeit schnell zurückgreifen.

Der **Krankheits- und Sozialanamnesebogen** dokumentiert den Gesundheitszustand des Patienten, seine Medikamenteneinnahmen, berufliche Beanspruchung, sportliche Aktivitäten und Hobbys sowie Frequenz und Ort der Mahlzeiteneinnahme. Diesen Bogen füllt der Patient bei der Anmeldung zur Beratung selbst aus (z. B. im Wartezimmer). Zu Beginn des Gesprächs sollte er kurz auf Fehlendes durchgeschaut und ggf. mit dem Patienten ergänzt werden.

Um einen ersten Eindruck über das Ernährungsverhalten, die Nahrungsmittelauswahl und die Speisezubereitung zu gewinnen, hat sich der Einsatz eines **Ernährungsanamnesebogens** bewährt. Er dient als Ergänzung zum **Allergie-Anamnese-Fragebogen**, der schwerpunktmäßig die Anamnese bei Nahrungsmittelallergien und -unverträglichkeiten beinhaltet (▶ Abb. 2.2, S. 36).

Bei jedem Gesprächstermin sollte ein **Beratungsprotokoll** geführt werden. Dieses ist ein wichtiges Hilfsmittel, um sich vor Folgetreffen schnell einen Überblick über die bisherigen Beratungsinhalte, -ziele und -empfehlungen zu verschaffen und dient außerdem der Information des Arztes (z. B. als Kopie für die Patientenakte).

Im **Ernährungs- und Symptomtagebuch** dokumentiert der Patient über einen Zeitraum von ein bis zwei Wochen die verzehrten Nahrungs- und Genussmittel sowie die aufgenommenen Medikamente („alles, was er in den Mund nimmt"). Zeitnah beschreibt er seine Beschwerden mit Uhrzeit, Schweregrad und Dauer sowie besondere Umstände, wie z. B. Essen in Kantine/ Schulmensa, Kontakt zu Haustieren oder starker Pollenflug. Sehr wichtig ist es, dass er die **Zutatenlisten** von verpackten Nahrungsmitteln, die Beipackzettel von Medikamenten und – soweit verfügbar – auch die Zutaten von offenen Brot- und Backwaren bzw. Wurstwaren sowie die Rezepturen von Speisen dem Ernährungs- und Symptomtagebuch beifügt

(▶ **Abb. 2.9**). Um Verwechslungen mit dem Ernährungsprotokoll, das primär der Nährstoffanalyse dient, zu vermeiden, hat sich in der Ernährungsberatung der Autorin auch die Bezeichnung „Allergietagebuch" bewährt. Im Rahmen der Anamnese (insbesondere bei Patient B und C) ist es ein wichtiges diagnostisches Instrument, um einen zeitlichen und kausalen Zusammenhang zwischen verzehrten Nahrungsmitteln und/oder bestimmten Umweltfaktoren und den Beschwerden herzustellen (▶ **Kap. 2.2**). Es gibt außerdem eine Orientierung über die Ernährungsgewohnheiten des Patienten und erspart zum Zeitpunkt der Anamnese ein zusätzliches und zeitaufwendiges Ernährungsprotokoll (s. u.). Darüber hinaus dient es zur Überprüfung der Compliance des Patienten und zur Erfolgskontrolle während der diagnostischen und therapeutischen Diät.

Ein Ernährungs- und Symptomtagebuch zum Downloaden stellt der aid infodienst zur Verfügung.[389] Als sog. **Ernährungstagebuch** ist es außerdem in Heftform beim DAAB erhältlich (▶ **Kap. 7**).

Ein **Ernährungsprotokoll** wird in verschiedenen Phasen des Beratungs- und Therapieprozesses zur Sicherstellung und Kontrolle einer vollwertigen und bedarfsgerechten Ernährung des Patienten eingesetzt. Es gibt verschiedene Methoden, es zu führen. Der Einsatz eines **24-Stunden-Recalls** und/ oder eines **Food-Frequency-Fragebogens** hilft beim ersten Überblick über die Verzehrgewohnheiten des Patienten. Im Rahmen des 24-Stunden-Recalls erfasst die Ernährungsfachkraft in einem 10- bis 15-minütigen Interview die Nahrungsmittelauswahl des Vortags oder eines durchschnittlichen Tages des Patienten. Mit Hilfe des Food-Frequency-Fragebogens wird die Verzehrhäufigkeit einzelner Nahrungsmittel in einer standardisierten Tabelle notiert. Neben dem „Allergietagebuch", das gleichzeitig eine Aufführung von Symptomen ermöglicht, gibt es auch **Strichlistenprotokolle** z. B. aus der Ernährungssoftware Prodi (Nutri-Science) oder DGE-PC als reine Ernährungsprotokollbögen. Bewährt hat sich auch das sehr offen gehaltene „**Ernährungsprotokoll**"- **Formular von QUETHEB**. Die Auswertung von Ernährungsprotokollen zur Feststellung der Versorgung mit allen Mikro- und Makronährstoffen erfolgt üblicherweise mittels **computerunter-** **stützter Nährwertfeinanalyse** (z. B. DGE-PC, Prodi, OptiDiet; ▶ **Kap. 7**).

Die Annahme, dass Ernährungsfaktoren für ihre Symptome verantwortlich sind, veranlasst zahlreiche Patienten ohne ausreichende Diagnose (Fall B und C), ungesicherte und teilweise sehr strenge Auslassdiäten durchzuführen.

P **Praxistipp**

Ergibt sich schon im ersten Gespräch der **Verdacht einer Mangelernährung**, sollte die Nährstoffzufuhr des Patienten möglichst früh kontrolliert und verbessert werden. Das gilt besonders bei Kindern!

Eine erfahrene Ernährungsfachkraft erkennt im Rahmen der Anamnese schnell, welche Nährstoffe bei dem Patienten kritisch sind, und empfiehlt geeignete Alternativen. Bei den meisten Patienten mit NMU steht jedoch am Anfang der Beratung die Suche nach dem Auslöser der Beschwerden im Vordergrund, so dass eine detaillierte Nährwertanalyse hier erst bei der Durchführung einer therapeutischen Diät zum Einsatz kommt (▶ **Kap. 3.1.3**).

Der **Evaluierungsbogen** wird üblicherweise im Abschlussgespräch eingesetzt. Er dient der Überprüfung der Patientenzufriedenheit und der Qualitätskontrolle der Ernährungstherapie. Bewährt hat sich in der Praxis z. B. das Faltblatt „Fragebogen zur Beurteilung der persönlichen Ernährungsberatung" von QUETHEB.

Ein (abschließender) **Arztbericht** gibt dem behandelnden Arzt eine Zusammenfassung über die empfohlenen Beratungsmaßnahmen (z. B. Auswertung Ernährungs- und Symptomtagebuch, Eliminationsdiät) und ihre Erfolge. Diese Art der Berichterstattung fördert die weitere Zusammenarbeit und ist v. a. bei den Ärzten sinnvoll, denen kein Beratungsprotokoll zur Verfügung gestellt wird.

Ernährungstherapie und -beratung Ute Körner, Dipl.oec.troph, Schwerpunkt Lebensmittelallergien- und unverträglichkeiten

Bitte Zutatenlisten beilegen!

Ernährungs- und Symptomtagebuch (Allergietagebuch)

Name: _____ Wochentag, Datum: _____, _____ 20___

Uhrzeit	Lebensmittel/Getränke (bei verpackten Lebensmitteln bitte Zutatenverzeichnis als Anlage beifügen) auch Speiseöle und -fette nennen Rezepte als Anlage beifügen	Menge	Zubereitung (roh, geschält, zerkleinert, gedünstet, gekocht, gebraten, gegrillt etc.) und Gewürze	Medikamente/ Nahrungsergänzungsmittel	Sonstiges (z.B. Essen im Restaurant, Kantine, Schule etc.; Tierkontakt, Pollenflug; Sport, Stress)	Beschwerden Wann? Welche? Schweregrad?

▶ Abb. 2.9 Ausschnitt aus einem Ernährungs- und Symptomtagebuch (Allergietagebuch).

Phasen des Therapieprozesses

▶ **Abb. 2.10** veranschaulicht die **Zusammenarbeit zwischen Arzt und der allergologisch spezialisierten Ernährungsfachkraft** im Beratungs- und Therapieprozess bei (Verdacht auf) Nahrungsmittelunverträglichkeiten. Die Aufgabenbereiche und Ziele des Arztes sind dabei im Grauraster dargestellt. Bereiche, die sich überschneiden (z. B. Anamnese), erfordern eine intensivere Zusammenarbeit (z. B. durch Rücksprachen).

Die **einzelnen Phasen** des Therapieprozesses in der individuellen Ernährungsberatung sind im Folgenden beschrieben. Besonderheiten bei Patient A, B oder C (s. S. 66) sind entsprechend hervorgehoben.

Erstkontakt und Anamnese

Erstkontakt. In einer Ernährungsberatungspraxis erfolgt der **erste Kontakt** mit dem Patienten meist **telefonisch**. Manchmal wird auch ein **kostenloses Informationsgespräch** in der Praxis angeboten. Für Rückfragen und zur Vorbereitung des ersten Beratungstermins sollten hier bereits die persönlichen Daten des Patienten, seine Telefonnummer und, falls vorhanden, die Diagnose des Arztes sowie die Labordaten erfasst werden. Im Fall eines persönlichen Gesprächs sollte der Patient möglichst schon ein Anmeldeformular ausfüllen; so lässt sich der Zeitaufwand des ersten Beratungstermins in einem angemessenen Rahmen halten. Besonders bei Patienten, bei denen noch keine eindeutige Diagnose vorliegt (Patienten B und C), ist es bereits hier sinnvoll, ein Ernährungs- und Symptomtagebuch führen zu lassen.

Inhalte des Erstkontakts

- positive Beziehung zum Patienten aufbauen
- Grund seiner Konsultation erfragen
- persönliche Daten und falls vorhanden Diagnose des Arztes sowie Labordaten aufnehmen
- bei persönlichem Kontakt: Anmeldeformular mit Patientenerklärung ausfüllen lassen
- Patienten zum Führen eines Ernährungs- und Symptomtagebuchs motivieren

Anamnese. Die Erhebung der (Ernährungs-)Anamnese ist ausführlich in ▶ Kap. 2.2.2 beschrieben. Darüber hinaus sind im ersten Gespräch allgemei-

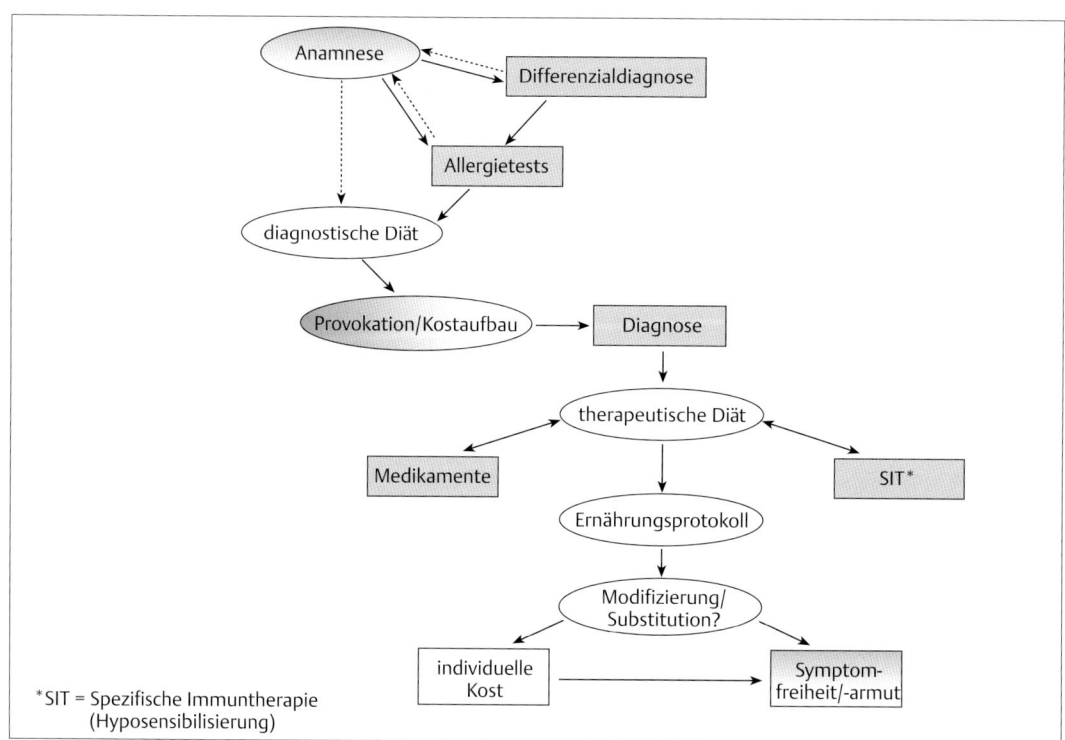

▶ **Abb. 2.10** Beratungs- und Therapieprozess bei Verdacht auf NMU.

ne (z.B. „Was ist eine Nahrungsmittelallergie/intoleranz?") oder individuelle Fragen (z.B. „Wo kann ich glutenfreies Müsli kaufen?") zu klären. Je nach Diagnose und Leidensdruck der Betroffenen kann es manchmal erforderlich sein, dass die Beantwortung individueller Fragen und ggf. bereits Therapieempfehlungen im Vordergrund stehen (insbesondere bei Patient A). Offen gebliebene Fragen des Beraters zur Anamnese des Patienten müssen dann auf den Folgetermin verschoben werden.

Inhalte der Anamnese

- Begrüßung des Patienten
- Anmeldeformular ausfüllen lassen und den Grund der Konsultation erfragen (falls nicht schon beim Erstkontakt erfolgt)
- Labordaten und Befunde (Testergebnisse, Blutbild, Arztbrief) erfassen; sind diese nicht vorhanden (Fall C), Empfehlung an den Patienten, einen auf NMU spezialisierten Arzt aufzusuchen
- allgemeine und individuelle Fragen des Patienten klären
- gezielte Fragen anhand der Anamnese-Fragebögen stellen, Antworten schriftlich fixieren
- evtl. Fragebogen zur Verzehrhäufigkeit (Food Frequency) einsetzen
- Ernährungs- und Symptomtagebuch erläutern; liegt es schon vor, Besprechung der Auswertung
- bei Patient B: Notwendigkeit einer diagnostischen Diät besprechen

Beratungsgespräche zur diagnostischen Diät (Patient B und C)

Wenn Anamnese, Ernährungs- und Symptomtagebuch sowie ärztliche Befunde einen Verdacht auf Nahrungsmittelallergie, orale Nickelallergie, Pseudoallergie oder Histaminintoleranz ergeben haben, folgt nach Rücksprache mit dem Arzt für einen begrenzten Zeitraum die Durchführung einer diagnostischen Diät (▸ Kap. 2.9).

Eine diagnostische Diät bedeutet für den Patienten oft eine drastische Umstellung seiner bisherigen Ernährungsgewohnheiten. Für seine Motivation und Compliance ist es deshalb wichtig, ihm Vor- und Nachteile der Diät zu erläutern, praktische Tipps zur Durchführung zu geben und ihm bei Fragen zur Verfügung zu stehen.

Vorbereitungen

- Überblick über Beratungsunterlagen verschaffen (Beratungsprotokoll, alle Anamnesebögen, neue Befunde)
- Ernährungs- und Symptomtagebuch auswerten (ggf. gemeinsam mit dem Patienten erst im Beratungsgespräch)
- diagnostische Diät nach Rücksprache mit Arzt und Patient vorbereiten

Inhalte

- Ernährungs- und Symptomtagebuch und ärztliche Empfehlung besprechen
- diagnostische Diät auswählen
- Patient zur praktischen Umsetzung der diagnostischen Diät beraten
- Probleme und Fragen des Patienten klären
- Patient zum weiteren Führen des Ernährungsund Symptomtagebuchs während der diagnostischen Diät motivieren
- weitere Vorgehensweise (Kostaufbau, Provokation) mit Patient besprechen: falls Kostaufbau geplant: Wünsche des Patienten (Ernährungsvorlieben) erfragen und/oder ihn zur Provokation unter ärztlicher Aufsicht motivieren
- falls keine ausreichende Symptombesserung und/oder Vorliegen neuer ärztlicher Befunde: diagnostische Diät abbrechen oder modifizieren

Beratungsgespräche zum ambulanten Kostaufbau oder zur Provokation (Patient B und C)

Haben sich die Symptome unter einer diagnostischen Diät gebessert, ist der nächste Schritt ein Beratungsgespräch zur Provokation oder zum Kostaufbau. Da eine **Provokation** unter ärztlicher Aufsicht und meist in der Klinik erfolgen muss, kann in der Praxis lediglich ihre Notwendigkeit und das Ergebnis besprochen werden.

In der Praxis eines niedergelassenen Arztes wird aus verschiedenen Gründen bei Patienten mit Verdacht auf NMU selten eine Provokation durchgeführt. Weitaus häufiger empfiehlt der Arzt einen **ambulanten Kostaufbau.** Diesen realisiert der Patient in der Regel unter Anleitung der allergologisch spezialisierten Ernährungsfachkraft (▸ **Kap. 2.9**, ▸ **Kap. 4.3.3** und ▸ **Kap. 4.3.4**).

Vorbereitungen

- Überblick über Beratungsunterlagen verschaffen (Beratungsprotokoll, Allergie-Anamnese-Fragebogen)
- weitere Vorgehensweise (Provokation und/ oder Kostaufbau) mit Arzt besprechen
- Ernährungs- und Symptomtagebuch auswerten (ggf. gemeinsam mit dem Patienten erst im Beratungsgespräch)
- neue ärztliche Befunde (Ergebnisse der Provokation) auswerten
- individuellen Kostaufbau vorbereiten

Inhalte

- Patient über die Durchführung der Provokation informieren
- Ergebnisse der Provokation besprechen
- Patient bzgl. praktischer Umsetzung des Kostaufbaus beraten
- Patient zum weiteren Führen des Ernährungs- und Symptomtagebuchs während des Kostaufbaus motivieren

Beratungsgespräche zur therapeutischen Diät (Ernährungstherapie)

Liegt eine **Nahrungsmittelallergie oder Zöliakie** vor, beruht die Ernährungstherapie auf einer konsequenten Elimination des bzw. der unverträglichen Nahrungsmittel (Allergenkarenz, glutenfreie Diät). Dagegen werden bei **nicht allergischen Nahrungsmittelunverträglichkeiten** kleine Mengen des Auslösers oft vertragen. Die Ernährungsfachkraft bespricht mit dem Patienten ausführlich die praktische Umsetzung der individuell angepassten Eliminationsdiät bzw. Dauerernährung. Je nachdem, ob Nahrungsmittelallergie, Zöliakie oder nicht allergische NMU vorliegt, stehen andere Beratungsinhalte im Vordergrund (▶ Kap. 3.1 und ▶ Kap. 3.2).

Vorbereitungen

- Überblick über Beratungsunterlagen verschaffen (Beratungsprotokoll, Allergie-Anamnese-Fragebogen, neue Befunde)
- Ernährungs- und Symptomtagebuch auswerten (ggf. gemeinsam mit dem Patienten erst im Beratungsgespräch)
- therapeutische Diät nach Rücksprache mit Arzt und Patient erstellen
- Nährwertanalyse

Inhalte

- ärztliche Diagnose sowie Ernährungs- und Symptomtagebuch besprechen
- Patient über die individuell unverträglichen Nahrungsmittel informieren (u. a. Vorkommen, Kennzeichnung, allergene Potenz, Kreuzreaktionen, individuelle Verträglichkeiten in Abhängigkeit von Menge und Verarbeitungseinflüssen)
- Patient zur praktischen Umsetzung und Dauer der therapeutischen Diät beraten
- Probleme und Fragen klären
- Patient zum Führen eines Ernährungsprotokolls motivieren und anleiten
- Analyseergebnisse des Ernährungsprotokolls besprechen
- je nach Ergebnis der Nährstoffanalyse die therapeutische Diät modifizieren und/ oder eine Nährstoffsupplementierung empfehlen (nach Rücksprache mit dem Arzt)

Abschlussgespräch/Evaluierung

Im **Abschlussgespräch** überprüfen Ernährungsfachkraft und Patient die vorher festgelegten Ziele; Erfolge und Misserfolge werden diskutiert und offen gebliebene Fragen beantwortet. Bei (weiterem) Kinderwunsch kann der Patient an dieser Stelle ggf. noch Empfehlungen zur Allergieprävention erhalten. Für später auftretende Fragen ist es sinnvoll, dem Patienten eine (telefonische) Nachbetreuung anzubieten. Am Ende des Gesprächs erhält der Patient einen Evaluierungsbogen, den er auf Wunsch auch zu Hause ausfüllen und der Ernährungsfachkraft zuschicken kann.[390]

2.8.2 Gruppenschulung

Gruppenschulungen ermöglichen Patienten mit NMU Information und Beratung durch die Ernährungsfachkraft sowie Erfahrungsaustausch untereinander in einem **begrenzten zeitlichen und finanziellen Rahmen.**

Da die einzelnen NMU in Symptomatik, Diagnostik und Therapie sehr unterschiedlich sein können, hat sich die Gruppenschulung von **Patienten mit gleichen Indikationen** wie z. B. pollenassoziierte Nahrungsmittelallergien, Urtikaria oder Laktoseintoleranz bewährt. In der

niedergelassenen Praxis finden diese Schulungen in der Regel im Wartezimmer abends oder an einem Mittwochnachmittag für etwa 1,5–2 Stunden statt. Ideal ist es, wenn die Schulung im Team von Arzt und Ernährungsfachkraft nach einem vorher vereinbarten Programm durchgeführt wird. Ggf. sollte es aber auch flexibel auf die Bedürfnisse der Teilnehmer anpassbar sein. Der Arzt sollte seine Patienten im Hinblick auf den Schwerpunkt der Schulung gezielt auswählen und ansprechen.

Der **Vorteil** einer Gruppenschulung gegenüber der Einzelberatung liegt im Erfahrungsaustausch ähnlich betroffener Teilnehmer, außerdem können Informationen zu einer bestimmten NMU zeitsparend mehreren Patienten gleichzeitig vermittelt werden. So wird eine Einzelberatung sinnvoll ergänzt (▶ Kap. 2.6.1). Dem Bedürfnis des Patienten nach einer **individuellen Beratung** und nach Erstellen einer individuellen Ernährungstherapie sind in einer Gruppe jedoch Grenzen gesetzt. Den Teilnehmern sollte deshalb die Möglichkeit einer Einzelberatung (mit Terminvereinbarung) angeboten werden.

Eine bundesweit etablierte und evaluierte Gruppenschulung bietet die Arbeitsgemeinschaft **Neurodermitisschulung (AGNES)**. Ein interdisziplinäres Team aus Arzt, Kinderkrankenschwester, Oecotrophologe/Diätassistent und Pädagoge zeigt in sechs Gruppensitzungen Lösungsansätze aus der jeweiligen Sicht und trainiert die Betroffenen und ihre Eltern bezüglich der verschiedenen Aspekte der Krankheit. Diese Gruppenschulung ist ausführlich in ▶ Kap. 4.4.8 beschrieben.

2.9

Diagnostische Diäten und orale Provokationstests

Diagnostische Diäten (Auslassdiäten) sind ein wichtiger Bestandteil in der Diagnose bei **Verdacht auf Nahrungsmittelallergien** (▶ Abb. 2.1, S. 34 und ▶ Abb. 2.10, S. 70), **orale Nickelallergie, Pseudoallergien oder Histaminintoleranz**. Bessern sich die Symptome unter einer diagnostischen Diät, folgt ein oraler Provokationstest und/oder ein ambulanter Kostaufbau. Nur so lässt sich die klinische Relevanz der in Verdacht stehenden Auslöser nachweisen und eine nachfolgende therapeutische (Dauer-)Kost rechtfertigen.

2.9.1 Begriffsbestimmung

Hier werden zunächst die diagnostischen Methoden „Diagnostische Diät", „orale Provokation" und „Kostaufbau" definiert und **allgemeine Aspekte** zu ihrer Durchführung erläutert. Details zu Ihrer Zusammensetzung und Anwendung bei Nahrungsmittelallergien und den oben genannten NMU sind in ▶ Kap. 2.9.2 bis 2.9.5 beschrieben.

Diagnostische Diät

Die **Zusammensetzung** einer diagnostischen Diät ist abhängig von den in Verdacht stehenden unverträglichen Nahrungsmitteln, die sich aus der Anamnese, den Ergebnissen aus Ernährungs- und Symptomtagebuch (Allergietagebuch) sowie Haut- und Bluttests ergeben.

Zu den **diagnostischen Diäten** zählen die oligoallergene Basisdiät, spezifische Eliminationsdiäten, Eliminationsdiäten ohne pollenassoziierte Nahrungsmittel sowie die nickelarme, histaminarme und pseudoallergenarme Diät. Einen Überblick zu den diagnostischen Diäten bei NMU gibt ▶ Tab. 2.13.

Aufgrund der notwendigen Einschränkungen ist die Durchführung einer diagnostischen Diät immer nur für einen **begrenzten Zeitraum** vorgesehen und sollte von einer **allergologisch erfahrenen Ernährungsfachkraft** auf Anweisung des zuständigen Arztes zusammengestellt und begleitet werden.[391]

> **Ein schriftlicher Diätplan kann eine individuelle Ernährungsberatung nicht ersetzen!**

Auf keinen Fall darf dem Patienten ein Diätplan „in die Hand gedrückt" werden, den er dann auf eigene Faust durchführt. In diesem Fall sind Diätfehler und Nährstoffmängel vorprogrammiert, besonders wenn er die diagnostische Diät auf Dauer beibehält.

▶ **Tab. 2.13** Diagnostische Diäten.[392]

diagnostische Diäten	Prinzip	Dauer	Fallbeispiele
oligoallergene Basisdiät	Auslassdiät bei unspezifischem Verdacht, besteht aus ca. 10 bis 15 Nahrungsmitteln, die selten Allergien auslösen; bei Säuglingen: ausschließliche Ernährung mit extensiv hydrolysierter Spezialnahrung oder Elementardiät auf Aminosäurenbasis	7 bis 14 Tage	2-jähriges Mädchen mit AD* und zahlreichen im RAST (Kl. 2–3) positiven Nahrungsmitteln, u. a. Milch, Kartoffeln, Johannisbrotkernmehl → **diagnostische Diät:** oligoallergene Basisdiät (s. S. 78) ohne Kartoffeln und Johannisbrotkernmehl; Milchersatz: altersangepasste Elementardiät auf Aminosäurenbasis (z. B. Neocate active)
(spezifische) Eliminationsdiäten	Auslassdiäten bei konkretem Verdacht auf Allergie gegen ein oder wenige Grundnahrungsmittel, z. B. Milch und/oder Hühnerei, Soja, Weizen, Nüsse	7 bis 14 Tage bei Spätreaktionen bis 4 Wochen (z. B. bei AD)	a) 16 Monate altes Mädchen mit AD* und Kuhmilchallergie, aktuell anaphylaktische Reaktionen nach Sesam; RAST-Ergebnisse: Sesamschrot = 2, Milcheiweiß und Kasein = 3, Eiklar = 3, Eigelb = 1; anamnestische Hinweise auf Sofortreaktionen (periorale Quaddeln, akute Urtikaria) nach Milchprodukten und eihaltigen Nudeln sowie Quinke-Ödem, Quaddeln und Atemprobleme nach Brot mit Sesam, auf Empfehlung des Kinderarztes bisher Neocate infant als Milchersatznahrung → **diagnostische Diät:** konsequente Elimination von Sesam, Milch und Ei, Umstellung auf Neocate aktive b) Erwachsener, der anamnestisch klar zuzuordnende allergische Symptome nach dem Verzehr von Haselnüssen hat; Prick- und RAST-Test positiv auf Hasel- und Walnüsse, Reaktion auf Mandeln und andere Nüsse nicht sicher → **diagnostische Diät:** konsequente Elimination von Nüssen, Mandeln und nuss- und mandelhaltigen Produkten
Eliminationsdiät ohne pollenassoziierte Nahrungsmittel	Auslassdiät bei Verdacht auf (meist birken- und beifuß-, selten gräser-) pollenassoziierte Nahrungsmittelallergie, vorwiegend bei Jugendlichen und Erwachsenen sowie Kindern mit AD	7 bis 14 Tage bei AD 4 Wochen	Jugendlicher, der unter einer Pollenallergie auf Birke, Erle und Hasel sowie Beifuß leidet; anamnestisch OAS** auf rohen Apfel und rohe Karotte, außerdem gastrointestinale Symptome, die nicht klar bestimmten Nahrungsmitteln zuzuordnen sind; Prick-zu-Prick-Test positiv u. a. auf Sellerie, Soja, Apfel, Karotte, Kartoffel, Koriander, Oregano → **diagnostische Diät:** Eliminationsdiät ohne birken- und beifußpollenassoziierte Nahrungsmittel

▶ **Tab. 2.13** Fortsetzung.

diagnostische Diäten	Prinzip	Dauer	Fallbeispiele
nickelarme Diät	Auslassdiät bei Verdacht auf ein durch orale Nickelaufnahme ausgelöstes hämatogenes Kontaktekzem	4 bis 6 Wochen	40-jährige Kassiererin mit Nickelkontaktallergie, die ein Ekzem im Dekolleté (frühere Kontaktstelle durch nickelhaltige Kette) aufweist, ohne dort in letzter Zeit Kontakt mit Nickel gehabt zu haben; anamnestisch inkl. Ernährungs- und Symptomtagebuch deutliche Hinweise auf nickelreiche Auslöser (z. B. Nüsse, Sojadrink, Vollkornprodukte) nach Ernährungsumstellung auf Vollwertkost → **diagnostische Diät:** nickelarme Diät
histaminarme Diät	Auslassdiät bei Verdacht auf Histaminintoleranz, Reduktion des Gehaltes an biogenen Aminen in der Nahrung und Alkoholkarenz	14 Tage bei AD bis 4 Wochen	39-jährige Patientin mit gastrointestinalen Symptomen, Rötungen im Gesichtsbereich (Flush), Pruritus, Laktoseintoleranztest unauffällig; Prick und Rast auf häufige Allergene negativ (u. a. Pollen, Milben, Nahrungsmittelallergene); Beschwerden nach alkoholischen Getränken (2 Glas Bier), altem Gouda, Sauerkraut, aufgewärmten Speisen; Methylhistaminausscheidung im Urin deutlich erhöht → **diagnostische Diät:** histaminarme Diät
pseudo-allergenarme Diät	Auslassdiät bei Verdacht auf pseudoallergische NMU ohne aromareiche Nahrungsmittel und solche mit hohem Gehalt an biogenen Aminen, ohne Zusatzstoffe, Fertiggerichte, Süßigkeiten und Alkohol	(mind.) 4 Wochen (ggf. die ersten 2 Wochen noch Antihistaminika-Therapie)	55-jährige Patientin mit chronischer Urtikaria seit 20 Jahren! Gelegentlich mit Schwellungen im Lid- sowie Lippen- und Wangenbereich; Medikamentenunverträglichkeit (u. a. ASS, Paracodin N); körperliche Anstrengung, Kälte und Wärme wirken als Kofaktoren; Patientin berichtet von diversen NMU (z. B. Spinat, Sauerkraut, Banane, Beerenobst, Gewürze, Geflügelsalat, Kräuterlikör, Fruchtsaft); Prick-zu-Prick-Test mit nativen Nahrungsmitteln negativ; Zuweisung zur Ernährungstherapie durch Universitätsklinik (Abt. Dermatologie und Allergologie) → **diagnostische Diät:** 2 Wochen pseudoallergenarme Diät unter ausschleichender Antihistaminika-Therapie nach Absprache mit Arzt, danach 3 Wochen pseudoallergenarme Diät ohne Antihistaminika

* AD: atopische Dermatitis
* * OAS: orales Allergiesyndrom

Die Ernährungsfachkraft bespricht deshalb ausführlich mit dem Patienten „seine" diagnostische Diät (▶ Kap. 2.8.1) und gibt ihm **Empfehlungen zur praktischen Umsetzung der Diät:**

- Besprechung der individuell zusammengestellten Liste mit geeigneten/ungeeigneten Nahrungsmitteln unter Berücksichtigung der ärztlichen Befunde, der Ernährungsgewohnheiten und des Nährstoffbedarfs des Patienten
- Anleitung zur begleitenden Führung eines Ernährungs- und Symptomtagebuchs
- Vorkommen der unverträglichen Nahrungsmittel bzw. Nahrungsmittelbestandteile
- Hinweise zur Kennzeichnung der in Verdacht stehenden Nahrungsmittel bzw. Nahrungsmittelbestandteile
- Alternativen, Ersatzprodukte und Rezepte besonders in Hinblick auf eine ausreichende Nährstoffversorgung und auf eine geeignete küchentechnische Zubereitung
- Tipps zum Außer-Haus-Essen

Empfehlungen zur praktischen Umsetzung einer Auslassdiät entsprechen im Wesentlichen denen einer therapeutische Eliminationsdiät (▶ Kap. 3.1), in einer diagnostischen Diät werden allerdings in der Regel mehr Nahrungsmittel eliminiert als in einer therapeutischen Dauerdiät. Eine Ausnahme stellen Eliminationsdiäten auf Grundnahrungsmittel, wie sie überwiegend im Kindesalter vorkommen, dar. Hier entspricht bei gesicherter Diagnose (z. B. Kuhmilchallergie nach DBPCFC) die Nahrungsmittelauswahl der diagnostischen Diät gleichzeitig der der therapeutischen Diät (z. B. kuhmilchfreie Kost).

Bessern sich die Symptome unter einer diagnostischen Diät, ist eine Nahrungsmittelallergie oder -unverträglichkeit sehr wahrscheinlich die Ursache der Beschwerden. Um herauszufinden, welche Nahrungsmittel genau die Auslöser sind, sind eine doppelblinde, placebokontrolliert durchgeführte orale **Provokation** (DBPCFC, meist in der Klinik) und/oder ein individueller Kostaufbau (ambulant) erforderlich.

▶ Definition

Eine diagnostische (Eliminations-)Diät mit nachfolgender oraler Provokation dient dem (reproduzierbaren) Nachweis der klinischen Relevanz einer Nahrungsmittelallergie (▶ Kap. 2.1).

Orale Provokation

Falls sich durch die allergologische Diagnostik bestehend aus Anamnese, Hauttests, In-vitro-Diagnostik und Eliminationsdiät bzw. oligoallergene Basisdiät kein eindeutiger Zusammenhang zwischen den geschilderten Symptomen und dem Verzehr bestimmter Nahrungsmittel herstellen lässt, ist eine orale Provokation indiziert.

Bei Verdacht auf NMU werden zwei Methoden unterschieden:
1. offene Nahrungsmittelprovokation
2. doppelblinde, placebokontrolliert durchgeführte Nahrungsmittelprovokation

Offene Provokationen (d.h. alle Beteiligten wissen, womit provoziert wird) haben einen hohen Stellenwert, wenn das Ergebnis negativ ist. Dadurch können Patienten vor unnötigen und gesundheitsschädigenden Diäten geschützt werden. Die Beurteilung dieses Verfahrens ist allerdings rein subjektiv und durch viele äußere Faktoren beeinflusst. Problematisch ist auch die Beurteilung von Spätreaktionen. Offene Provokationstests können – soweit keine anaphylaktische Reaktion zu erwarten ist – ambulant erfolgen und werden z. B. mit Milch, Hühnerei, Getreideflocken, Gewürzen oder Obst durchgeführt. Der Patient bleibt nach Verzehr des Nahrungsmittels noch über zwei Stunden in der Praxis unter Beobachtung mit Protokollierung der evtl. auftretenden Beschwerden.

Als Goldstandard in der Diagnostik von Nahrungsmittelallergien gilt der **doppelblinde, placebokontrollierte, orale Provokationstest** (DBPCFC: Double-blind Placebo-controlled Food Challenge). Mit dieser Methode kann die klinische Relevanz von vermeintlichen Nahrungsmittelallergien oder -unverträglichkeiten gesichert werden. Subjektive Faktoren sind bei diesem Verfahren weitestgehend ausgeschlossen.[393]

Bei einer **doppelblinden, placebokontrollierten Provokation (DBPCFC)** wissen weder Arzt noch Patient, welches **Nahrungsmittel (Verum)** getestet wird bzw. ob Placebo oder Verum getestet werden. Als **Placebo** dient das Träger-Lebensmittel (z. B. ein allergenarmer Spezialbrei) ohne Verumzusatz.[394]

DBPCFC sind aber sehr aufwendig, nur in wenigen Fällen erforderlich und deshalb einzelnen allergologischen Abteilungen, v. a. **Kinderkliniken und Universitätskliniken**, vorbehalten. Die Einweisung zur stationären Behandlung erfolgt durch den ambulant behandelnden Allergologen oder Pädiater.

Einige Ausnahmen rechtfertigen den **Verzicht auf eine Provokation**. Das gilt z. B. für Patienten mit zweifelsfrei bestimmten Nahrungsmitteln zuzuordnenden Anaphylaxien sowie mit pollenassoziierten Nahrungsmittelallergien (sofern anaphylaktische Reaktionen nicht zu erwarten sind). Bei Letzteren ist es oft aus Kostengründen nicht möglich, alle in Frage kommenden Kreuzallergene zu provozieren, außerdem lassen sich aufgrund der Anamnese und Symptomatik (z. B. saisonale Zuordnung der Pollenallergie, OAS nach frischen Äpfeln) sowie entsprechend hinweisender Allergietests (z. B. Prick-zu-Prick-Test auf Apfel und Karotte positiv) oft bestimmte Sensibilisierungsmuster als Basis für einen **Kostaufbau** nach Auslassdiät erkennen (s. auch ▶ **Kap. 4.1.4**).[395]

Lebensbedrohliche anaphylaktische Reaktionen in der Vorgeschichte stellen eine Kontraindikation von oralen Provokationstests dar.

Folgende Punkte sind bei der **Durchführung einer DBPCFC** unbedingt zu beachten:

- Die Provokation muss immer **unter ärztlicher Aufsicht** durchgeführt werden, da ggf. auftretende Reaktionen ein schnelles Eingreifen (Notfallmaßnahmen) erfordern. Die Zusammenstellung der Provokationsmahlzeiten erfolgt durch oder unter Aufsicht einer **allergologisch qualifizierten Ernährungsfachkraft**.
- Die Provokation sollte **im symptomfreien (-armen) Intervall** erfolgen. Das ist v. a. bei Patienten mit schwerer atopischer Dermatitis oft kaum zu erreichen. Vor der Provokation muss unbedingt die systemische Kortikoidtherapie abgesetzt und durch Externa ersetzt werden.
- **Begleitumstände** dürfen so wenig wie möglich verändert werden.
- **Die Verblindung und Maskierung** muss gewährleistet sein. Dabei werden die Nahrungsmittel entweder in einer Flüssigkeit verabreicht oder bei festen Nahrungsmitteln in Breie eingerührt. Als Grundlage sind z. B. extensiv hydrolysierte Eiweißpräparate oder ein allergenarmer Spezialbrei (sinlac von Nestlé) geeignet. Der Geschmack kann durch Süßen mit Birnendicksaft oder Zucker verbessert werden, durch das Zugeben von Säften lässt sich die Farbe angleichen. Ein Problem ist die Maskierung des Eigengeschmacks der Nahrungsmittel.
- Kleine Mengen können auch in **Kapseln** provoziert werden. Diese Methode ist jedoch nicht für Säuglinge und Kleinkinder geeignet.
- Das **Verhältnis von Allergen und Placebo** sollte idealerweise 1:1 betragen.[396]

Tipps und Rezepte zum Verblinden von Nahrungsmittelallergenen für die orale Provokation gibt der Arbeitskreis Diätetik in der Allergologie.[397]

🅿 Praxistipp

Orale Provokationen als DBPCFC im Rahmen eines stationären Aufenthalts sind v. a. **bei Kindern** indiziert, um sie vor unsinnigen Diäten zu schützen, die zu Mangelzuständen führen können.

Die **klinische Beurteilung** sollte zu einer eindeutigen Einschätzung führen. Immer noch sind objektiv messbare Parameter einer Symptomatik nicht vorhanden und v. a. Spätreaktionen schwer einzuordnen. Bei positiven Placeboreaktionen ist die Beurteilung von positiven Verumprovokationen zweifelhaft, die Untersuchung muss wiederholt werden.[398] Bei positivem Ergebnis ist eine Fortführung der Eliminationsdiät über ein Jahr indiziert, nach einem Jahr sollte in jedem Fall bei Kindern die allergologische Situation erneut abgeklärt werden (s. auch ▶ **Kap. 3.1.1**).[399]

Kostaufbau

Bei Verdacht auf NMU ist in vielen Fällen eine orale Provokation in der niedergelassenen Praxis nicht praktikabel (z. B. bei Reaktion auf viele pollenassoziierte Nahrungsmittel, s. S. 77) oder nicht erforderlich (z. B. bei leichten Symptomen). Um aber nach erfolgreicher diagnostischer Diät dennoch die symptomauslösenden Nahrungsmittel zu identifizieren und zu einer auf Dauer gut verträglichen und ausgewogenen Ernährung zu gelangen, hat sich ein ambulanter Kostaufbau unter Anleitung einer Ernährungsfachkraft als sinnvoll erwiesen (s. auch ▶ Kap. 2.9.2 bis ▶ Kap. 2.9.5).

❑ Definition

Beim **Kostaufbau** führt der Patient unter Anleitung individuell festgelegte Nahrungsmittel im Abstand von zwei bis drei Tagen in den Speiseplan wieder ein und testet sie auf ihre Verträglichkeit. Gegebenenfalls auftretende Symptome sind genau zu protokollieren (z. B. in einem Ernährungs- und Symptomtagebuch).

Im Beratungsgespräch erfährt der Patient, wie er Schritt für Schritt einzelne Nahrungsmittel austestet und so seinen Speiseplan erweitert. Die **Reihenfolge** des Einführens neuer Nahrungsmittel ist dabei abhängig von

- den allergologischen oder gastroenterologischen Befunden,
- den ernährungsphysiologischen Notwendigkeiten und
- den individuellen Ernährungsgewohnheiten des Patienten.

Empfehlungen zum Kostaufbau sind mit dem zuständigen Arzt abzusprechen.[400]

2.9.2   Verdacht auf Nahrungsmittelallergien

Wenn aufgrund von Anamnese und Allergietests ein Verdacht auf eine Nahrungsmittelallergie besteht, ist die diagnostische Diät der nächste Schritt auf der Suche nach dem Auslöser der Beschwerden (▶ Abb. 2.1, S. 34).

Je nach Art und Umfang der in Frage kommenden Nahrungsmittelallergene unterscheiden die DGE-Arbeitsgruppe Diätetik in der Allergologie und die deutschsprachigen allergologischen Fachgesellschaften zwischen einer oligoallergenen Basisdiät und einer diagnostischen Eliminationsdiät.[401]

Oligoallergene Basisdiät

Bei unspezifischem Verdacht oder wenn eine Eliminationsdiät nicht den erwünschten Erfolg gebracht hat, kommt eine **oligoallergene Basisdiät** zum Einsatz. Bewährt hat sich diese Diät besonders bei Kindern mit atopischer Dermatitis (Neurodermitis). Hier bestehen aufgrund der Vielzahl der möglichen (auch nicht nutritiven) Auslöser und Ekzemverstärker häufig Unsicherheiten, welche Nahrungsmittel die Beschwerden verursachen (▶ Kap. 4.4). Die Dauer dieser diagnostischen Diät beträgt **7 bis 14** Tage.

Die oligoallergene Basisdiät besteht aus ca. **10 bis 15 Nahrungsmitteln**, die sehr selten Allergien auslösen. Die Diät muss individuell für jeden Patienten zusammengestellt werden.[402] Aus jeder wichtigen Nahrungsmittelgruppe sollte mindestens ein Nahrungsmittel enthalten sein. Milch und Milchprodukte, Fisch und Eier sind aufgrund der hohen Allergenität hier in der Regel jedoch nicht vorgesehen.

Beispiel einer oligoallergenen Basisdiät:

- Getränke: Mineralwasser, schwarzer Tee oder Rooibostee (ohne Aromastoffe)
- Getreide/Beilagen: Reis, ggf. Kartoffeln
- Obst und Gemüse: 3–4 Gemüsesorten (z. B. Blumenkohl, Brokkoli, Salatgurke), 1–2 Obstsorten (z. B. Birne, Banane)
- Säuglinge: als Milchersatz eine extensiv hydrolysierte Spezialnahrung oder Elementardiät auf Aminosäurenbasis
- Fleisch: 1–2 Sorten Fleisch (z. B. Lamm, Pute)
- Fett: raffiniertes Rapsöl, milchfreie Diätmargarine
- Sonstiges: jodiertes Speisesalz, Zucker

Die Zusammenstellung eines individuellen Diätplans berücksichtigt nicht nur die Vorlieben des Patienten (soweit möglich), sondern auch Anamnese und bereits vorliegende Befunde. So werden bei der Durchführung dieser Diät Kreuzreaktionen ausgeschlossen, wenn bei Vorliegen einer Pollinosis frische Birnen durch gedünstete Birnen (Birnenkompott) und bei einer Latexallergie Bananen durch Beerenobst ersetzt werden. Hat bei Verdacht auf eine Pseudoallergie eine pseudoallergenarme Diät (▶ Kap. 2.9.5) keinen Erfolg gezeigt, ist die oligoallergene Diät (ggf. ohne Obst) eine Alternative.

Säuglinge erhalten alternativ eine ausschließliche Ernährung mit einer **extensiv hydrolysierten Spezialnahrung (eHF) oder Elementardiät auf Aminosäurenbasis** (▶ Tab. 4.2, S. 129). Hat die Mutter bereits Beikost eingeführt, ist die Anzahl der Nahrungsmittel ggf. auf die der oligoallergenen Basisdiät zu reduzieren.

Bessern sich die Symptome des Patienten nicht unter der oligoallergenen Basisdiät, ist eine Nahrungsmittelallergie unwahrscheinlich und eine spezifische Diät nicht erforderlich.[403]

Diagnostische Eliminationsdiät

Eine diagnostische **Eliminationsdiät** hilft bei konkretem Verdacht auf ein oder wenige Nahrungsmittelallergene (s. S. 73). Im **Kindesalter** ergibt sich zwangsläufig aus der höheren Prävalenz von Nahrungsmittelallergien gegenüber Grundnahrungsmitteln eine häufige Anwendung entsprechender Eliminationsdiäten. So wird z. B. eine milch- und sojafreie Eliminationsdiät bei Verdacht auf eine Allergie gegenüber Kuhmilch- und Sojaeiweiß eingesetzt. Im Falle einer Nahrungsmittelallergie mit **Sofortreaktionen** (▶ Kap. 1.2.2) dauert die Diät mindestens sieben, in der Regel bis 14 Tage. Sind **Spätreaktionen** möglich, wie sie bei der atopischen Dermatitis oder bei gastrointestinalen Nahrungsmittelallergien (▶ Kap. 1.2.3) vorkommen, kann sich ihre Dauer auf bis zu vier Wochen verlängern.

Bei **Jugendlichen und Erwachsenen** sind Nahrungsmittelallergien auf Grundnahrungsmittel seltener. In diesem Fall kommen v. a. nuss- und/oder erdnussfreie Eliminationsdiäten oder eine Ernährung ohne Fisch und/oder Schalentiere zum Einsatz. Dagegen dominieren in dieser Altersgruppe pollenassoziierte Nahrungsmittelallergien und entsprechend häufig sind **Eliminationsdiäten ohne pollenassoziierte Nahrungsmittel** indiziert (s. auch S. 9 und ▶ Kap. 4.1.4). Letztere spielen auch eine Rolle in der Diagnostik von Nahrungsmittelallergien beim atopischen Ekzem, wenn angenommen wird, dass pollenassoziierte Nah-

rungsmittelallergene hier als Schubfaktoren wirken (▶ Kap. 4.1.4 und ▶ Kap. 4.4).

Diätpläne diagnostischer Eliminationsdiäten, die in der Praxis erfahrungsgemäß häufig Anwendung finden, werden anhand von Fallbeispielen in ▶ Kap. 4 beschrieben, weitere Diäten finden sich bei Werfel und Reese.[404] Die Autoren weisen ausdrücklich darauf hin, dass standardisierte Eliminationsdiäten immer individuell anzupassen sind und dem Patienten nur im Rahmen einer Ernährungstherapie gegeben werden sollten.

Doppelblinde placebokontrollierte orale Nahrungsmittelprovokation (DBPCFC)

> Als Goldstandard in der Diagnostik von Nahrungsmittelallergien gilt der **doppelblinde placebokontrolliert durchgeführte Provokationstest (DBPCFC).**

Bei einer blinden oralen Provokation erhält der Patient eine oder mehrere **Testmahlzeiten,** in denen das verdächtige Nahrungsmittel versteckt enthalten ist. Treten danach allergische Reaktionen auf, ist der Beweis für eine Allergie gegenüber den getesteten Nahrungsmitteln erbracht. Diese Art der Diagnostik muss, insbesondere wenn mit heftigen allergischen Reaktionen zu rechnen ist, unter **ärztlicher Aufsicht** erfolgen, meist ist sogar ein Klinikaufenthalt erforderlich (s. S. 77).

Der Forderung nach oralen Provokationen bei Verdacht auf Nahrungsmittelallergien steht allerdings die Tatsache gegenüber, dass zur Zeit nur ca. 50 % der deutschen Kinderkliniken orale Nahrungsmittelprovokationen mehr oder weniger regelmäßig durchführen, teilweise mit nur fünf oder weniger Provokationen pro Jahr.[405]

Kostaufbau

Ist eine stationäre Provokation nicht möglich und sind schwerwiegende Reaktionen nicht zu erwarten, kann im Anschluss an eine erfolgreiche diagnostische Diät auch ein **ambulanter Kostaufbau** im Sinne einer Suchdiät durchgeführt werden. Aber auch **im Anschluss an eine Provokation** müssen diejenigen Nahrungsmittel, die zwar eliminiert, aber nicht provoziert wurden, in Form eines Kostaufbaus auf ihre Verträglichkeit hin getestet werden (z. B. birkenpollenassoziierte Obst- und Gemüsesorten im Anschluss an eine Auslassdiät mit pollenassoziierten Nahrungsmittelallergenen und DBPCFC nur mit Sellerie und Soja, ▸ Kap. 4.1.4).

> Sind bei einzelnen Nahrungsmitteln **lebensbedrohliche Reaktionen** im Kostaufbau nicht sicher auszuschließen, müssen sie unter ärztlicher Kontrolle offen, besser jedoch doppelblind und placebokontrolliert provoziert werden.

Das **Prinzip eines Kostaufbaus** bei Verdacht auf IgE-mediierte Nahrungsmittelallergien (Sofortreaktionen) sollte nach folgendem Schema erfolgen, um das Ausmaß auftretender allergischer Reaktionen so niedrig wie möglich zu halten. Die praktische Anleitung erfolgt in der Regel durch eine allergologisch spezialisierte Ernährungsfachkraft. Die Reihenfolge der einzuführenden Nahrungsmittel ist jeweils individuell festzulegen und mit dem zuständigen Arzt abzusprechen (s. auch S. 78).

> **ⓟ Praxistipp**
> **Prinzip des Kostaufbaus bei Verdacht auf Nahrungsmittelallergien**
> - Beginn mit wahrscheinlich verträglichen Nahrungsmitteln
> - Einführung neuer Nahrungsmittel im Abstand von zwei bis drei Tagen
> - immer nur ein Nahrungsmittel testen (z. B. eine Obst- oder Gemüsesorte), auf keinen Fall zwei oder mehr Nahrungsmittel zusammen an einem Tag testen
> - Beginn mit Grundnahrungsmitteln (z. B. Milch oder Fisch)
> - Nahrungsmittel erst in erhitzter Form testen
> - Beginn mit sehr kleinen Mengen (z. B. eine Messerspitze, ein Krümel oder ein Tropfen) des Nahrungsmittels
> - Steigerung der Menge bis zu einer normalen Portion
> - Kontraindikation: lebensbedrohliche Reaktionen

2.9.3 Verdacht auf orale Nickelallergie

Von einer **oralen Nickelallergie** betroffen sind meist nur die Personen, die schon länger und sehr stark epikutan mit Nickel sensibilisiert sind. Sie können nach dem Verzehr nickelreicher Nahrungsmittel mit einem Aufflammen oder einer Verschlechterung eines Ekzems reagieren (s. S. 10) und von einer nickelarmen Diät profitieren.[406]

Nickelarme (diagnostische) Diät

Bevor eine **Indikation für eine nickelarme (diagnostische) Diät** gestellt wird, sind nicht nur der Nachweis einer Nickelkontaktsensibilisierung durch einen Epikutantest erforderlich, sondern auch eine richtungsweisende Anamnese (s. S. 194) und Symptomatik (s. S. 10).

> **ⓟ Praxistipp**
> Besteht bei hochgradig durch Nickelkontakt sensibilisierten Patienten der Verdacht auf ein durch orale Nickelaufnahme ausgelöstes hämatogenes Kontaktekzem, wird als diagnostische Diät eine **nickelarme Diät** empfohlen.[407]

Der Nachweis der klinischen Relevanz einer oralen Auslösbarkeit der Nickelallergie gelingt wie bei IgE-vermittelten Nahrungsmittelallergien nur durch eine **orale Provokation**. Voraussetzung für eine hohe Aussagegenauigkeit des Testergebnisses ist ein möglichst stabiler Hautzustand.[408] Dem Test sollte deshalb eine **nickelarme Diät** vorausgehen (▸ Tab. 2.14). Diese standardisierte Diät ist gegebenenfalls bei Vorliegen weiterer Nahrungsmittelallergien zu modifizieren und den individuellen Ernährungsgewohnheiten anzupassen. Bei gleichzeitigem Verdacht auf multiple Nahrungsmittelallergien kann auch eine **oligoallergene Basisdiät** (s. S. 78), die gemäß den Vorgaben für eine nickelarme Diät modifiziert werden muss, die gewünschte Symptomfreiheit erbringen.

In der Praxis hat sich eine **Diätdauer** der nickelarmen (diagnostischen) Diät von vier bis sechs Wochen unter begleitender Führung eines Ernährungs- und Symptomtagebuchs bewährt.[409] Falls keine durchgreifende Besserung der Symptomatik erzielt wird, ist das Ernährungs- und Symptomtagebuch auf Diätfehler hin zu untersuchen. Ergeben

▶ **Tab. 2.14** Nickelarme (diagnostische) Eliminationsdiät.

Nahrungsmittel-gruppe	geeignet	ungeeignet
Getränke	max. 2 Tassen Kaffee (selbst aufgebrüht), max. 2 Tassen dünner schwarzer Tee; Kräuter-, Früchte-, Rooibostee (keinen Wasserkocher verwenden!) Leitungswasser nach Ablaufenlassen eines halben Liters, Mineralwasser, Fruchtsaftschorlen	Kaffee aus der Kaffeemaschine, starker schwarzer Tee aus Teeblättern, abgestandenes Leitungswasser Kakao, Trinkschokolade alkoholische Getränke (v. a. Bier und Wein)
Gemüse/Salate	bis 200 g/Tag, frisch oder tiefgekühlt, wenn möglich geschält, (außer rechts stehende Gemüse) z. B.: grüne Bohnen, Blattsalate, Champignons, Fenchel, Grünkohl, Karotte, Kohlrabi, Paprika, Porree (Lauch), Radieschen, Rettich, Rhabarber, Rote Bete, Rotkohl, Salatgurke, Sauerkraut frisch, Sellerie, Spinat, Tomate, Zucchini, Zuckermais (Gemüsemais), Zwiebeln, Weißkohl, Wirsingkohl	Hülsenfrüchte (v. a. Sojabohnen und -produkte sowie Linsen, weiße Bohnen, Erbsen) säurehaltige Konservennahrung (z. B. Sauerkraut, saure Gurken, Tomaten) Blumenkohl, Brokkoli, Chinakohl; Petersilie in größeren Mengen
Obst	bis 200 g/Tag, frisch und geschält, tiefgekühlt oder Obstkonserven (im Glas), außer Trockenobst	Trockenobst, Obst in Dosen (s. S. 83)
Nüsse/Samen	keine Nüsse!	alle Nüsse, auch Erdnüsse, Pistazien, Mandeln Ölsamen (z. B. Mohn, Leinsamen, Sonnenblumenkerne)
Getreide und Getreideprodukte	Brot und Backwaren bis 200 g/Tag, ohne Samen, ohne Nüsse, ohne Soja, z. B. Weizen- und Roggenmischbrot helle Backwaren/Kekse (kein Vollkorn) selbst gebackenes Brot/Backwaren aus: Weizenmehl Type 405–812, Roggenmehl Type 815–997 Weizenstärke, -grieß	Getreidekörner, Kleie, Keimlinge; Buchweizen, Amaranth, Hirse, Mais (ganzes Korn) Vollkornprodukte wie (Roggen-) Vollkornbrot, Vollkornkekse; Müsli, Haferflocken, Cornflakes
Nudeln, Reis	Nudeln, Reis bis 200 g/Tag (gekocht): helle Nudeln aus Hartweizen/ Weizenmehl (Type 405–812), ohne Soja Langkorn Parboiled Reis, Reis poliert Naturreis bis 100 g/Tag	Vollkornnudeln
Kartoffeln	bis 200 g/Tag: geschälte Kartoffeln und daraus hergestellte Kartoffelprodukte; Kartoffelstärke	Pellkartoffeln
Milch und Milchprodukte	alle (außer rechts stehende) Sorten, z. B.: frische Milch, Buttermilch; Naturjoghurt, Fruchtjoghurt; Käse, Frischkäse, Speisequark; probiotische Milchgetränke	Milch und Milchprodukte mit Nüssen/Samen, Schokolade, Trockenobst Kakao, Trinkschokolade
Fleisch/Wurst	alle (außer rechts stehende) Sorten: unverarbeitetes Fleisch, frisch, tiefgekühlt oder geräuchert; Wurstsorten ohne Innereien	Innereien, grobe Leberwurst
Fisch/Schalentiere	alle (außer rechts stehende) Sorten: frisch, tiefgekühlt oder geräuchert, z. B. Forelle, Seelachs, Lachs, Scholle, etc.; Krabben, Garnelen	Schleie, Hecht; Muscheln, Austern, Hummer

► **Tab. 2.14** Fortsetzung.

Nahrungsmittel-gruppe	geeignet	ungeeignet
Eier	Eier und Eierzubereitungen	
Speisefette und -öle	alle Öle und Fette, besonders empfehlenswert sind z.B. Rapsöl, Olivenöl Butter, (Diät-)Margarine	
Brotaufstriche	Marmelade, Honig	Nuss-Nougat-Creme; Erdnusscreme, Erdnussbutter; vegetarische Brotaufstriche mit Soja
Süßwaren	Pudding (selbst gekocht, ohne Nüsse, Schokolade, Soja); Eis (ohne Nüsse, Schokolade, Soja); Reiswaffeln ohne Sesam/ohne Schokolade; Fruchtgummi, Weich- und Hartkaramell	Schokolade; Süßwaren mit Mandeln, Nüssen, Erdnüssen, Marzipan, Persipan, Nougat; Schokoladeneis, Nusseis; Müsli-Riegel, Popcorn; Lakritz
Kräuter- und Gewürze/Feinkost	selbst zubereitete Feinkostprodukte aus frischen oder tiefgefrorenen Zutaten Essig, der nicht in Edelstahlbehältern gelagert wurde: z.B. Aceto de Balsamico di Modena alle Kräuter und Gewürze, Ausnahme: Petersilie bis 1 EL/Tag	Feinkostprodukte: Ketchup, Fertigdressing, Essig; sauer eingelegte Gemüsekonserven; Hefetabletten
Kochgeschirr	abriebfestes und temperaturbeständiges Geschirr aus Emaille, Glas und -keramik, Ton, Teflon oder Kunststoff, (neuere) Edelstahltöpfe von Markenherstellern	ältere Töpfe aus Chrom-Nickel-Stahl (Edelstahl) insbesondere bei Zubereitung säurereicher Speisen

sich dort keine Hinweise, ist die Diät abzubrechen.

Nickel ist als **Spurenelement** in Nahrungsmitteln pflanzlichen und tierischen Ursprungs weit verbreitet. Eine völlig nickelfreie Kost ist deshalb nicht möglich. Im Rahmen einer nickelarmen Kost wird deshalb v.a. auf diejenigen **Nahrungsmittel verzichtet, die Nickel besonders gut anreichern bzw. überdurchschnittlich zur Nickelaufnahme beitragen** können (s. S. 194). Das sind

- Nüsse und Samen
- Kakaoprodukte (inkl. Schokolade)
- Hülsenfrüchte
- Haferflocken und Vollkorngetreideprodukte
- (bestimmte) Kohlsorten
- Schalentiere

Die **durchschnittliche tägliche** Nickelaufnahme (ohne Schokoladeverzehr) beträgt in Deutschland **ca. 90 bis 160 µg pro Tag** und Person.[410] Bei nickelreicher Nahrungsmittelauswahl lässt sich der Nickelgehalt in der täglichen Ernährung auf bis zu 1 mg steigern.[411]

> Schon die orale Zufuhr von **0,5 mg Nickel/Tag** kann bei sensibilisierten Personen zu einer Verschlimmerung eines Handekzems führen.[412]

Mehr als die Hälfte der aufgenommenen Nickelmenge pro Tag ist laut Verzehrstudien auf die Aufnahme von **Getreideprodukten** (Brot, Nudeln, Reis), **Kartoffeln, Gemüse** und **Obst** zurückzuführen, so dass eine Begrenzung dieser Nahrungsmittel auf jeweils **200 g/Tag** empfohlen wird.[413] Nickel reichert sich außerdem besonders stark in der Haut bzw. in den Schalen an. So kann Roggenbrot aus reinem Roggen mehr als das Zehnfache an Nickel aufweisen als ein Roggenmischbrot. Deshalb wird empfohlen, Kartoffeln, Obst und Gemüse zumindest in der diagnostischen Phase der Diät zu **schälen** und in dieser Zeit auf Vollkornprodukte zu verzichten.

In Nickeltabellen finden sich häufig missverständliche Analysenwerte zum Nickelgehalt von **schwarzem Tee.** Die hohen Werte von 650 µg/100 g beziehen sich auf den Nickelgehalt in Teeblättern.

Ein fertiges Teegetränk enthält je nach Aufguss nur durchschnittlich 13 µg Nickel/100 ml.[414]

Nahrungsergänzungsmittel (NEM, s. S. 104) können ebenfalls eine Expositionsquelle für Nickel sein. Es hat sich gezeigt, dass Patientinnen einer dermatologisch-immunologischen Klinik bei häufiger Zufuhr von NEM eine erhöhte renale Nickelausscheidung aufwiesen. Entsprechende nickelhaltige Produkte sind deshalb unter nickelarmer Diät zu vermeiden.[415]

Die nickelarme Diät berücksichtigt auch die **korrosionsbedingte Erhöhung des Nickelgehalts** von Nahrungsmitteln während ihrer Verarbeitung und Lagerung in **Behältnissen aus Chrom-Nickel-Stahl**. Das Ausmaß der Nickelfreisetzung ist dabei abhängig von der verwendeten Stahllegierung sowie dem Säuregehalt, der Temperatur und der Einwirkzeit der Nahrungsmittel auf das Metall.[416] Für das Kontaktallergen gibt es in Deutschland nur für Bedarfsgegenstände, die längere Zeit mit der Haut Kontakt haben, wie z. B. Ohrringe, Piercings, einen Grenzwert für die Nickelfreisetzung (▶ **Kap. 4.1.9**) und ein damit verbundenes Verkaufsverbot bei Überschreitung des Wertes.[417] Es gibt jedoch keine verbindlichen rechtlichen Regelungen für den Übergang von Nickel aus Bedarfsgegenständen, die mit Lebensmitteln (LM) in Berührung kommen. Allerdings beschloss der Europarat eine Leitlinie, nach der **maximal 0,1 mg Nickel auf 1 kg bzw. 1 Liter LM** aus Gegenständen übergehen dürfen.[418] Für Länder der EU gilt außerdem noch eine Verordnung, die vorschreibt, dass LM-Bedarfsgegenstände nach guter Herstellungspraxis keine Bestandteile auf LM abgeben dürfen.[419]

Es wird deshalb empfohlen, bei der **Zubereitung säurehaltiger Speisen** wie Sauerkraut, Spinat, Rhabarber, Zitronen oder Johannisbeeren auf älteres Kochgeschirr aus rostfreiem Stahl zu verzichten und Geschirr aus Email, Glas, Glaskeramik, Ton, Teflon oder spezielles nickelfreies Kochgeschirr zu bevorzugen.[420]

Auch bei der Kaffee- und Heißwasserzubereitung ist eine Nickelfreisetzung zu vermeiden: **Kaffee-/Espressovollautomaten setzen** v. a. nach dem Entkalken größere Mengen Nickel frei, die bei Personen mit einem Kaffeekonsum von 1 Liter/Tag die kritische Dosis von 0,5 mg/Tag überschreiten können. Nach längerem Gebrauch nimmt die Nickelabgabe vermutlich aufgrund der zuneh-

menden Bildung einer schützenden Kalkschicht auf den Rohrleitungen wieder ab. Sofern die Kaffeemaschine nicht bereits nickelfreie Leitungen enthält, sollte sie nach dem Entkalken gründlich durchgespült werden. Die ersten 3 Tassen Kaffee bzw. Wasser müssen weggeschüttet werden.[421] Patienten, die auf Nummer sicher gehen wollen, sollten den **Kaffee** besser mit der Hand (im Plastik- oder Keramikfilter) aufbrühen. **Wasserkocher** aus Chrom-Nickel-Stahl sollten ebenfalls nicht verwendet werden, da sie das Metall freisetzen können. Der Nickelwert im Wasser kann auch hier besonders beim Entkalken auf mehrere hundert Mikrogramm ansteigen.

Bei Nahrungsmitteln in **Konservendosen** ist wahrscheinlich keine zusätzliche Belastung mit Nickel zu erwarten, da die Dosen innen meist mit einer schützenden Lackschicht ausgestattet sind. Da Säuren in Nahrungsmitteln das Element aus bestimmten Behältnissen freisetzen können, sollte vorsichtshalber der Verzehr **säurereicher Konservennahrung** (Sauerkraut, sauer eingelegte Gemüse und Gurken) eingeschränkt werden. **Obst in Dosen** weist nur selten höhere Nickelwerte auf als die jeweils untersuchte frische Obstsorte (z. B. Pflaumen).[422] Auch ist der Nickelgehalt in Obst im Vergleich zu anderen Nahrungsmitteln relativ niedrig. Obstkonserven im Glas können jedoch eine Alternative zu solchen in Dosen darstellen, wobei grundsätzlich frisches Obst zu bevorzugen ist (allerdings nicht mehr als 200 g/Tag!).

Handelsüblicher **Essig** enthält bei Lagerung in Edelstahltanks möglicherweise größere Mengen Nickel, da Essigsäure bereits in kaltem Zustand das Metall aus rostfreien Stählen lösen kann.[423] Deshalb sind nur Essigsorten wie „Aceto Balsamico (Tradizionale) di Modena", die nicht in Edelstahlbehältern gelagert werden, in der nickelarmen diagnostischen Diät erlaubt.[424]

Unter besonders ungünstigen Bedingungen (u. a. bei geringem Wasserverbrauch) kommt es zur Korrosion von Metallkomponenten des Trinkwasserversorgungssystems, sodass **Trinkwasser** den in der Trinkwasserverordnung festgelegten Grenzwert von 20 µg/l um ein Vielfaches überschreiten kann.[425] Etwa der erste halbe Liter des Wassers, das über längere Zeit in der Leitung gestanden hat, sollte deshalb weggeschüttet oder zum Blumengießen verwendet werden.

Um die Wirksamkeit einer nickelarmen Diät zu gewährleisten, ist außerdem der **äußere intensive Hautkontakt mit nickelhaltigen Gegenständen** (z. B. nickelhaltigem Schmuck) zu vermeiden sowie auf **Rauchen** zu verzichten. Pro Packung Zigaretten beträgt die zusätzliche inhalative Nickelaufnahme 4 μg. Zum Vergleich: Über die Luft nehmen nicht rauchende Stadtbewohner nur 0,2 bis 1 μg/Tag auf.[426] Da **Ein- und Zwei-Euromünzen** etwa 25 % Nickel enthalten, ist auch hier ein längerer Kontakt zu vermeiden.[427]

Orale Provokation mit Nickelsulfat

Bei Erscheinungsfreiheit oder deutlichem Rückgang der Symptomatik wird nach der nickelarmen Diät eine Provokation (doppelblind und placebokontrolliert) mit **2,5 mg Nickel als Nickelsulfat** in Form einer Testlösung oder einer Kapsel empfohlen.[428] Nur so lässt sich nachweisen, ob oral aufgenommenes Nickel einen Einfluss auf den Hautzustand hat.

Folgende Vorgehensweise wird empfohlen (modifiziert nach Bresser 1992, Antico und Soana 1999):
- am 1. und evtl. 2. Tag orale Gabe einer Placebokapsel mit Milchzucker oder Mannit/Aerosil
- am 3. Tag orale Gabe einer Verumkapsel mit 2,5 mg Nickel in Form von Nickel-II-sulfat in Milchzucker
- evtl. am 4. Tag erneut Gabe einer Placebokapsel

Die Kapseln sind im Intervall zwischen den Mahlzeiten mit Trinkwasser einzunehmen. Als positives Ergebnis wird ein Aufflammen von Ekzemherden gewertet, die meist innerhalb von 8 bis 48 Stunden auftreten.[429]

Tatsächlich variieren die für die orale Provokationstestung in Kliniken verwendeten Nickelmengen zwischen 1 und 5 mg, teilweise bis 10 mg.[430] Der Zeitabstand zwischen den Provokationsterminen mit Placebo- und Nickelsulfatkapsel kann auch eine Woche betragen.

Neben der Verabreichung von Nickelsulfat in Kapselform gibt es auch gute Erfahrungen mit der Aufteilung der Provokationsdosis in 5 Einzelgaben à 0,5 mg Nickel als Nickelsulfat-Testlösung im Abstand von 30 Minuten. Die mehrfache Gabe einer kleineren Dosis soll die natürlichen Gegebenheiten der Nickelaufnahme mit Nahrungsmitteln nachahmen.[431]

Kostaufbau

Nach erfolgreicher nickelarmer Diät und positivem Ausfall des Provokationstests (bei dem das Placebo ohne Reaktion bleibt) beginnt der individuelle Kostaufbau unter Anleitung der Ernährungsfachkraft.

> Ziel des **Kostaufbaus** bei einem Patienten mit oraler Nickelallergie ist es, seine individuelle Toleranzschwelle zu ermitteln, unterhalb der nickelhaltige Nahrungsmittel keine Symptome mehr auslösen, sowie eine bedarfsgerechte und vollwertige Ernährung unter Berücksichtigung seiner Ernährungsgewohnheiten zu erreichen.

Im Kostaufbau sind auf der Basis der nickelarmen (diagnostischen) Diät nach und nach die bisher gemiedenen nickelhaltigen Nahrungsmittel auf ihre individuelle Verträglichkeit hin zu überprüfen. Um Nährstoffdefizite zu vermeiden, ist darauf zu achten, dass eine **bedarfsgerechte Steigerung** der bisher mengenbegrenzten Nahrungsmittel wie Getreideprodukte, Kartoffeln, Gemüse und Obst erfolgt.

Begonnen wird zunächst mit **ernährungsphysiologisch wertvollen Nahrungsmitteln** mit moderatem Nickelgehalt wie Vollkornbrot, Brokkoli, Pellkartoffeln und Obst (z. B. Äpfel) mit Schale.

Mit dem Kostaufbau erfolgt so Schritt für Schritt ein Übergang in die **nickelarme therapeutische Diät**, die wahrscheinlich lebenslang geführt werden muss (▶ Kap. 4.1.9).

2.9.4 Verdacht auf Histaminintoleranz (HIT)

Im Rahmen der **Anamnese** geben Beobachtungen des Patienten, wie Beschwerden nach dem Genuss histaminreicher Nahrungs- und Genussmittel (z. B. alkoholische Getränke, lang gereifter Käse und aufgewärmte Speisen) sowie eine Triggerung durch bestimmte Medikamente erste Hinweise auf eine Histaminintoleranz. Bei **negativem Haut- und Bluttest** auf Nahrungsmittelallergene deuten eventuell auch ein erniedrigter Diaminoxidase-(DAO-)Spiegel im Blut oder eine erhöhte Methylhistaminausscheidung im Urin auf eine Histaminintoleranz hin (▶ Kap. 2.5). Eine sichere Diagnose einer Histaminintoleranz gelingt jedoch nur durch eine **histaminarme Diät** im Sinne einer diagnostischen Eliminationsdiät mit nachfolgender **Histaminprovokation und/oder Kostaufbau.**

Histaminarme (diagnostische) Diät

Ist eine Nahrungsmittelallergie als (alleinige) Ursache der Beschwerden ausgeschlossen (▶ Kap. 2.1, wobei durchaus ein Nahrungsmittelallergiker gleichzeitig unter einer Histaminintoleranz leiden kann) und Anamnese sowie die weitere Diagnostik (▶ Kap. 2.5) erhärten den Verdacht einer HIT, dann folgt als nächste Maßnahme eine histaminarme Diät. Zur **Dauer der Diät** gibt es keine offiziellen Empfehlungen. Erfahrungsgemäß reichen zwei Wochen, bei chronischen Erkrankungen wie der atopischen Dermatitis oder der chronischen Urtikaria kann eine histaminarme Diät über vier Wochen sinnvoll sein. Begleitend sollte die Ernährungsfachkraft den Erfolg der Diät durch Auswertung eines vom Patienten geführten **Ernährungs- und Symptomtagebuchs** überprüfen (▶ Kap. 2.8.1). Die Diät ist erfolgreich, wenn sich die Beschwerden deutlich bessern und lediglich Diätfehler zu einer Reproduktion der Symptome führen.[432]

Grundsätzlich sind im Rahmen einer histaminarmen Diät histaminreiche Nahrungsmittel zu meiden und frische oder tiefgekühlte Nahrungsmittel zu bevorzugen. Da andere biogene Amine den Histaminabbau kompetitiv hemmen, ist eine histaminarme Diät immer auch **arm an biogenen Aminen** (▶ Kap. 1.3.1). Die folgenden Empfehlungen fassen die Nahrungsmittelauswahl bei histaminarmer (diagnostischer Diät) zusammen. Details zum Histamingehalt einzelner Nahrungsmittelgruppen und deren Beeinflussung durch mikrobielle Prozesse sind ausführlich in ▶ Kap. 4.3.1 beschrieben.

ⓟ Praxistipp
Nahrungsmittelauswahl bei histaminarmer Diät

- frische oder tiefgefrorene Nahrungsmittel bevorzugen, Nahrungsmittel nicht lange lagern und nicht wieder aufwärmen
- Nahrungsmittel mit potenziell hohem Gehalt an biogenen Aminen meiden
  - Fischkonserven (v. a. Thunfisch, Sardinen, Makrelen), geräucherter, marinierter und nicht ganz frischer Fisch
  - mikrobiell hergestellte Nahrungsmittel (z. B. Käsesorten mit langer Reifezeit, Rohmilchkäse, Rohwurst, Sauerkraut, milchsauer eingelegtes Gemüse, Rotwein)
  - Schokolade, Kakao
  - Tomatenprodukte (Tomatenmark, Tomatenketchup), Spinat
  - reife Bananen, Walnüsse
- auf alkoholische Getränke verzichten
- Nahrungsmittel, die möglicherweise als Histaminliberatoren wirken können, meiden
  - Erdbeeren, Zitrusfrüchte
  - Schalentiere

Bei **Patienten mit Pollinosis** ergibt sich nach gezielter Anamnese in unserer Praxis häufig neben dem Verdacht auf pollenassoziierte Nahrungsmittelallergien auch der einer Histaminintoleranz. Möglicherweise liegt hier das in ▶ Kap. 1.3.1 beschriebene Ungleichgewicht zwischen im Organismus anfallendem Histamin und dem Histaminabbau vor. Eine entsprechende (diagnostische) Eliminationsdiät (▶ Tab. 4.8, S. 161) ist in ▶ Kap. 4.1.4 beschrieben.

Histaminprovokation

Zwar gilt auch bei Verdacht auf HIT eine **doppelblinde placebokontrollierte Provokation** im Anschluss an eine histaminarme Diät als Goldstandard der Diagnostik,[433] doch ist diese im Praxisalltag nicht durchführbar.

Die Histaminprovokation kann sowohl in Kapselform als auch in anderer Maskierung durchgeführt werden. In Studien erfolgt die orale Provokation unter klinischen Bedingungen in der Regel mit 0,75 bis 1,5 mg Histamindihydrochlorid/kg KG in Kapselform. Allerdings stellt sich die Frage, ob diese Dosis nicht zu hoch ist, da sie auch bei Patienten, die nicht auf eine histaminarme Diät ansprechen, zu

Symptomen führt. Empfohlen wird deshalb folgendes Provokationsschema mit 3 Gaben in zweistündigem Abstand: Placebo; Histamindihydrochlorid 0,25 mg/kg KG, 0,5 mg/kg KG, 1 mg/kg KG.[434]

Kostaufbau

Ist der Beweis für eine Histaminintoleranz erbracht (deutliche Symptomverbesserung unter histaminarmer Kost und idealerweise Vorliegen eines positiven Provokationstestergebnisses), folgt der **Kostaufbau**. Hierbei testet der Patient unter begleitender Führung eines Ernährungs- und Symptomtagebuchs nach und nach histaminhaltige Nahrungsmittel entsprechend den Kriterien für die Reihenfolge des Kostaufbaus (S. 78) aus. Da Beschwerden bei HIT dosisabhängig auftreten, sollten die Mengen bis zu einer möglichst großen Portion gesteigert werden. Nur so kann der Patient seine **individuelle Toleranzgrenze** kennenlernen und zu einer verträglichen (histaminarmen) Kost (therapeutische Diät) gelangen (► Kap. 4.3.1).

2.9.5 Verdacht auf pseudoallergische Nahrungsmittelunverträglichkeiten

Eine ausführliche **(Ernährungs-)Anamnese** kann bereits auf eine Pseudoallergie hinweisen (► Kap. 2.2, S. 33 , und ► Kap. 4.3.2, S. 213). Wenn bei Unverträglichkeit typischer Pseudoallergene (wie Obst, Tomaten, Gewürze und alkoholische Getränke) andere Erkrankungen und NMU wie Fruktosemalabsorption (► Kap. 2.7.1, S. 60) oder eine pollenassoziierte Nahrungsmittelallergie (► Kap. 2.4, S. 44) ausgeschlossen sind und/oder gleichzeitig eine häufig mit Pseudoallergien einhergehende Grunderkrankung (z. B. chronische Urtikaria) vorliegt, besteht Verdacht auf eine pseudoallergische NMU (s. auch ► Kap. 1.3.2, S. 21). Da Pseudoallergien nicht IgE-vermittelt sind und folglich Haut- und Bluttests hier nicht weiterhelfen, beschränkt sich die Diagnostik pseudoallergischer NMU im Wesentlichen auf die Anamnese und eine **pseudoallergenarme Diät mit anschließender Provokation und/oder Kostaufbau**.[435]

Einen **Überblick über das diagnostische Vorgehen** bei Verdacht auf pseudoallergische NMU bietet ► Abb. 2.11.

Pseudoallergenarme Diät

Einen Überblick über die **Zusammensetzung der pseudoallergenarmen (diagnostischen) Diät** gibt die folgende Liste. Sie basiert auf der standardisierten „Lebensmittelauswahl bei Pseudoallergie" des Arbeitskreises Diätetik in der Allergologie.[436]

> **P Praxistipp**
> **Pseudoallergenarme Diät**
> Eliminationsdiät **ohne**
> - Nahrungsmittel mit hohem Gehalt an natürlichen Aromastoffen wie
>   - Obst, Nüsse
>   - Tomaten, Paprika
>   - Kräuter und Gewürze (außer Salz, Schnittlauch, Zwiebeln)
> - Nahrungsmittel mit hohem Gehalt an biogenen Aminen (z. B. Fisch) und Histaminliberatoren (z. B. Schalentiere)
> - Zusatzstoffe
> - Fertiggerichte und -soßen
> - Süßigkeiten und Süßungsmittel (außer Zucker und Honig)
> - alkoholische Getränke

Die pseudoallergenarme Diät berücksichtigt die bisher identifizierten **Pseudoallergene** (► Tab. 1.5, S. 23). Da wahrscheinlich noch nicht alle Pseudoallergene erkannt sind, ist die Diät nur pseudoallergenarm und nicht -frei. Bei Patienten mit chronischer Urtikaria liegt die **Erfolgsquote** dieser Diät bei durchschnittlich 70 %.

Die **Dauer** einer pseudoallergenarmen Diät sollte mindestens vier Wochen betragen, da sich die Symptome bei Vorliegen einer Pseudoallergie oft erst nach 10 bis 14 Tagen, bei chronischer Urtikaria sogar oft erst nach drei Wochen bessern.[437] Spricht der Patient auf diese Diät nicht an, wird die Durchführung einer oligoallergenen Basisdiät (ohne Obst, s. S. 78) für weitere fünf bis sieben Tage empfohlen, um eine Nahrungsmittelallergie sicher auszuschließen.[438]

Um ein Ansprechen des Patienten auf die Diät beurteilen zu können, sollten Symptome nicht durch **Medikamente** wie Antihistaminika und Glukokortikosteroide unterdrückt werden. Zur Verbesserung der Compliance des Patienten kann es jedoch sinnvoll sein, Antihistaminika anfangs maximal noch 10 bis 14 Tage beizubehalten, da

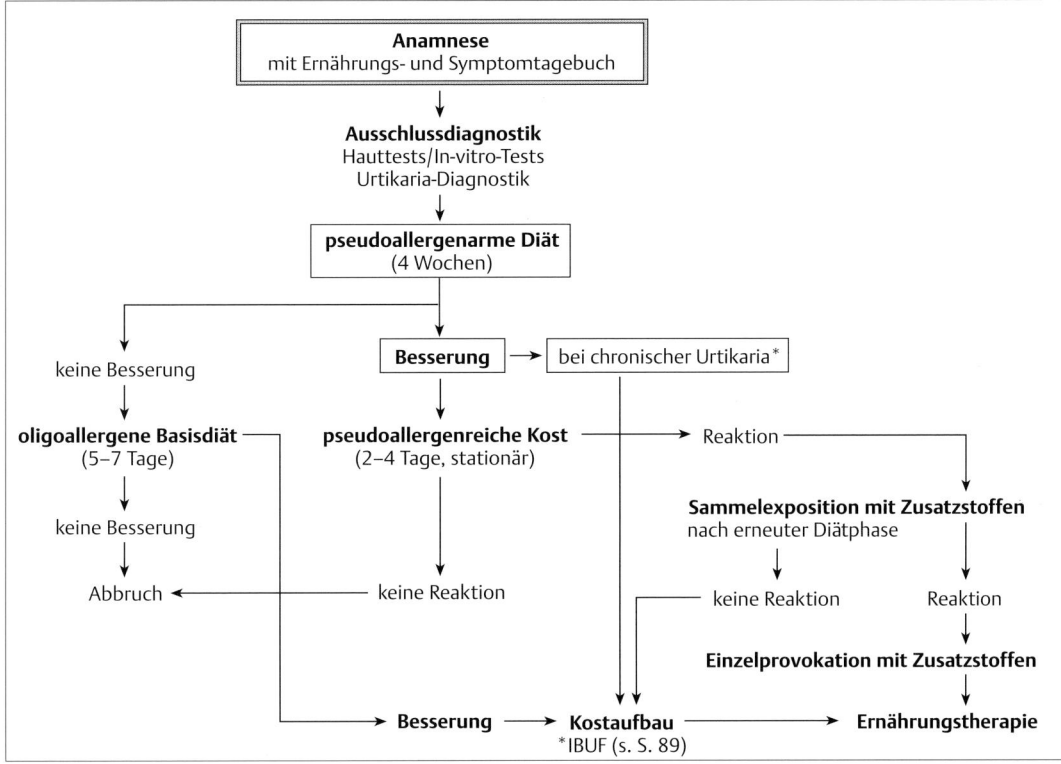

► Abb. 2.11 Diagnostisches Vorgehen bei Verdacht auf pseudoallergische Nahrungsmittelunverträglichkeiten (modifiziert nach DGE-Arbeitsgruppe Diätetik in der Allergologie 2007d, Reese et al. 2008).

erfahrungsgemäß erst dann eine Symptombesserung durch die Diät zu erwarten ist.[439]

Aufgrund der langen Diätdauer ist eine **ausführliche Ernährungsberatung** parallel dazu sehr wichtig. Um eine richtige Durchführung zu garantieren, müssen dem Patienten der Sinn und die praktische Umsetzung der Diät in seinen Alltag erläutert werden. Der Patient sollte ein **Ernährungs- und Symptomtagebuch** (s. S. 67) führen, das die Ernährungsfachkraft ca. zwei bis drei Wochen nach dem Beginn der pseudoallergenarmen Diät auf Diätfehler und Nährstoffdefizite kontrolliert. Eine unzureichende Nährstoffversorgung ist allerdings nur bei zu restriktiven Beschränkungen seitens des Patienten zu erwarten. Der Patient sollte dahin gehend beraten werden, die Möglichkeiten der Diät voll auszuschöpfen und z.B. das fehlende Obst durch einen hohen Gemüseverzehr auszugleichen (s. auch ► Kap. 4.3.2).[440] Das Ernährungs- und Symptomtagebuch dient außerdem der Erfolgskontrolle des **Symptomverlaufs**, der v.a. am Ende der Diät über die weitere Vorgehensweise entscheidet.

Provokation

Führt die pseudoallergenarme Diät zu einer vollständigen oder zumindest deutlichen Besserung der Beschwerden, folgt eine **orale Provokation**, die aus Sicherheitsgründen meist stationär durchgeführt wird. Nur im Fall einer chronischen Urtikaria kann unter bestimmten Bedingungen direkt ein Kostaufbau erfolgen (s. S. 88). Bei Pseudoallergien übliche verzögerte Reaktionen (nach 6 bis 12 Stunden) erfordern eine Nachbeobachtung über einen ganzen Tag.

Es hat sich gezeigt, dass eher der **kumulative Verzehr verschiedener Pseudoallergene** und seltener einzelne Nahrungsmittel oder Zusatzstoffe für pseudoallergische Reaktionen verantwortlich sind.

Eine Provokationstestung (DBPCFC) mit isolierten Zusatzstoffen (in Kapselform) führt nur bei 3–4% der untersuchten Patienten zur Identifizierung unverträglicher Zusatzstoffe. Die Provokation erfolgt deshalb im Sinne einer **pseudoallergenreichen Kost**. Hierbei verzehrt der Patient zwei Tage lang möglichst viele pseudoallergenreiche Nahrungsmittel, die in der Diätküche unter Berücksichtigung der Ernährungsgewohnheiten des Patienten individuell zusammenzustellen sind. Treten nach den ersten zwei Tagen pseudoallergenreicher Provokationskost keine Symptome auf, wird eine Verlängerung der Provokation um weitere zwei Tage empfohlen.[441]

Eine doppelblinde, placebokontrollierte Provokation ist hier mit Nahrungsmitteln nicht möglich. Die Provokationsmahlzeiten wären aufgrund der notwendigen Menge zu groß. Außerdem lassen sich aromareiche Nahrungsmittel nur schlecht maskieren.[442]

P Praxistipp

Ein **Tagesplan für eine pseudoallergenreiche Provokationskost** kann z. B. wie folgt zusammengesetzt sein (modifiziert nach Ehlers et al. 1996, Reese et al. 2008):

- **Frühstück:** Müsli mit Trockenobst (geschwefelt) und Fruchtjoghurt (mit Sorbinsäure), Kaffee oder Tee mit Süßstoff
- **Mittagessen:** Thunfischpizza oder Kartoffelsalat (geschwefelte Kartoffeln) mit Mayonnaise (mit den Konservierungsstoffen Benzoe- und Sorbinsäure), Weißwein oder Multivitaminsaft, Beerenobst
- **Zwischenmahlzeiten:** Schokoladenriegel, Rote Grütze mit bunten Zuckerstreuseln und Cocktailkirschen (alle mit Azofarbstoffen), 6 Erdbeerschaumbonbons (mit Aroma und Farbstoffen), Cola light
- **Abendessen:** Brot mit Halbfettmargarine und gereiftem Käse (beides mit Konservierungsstoffen), Heringssalat (mit Konservierungsstoffen und Stabilisatoren), Rotwein oder Tee mit Süßstoff

---

Erst wenn unter dieser Kostform objektivierbare Beschwerden (z. B. Urtikaria und/oder Angioödem) auftreten, wird nach einer erneuten Diätphase zur Symptomberuhigung **in der Klinik** eine Sammelexpositon mit Zusatzstoffen in verkapselter Form (DBPCFC) durchgeführt. Führt diese ebenfalls zu einer positiven Reaktion, erfolgt eine **Einzelprovokation** verschiedener Zusatzstoffe. Eine Kapselprovokation mit Zusatzstoffen kann auch **ambulant** durchgeführt werden. Da sie ebenfalls nicht risikolos ist, wird empfohlen, die Indikation für eine stationäre Abklärung großzügig zu stellen.[443]

P Praxistipp
Ambulante Provokation mit Zusatzstoffen

Bei klinischem **Verdacht auf ein definiertes Pseudoallergen** als Auslöser der Symptomatik (z. B. Benzoesäure) erfolgt die orale Provokation mit dem bekannten Einzelstoff. Dabei muss ggf. die Titration des betreffenden Stoffs erfolgen.

Auch **bei ausgeprägter Reaktion auf eine Sammelexposition** muss mit den einzelnen Stoffen provoziert werden. Falls eine schwere klinische Reaktion vorausgegangen ist, muss titriert werden. Es kann jeweils nur mit einem Stoff pro Tag provoziert werden.[444]

Kostaufbau

Ein Kostaufbau bei Verdacht auf pseudoallergische NMU wird je nach Indikation entweder erst nach Provokation oder (im Fall einer chronischen Urtikaria) bereits nach erfolgreicher pseudoallergenarmer Diät durchgeführt.

Kostaufbau nach Provokation

Sind natürliche Lebensmittel als Auslöser der Pseudoallergie identifiziert und **keine schwerwiegenden Symptome zu erwarten**, erfolgt im Anschluss an die Provokation ein ambulanter Kostaufbau.

Der Patient testet unter Anleitung einer allergologisch erfahrenen Ernährungsfachkraft **alle drei Tage** ein bisher unter pseudoallergenarmer Diät verbotenes Nahrungsmittel auf seine Verträglichkeit.[445] Währenddessen führt er ein Ernährungs- und Symptomtagebuch. Begonnen wird mit Nahrungsmitteln, die erfahrungsgemäß selten Pseudoallergien auslösen (z. B. Birne, Forelle) und den Ernährungsgewohnheiten und Vorlieben des Patienten entsprechen. Da pseudoallergische

Reaktionen mengenabhängig sind, sollten die zu testenden Nahrungsmittel bis zu einer **möglichst großen Portion** gesteigert werden.

Treten während des Kostaufbaus erneut Symptome auf, wird das entsprechende Nahrungsmittel abgesetzt. Es sollte jedoch im Zweifel zu einem späteren Zeitpunkt erneut eingeführt werden, um psychische Einflüsse weitgehend auszuschalten. Grundsätzlich sind weitere Nahrungsmittel erst nach Symptomberuhigung zu testen.[446]

Kostaufbau bei chronischer Urtikaria

Für Patienten mit **chronischer Urtikaria**, die nach pseudoallergenarmer Diät erscheinungsfrei sind und auch keine Medikamente mehr benötigen, hilft ein systematischer Kostaufbau nach dem Prinzip der **IBUF (Incremental Build-up Food Challenge)**, die individuell unverträglichen Nahrungsmittel zu identifizieren.

Dieser Kostaufbau erfolgt **ambulant** unmittelbar nach der erfolgreichen pseudoallergenarmen Diät. Unter Anleitung einer Ernährungsfachkraft führt der Patient selbstständig in **sechs Stufen** à 1 Woche neue Nahrungsmittelgruppen aus ▶ Tab. 2.15 in seine Kost ein. Dabei kann er aus der jeweiligen Gruppe diejenigen Nahrungsmittel auswählen, die er mag und auch in ausreichender Menge verzehren würde. Verlauf und Erfolg der IBUF sind in einem Ernährungs- und Symptomtagebuch sowie anhand eines Urtikaria-Scores zu dokumentieren und mit dem behandelnden Arzt zu besprechen.

Begonnen wird in der ersten Woche mit Nahrungsmitteln, die selten eine Pseudoallergie auslösen. Anschließend testet der Patient pro Woche eine neue Gruppe von Pseudoallergenen. Hierbei sollte er **möglichst große Mengen** der jeweiligen Nahrungsmittel verzehren. Wird eine Stufe gut vertragen, können die Nahrungsmittel in der Kost verbleiben.

Treten in einer Stufe eine Urtikaria oder ein Angioödem wieder auf, muss der Patient auf die vorherige gut verträgliche Stufe zurückgehen. Erst wenn er erscheinungsfrei ist, setzt er den Kostaufbau fort. Dabei überspringt er die symptomauslösende Stufe und testet die nachfolgende Gruppe der Pseudoallergene. Erst wenn er die 6. Stufe abgeschlossen hat und symptomfrei ist, führt er noch einmal die unverträgliche Nahrungsmittelgruppe

▶ **Tab. 2.15** Kostaufbau bei chronischer Urtikaria nach dem Prinzip der IBUF.[448]

Nahrungsmittelgruppen	
1. Stufe	seltene Auslöser einer Pseudoallergie: z. B. Birne, Melone, tiefgefrorener oder frischer Fisch (Ausnahme s. 2.), Bio-Eier
2. Stufe	Nahrungsmittel mit hohem Gehalt an biogenen Aminen und ggf. Zusatz von Nitrat und Nitrit: z. B. Emmentaler, Cheddar, Camembert, Thunfisch, Hering, Makrele, Sauerkraut, Tomatenmark, Bananen, Walnüsse
3. Stufe	Nahrungsmittel mit natürlichem Gehalt an Benzoesäure, Salicylsäure und Aromen: z. B. Obst, Gemüse (z. B. Erbsen, Paprika, Tomaten), Nüsse (außer Walnüsse), Gewürze und Kräuter (keine Mischungen), nicht aromatisierter Kräuter- und Früchtetee
4. Stufe	Lebensmittelzusatzstoffe (außer Farbstoffe) und Aromen zugesetzt z. B. in Fertiggerichten, -suppen, -soßen, Pizza, Nuss-Nougat-Creme, Süßigkeiten, Limonaden, Schokolade, aromatisierte Lebensmittel wie Tees
5. Stufe	Lebensmittelfarbstoffe, zugesetzt z. B. in gefärbten Eiern, bunten Schokolinsen, Götterspeise, Bonbons, Limonaden, Eiscreme
6. Stufe	alkoholische Getränke: z. B. Bier, Wein, Likör, Spirituosen

in die Kost ein. Erfolgt auch hier wieder eine Reaktion, müssen die Nahrungsmittel dieser Gruppe einzeln wie im oben beschriebenen Kostaufbau (nach Provokation) ausgetestet werden.[447]

Im Vergleich zur Kapselprovokation hat diese Methode den **Nachteil**, dass sie nicht doppelblind und placebokontrolliert durchgeführt wird und somit nicht wissenschaftlich standardisierbar ist. **Vorteil** ist jedoch im Vergleich zur pseudoallergenreichen Provokationskost (s. S. 87), dass der Patient die Auswahl der zu testenden Nahrungsmittel seinen Ernährungsgewohnheiten anpassen kann. Die Nahrungsmittel der in der Klinik vorgegebenen Provokationskost werden manchmal von den Betroffenen abgelehnt und sind auch nicht immer leicht zu beschaffen (z. B. ein Feinkostsalat mit bestimmten Konservierungsstoffen). Außerdem können mit der IBUF unverträgliche aromastoffreiche Nahrungsmittel ohne großen Aufwand entdeckt werden. Ein weiterer Vorteil dieser Methode ist eine bessere Berücksichtigung des kumulativen Aspekts der Pseudoallergie, als es bei einem systematischem Kostaufbau (nach Provokation) mit einzelnen Nahrungsmitteln möglich ist.

2.10

Komplementärmedizinische Methoden

Die in den vorherigen Kapiteln dargestellte Diagnostik ist durch wissenschaftliche Studien **evaluiert,** erfordert bei Verdacht auf NMU jedoch eine Kombination der beschriebenen Methoden und damit eine ausreichende Geduld des Arztes **und** des Patienten (▸ Kap. 2.1). Das gilt besonders für chronische Erkrankungen wie die atopische Dermatitis, deren Auslöser sehr vielfältig sein können und die sich selten alleine auf eine Nahrungsmittelallergie beschränken (▸ Kap. 4.4).

Die **Komplementärmedizin** bietet eine Reihe diagnostischer Methoden, die auch im Bereich der Allergologie und bei Nahrungsmittelunverträglichkeiten eingesetzt werden. Mehr als die Hälfte der deutschen Patienen wollen laut Umfragen eine Behandlung, die schulmedizinische **und** komplementärmedizinische Methoden umfasst[449]. Auch deshalb ist es wichtig, dass Ärzte und Ernährungsfachkräfte ausreichend über alternative diagnostische Verfahren informiert und in der Lage sind, die Patienten bei der Abklärung und Therapie von Nahrungsmittelallergien und -unverträglichkeiten umfassend zu beraten, um u.U. auf die fehlende Wirksamkeit und Plausibilität der Verfahren hinzuweisen.

Die wissenschaftliche Überprüfung der komplementärmedizinischen Verfahren ist schwierig, da ihnen eigene Körper- und Krankheitsmodelle zugrunde liegen. Viele dieser Methoden sind in **eigene weltanschauliche Systeme** eingebunden, die hier nicht weiter erklärt werden können und sollen. Bereits die Definition der Allergie ist eine andere als in der Schulmedizin, sodass die Grund-

voraussetzung für eine Vergleichbarkeit der Methoden entfällt. Allerdings gibt es für die vorgestellten diagnostischen Methoden aus dem Bereich der Alternativmedizin **keine wissenschaftlichen Studien**, die ihre Wirkung nachweisen können. Es handelt sich ausschließlich um nicht evaluierte diagnostische Verfahren, die auf Erfahrungsberichte und Einzelfallbeobachtungen zurückgreifen.[450] Eine kurze exemplarische Beschreibung einiger dieser Methoden soll hier dem inhaltlichen Verständnis dienen.

2.10.1 Labordiagnostik

Zur Labordiagnostik der Komplementärmedizin zählen u.a. die Bestimmung der Immunglobulin-G-Antikörper (IgG und IgG_4) sowie Stuhluntersuchungen.

IgG-Bestimmungen

Zahlreiche Labors und medizinische Vertriebsfirmen bieten **IgG- und IgG_4-Bestimmungen für bis zu 270 Nahrungsmittel** zum Nachweis von Nahrungsmittelallergien und -unverträglichkeiten an. Die Nahrungsmittel werden an Festphasen (z. B. doppelwandige Plastikplatten mit vorgefertigten Vertiefungen) gekoppelt. Diese werden anschließend mit Blutserum bedeckt, wieder abgewaschen und dann nach einer Farbreaktion ausgewertet.[451]

Die Testkits können teilweise bequem über das Internet bestellt werden. Die Blutabnahme kann der Hausarzt oder manchmal sogar der Patient selbst durchführen. Die nicht unerheblichen **Kosten** müssen von den Patienten selbst übernommen werden, nur einige Privatkassen kommen dafür auf. Nach Angaben der Firmen können durch die Tests **verzögerte (Typ III) Nahrungsmittelallergien** diagnostiziert werden. Hierbei sollen entzündliche Veränderungen der Darmschleimhaut und die damit verbundene erhöhte Permeabilität zu einer vermehrten Aufnahme von Nahrungsmittelallergenen und damit zu einem Anstieg der IgG-Antikörper führen.

Als Beispiel ein Auszug aus der **Werbung** eines Anbieters:

» „Durch Schädigung des Dünndarms [...] können andere Nahrungsmittelbestandteile als üblich in die Blutbahn gelangen. Bestimmte

Bereiche dieser Nahrungsmittel werden vom Immunsystem als „Antigene" erkannt, und es werden spezifische IgG-Antikörper dagegen gebildet. Dadurch entstehen Immunkomplexe, die sich in verschiedenen Geweben, Organen und Gefäßsystemen ablagern können. Immunkomplexe werden über Entzündungsreaktionen abgebaut. Wenn dies immer wieder geschieht, kann es zu einem chronischen Prozess kommen. [...] bestimmte Nahrungsmittel könnten die Ursache sein für chronische Darmbeschwerden, Hautprobleme etc." [452]

Die IgG-Messungen sind analytisch korrekt, die durch die Messungen vorgenommene **Interpretation ist dagegen fragwürdig**. IgG- und IgG_4-Antikörper gegen diverse Nahrungsmittel sind **physiologisch** und deshalb regelmäßig bei Gesunden anzutreffen, ohne dass ihnen irgendein Krankheitswert zukommt, auch nicht hinsichtlich Nahrungsmittelallergien und -unverträglichkeiten oder chronischen Erkrankungen wie Reizdarmsyndrom, chronisch entzündlichen Darmerkrankungen, Übergewicht usw.[453] Der Nachweis von nahrungsmittelspezifischen IgG-Antikörpern ist lediglich ein Ausdruck der Auseinandersetzung des Immunsystems mit Nahrungsmittelbestandteilen bei wiederholtem Kontakt und damit vergleichbar mit der massiven IgG_4-Bildung bei Imkern im Rahmen einer erfolgreichen Hyposensibilisierung mit Insektengiften. Außerdem konnten auch bei Kindern mit Kuhmilchproteinallergie bei späterer Toleranzentwicklung gegenüber Kuhmilch erhöhte Konzentrationen an kuhmilchspezifischen IgG_4 nachgewiesen werden.[454]

> Nahrungsmittelspezifisches IgG oder IgG_4 ist somit Ausdruck einer Toleranz gegenüber Nahrungsmitteln und nicht einer Intoleranz!

Davon abgesehen sind die durch einen Typ-III-(Immunkomplex-)Mechanismus ausgelösten Nahrungsmittelallergien extrem selten. Allergische Reaktionen dieses Typs wurden früher v.a. durch Fremdseren, heute mehr durch Medikamente ausgelöst.[455]

Auf diesem Test beruhende und häufig einschneidende **Diäten** können nicht nur den Leidensdruck des Patienten erhöhen und ihn verunsichern, sondern ihn sogar gefährden (s. Fallbeispiel 1).[456]

> **Fallbeispiel 1: Fehldiagnose Kuhmilchunverträglichkeit nach IgG-Test**
> Bei einem Patienten mit chronischem Husten diagnostizierte der behandelnde Arzt eine Kuhmilchunverträglichkeit auf der Basis einer IgG-Bestimmung. Obwohl der Patient bisher Kuhmilch und Kuhmilchprodukte gut vertragen hatte, erhielt er die Empfehlung, diese zu meiden und statt dessen Sojaprodukte zu verwenden. Drei Monate nach dieser Ernährungsumstellung entwickelte der Patient nach dem Verzehr eines Sojadrinks einen anaphylaktischen Schock und musste notfallmäßig versorgt werden. Die allergologische Untersuchung ergab einen positiven Prick-Test auf Soja, aber ein negatives Ergebnis auf Kuhmilchprotein. Der Patient ist nun bei sojafreier, aber kuhmilchhaltiger Ernährung symptomfrei.[457]

Sowohl deutsche als auch europäische Ärzteverbände halten IgG-Bestimmungen zur Diagnose einer Nahrungsmittelallergie für ungeeignet. Bisher konnte in keiner wissenschaftlich fundierten Studie die Wirksamkeit einer Diät basierend auf der Bestimmung von nahrungsmittelspezifischen IgG- und IgG_{-4}-Antikörpern nachgewiesen werden, sodass Patienten auch im Hinblick auf den hohen finanziellen Aufwand von diesem Test abzuraten ist.[458]

Stuhltests

Seit einiger Zeit wird auch ein **Stuhltest zur Diagnose einer „Kohlenhydratintoleranz"** angeboten. Dabei wird die bakterielle Spaltungsaktivität von Fruktose, Xylit oder Sorbit im Stuhl untersucht. Bei einer entsprechenden Intoleranz sei diese Aktivität deutlich erhöht.[459]

Es ist fraglich, ob einer erhöhten bakteriellen Spaltung von Fruktose im Stuhl ein Krankheitswert zugeordnet werden kann. Zur **Diagnose einer Fruktosemalabsorption** ist diese Methode weder ausreichend sensitiv, noch ist sie wissenschaftlich evaluiert (s. Fallbeispiel 2). Nach wie vor ist der H_2-Atemtest nach Fruktosebelastung der Goldstandard.

Fallbeispiel 2: Fehldiagnose Fruktosemalabsorption nach Stuhltest (Elisa, 12 Jahre)

Elisa litt schon seit Wochen unter immer wiederkehrenden Bauchschmerzen. Die behandelnde Ärztin diagnostizierte eine „Fruktoseintoleranz" auf der Basis eines Stuhltests.

Befund des Labors:

- Ergebnis: bakterielle Spaltungsaktivität im Stuhl für Fruktose: 6,3 g/l (Referenzbereich > 8,9)
- Beurteilung: Kohlenhydratintoleranz: Verdacht auf Fruktoseintoleranz bei erhöhter Spaltungsaktivität im Stuhl

Da sich die Beschwerden trotz fruktosearmer Diät nicht wesentlich besserten, konsultierte die Mutter des Mädchens einen Kindergastroenterologen an einer Universitätsklinik. Nach ausführlicher Untersuchung (u. a. H_2-Atemtests mit Laktose und Fruktose eindeutig negativ) stellte er die Diagnose „Gallenreflux". Dabei steigt Gallenflüssigkeit in den Magen hoch und verursacht dort ein mehr oder weniger spezifisches Bild einer Schleimhautentzündung. Typisch sind andauernde oder rezidivierende Oberbauchschmerzen.

Nach 4 Monaten symptomatischer Behandlung mit Medikamenten (u. a. Domperidon) und parallel durchgeführtem langsamem Kostaufbau zu einer vollwertigen Ernährung konnten die Medikamente abgesetzt werden. Das Kind ist bis heute symptomfrei, diätetische Einschränkungen waren und sind nicht notwendig.

Ein **Stuhltest auf Gliadin- und/oder Transglutaminase-Antikörper** zum Nachweis einer Zöliakie hat sich ebenso als ungeeignet herausgestellt (▶ Kap. 2.6.4).

2.10.2 Weitere komplementärmedizinische Methoden

Im Folgenden werden noch elektrische und kinesiologische Tests vorgestellt. Diese komplementären Methoden erfolgen am Menschen.

Die Elektroakupunktur nach Voll

Bei der von Dr. Reinhold Voll entwickelten Elektroakupunktur (EAV) werden **Reizstrommessungen** an anatomisch exakt lokalisierten Hautarealen, die mit wichtigen Akupunkturpunkten identisch sind, vorgenommen.[460]

Diese Methode wird u.a. zur Diagnostik von Allergien und Nahrungsmittelallergien eingesetzt. Dabei wird mit speziellen, von der medizinischen Gesellschaft für EAV empfohlenen Geräten (z.B. Mora, Vegatest) die Leitfähigkeit des Gewebes gemessen. Die Skala des Geräts ist ohne definierte physikalische Angaben in 100 Teilbereiche aufgeteilt, der Mittelwert liegt bei 50 bis 60 Skalenteilen.[461] Bei Werten über 60 besteht laut Hersteller der Verdacht auf ein entzündliches, allergisches oder toxisches Geschehen. Bei den Messungen wird das verdächtige Allergen in potenzierter Form zugeschaltet.[462] Eine **Ampulle mit dem jeweiligen Nahrungsmittel** wird dabei in den Stromkreis zwischen Handelektrode und Messinstrument eingebracht.[463] Die Änderung des Messwertes durch die Zwischenschaltung des Allergens soll zeigen, ob und worauf der Patient allergisch reagiert. Abweichend von der Traditionellen Chinesischen Medizin (TCM, s. auch ▶ Kap. 3.6.2) gibt es in der Elektroakupunktur einen „Allergie-Meridian".[464]

Der **Wirkungsnachweis der Elektroakupunktur** nach Voll wurde bereits 1976 im Beisein von Dr. Reinhold Voll widerlegt.[465] Auch in einer englischen Studie erwies sich diese Methode für die Diagnostik von Allergien als unbrauchbar.[466]

Bioresonanz

Grundlage der Bioresonanz ist die Vorstellung, dass der Mensch und die Umweltallergene ein **ultrafeines Schwingungsspektrum** ausstrahlen, das mit konventionellen physikalischen Messmethoden nicht nachweisbar ist.[467] Dabei wird von zwei verschiedenen Arten elektromagnetischer Schwingungen ausgegangen, von gesunden physiologischen und im Gegensatz dazu pathologischen Schwingungen.[468] Sowohl für die Diagnostik als auch für die Therapie stehen **spezielle Geräte** (Mora- oder Bicomgeräte) zur Verfügung, mit denen Frequenzänderungen gemessen werden sollen, die bestimmten Krankheitsbildern, so auch Nahrungsmittelunverträglichkeiten, zugeordnet werden.

Getestet wird das Resonanzverhalten zwischen dem zu prüfenden Nahrungsmittel und dem Patienten, dabei wird eine **Änderung der Bioresonanz** durch bloßen Kontakt mit dem Allergen (auch in Glasampullen) angenommen. Vorstellung ist, dass die pathologischen Frequenzgemische durch die elektronischen Geräte in gesunde Areale geleitet werden. Im Gewebe selbst erfolgt die Signalverarbeitung zu Therapieimpulsen.[469]

Beim **Testen** wird das sog. Sensorelement vor den Patienten gehalten und die Schwingung beobachtet: waagerechtes Hin- und Herschwingen zum Patienten hin bedeutet Resonanz, also Verträglichkeit, senkrechtes Auf- und Abschwingen bedeutet Dissonanz, also Unverträglichkeit.[470] Nachdem so die Unverträglichkeit für bestimmte „Allergene" diagnostiziert worden ist, kann die Therapie anschließend mit dem gleichen Gerät erfolgen. Dabei werden die gesunden Schwingungen in das Gerät zurückgeführt und verstärkt. Die pathologischen Schwingungen werden in der Gegenphase zurückgeführt (s. auch ▶ **Kap. 3.6.6**).[471]

Die Methode der Bioresonanz ist auf der Basis gesicherter physikalischer Grundlagen nicht nachvollziehbar. In **kontrollierten Studien** konnte bisher kein Nachweis für die Wirksamkeit der Bioresonanztherapie erbracht und nicht zwischen (allergisch) krank und gesund unterschieden werden.[472]

Kinesiologie

Nach kinesiologischer Lehre entstehen Krankheiten durch Toxine, die zu einer **Schwächung** bestimmter, den gesundheitlichen Störungen zugeordneter **Muskelgruppen** führen.[473] Die Kinesiologie setzt voraus, dass Muskeln bzw. einzelne Indikatormuskeln auf Stress unkontrolliert, also autonom reagieren. Auch Allergene sollen, selbst wenn sie umhüllt oder in einer Phiole eingeschmolzen sind, zu Änderungen der Muskelspannung führen.[474]

Der **kinesiologische Muskeltest** ist das Kernstück dieser Diagnostik und dient dem Auffinden von Dysfunktionen. Durch diesen Test sollen auch Unverträglichkeiten und Allergien diagnostiziert werden.[475] Der Patient hält das verdächtige Nah-

rungsmittel mit einem Arm und der Kinesiologe übt für einen Moment einen Druck auf den entsprechenden Indikatormuskel des anderen Arms aus. Die Muskelreaktion (bleibende Muskelkraft oder abnehmende Muskelkraft) soll die Antwort auf die Fragestellung „verträglich" oder „unverträglich" geben.[476]

In einer Doppelblindstudie, an der auch erfahrene Kinesiologen beteiligt waren, konnte der Wirknachweis dieser Methode auch bei Nahrungsmittelunverträglichkeiten nicht erbracht werden.[477] Weitere kontrollierte Studien kamen zum selben Ergebnis. Die Reproduzierbarkeit der Ergebnisse entspricht der einer Zufallswahrscheinlichkeit.[478]

Zur Komplettierung seien noch zwei weitere Diagnostikmethoden zumindest kurz erwähnt.

Elektroneuraldiagnostik

Die Elektroneuraldiagnostik stellt wie die Elektroakupunktur nach Voll eine Weiterentwicklung der klassischen Akupunktur dar. Dabei wird der **Hautwiderstand an den Akupunkturpunkten** gemessen. Aus dem speziellen Hautwiderstand soll auf bestimmte Erkrankungen wie Nahrungsmittelallergien geschlossen werden.[479]

Regulationsthermographie

Unter Regulationsthermographie versteht man ein Diagnoseverfahren, bei dem **Veränderungen der Wärmeregulationsfähigkeit** als Indikator für bestimmte Erkrankungen herangezogen werden. Die Zuordnung von Hautregionen zu bestimmten Organen, die dann wieder Krankheitssymptomen zugeordnet werden können, beruht auf der Annahme einer segmentierten nervalen Versorgung des Körpers. Die Erfassung der Wärmeregulationsfähigkeit geschieht mit speziellen Geräten an 110 definierten Messpunkten. Die Regulationsthermogramme werden anschließend nach festgelegten Regeln interpretiert, Abweichungen werden bestimmten Krankheitsbildern zugeordnet.[480]

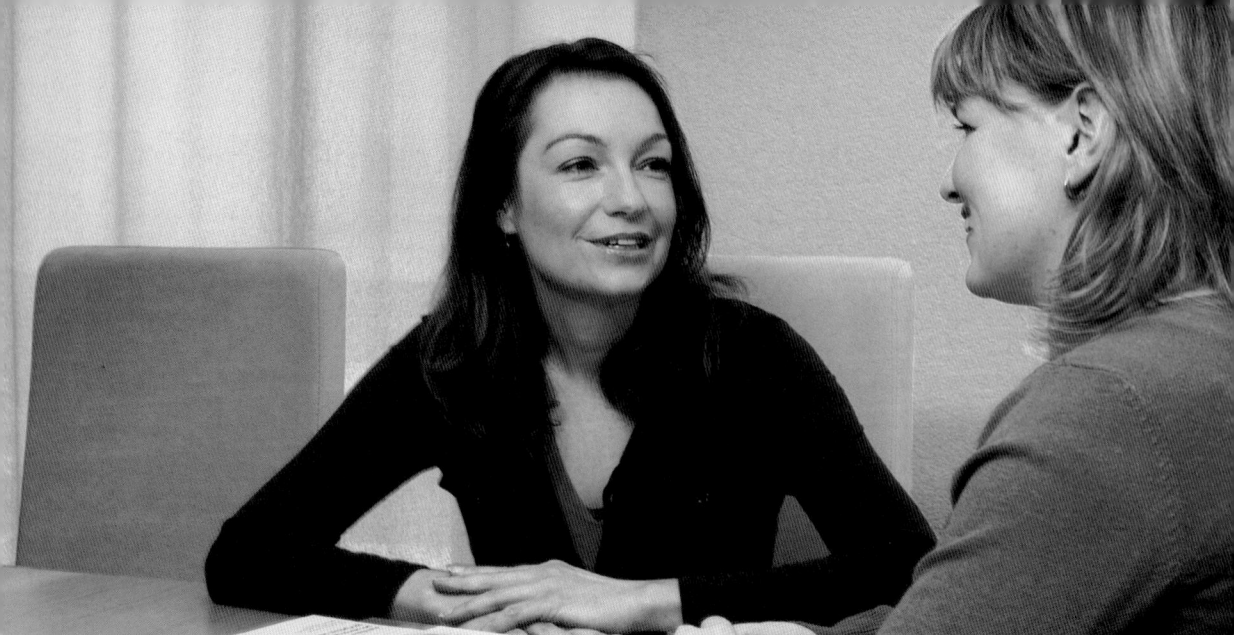

3 Therapie von Nahrungsmittel-unverträglichkeiten

Die wichtigste Maßnahme in der Therapie von NMU ist die Elimination oder Reduzierung der unverträglichen Nahrungsmittel, um so eine Symptomfreiheit zu erreichen.[481] Voraussetzung ist eine sichere **Diagnose** (▶ **Kap. 2**). Der Arzt stellt fest, ob die Symptome überhaupt auf einer Nahrungsmittelunverträglichkeit beruhen (Differenzialdiagnostik). Ist dies der Fall, prüft er, ob Sensibilisierungen auf eine IgE-vermittelte Allergie hindeuten oder ob eine nicht allergische NMU eine Rolle spielt, die anders behandelt werden muss.

P Praxistipp

Voraussetzung für therapeutische Maßnahmen bei einer NMU ist immer der Nachweis einer klinischen Relevanz (▶ **Kap. 2**) der in Verdacht stehenden Auslöser.[482]

Nicht gerechtfertigte oder übertriebene Einschränkungen bei der Nahrungsmittelauswahl bergen die Gefahr eines Nährstoffmangels und führen oft zu einem erheblichen Verlust der Lebensqualität.

Ist bei Nahrungsmittelallergien eine strikte Allergenkarenz nicht möglich, z. B. wenn noch nicht alle relevanten Nahrungsmittelallergene identifiziert sind oder wenn es trotz aller Vorsicht zu allergischen Symptomen gekommen ist, erfolgt eine **medikamentöse Behandlung** durch den Arzt (▶ **Kap. 3.4**). Bei pollenassoziierten Nahrungsmittelallergien kann sich eventuell eine erfolgreiche **Hyposensibilisierung** der Pollenallergie positiv auf die Verträglichkeit kreuzreaktiver Nahrungsmittel auswirken (▶ **Kap. 3.5** und ▶ **Kap. 4.1.5**).[483]

3.1

Ernährungstherapie

In diesem und in ▶ **Kap. 3.2** werden die allgemeinen Aspekte der Ernährungstherapie bei NMU besprochen. Detaillierte und praxisbezogene Ernährungstherapien bei den häufigsten NMU sind in ▶ **Kap. 4** aufgeführt.

Liegt eine **Nahrungsmittelallergie** vor, beruht die Ernährungstherapie auf einer konsequenten Allergenkarenz, evtl. auch unter begleitender medikamentöser Behandlung.[484] Die einzige Behandlung, die es heute für **Zöliakie**patienten gibt, ist eine lebenslange streng glutenfreie Diät.[485]

Dagegen erfordern **nicht allergische Nahrungsmittelunverträglichkeiten** wie Histaminintoleranz, pseudoallergische NMU, Laktoseintoleranz und Fruktosemalabsorption meist nur einen moderaten Verzicht. Da es sich um mengenabhängige Erkrankungen handelt, empfiehlt sich eine Ernährungstherapie in Form einer dreistufigen Ernährungsumstellung:

- Bei Vorliegen einer **Histaminintoleranz oder Pseudoallergie** schließt sich nach erfolgreicher diagnostischer Diät ein Kostaufbau an (▶ **Kap. 2.9.4** und ▶ **Kap. 2.9.5**), der durch schrittweises Einführen vorher gemiedener Nahrungsmittel in die therapeutische Kostform übergeht.
- Im Fall einer **Laktoseintoleranz oder Fruktosemalabsorption** wird die Diagnose in erster Linie durch eine gründliche Anamnese und einen H_2-Atemtest gestellt (▶ **Kap. 2.7.1**). Anschließend folgt auch hier eine Ernährungsumstellung in drei Stufen (▶ **Kap. 3.2**, ▶ **Kap. 4.3.3** und ▶ **Kap. 4.3.4**).

Im Rahmen der **Ernährungstherapie** müssen nicht nur die Auslöser der NMU gemieden bzw.

bis zur individuellen Toleranzgrenze reduziert werden, auch eine ausgewogene Ernährung und eine hohe Lebensqualität des Patienten müssen sichergestellt sein.

> **Ziele der Ernährungstherapie bei NMU**
> - Vermeidung der individuell unverträglichen Nahrungsmittel
> - vollwertige und bedarfsgerechte Ernährung
> - bestmögliche Erhaltung der Lebensqualität
> - Symptomfreiheit

Diese Ziele lassen sich durch folgende **Maßnahmen** erreichen:

- individuelle Zusammenstellung einer therapeutischen Diät
- Information und Beratung zur derzeitigen „Allergenkennzeichnung"
- Sicherstellung und Kontrolle einer vollwertigen und bedarfsgerechten Ernährung
- Empfehlungen zur praktischen und schmackhaften Umsetzung der therapeutischen Diät

Insbesondere **Oecotrophologen** und **Diätassistenten** mit Spezialisierung auf Nahrungsmittelallergien und -unverträglichkeiten sind aufgrund ihrer Aus- und Fortbildung in der Lage, diese Maßnahmen praxisgerecht umzusetzen (Adressenverzeichnis s. ▶ **Kap. 6**).

3.1.1 Therapeutische Diät

Die Indikation zur Einleitung einer therapeutischen Diät bei Nahrungsmittelunverträglichkeiten stellt der Arzt. Die **allergologisch erfahrene Ernährungsfachkraft** erarbeitet dann auf der Basis der Diagnose eine individuell angepasste Kost, zu der sie begleitend ausführlich berät.[486]

Die **Dauer einer therapeutischen Diät** ist abhängig vom Auslöser der NMU und ihrer Prognose. Bei **Nahrungsmittelallergien** gibt es praktisch nur für das Kindesalter gute Verlaufsbeobachtungen (▶ **Kap. 4**). So entwickeln 50–80 % der Kinder bis zum Schulalter eine Toleranz gegenüber Kuhmilch und Hühnerei. Eine im Kindesalter erworbene Allergie gegen Baumnüsse, Fisch und Erdnuss bleibt dagegen mindestens bis zum Schul- bzw. Jugendalter bestehen, teilweise noch länger.[487] Eine Erdnussallergie behalten vier Fünftel der Kinder sogar lebenslang.[488] Auch pollenassoziierte Nahrungsmittelallergien begleiten die Betroffenen meist das ganze Leben. Ausnahmen gibt es bei erfolgreicher Hyposensibilisierungsbehandlung (▶ Kap. 3.5.1).[489] Um zu prüfen, ob eine therapeutische Eliminationsdiät noch gerechtfertigt ist, wird je nach Allergen deshalb nach einigen Jahren eine Überprüfung der Verträglichkeit (am besten durch DBPCFC) unter ärztlicher Aufsicht empfohlen. Bei einer Kuhmilch- und Hühnereiallergie im Kindesalter sollte diese bereits nach ein- bis zweijähriger Karenz erfolgen.[490] Eine **pseudoallergenarme Diät** ist regelmäßig alle sechs Monate zu überprüfen, da pseudoallergische NMU spontan wieder verschwinden können.[491] Ist die NMU Folge einer geschädigten Darmschleimhaut, wie sie bei der **sekundären Laktoseintoleranz**, aber auch bei der **Histaminintoleranz** auftreten kann, gelten Empfehlungen für eine „therapeutische Diät" meist nur vorübergehend. Das Gleiche gilt auch für die häufig wachstumsbedingte **Fruktosemalabsorption im Kindesalter**. Dagegen erfordert ein **hereditärer Laktasemangel** oder eine **Fruktosemalabsorption im Erwachsenenalter** meist eine lebenslange laktose- oder fruktosearme Diät, die jedoch aufgrund der individuellen Toleranzschwelle bei jedem Betroffenen ein unterschiedliches Maß der Einschränkung bedeutet (▶ Kap. 4.3.1 bis 4.3.4).

Eine allgemein gültige „Allergiediät" gibt es nicht. Je nach Diagnose, Ausmaß der Symptome, allergener Potenz und/oder individueller Verträglichkeit der diagnostizierten Auslöser der NMU sowie unter Berücksichtigung des Nährstoffbedarfs und der Ernährungsgewohnheiten des Patienten resultieren **individuell unterschiedliche Empfehlungen:**

- Elimination der unverträglichen Nahrungsmittel bzw. Nahrungsmittelbestandteile
- Vermeiden von Kreuzreaktionen
- Nahrungsmittelverarbeitung unter Berücksichtigung individueller Verträglichkeiten
- Vermeiden von Ko- bzw. Triggerfaktoren

Elimination der unverträglichen Nahrungsmittel

Die Elimination der symptomauslösenden Nahrungsmittel bzw. Nahrungsmittelbestandteile aus der Kost steht meist im Vordergrund der Therapie. Im Fall einer **nicht allergischen NMU** ist das vollständige Meiden der entsprechenden Nahrungsmittel jedoch nicht erforderlich (▶ Kap. 4.3). Bei **Nahrungsmittelallergien** gibt es dagegen nur wenige Ausnahmen, die eine gelockerte Karenz erlauben (z.B. erhitztes Stein- und Kernobst bei birkenpollenassoziierter Nahrungsmittelallergie). Da **Nickel** ubiquitär vorkommt, ist eine nickelfreie Kost nicht möglich. Erfahrungsgemäß führt ein erfolgreicher Kostaufbau (wie in ▶ Kap. 2.9.3 beschrieben) zu einer therapeutischen nickelarmen Kost mit nur wenigen Einschränkungen (▶ Kap. 4.1.9).

Der **Arbeitskreis Diätetik in der Allergologie** hat eine umfangreiche Sammlung von **Diätplänen** erstellt, die Ärzte und Ernährungsfachkräfte in Diagnostik und Therapie von Patienten mit NMU unterstützt. Der Arbeitskreis weist jedoch ausdrücklich darauf hin, dass diese Diätpläne nur in Verbindung mit einer Ernährungsberatung befolgt werden sollten, da sie individuell angepasst werden müssen.[492]

Ob nun Allergenkarenz oder nickel-, laktose-/ fruktose-, histamin- oder pseudoallergenarme Kost, Voraussetzung für die Umsetzung ist eine ausreichende Information des Patienten über das **Vorkommen** der auslösenden Nahrungsmittel bzw. Nahrungsmittelbestandteile durch die Ernährungsfachkraft. Eine wichtige Orientierung zur Vermeidung der häufigsten Nahrungsmittelallergene, Gluten, Laktose und Sulfit (Pseudoallergen) ist das **Zutatenverzeichnis**. Durch die neue „Allergenkennzeichnung" hat sich die Situation der Betroffenen wesentlich verbessert, da diese Auslöser von NMU nun als Zutaten in verpackten Produkten deklariert werden müssen (▶ Kap. 3.1.2).

Patienten, die jedoch andere Nahrungsmittel oder Nahrungsmittelbestandteile als die in ▶ Tab. 3.3 (S. 100) genannten vermeiden oder einschränken müssen, benötigen **weitergehende Informationen** über das Vorkommen dieser Stoffe. Das gilt z.B. für **Gewürze** und für **pollen- oder latexassoziierte Obstsorten und Gemüsearten** (außer Sellerie, Senf und Soja) sowie **Nickel, biogene Amine und Fruchtzucker.**

Aber auch für Patienten, die sich auf die Allergenkennzeichnung verlassen können, ist das **versteckte Vorkommen** ihres Allergens in loser Ware oder aufgrund eines unbeabsichtigten Eintrags bei der Herstellung von verpackter Ware ein Problem. Sie benötigen z. B. Tipps zum Umgang mit der „Spurenkennzeichnung", für den Einkauf von Wurstaufschnitt beim Metzger oder von Brot- und Backwaren beim Bäcker sowie für Essen „Außer Haus", denn hier greift die neue EU-Richtlinie (▶ Kap. 3.1.4) nicht! Versteckte Allergene sind nicht zu unterschätzen!

▶ Definition

„Versteckte Nahrungsmittelallergene"
- sind „für den Verbraucher nicht erkennbare allergieauslösende Bestandteile in zusammengesetzten Lebensmitteln"[493],
- können Zutaten eines Lebensmittels sein oder aufgrund eines unbeabsichtigten Eintrags (Kreuzkontamination, s. S. 101) während der Herstellung in das Lebensmittel gelangen.[494]

So werden 31 % der anaphylaktischen Reaktionen auf Nahrungsmittel durch den unbeabsichtigten Verzehr des Allergens hervorgerufen[495], z. B. weil
- dieses Nahrungsmittel unerwarteter Bestandteil einer Speise ist (z. B. beim Außer-Haus-Verzehr),
- das Nahrungsmittel unbeabsichtigte allergene Beimischungen enthält (z. B. durch Kontaminationen während des Herstellungsprozesses),
- die allergieauslösende Zutat in einer verpackten Ware von der Allergenkennzeichnung ausgenommen ist (z. B. Petersilie).[496]

Eine Ernährungsfachkraft, die Patienten mit NMU bei der Zusammenstellung einer Eliminationsdiät berät, sollte deshalb nicht nur genauestens über die aktuelle Lebensmittelgesetzgebung informiert sein, sondern auch über ausreichend Kenntnisse aus der Lebensmittelkunde verfügen (▶ Kap. 3.1.2 und ▶ Kap. 2.8.1). Darüber hinaus erfordern Karenzempfehlungen häufig zusätzliche Recherchen beim Hersteller, um auf die individuellen Vorlieben des Patienten eingehen zu können.

Vermeiden von Kreuzreaktionen

Im Rahmen einer Eliminationsdiät sind **immunologische Kreuzreaktionen** (s. S. 10) durch gleiche oder ähnliche Allergenstrukturen in biologisch oder botanisch verwandten Nahrungsmitteln zu beachten. Sie können dazu führen, dass sich der Umfang der unverträglichen Nahrungsmittel erweitert. Von praktischer Bedeutung sind v. a. **pollen- und latexassoziierte Nahrungsmittelallergien**, die in der Regel auf der Grundlage einer bereits bestehenden Sensibilisierung gegen Pollen oder Latex entstehen (▶ Tab. 3.1). Klinisch bedeutsame Kreuzreaktionen sind dabei nicht nur auf Nahrungsmittel einer Pflanzenfamilie beschränkt, sondern können auch zwischen verschiedenen Pflanzenfamilien auftreten.

Die Anzahl der in Frage kommenden **pollenassoziierten Nahrungsmittel** ist mittlerweile sehr groß und betrifft v. a. Kreuzreaktionen auf Frühblüher- und Kräuterpollen (▶ Kap. 4.1.4). Inwieweit der Verzehr pollenassoziierter Nahrungsmittel im Einzelfall zu Beschwerden führt, muss individuell untersucht werden. Da sich ihr Umfang im Laufe der Jahre ausweiten und bereits der erstmalige Verzehr eines Kreuzallergens zu (teilweise heftigen) allergischen Reaktionen führen kann, muss die Ernährungsfachkraft den Pollenallergiker auf jeden Fall auf mögliche Kreuzreaktionen hinweisen. Grundsätzlich sollten die Betroffenen aber nur die Nahrungsmittel meiden, die momentan nicht vertragen werden, das sind in der Regel nur wenige der möglichen pollenassoziierten Nahrungsmittel. Keinesfalls ist es notwendig, auf alle vorbeugend zu verzichten.[497]

▶ **Tab. 3.1** Praxisrelevante Kreuzreaktionen.

inhalative Sensibilisierung auf	Nahrungsmittelallergien
Pollen (Leitallergene: v. a. Birke, Beifuß, selten Gräser, zunehmend Ambrosia)	pollenassoziierte Nahrungsmittelallergien (je nach Leitallergen)
Naturlatex	Latex-Frucht-Syndrom
Hausstaubmilben	Meeresfrüchte (Krusten- und Weichtiere)

Nicht zu unterschätzen ist die **Kreuzallergie auf Meeresfrüchte bei Hausstaubmilbenallergikern** (▸ Tab. 3.1). Bei etwa der Hälfte der Betroffenen kommt es zu einer Garnelenallergie, nicht ganz so häufig ist eine Kreuzallergie auf Schnecken (▸ Kap. 4.1.3).[498]

Weitere Beispiele unter den Allergenen mit tierischer Herkunft sind Kreuzreaktionen auf die Milchen anderer Tierarten oder auf Rindfleisch bei bestehender **Kuhmilchallergie** (▸ Kap. 4.1.1). Sehr selten kommt es dagegen zu einer Hühnereiallergie bei Vogelhaltern mit inhalativer Sensibilisierung auf Vogelfedern (▸ Kap. 4.1.2).

Details zu diesen und weiteren Kreuzreaktionen sind bei den einzelnen Nahrungsmittelallergien in ▸ Kap. 4.1 beschrieben.

Nahrungsmittelverarbeitung unter Berücksichtigung individueller Verträglichkeiten

Verarbeitungsprozesse können die allergene Potenz einiger **Nahrungsmittelallergene** abschwächen und zu einer individuellen Verträglichkeit bestimmter Nahrungsmittel führen.

Viele **Obst- und Gemüsesorten** sind hitzeempfindlich und damit für die Mehrzahl der Nahrungsmittelallergiker verträglich (Ausnahmen z. B. einzelne Sellerieallergene und Lipid-Transfer-Proteine). Symptome einer pollenassoziierten Nahrungsmittelallergie wie das orale Allergiesyndrom treten deshalb häufig nur bei rohem Obst und Gemüse auf. Gekochte Früchte (z. B. Apfelkompott), gekochte Kartoffeln sowie Konfitüre und pasteurisierte Obstsäfte führen praktisch nie zu Beschwerden. Bei Äpfeln können auch Schälen oder Zerkleinern die allergene Potenz abschwächen (▸ Kap. 4.1.4).

Kuhmilchproteine widerstehen einer Hitzeeinwirkung in unterschiedlich hohem Maße. So vertragen im seltenen Fall einer isolierten Molkeneiweißallergie Betroffene manchmal erhitzte oder verarbeitete Milchprodukte. Allergene im **Fisch** sind dagegen hitzestabil, sodass Fischallergiker sowohl auf rohen als auch auf gekochten Fisch mit heftigen allergischen Symptomen reagieren. **Nüsse und Erdnüsse** enthalten hitzestabile Allergene und können ebenfalls zu lebensbedrohlichen Reaktionen führen, deshalb ist hier eine strikte Karenz einzuhalten. Das Gleiche gilt für Reaktionen auf die hitzestabilen Allergene des Selleries.

Im Einzelfall kann prinzipiell jedes Nahrungsmittel eine schwere – unter Umständen sogar **lebensbedrohliche** – allergische Reaktion auslösen. Ein entsprechendes Risiko besteht v. a. bei Erdnüssen, Soja, Baumnüssen, Sellerie, Fisch, Krusten- und Weichtieren, sowie Kuhmilch und Hühnerei (▸ Kap. 2.3.5 und ▸ Tab. 4.1, S. 127).[499]

Vermeiden von Ko- bzw. Triggerfaktoren

Es gibt eine Reihe von Kofaktoren, die eine allergische Reaktion auf Nahrungsmittel im Sinne eines **Additionseffekts** verstärken können (▸ Kap. 2.3.5). Auf diese Weise kann es zu einer Anaphylaxie kommen, wenn sich ansonsten (also ohne Kofaktor) nach Allergenaufnahme z. B. nur ein harmloses OAS entwickelt. So ist es auch bekannt, dass Pollenallergiker während der Pollensaison oft stärker auf pollenassoziierte Nahrungsmittel reagieren und dass diese Reaktion bei Alkoholkonsum noch weiter verstärkt wird (▸ Kap. 4.1.4).

Manche Nahrungsmittelallergiker entwickeln jedoch erst dann Beschwerden, wenn ein Kofaktor die allergische Reaktion triggert. Man spricht auch von einem **Summationseffekt**. Es kommt also nur zu allergischen oder anaphylaktischen Reaktionen, wenn der Verzehr eines Nahrungsmittels und ein Kofaktor zusammentreffen. Ohne diesen Kofaktor werden normale Mengen des Nahrungsmittels vertragen. Beispiele für solche Triggerfaktoren sind körperliche Anstrengung und Infekte (▸ Kap. 2.3.5). Manche Pollenallergiker profitieren von diesem Phänomen sogar, weil sie pollenassoziierte Obstsorten wie z. Birne außerhalb der Pollensaison gut vertragen, nur während des Pollenflugs entwickeln sie ein OAS. Andere Allergiker reagieren dagegen völlig unerwartet auf Nahrungsmittel, die ansonsten keine Reaktionen auslösen. So wird von einer Patientin berichtet, die nur dann nach dem Verzehr von Sonnenblumenkernen eine Anaphylaxie erlitt, wenn sie zeitgleich eine Aspirintablette einnahm.[500] Der Fall einer Patientin in unserer Praxis mit einer anstrengungsinduzierten Anaphylaxie auf Petersilie ist auf S. 155 beschrieben.

Im Rahmen der **Ernährungstherapie** sind solche **Kofaktoren** unbedingt zu berücksichtigen. Sie ergeben sich in der Regel aus einer gründlichen Anamnese und sind individuell unterschiedlich. Im Falle lebensbedrohlicher Nahrungsmittelallergien muss der betroffene Patient außerdem mit einem Notfallset ausgerüstet werden (▶ **Kap. 3.4.3**).

3.1.2 „Allergenkennzeichnung"

Konkrete Hinweise für Nahrungsmittelallergiker und Patienten mit anderen Nahrungsmittelunverträglichkeiten, wo ihre „Allergene" vorkommen und wie sie diese erkennen, erfordern Kenntnisse über die aktuelle Lebensmittelgesetzgebung und Zusammensetzung einzelner Produkte:

Seit November 2005 (mit Ergänzungen 2008) gilt aufgrund von Änderungen in der Europäischen Gesetzgebung eine neue „**Allergenkennzeichnung" bei verpackten Lebensmitteln**.[501] Danach sind bestimmte Auslöser von Nahrungsmittelallergien und -unverträglichkeiten grundsätzlich im Zutatenverzeichnis von verpackter Ware aufzuführen, wenn sie wissentlich während der Herstellung des Lebensmittels verwendet wurden, auch wenn sie nur in kleinsten Mengen enthalten sind (▶ **Tab. 3.2**,).

Die häufigsten Auslöser von Nahrungsmittelunverträglichkeiten (derzeit 14) sind vom Hersteller im Zutatenverzeichnis von verpackten Lebensmitteln aufzuführen, wenn sie Bestandteil der Rezeptur des Lebensmittels sind.

Die EU-Richtlinie 2003/89/EG ist seit dem 25.11.2005 in allen Mitgliedsländern verbindlich.[502] In Deutschland wurde sie durch eine Änderung der **Lebensmittelkennzeichnungsverordnung (LMKV)** in nationales Recht umgesetzt.[503] Die Europäische Kommission nimmt bei Vorliegen von entsprechenden Untersuchungen der Europäischen Behörde für Lebensmittelsicherheit (EFSA) weitere „Allergene" in die Liste auf. So gilt seit Dezember 2008 auch eine verpflichtende Deklaration von „**Lupine" und „Weichtiere"** einschließlich ihrer Erzeugnisse (▶ **Tab. 3.2**).[504] **Seit dem 31. Mai 2009** gibt es für die „Allergenkennzeichnung"

von verpackter Ware keine Ausnahmeregelungen mehr außer für die in der Richtlinie 2007/68/EG aufgeführten hochverarbeiteten Zutaten (s. S. 101).[505]

„Lupine" wurde in die Liste der kennzeichnungspflichtigen Allergene aufgenommen, da ihre (unerwartete) Aufnahme (z.B. Lupinenmehl als Beimischung oder Ersatz von Weizenmehl) für Erdnussallergiker oder -sensibilisierte ein hohes Kreuzallergierisiko darstellt. Ca. 30% der Erdnussallergiker reagieren auch auf Lupine allergisch.[507] Allergien auf Lupinenmehl nehmen zu, vermutlich auch wegen des verstärkten Austauschs von Soja durch Lupine als Folge der Kennzeichnungspflicht und des negativen Images (Gentechnik!) von Soja.

▶ **Tab. 3.2** Die häufigsten Auslöser von Nahrungsmittelallergien und -unverträglichkeiten als Zutaten von verpackter Ware (Kennzeichnung nach Richtlinie 2003/89/EG und 2006/142/EG[506]).

glutenhaltiges Getreide (Weizen, Roggen, Gerste, Hafer, Dinkel, Kamut oder Hybridstämme davon), daraus hergestellte Erzeugnisse
Krebstiere (z.B. Garnelen, Krabben, Hummer), Krebstiererzeugnisse
Weichtiere (z.B. Tintenfische, Schnecken, Muscheln), Weichtiererzeugnisse
Eier, Ei-Erzeugnisse
Fisch, Fischerzeugnisse
Erdnüsse, Erdnusserzeugnisse
Soja, Sojaerzeugnisse
Lupine, Lupinenerzeugnisse
Milch, Milcherzeugnisse (einschließlich Laktose)
Schalenfrüchte (Cashewkerne, Haselnuss, Macadamianuss/Queenslandnuss, Mandel, Paranuss, Pecannuss, Pistazie und Walnuss), daraus hergestellte Erzeugnisse
Sellerie, Sellerieerzeugnisse
Senf, Senferzeugnisse
Sesamsamen, Sesamsamenerzeugnisse
Schwefeldioxid und Sulfite (mehr als 10 mg/kg oder 10 mg/l)

▶ **Tab. 3.3** Beispiele für die Kennzeichnung von Allergenen, Gluten, Laktose und Sulfit im Zutatenverzeichnis verpackter Lebensmittel.

Zutaten-Kategorien	Produktbeispiele	Beispiele im Zutatenverzeichnis
Allergene	Frühlingsrolle Pflanzenmargarine Putenbrust (paniert) Karamellgebäck Schokoladenkekse Müsliriegel Frischeiwaffel	Mager**milch**pulver Sauer**molke** **Ei**pulver Voll**ei** **Haselnüsse** **Soja**eiweiß, geröstete **Erdnüsse** **Lupinen**mehl
glutenhaltiges Getreide	Backpulver Cornflakes Wildrahmsoße	**Weizen**stärke **Gersten**malz Aroma (mit **Weizen**gluten)
Laktose	Pfeffersoße Cappuccino (Pulver)	**Milchzucker** Mager**milch**pulver, **Milchzucker**
Pseudoallergene (Schwefeldioxid und Sulfit)	„Studentenfutter"	Rosinen (ge**schwefel**t)
zusammengesetzte Zutaten	Müsliriegel Rindfleischsuppe „Überraschungsei"	Cornflakesgranulat (Mais, Salz, **Gerste**nmalz) Nudeln (Hart**weizen**grieß, **Eier**) Voll**milch**schokolade (Zucker, Voll**milch**pulver, Kakaobutter, Kakaomasse, Emulgator **Soja**lecithin, Vanillin)
Klassennamen	Hähnchenflügel (mariniert) Currysoße	Gewürze (enthalten **Sellerie**, **Senf**) Curry (enthält **Sellerie**)

So können z. B. vegetarische und glutenfreie Lebensmittel, aber auch Pizzateig und Lebkuchen Lupinenmehl enthalten (▶ Kap. 4.1.6, S. 180).

Weichtiere haben wie Krustentiere ein hohes allergenes Potenzial. Zu ihnen zählen Schnecken, Muscheln, Austern und Tintenfische (▶ Kap. 4.1.3).

Die frühere Lebensmittelkennzeichnung erschwerte es den Betroffenen, sich ausreichend über das Vorkommen „ihrer Allergene" in verpackten Lebensmitteln zu informieren. Die neue Richtlinie hat dagegen einige **Verbesserungen** gebracht und die meisten Ausnahmeregelungen beseitigt:

● Neben der grundsätzlich vorgeschriebenen Kennzeichnung der 14 Hauptauslöser von NMU müssen auch ihre **Erzeugnisse** im Zutatenverzeichnis deklariert werden, selbst wenn sie im Endprodukt in veränderter Form enthalten sind (z. B. Emulgator Lezithin [Soja]).

● **Zusammengesetzte Zutaten** wie Cornflakesgranulat in einem Müsliriegel oder Eiernudeln in einer Tütensuppe sind nun mit allen Bestandteilen aufzuführen, entweder in ihrer mengenmäßigen Reihenfolge oder in Klammern nach der zusammengesetzten Zutat (▶ Tab. 3.3).

● Auch „allergene" Bestandteile von **alkoholischen Getränken** (> 1,2 Vol % Alkohol) und **Schokoladenprodukten**, für die bisher keine Zutatenliste vorgeschrieben war, müssen deklariert werden.

● Die in ▶ Tab. 3.2 aufgeführten Nahrungsmittel sind auch dann zu kennzeichnen, wenn sie nur die Funktion eines **Trägerstoffs** haben (z. B. „Aroma [mit Weizengluten]" oder „Gewürzextrakt [enthält Milchzucker]" oder als **Lösungsmittel**, z. B. „Vitamin E [enthält Erdnussöl]", verwendet wurden.

Aber auch in der neuen Lebensmittelkennzeichnung gibt es **Ausnahmen**:

● Eine Nennung im Zutatenverzeichnis ist nicht erforderlich, wenn die betreffende Zutat in der **Verkehrsbezeichnung** genannt wird (z. B. „**Weizen**bier", „Schoko**milch**", „**Erdnuss**butter").

● Wenn der Gesetzgeber davon ausgeht, dass der Verbraucher weiß, aus welchem Lebensmittel eine Zutat stammt, dann erfolgt keine zusätzliche Nennung der Herkunft. So finden sich durchaus auch **Milchbestandteile** wie Kasein, Milchpulver und Molkenprotein im Zutatenverzeichnis ohne das dahinter ausdrücklich [enthält Milcheiweiß] steht. Das Gleiche gilt für Zutaten wie Joghurt, Molke oder Sahne. Ebenso wird bei der Bezeichnung „**Couscous**", „**Mozzarella**" oder „**Anchovis**" davon ausgegangen, dass diese als Weizenprodukt, Käse bzw. Fisch erkannt werden.

● **Hochverarbeitete Erzeugnisse** allergener Rohstoffe, die **nachgewiesenermaßen keine Unverträglichkeitssymptome** auslösen können (z. B. Glukosesirup oder Maltodextrine auf Weizenbasis, vollständig raffiniertes Sojabohnenöl und -fett oder Fischgelatine als Trägerstoff für Vitaminzubereitungen) sind ebenfalls von der Kennzeichnungspflicht ausgenommen.[508]

● **Bestandteile von Kräuter- und Gewürzmischungen**, die weniger als 2 % des Endprodukts ausmachen, müssen nicht einzeln aufgelistet werden. Diese Regelung gilt jedoch nicht für die Hauptauslöser in ▶ Tab. 3.2. **Sellerie und Senf** müssen also immer, d. h. unabhängig von der Menge, im Zutatenverzeichnis aufgeführt werden, für **andere potenziell allergieauslösende Gewürze und Kräuter** wie Pfeffer, Koriander, Dill und Petersilie gilt jedoch die 2 %-Regelung.

● Verpackte Lebensmittel, deren größte **Einzelfläche weniger als 10 cm^2** beträgt, benötigen keine Zutatenliste. So ist z. B. auf der Umverpackung das korrekt ausgewiesene Zutatenverzeichnis zu lesen, aber nicht auf den darin enthaltenen einzeln verpackten Müsliriegeln.[509] Diese Tatsache hat im Fall eines erdnussallergischen Mädchens, das prinzipiell über seine Allergie informiert war, zum Tode geführt.[510]

● Ware, die vor dem **31. Mai 2009** in den Handel gebracht oder etikettiert wurde, darf noch nach „alter" Kennzeichnung bis zum Aufbrauchen der Bestände verkauft werden.[511] Lang haltbare

Produkte wie Konserven und Gewürze mit zeitnahem Mindesthaltbarkeitsdatum können also durchaus noch versteckte Nahrungsmittelallergene (z. B. Sellerie deklariert als „Gewürze", Currypulver mit Erdnussanteilen) enthalten.

Für **sehr empfindliche Nahrungsmittelallergiker**, die selbst auf kleinste Mengen eines Allergens reagieren, bietet die neue Allergenkennzeichnung keine 100-prozentige Garantie dafür, dass auch wirklich alles, was im Produkt steckt, im Zutatenverzeichnis steht. Gefährdet sind hier v. a. Erdnuss-, Nuss-, Sesam-, Sellerie- und Fischallergiker. So können durch Verunreinigungen der Rohware, der Zwischen- oder Endprodukte während des Herstellungsprozesses, der Lagerung und des Transports **Allergenspuren** unbeabsichtigt in Produkte gelangen, die laut Rezeptur frei von diesen Allergenen sind. Werden z. B. in einem Betrieb Nüsse verarbeitet, so können gemäß der Zutatenliste nussfreie Produkte dieses Herstellers versehentlich Nussbeimischungen enthalten. Man spricht hier auch von **Kreuzkontaminationen**.

▶ Definition

Kreuzkontaminationen (Cross-Contact, Carry-over oder Cross-over) sind produktionsbedingte, unbeabsichtigte Einträge in Lebensmittel. Sie fallen nicht unter die neue Allergenkennzeichnung, da sie keine Zutaten sind.

Reagiert jedoch z. B. ein Erdnussallergiker nach dem Verzehr eines Produkts, das keinen Hinweis auf eine mögliche Beimischung des Allergens (in diesem Fall Erdnuss) enthält, mit allergischen Symptomen, so kann der Hersteller haftbar gemacht werden, sofern sich das Allergen im Produkt nachweisen lässt. Viele Hersteller weisen deshalb freiwillig auf einen möglichen Allergengehalt ihrer Produkte hin, z. B. durch den **Warnhinweis** auf einer *Schokolade*:

● „kann Spuren von *Erdnüssen und Nüssen* enthalten" oder

● „im Betrieb werden auch *Nüsse* verarbeitet".[512]

Für manchen Allergiker spielen kleinste Mengen eines Allergens keine Rolle und werden vertragen. Doch ist es dem jeweiligen Produkt nicht anzusehen, ob es sich nicht um mehr als nur Spuren handelt, da es (noch) keine Höchstmengenregelung für Kreuzkontaminationen gibt. Auch sagt der Warnhinweis nichts darüber aus, ob tatsächlich Allergenbeimischungen enthalten sind oder ob es sich nur um eine Vorsichtsmaßnahme des Herstellers handelt und bei genauer Analyse nicht einmal Spuren nachzuweisen sind. Die Entscheidung, sich dem Risiko durch einen Kauf auszusetzen, liegt also noch beim Verbraucher. Es laufen jedoch Bemühungen – ähnlich wie beim Begriff „glutenfrei" geschehen (▶ **Kap. 4.2**) –, **Höchstwerte** für Allergenmengen, unterhalb derer die meisten Allergiker keine Symptome entwickeln, festzulegen.[513]

Trotz der Ausnahmen hilft das sorgfältige **Lesen des Zutatenverzeichnisses** den meisten Patienten mit NMU dabei, die unverträglichen „Allergene" zu erkennen und zu vermeiden. Doch die mittlerweile sehr umfangreichen Listen überfordern viele Patienten, so dass im Rahmen der Ernährungstherapie das Lesen des Zutatenverzeichnisses geübt werden sollte.

In diesem Zusammenhang sollten insbesondere Patienten mit nicht allergischen NMU erfahren, dass die Zutaten in absteigender Reihenfolge ihres Gewichtsanteils aufgelistet sind. Wenn z.B. Laktose an erster Stelle genannt ist, kann das auf eine große und damit wahrscheinlich unverträgliche Menge für einen Laktoseintoleranten hinweisen. Steht dagegen Laktose an letzter Stelle des Zutatenverzeichnisses, kann die kleine Menge als Einzeldosis für diesen Patienten durchaus noch verträglich sein. Nahrungsmittelallergiker sollten dennoch beim Einkauf vorsichtig sein, da sie bereits auf kleine Mengen allergisch reagieren. Da sich die Zusammensetzung der Produkte jederzeit ändern kann, ist bei jedem Einkauf das Zutatenverzeichnis erneut zu prüfen.

Lose Ware wie Wurstaufschnitt vom Metzger oder Brot- und Backwaren vom Bäcker fallen vorerst nicht unter die neue Allergenkennzeichnungs-Richtlinie. Nach Aufforderung durch das Bundesministerium für Ernährung, Landwirtschaft und Verbraucherschutz bemühen sich zur Zeit Fleischerei- und Bäckerei-Verbände um eine Allergenkennzeichnung auf freiwilliger Basis. So gibt es bereits in einzelnen Metzgereien oder Bäckereien Produktordner, die über den Allergengehalt der Brot-, Back- bzw. Wurstwaren informieren und die Interessierte einsehen können.[514]

Für Speisen des „**Außer-Haus-Verzehrs**" ist ebenfalls keine Allergenkennzeichnung vorgeschrieben. Die Besitzer von Restaurants, Kantinen, Imbissbuden oder Eisdielen müssen die Allergene aus ▶ **Tab. 3.2** sowie Laktose, Gluten und Sulfit also nicht kenntlich machen. Das Gleiche gilt für Speisenangebote in Kindertagesstätten, Schulmensen, Krankenhausküchen und anderen Einrichtungen der Gemeinschaftsverpflegung (s. auch S. 107).

Für Zöliakiepatienten reicht die aktualisierte Lebensmittelkennzeichnung für die konsequente Umsetzung der glutenfreien Diät nicht aus. Sie sollten sich auch weiterhin beim Einkauf an den Lebensmittellisten der Deutschen Zöliakie Gesellschaft (DZG) orientieren (▶ **Kap. 4.2**).

Solange die jetzigen Lebensmittelgesetze noch keine hundertprozentige Informationssicherheit bieten, sollte die Ernährungsfachkraft Patienten mit **hochgradigen und lebensbedrohlichen Nahrungsmittelallergien** empfehlen, im Zweifel auf Produkte unbekannter Zusammensetzung bzw. auf solche mit Warnhinweis zu verzichten (z.B. Schokolade oder Mehrkornbrötchen bei Erdnussallergie, lose angebotene Wurstsorten bei Allergie auf Gewürze) oder beim Hersteller zuverlässige Informationen einzuholen (Einkaufstipps s. S. 105).[515]

P Praxistipp

Allergiker, bei denen eine **lebensbedrohliche allergische Reaktion** nicht ausgeschlossen werden kann, sollten

- im Zweifel auf Lebensmittel unbekannter Zusammensetzung verzichten,
- ein Notfallset dabei haben und es anwenden können,
- möglichst selbst mit frischen Nahrungsmitteln kochen.

3.1.3 Sicherstellung und Kontrolle einer vollwertigen und bedarfsgerechten Ernährung

Eine vollwertige und bedarfsgerechte Ernährung ist für jeden Menschen eine wichtige Voraussetzung für Gesundheit, ein stabiles Immunsystem, Leistungsfähigkeit und Wohlbefinden. Je mehr Nahrungsmittel aus der Kost herausgelassen werden, desto einseitiger wird die Ernährung und um so größer ist die Gefahr einer unzureichenden Nährstoff- und Energieversorgung. Vermeidungsempfehlungen sollten deshalb keinesfalls nur auf der Basis positiver Haut- und Bluttestergebnisse, deren klinische Relevanz nicht bewiesen wurde, zusammengestellt werden. Bei Elimination unverträglicher Nahrungsmittel (insbesondere Grundnahrungsmittel) müssen verträgliche Alternativen gefunden werden, die für einen Nährstoffausgleich sorgen und von dem Patienten auch geschmacklich akzeptiert werden. Von unkritisch angewandten oder alternativen Diäten (z.B. Vollwertkost nach Bruker), die nicht die individuellen Auslöser berücksichtigen und aufgrund ihrer einseitigen Zusammensetzung zu einer Mangelernährung führen, ist unbedingt abzuraten.

Nährstoffdefizite erkennen

Für **Patienten mit einer diagnostizierten Nahrungsmittelunverträglichkeit** ist aber der Verzicht oder die Einschränkung bestimmter Nahrungsmittel notwendig für eine erfolgreiche Therapie ihrer Erkrankung, teilweise sogar lebensnotwendig. Um Nährstoffmängel zu vermeiden, bedarf die Sicherstellung und Kontrolle der Nährstoffversorgung dieser Patienten einer besonderen Aufmerksamkeit. Das gilt besonders für Kinder, die noch im Wachstum sind, für Schwangere und Stillende und ohnehin schon vegetarisch oder vegan lebende Personen.

Bei Durchführung einer Eliminationsdiät über einen längeren Zeitraum können insbesondere bei Verzicht auf Grundnahrungsmittel, wie Kuhmilch, Fisch, (glutenhaltiges) Getreide, Obst und Gemüse, und/ oder bei multiplen NMU **Nährstoffdefizite** entstehen. Deshalb sollte spätestens dann, wenn nach gründlicher Diagnostik die therapeutische Diät als Dauerkostform feststeht, die Nährstoffversorgung des Patienten durch eine **Ernährungs**fachkraft mit Hilfe eines **Ernährungsprotokolls** überprüft werden (▶ **Kap. 2.8.1**). Nährstoffdefizite sind entsprechend den **D-A-CH-Referenzwerten** für die Nährstoffzufuhr der Deutschen Gesellschaft für Ernährung auszugleichen.[516] Sollte durch Nahrungsmittelalternativen keine ausreichende Nährstoffzufuhr möglich sein, ist mit dem behandelnden Arzt eine zusätzliche Supplementierung zu besprechen (s. S. 104).[517]

▶ Definition

Die D-A-CH-Referenzwerte für die Nährstoffzufuhr umfassen Empfehlungen oder Schätzwerte für die empfohlene Zufuhr bestimmter Nährstoffe sowie Richtwerte für die Energiezufuhr. Sie wurden von den Gesellschaften für Ernährung in Deutschland (D), Österreich (A) und der Schweiz (CH) gemeinsam herausgegeben. Bei den Referenzwerten für die Nährstoffe handelt es sich „um Mengen, von denen angenommen wird, dass sie nahezu alle Personen der jeweils angegebenen Bevölkerungsgruppe vor ernährungsbedingten Gesundheitsschäden schützen ...".[518]

Kritische Nährstoffe bei Patienten mit Nahrungsmittelunverträglichkeiten

▶ Definition

Der Begriff „kritische Nährstoffe" steht für Nährstoffe, bei denen die Versorgung in einer Bevölkerungsgruppe nicht ausreichend ist.

Anhand einiger **ausgewählter NMU** werden im Folgenden Nährstoffe genannt, bei denen es bei Verzicht auf unverträgliche Lebensmittel erfahrungsgemäß häufiger zu Defiziten kommt. Weitere Ausführungen zu kritischen Nährstoffen bei einzelnen NMU sind im ▶ **Kap. 4** zu finden.

Steht Kindern mit **Milch-Ei-Allergie** kein adäquater Milchersatz zur Verfügung, kann **Protein** ein kritischer Nährstoff sein. Das gilt z.B. bei Verwendung von „Milchersatz" auf pflanzlicher Basis (z.B. Mandel„milch"), aber auch bei vegetarischer Beikost oder Ernährung. Ernährt sich die **stillende Mutter** bei einer Milch-Ei-Allergie ihres Babys ebenfalls milch- und eifrei (▶ **Kap. 4.1.1**), muss die „Diät" der Stillenden den ohnehin schon hohen Anforderungen an ihre Ernährung unbedingt gerecht werden.[519] Um den **Proteinbedarf von Kleinkindern** mit einer Milch-Ei-Allergie zu decken, reicht eine leichte Erhöhung der Fleisch- oder Fischzufuhr um 25 g/Tag aus. Fleisch- bzw. Fischeiweiß hat eine hohe biologische Wertigkeit, die noch verbessert wird, wenn gleichzeitig Getreide (z. B. Brot oder Vollkornnudeln) oder Kartoffeln verzehrt werden.

Das strikte Meiden von Milch und Milchprodukten kann bei **Laktoseintoleranten** (▶ Kap. 4.3.3) und bei Kindern mit **Kuhmilchallergie** die Versorgung mit **Kalzium** gefährden. Aus eigener Erfahrung sind besonders die 1- bis 3-jährigen Kinder betroffen. Kalzium ist wichtig für den Aufbau und Erhalt der Knochen. Eine ausreichende Zufuhr an kalziumreichen Alternativen kann die für dieses Alter empfohlene Kalziumzufuhr von 600 mg sichern.[520] Geeignet bei Kuhmilchallergie sind stark hydrolysierte Säuglingsnahrungen oder Elementardiäten auf Aminosäurenbasis, kalziumangereicherte Soja-, Reis- oder Haferdrinks (nach dem 1. Lebensjahr) und kalziumreiches Mineralwasser. Die Eltern sollten darauf achten, dass das Kind auch genug davon trinkt. Soja-, Reis- oder Haferdrinks ohne Kalziumzusatz sind jedoch nur küchentechnische Alternativen. Kalziumreiche Gemüsesorten wie Grünkohl und Brokkoli können nur einen geringen Beitrag zur Kalziumversorgung leisten, da Kinder in der Regel nur kleine Mengen davon verzehren. Ist z. B. aufgrund von Abneigungen oder multiplen Nahrungsmittelunverträglichkeiten keine ausreichende Kalziumversorgung gewährleistet, ist ggf. eine Nahrungsergänzung durch ein entsprechendes Präparat notwendig.

Jod ist ebenfalls besonders bei 1- bis 3-jährigen Kindern, aber auch bei Schwangeren und Stillenden mit einer **Fischallergie** oder einem selbst auferlegten **Fischverzicht** ein kritischer Nährstoff. Eine ausreichende Jodversorgung ist Voraussetzung für eine normale körperliche und geistige Entwicklung. **Milch und Milchprodukte** können mit durchschnittlich 10 µg Jod/100 ml und **Jodsalz** bei üblichen Verzehrmengen mit ca. 40 µg Jod für Erwachsene und 20 µg für Kinder einen wichtigen Beitrag zur Jodversorgung leisten.[521] Der **Jodgehalt von Milch** schwankt allerdings in Abhängigkeit von der Jahreszeit und der Tierfütterung. So enthält „Wintermilch" vergleichsweise mehr Jod als im Sommer gekaufte Milch, da Kühe im Stall jodhaltiges Trockenfutter erhalten.[522] Gemäß den D-A-CH-Referenzwerten empfiehlt die Deutsche Gesellschaft für Ernährung (DGE) für 1- bis 3-jährige Kinder eine Jodzufuhr von 100 µg/Tag, für Erwachsene 180–200 µg Jod/Tag und für Schwangere bzw. Stillende 230 bzw. 260 µg Jod/Tag. Kann über Milch/-produkte, Jodsalz sowie Brot-, Käse- und Wurstwaren mit Jodsalz die empfohlene Jodzufuhr nicht gedeckt werden, ist bei Fischkarenz zusätzlich eine Jodsubstitution erforderlich.

Eine ungenügende Versorgung mit **Folsäure, Vitamin C und Ballaststoffen** kommt erfahrungsgemäß häufig bei Patienten mit **pollenassoziierter Nahrungsmittelallergie, Fruktosemalabsorption oder pseudoallergischer NMU** vor, wenn diese aus übertriebener Vorsicht auf alle Vollkorngetreideprodukte bzw. Obst- oder Gemüsesorten verzichten.

Einsatz von Vitamin- und Mineralstoffpräparaten

Hat die **Analyse des Ernährungsprotokolls** gezeigt, dass es bei einem oder mehreren Nährstoffen Versorgungslücken gibt, sollte zunächst ein Ausgleich durch eine **gezielte Nahrungsmittelauswahl** versucht werden. Vitamin- oder Mineralstoffpräparate allein können niemals die Vielfalt und das Zusammenspiel von natürlichen Nahrungsmitteln liefern, wie sie zur Gesunderhaltung und Prävention von Krankheiten notwendig sind. Sie können weder ungünstige Ernährungsgewohnheiten beseitigen noch einen Ersatz für eine schmackhaft zubereitete Mahlzeit bieten. Eine Überdosierung z. B. mit den fettlöslichen Vitaminen A und D kann sogar gefährliche Nebenwirkungen haben.[523]

Manchmal reicht jedoch die Nährstoffzufuhr über natürliche Nahrungsmittel nicht aus, sodass eine (vorübergehende) Supplementierung einzelner Nährstoffe sinnvoll sein kann. Das gilt besonders bei Kindern im Wachstum oder bei multiplen Nahrungsmittelunverträglichkeiten. **Vitamin- und Mineralstoffpräparate** sind als Nahrungsergänzungsmittel und als Arzneimittel zu erhalten. Der Unterschied ist für den Laien und manchmal auch für Fachleute nicht leicht zu erkennen.

Nahrungsergänzungsmittel zählen rechtlich zu den Lebensmitteln, werden aber ebenso wie Arzneimittel in Form von Tabletten, Kapseln oder Pulver angeboten. Sie sollen die normale Ernährung „nur ergänzen". Sie sind u. a. in Drogeriemärkten, Reformhäusern, dem Lebensmittel-einzelhandel, aber auch in Apotheken erhältlich. Auf der Verpackung muss gemäß NemV (s. u.) die Verkehrsbezeichnung „Nahrungsergänzungsmittel" stehen.

▶ Definition
Nahrungsergänzungsmittel nach § 1 der Verordnung über Nahrungsergänzungsmittel (NemV)

- Nahrungsergänzungsmittel sind Lebensmittel zur allgemeinen Nahrungsergänzung. Sie sind aber kein Ersatz für eine ausgewogene Ernährung, sondern dienen vorrangig der Nährstoffergänzung und nicht der Energieversorgung und auch nicht – wie diätetische Lebensmittel bei bestimmten Krankheiten (z. B. Laktasepräparate, ▶ Kap. 3.4.4) – einem besonderen Ernährungszweck.
- Nahrungsergänzungsmittel sind „Konzentrate von Nährstoffen oder sonstigen Stoffen mit ernährungsspezifischer oder physiologischer Wirkung": So ist z. B. Vitamin D in einer Tablette (5 μg) konzentriert enthalten, während das Vitamin in der normalen Ernährung „verdünnt", z. B. in Form von Lachs, aufgenommen wird.
- Die Darreichung von Nahrungsergänzungsmitteln ist in niedrig dosierter Form, z. B. Kapseln, Tabletten, Pulverbeutel oder Flüssigampullen, möglich.[524]

Arzneimittel sind dagegen höher dosiert und haben eine therapeutische Wirkung. Laut Arzneimittelgesetz (AMG §2) dienen sie dazu, Erkrankungen zu heilen, zu lindern oder ihnen vorzubeugen.[525] Grundsätzlich finden sich als Arzneimittel zugelassene Vitamin- und Mineralstoffpräparate in der **Roten Liste**.[526]

Aus allergologischer Sicht ist bei der Empfehlung eines Vitamin- und/oder Mineralstoffpräparats ebenso wie bei Lebensmitteln auf dessen **Zusammensetzung** zu achten. So enthalten diese Präparate manchmal Zutaten, die je nach Indikation unverträglich sein oder im Einzelfall sogar schwere allergische Reaktionen auslösen können. Beispiele sind Erdnuss- und Sojaöl (bei hochgradiger Soja- oder Erdnussallergie), Kasein (bei Kuhmilchallergie), Laktose (bei Laktoseintoleranz), Sorbitol und Mannitol (bei Fruktosemalabsorption und Reizdarmsyndrom) oder Aromen und Azo-

farbstoffe (bei Pseudoallergie). Die Zutaten von Nahrungsergänzungsmitteln sind in der Regel der Zutatenliste auf der Verpackung zu entnehmen, bei Arzneimitteln steht die genaue Zusammensetzung einzelner Präparate im Beipackzettel bzw. in der Roten Liste.

Auch können die jeweiligen Vitamin- oder Mineralstoffe die **Verfügbarkeit anderer Nährstoffe** verschlechtern. Das wird am **Beispiel von Kalziumverbindungen** deutlich:

In **Kalziumsupplementen** wird überwiegend Kalziumkarbonat, manchmal auch Kalziumzitrat eingesetzt. **Kalziumkarbonat** reduziert die Eisenaufnahme und sollte deshalb zu einer eisenarmen Mahlzeit (z. B. Frühstück), eingenommen werden. Außerdem ist die Verfügbarkeit von Kalzium aus dieser Verbindung eingeschränkt, wenn ein Mangel an Magensäure (z. B. bei Senioren) vorliegt. **Kalziumzitrat** kann unabhängig von den Mahlzeiten aufgenommen werden und wird auch bei verminderter Magensäureproduktion gut resorbiert. Kalziumzitrat ist in höheren Mengen besser verträglich als Kalziumkarbonat. Um eine optimale Resorption zu gewährleisten, ist jedoch darauf zu achten, nicht mehr als **500 mg** Kalzium auf einmal zuzuführen. Hoch dosiertes Kalzium kann zu Nebenwirkungen wie Verstopfung und anderen gastrointestinalen Symptomen führen. Außerdem sollten Kalziumsupplemente nicht zusammen mit **Vollkornprodukten oder Weizenkleie** aufgenommen werden, da die in Vollkorngetreide enthaltene Phytinsäure Kalzium bindet und der Resorption entzieht. Das Gleiche gilt für **Oxalsäure** in Spinat, Rhabarber und roter Bete.[527]

3.1.4 Praktische und schmackhafte Umsetzung der therapeutischen Diät

Einkaufs- und Zubereitungstipps
Einem Patienten mit einer Nahrungsmittelunverträglichkeit hilft bereits ein Diätplan mit einer Gegenüberstellung geeigneter und ungeeigneter Nahrungsmittel wie z. B. in T. Werfel und I. Reeses *Diätetik in der Allergologie: Diätvorschläge, Positionspapiere und Leitlinien zu Nahrungsmittelallergie und anderen Unverträglichkeiten*. Doch er braucht auch Empfehlungen zur **praktischen Umsetzung**

seiner Diät in den Alltag, die ihm noch ein hohes Maß an Lebensqualität ermöglicht. Manchmal ernährt sich der Betroffene aus Angst vor weiteren Symptomen derart eingeschränkt, dass die Diät einen größeren Leidensdruck verursacht als die Krankheit selbst. Hier gilt es, durch praktische Tipps zum Einkauf und zur Zubereitung die Lebensqualität des Betroffenen wieder herzustellen.

> Ernährungstherapie bei Nahrungsmittelunverträglichkeiten beinhaltet nicht nur Karenzempfehlungen, sondern auch Empfehlungen zur praktischen und schmackhaften Umsetzung der therapeutischen Diät, die die Lebensqualität des Betroffenen erhält oder verbessert.

Wenn die Ernährungsfachkraft die Ernährungs- und Lebensgewohnheiten des Patienten kennt, insbesondere aufgrund einer ausführlichen Ernährungsanamnese (▶ Kap. 2.2.2), besteht bereits eine wichtige Basis für individuelle und praxisnahe Empfehlungen.

Muss ein Patient mit einer Allergie oder Unverträglichkeit Nahrungsmittel oder eine Nahrungsmittelgruppe (z. B. Milchprodukte) über einen längeren Zeitraum meiden, sollten ihm gut verträgliche, praktikable und geschmacklich akzeptable Alternativen angeboten werden, die außerdem eine ausreichende Nährstoffzufuhr sicherstellen. Entsprechende Alternativen bei einzelnen NMU sind in ▶ Kap. 4 ausführlich beschrieben.

Bei Bedarf sind auch Produkte zu berücksichtigen, die explizit für Allergiker geeignet sind bzw. den Verzicht auf ein bestimmtes Nahrungsmittel besonders gekennzeichnet haben (s. Kasten). Diese Produkte helfen dem Betroffenen, seinen Speiseplan abwechslungsreich zu gestalten und stellen im Falle vorgefertigter Lebensmittel eine deutliche Arbeitserleichterung dar. Einige Hersteller geben bei Nachfrage auch spezielle Listen ihrer Produkte heraus, aus denen ersichtlich ist, ob das „Allergen" enthalten ist oder nicht (z. B. Bofrost, Langnese-Iglo, McDonald). Schließlich gibt es noch die Möglichkeit, bei bestimmten Anbietern im Internet über Allergiefilter nach speziellen Produkten zu suchen (z. B. www.purenature.de).

🅿 Praxistipp

Einkaufs- und Zubereitungstipps für Patienten mit Nahrungsmittelunverträglichkeiten

Einkaufstipps

- Zutatenverzeichnis von verpackter Ware immer gründlich lesen
  - auch beim nächsten Einkauf
  - bei Kleinverpackungen ohne Zutatenliste Umverpackung zeigen lassen
- Hersteller, Metzger, Bäcker oder Koch fragen
  - Bei verpackter Ware finden sich Kontaktadressen auf der Produktverpackung und/oder der Homepage des jeweiligen Unternehmens. Wichtig besonders bei Personen, deren unverträgliche Nahrungsmittelbestandteile **nicht** unter die Allergenkennzeichnung fallen (z. B. Gewürze und Kräuter wie Pfeffer und Petersilie, Sonnenblumenkerne)!
  - beim Einkauf loser Waren wie Wurstaufschnitt, Brot- und Backwaren, Eis (Eisdiele) sowie beim Außer-Haus-Essen, z. B. in Restaurant, Schulmensa, Kantine oder bei Freunden (s. S. 107). Die Auskunft muss vertrauenswürdig und absolut verlässlich sein!
- Adressenlisten bzw. spezielle Produktlisten von Lebensmittelherstellern nutzen
- spezielle allergenfreie Produkte[528] einkaufen wie z. B.
  - milchfreie Margarine (z. B. von Vitaquell, Becel, Deli Reform, Bellasan Vitareform [Aldi Süd])
  - Sojadrink (milchfrei) mit Kalzium (z. B. von Alpro Soja, Alnatura)
  - Loprofin „Statt Ei" (milch-, ei-, sojafrei, von SHS)
  - selleriefreie Gemüsebrühe (z. B. von Frugola [Reformhaus] oder Alnavit [dm-Markt])
  - selleriefreie Soßen (z. B. von Oscho)
  - nuss- und milchfreier „Nuss-Nougat-Creme-Ersatz" (z. B. Carobella von MoolenArtje)
  - nussfreie Schokolade und Schokoladenprodukte (z. B. von Kinnerton[529], Kinderschokolade von Ferrero[530]), nuss- und milchfreier Schokoladenersatz (z. B. Sojabella Tafel von MoolenArtje)

▼

▼
   – glutenfreie Produkte (z. B. von Hammer-
     mühle, Schär, Poensgen)
   – laktosefreie Milch- und Milchprodukte (z. B.
     von MinusL, LACtofree, Viva Vital)

Zubereitungstipps
- „Allergenfreie" Rezepte nutzen.
- Selbst kochen mit frischen Zutaten.
- Gegarte Nahrungsmittel bevorzugen.
- Keine Mischgewürze verwenden.
- Trennung des Kochgeschirrs und getrennte
  Lagerung der Zutaten

Bei der **Zubereitung** von Speisen helfen **Rezepte** aus Kochbüchern für Nahrungsmittelallergiker bzw. für Personen mit anderen Nahrungsmittelunverträglichkeiten wie Laktose- oder Histaminintoleranz (s. ▶ **Kap. 9.2**).

🅿 Praxistipp
Selbst zu kochen, möglichst mit frischen oder wenig verarbeiten Nahrungsmitteln, ist die sicherste Weise, unverträgliche Nahrungsmittel zu meiden.

Gegarte Nahrungsmittel sind Rohkost vorzuziehen. Diese Empfehlung gilt besonders für Patienten mit pollenassoziierten Nahrungsmittelallergien, denn bei einigen Obst- und Gemüsesorten wird die allergene Potenz durch kurzes Kochen vermindert oder ganz beseitigt. **Mischgewürze** sind wegen des möglichen Gehalts an allergenreichen Gewürzen und ihrem Additionseffekt (▶ **Kap. 2.3.5** und S. 98) vorsichtshalber zu meiden. Das gilt v. a. für Kräuterpollenallergiker. Besser ist es, einzelne, sicher verträgliche Gewürze und Kräuter im Haushalt zu verwenden.

Schließlich sollten besonders Patienten mit Zöliakie oder mit hochgradigen Nahrungsmittelallergien Empfehlungen erhalten, wie **Kontaminationen im Haushalt** zu vermeiden sind. Dazu gehört z. B. die Verwendung von unterschiedlichem **Kochgeschirr** für den Allergiker und den Rest der Familienmitglieder (z. B. spezielle Backformen für glutenfreie Kuchen). In Kindergarten und Schule sollten Eltern die betreuenden Personen auf die besondere Problematik hinweisen (z. B. beim Plätzchenbacken). Unter Umständen kann auch die **getrennte Lagerung von Zutaten** sinnvoll sein. So sollte glutenhaltiges Mehl unbedingt in einem anderen Schrank als glutenfreies Mehl aufbewahrt werden, da schon die Kontamination mit Mehlstäuben kritisch sein kann. Manchmal ist es jedoch weniger aufwendig, für die ganze Familie glutenfrei zu backen, als alles streng getrennt zu lagern und zuzubereiten.[531]

Empfehlungen für den „Außer-Haus"-Verzehr

Viele Allergieauslöser wie Milch, Eier, Soja, Erdnüsse, Nüsse und Sellerie werden bei der Speisenherstellung verwendet, ohne dass sie für den Laien erkennbar sind (▶ **Kap. 3.1.2**). Hier können direkt der Koch bzw. die **für die Speisenherstellung verantwortlichen Personen** angesprochen und diese auch auf die Konsequenz einer versehentlichen Aufnahme hingewiesen werden. Das gilt auch für Personen im Familien- (Großeltern!) und Freundeskreis. Viele Nichtallergiker vertreten manchmal den Standpunkt, dass geringe Mengen der Allergene doch nicht schaden können.

Wichtig für **allergische Kinder** ist auch eine frühzeitige **Information der Erzieher und Lehrer** in Kindergarten und Schule. Die folgenden Tipps und Empfehlungen für Eltern, Erzieher und Lehrer erleichtern den Alltag mit allergiekranken Kindern in Kindergarten und Schule.

🅿 Praxistipp
Tipps und Empfehlungen für Eltern, Erzieher und Lehrer allergiekranker Kinder
- Allergie des Kindes nicht bagatellisieren, sondern offen über die Probleme mit den Eltern und Kindern, Erziehern, Lehrern und dem Koch bzw. dem Caterer sprechen.
- Zuverlässige Liste der Nahrungsmittel erstellen, die das Kind sicher essen darf (Positivliste).
- Einrichtung mit „Notrationen" wie milch-, ei- und nussfreies Gebäck, Obst, Gummibärchen oder vegetarischer Brotaufstrich ausstatten.
- Sich über das (versteckte) Vorkommen von Nahrungsmittelallergenen informieren, z. B. durch geeignete Literatur oder durch eine allergologisch erfahrene Ernährungsfachkraft.

▼

▼

- Allergenfreie Rezepte sammeln (von Eltern, aus Kochbüchern) und sie an die Verantwortlichen für die Speisenzubereitung weitergeben.
- Beim gemeinsamen Backen und Kochen allergenfreie Rezepte verwenden oder eine der Speisen oder Kuchen allergenfrei zubereiten. Kontaminationen mit allergenhaltigen Zutaten vermeiden!
- Die technische Ausstattung der Einrichtung ggf. verbessern, z. B. ein Tiefkühlschrank zum Aufbewahren vorbereiteter Speisen oder eine Mikrowelle zum Aufwärmen mitgebrachter Speisen.[532]

3.2

Besonderheiten bei Laktoseintoleranz und Fruktosemalabsorption

Nicht selten verzichten Patienten, die Milch oder Obst für ihre Beschwerden verantwortlich machen, vorschnell auf alle Milch und Milchprodukte bzw. Obstsorten. Manche haben eine langen Leidensweg von erfolglosen Behandlungsversuchen durch selbst ernannte Allergie- oder Ernährungsexperten hinter sich, bis sie an eine(n) allergologisch erfahrene(n) Arzt oder Ernährungsfachkraft geraten. Doch auch dann ist häufig noch Geduld erforderlich, bis eine Allergie sicher ausgeschlossen werden kann und die Diagnose Laktoseintoleranz oder Fruktosemalabsorption feststeht. Aber selbst bei gesicherter Diagnose schränken die Betroffenen oft mehr Nahrungsmittel als notwendig ein oder sie stellen ihre Ernährung nicht konsequent genug um, sodass keine Symptomfreiheit möglich ist.

Eine sinnvolle Therapie einer Laktoseintoleranz oder Fruktosemalabsorption besteht in einer systematischen **Ernährungsumstellung in drei Stufen** unter Anleitung einer damit erfahrenen Ernährungsfachkraft:

In der ersten Stufe der Ernährungstherapie ist eine weitestgehend laktose- oder fruktosearme Diät erforderlich. Nicht selten kommen beide Erkrankungen gemeinsam vor (s. Diätplan ▶ **Tab. 4.24**, S. 231 f.), dann erstellt die Ernährungsfach-

kraft eine kombinierte laktose- und fruktosearme Basisdiät. Anschließend erfolgt ein Kostaufbau bis zur individuellen Toleranzschwelle, der dann auf der dritten Stufe in eine Dauerernährung mit meist nur wenigen Einschränkungen übergeht. Eine genaue Beschreibung der Ernährungsumstellung und der damit verbundenen Lebensmittelauswahl bei Laktoseintoleranz oder Fruktosemalabsorption ist in ▶ **Kap. 4.3.3** bzw. ▶ **Kap. 4.3.4** zu finden.

3.3

Pro- und Prebiotika

3.3.1   Definitionen

Verschiedene Mikrobiologen und Mediziner erkannten bereits Anfang des 20. Jahrhunderts, dass Milchsäurebakterien in der Nahrung eine positive Wirkung auf die Gesundheit ausüben. Diese Erkenntnis wird in jüngster Zeit mit Hilfe moderner Forschungsmethoden bestätigt. Pro- und Prebiotika sind Bestandteile von Arznei- und Nahrungsmitteln, die darauf abzielen, Laktobazillen und Bifidobakterien in der Darmflora zu fördern.

> **Probiotika** sind lebende Mikroorganismen, die dem Wirt einen gesundheitlichen Vorteil bringen, wenn sie in ausreichender Menge aufgenommen werden.[533]

Bei den meisten probiotischen Mikroorganismen handelt es sich um **spezielle Arten von Milchsäurebakterien**, die besonders widerstandsfähig gegenüber Säuren sind. Sie überleben größtenteils die Passage durch Magen und Dünndarm und siedeln sich vorübergehend im Dickdarm an. Während Nahrungsmittel und Nahrungsergänzungsmittel vor allem Vertreter der Gattungen **Laktobazillus** und **Bifidobakterium** enthalten, kommen in Arzneimitteln auch nicht pathogene **Escherichia coli** und der Hefestamm **Saccharomyces boulardii** vor.

> **Prebiotika** sind spezifische unverdauliche Stoffe, die selektiv Bifidobakterien und möglicherweise auch andere Mikroorganismen in ihrem Wachstum im Darm fördern und dadurch positive gesundheitliche Wirkungen erzielen.[534]

Vorbild für das Wirkprinzip der Prebiotika war die **Muttermilch**. Sie enthält u. a. Galakto-Oligosaccharide, die die Bifidusflora des Säuglings in besonderer Weise fördern. Weitere Nahrungsmittel enthalten von Natur aus prebiotisch wirkende Substanzen, wie z. B. Inulin und Oligofruktose in Artischocken und Schwarzwurzeln. Synthetisch hergestellte Prebiotika werden auch als Zusatzstoffe in Nahrungsmitteln eingesetzt.

3.3.2 Einsatz von Probiotika in der Prävention und Therapie von allergischen Erkrankungen

Der in den letzten Jahrzehnten beobachtete **Anstieg der Prävalenz allergischer Erkrankungen** wird u. a. auf eine veränderte Zusammensetzung der Darmflora und auf die höheren Hygienestandards bei westlich geprägtem Lebensstil (Hygiene-Hypothese) zurückgeführt.[535] Mikroorganismen aus der Umwelt und Darmflora spielen offenbar eine wesentliche Rolle für die Ausbildung des Immunsystems und die **Entwicklung der Toleranz**.[536] Kinder mit allergischen Erkrankungen haben höhere Anteile an Clostridien und ein verändertes Muster von Bifidobakterien in ihrer Darmflora.[537] Die Bifidusflora von Kindern mit atopischer Dermatitis ähnelt derjenigen von Erwachsenen.[538] Diese Bifidobakterien synthetisieren in vitro mehr proinflammatorische Zytokine, während die Bifidobakterien gesunder Kinder mehr antiinflammatorische Zytokine produzieren.[539]

Einige Bakterienstämme wurden im Hinblick auf die **Prävention allergischer Erkrankungen** bei Säuglingen untersucht. In einer finnischen Studie mit Kindern aus Familien mit erhöhtem Allergierisiko ließ sich die Entwicklung einer atopischen **Dermatitis (AD)** durch die Aufnahme probiotischer Bakterien (*Lactobacillus rhamnosus* Goldin Gorbach, **LGG**) 2–4 Wochen vor der Geburt und im ersten Lebenshalbjahr um die Hälfte reduzieren.

Dieser Effekt konnte auch noch im Alter von vier und sieben Jahren nachgewiesen werden. Die Anzahl der Sensibilisierungen variierte jedoch nicht zwischen beiden Gruppen. Außerdem hatte die Gabe von LGG keinen präventiven Effekt auf die Entwicklung einer allergischen Rhinitis oder eines Asthmas.[540] Zwei weitere Studien mit ähnlichem Design, aber anderen Bakterienstämmen konnten diese Ergebnisse nur teilweise bestätigen.[541] Eine aktuelle Studie, die ebenfalls den Effekt von LGG auf die Verhinderung einer AD untersucht hat, konnte keinen Unterschied zwischen Placebo- und LGG-Gruppe hinsichtlich der Häufigkeit der AD nachweisen.[542] Der Einsatz von LGG bei bereits erkrankten Kindern zeigte auch keinen Effekt.[543]

Es gibt zwar zahlreiche Hinweise, dass Probiotika Allergien vorbeugen können, der genaue Wirkmechanismus ist jedoch nicht bekannt. Einige Ergebnisse lassen vermuten, dass Probiotika insbesondere in einer sehr frühen Phase nach der Geburt zur **Reifung des Immunsystems** beitragen. Dadurch kann u. a. das Verhältnis von Th_2- zu Th_1-Zellen günstig beeinflusst werden (s. S. 5), sodass weniger IgE und mehr IgA gebildet wird.[544]

> **Mögliche Mechanismen von Probiotika bei Nahrungsmittelallergien und -unverträglichkeiten**[545]
> - Verbesserung der Schleimhautbarriere
> - Abbau von Nahrungsmittelallergenen
> - Modulation der Zusammensetzung und Aktivität der Darmflora
> - Stimulation der Synthese von sekretorischem IgA
> - günstige Veränderungen der Zusammensetzung des Mukus durch Bildung von Abwehrstoffen
> - Modulation der Immunantwort ($Th_2 \rightarrow Th_1$)
> - Verbesserung der Darmmotilität

Im Rahmen der **Therapie allergischer Erkrankungen** konnte bislang kein eindeutiger Beweis für die Wirksamkeit von Probiotika erbracht werden.[546] Das Team von Giovannini konnte bei Kindern und Erwachsenen mit **allergischer Rhinitis** nach der Einnahme von Laktobazillen eine leichte Verbesserung der Symptome nachweisen[547] und in einer englischen Studie führte die Gabe des Milchsäurebakteriums **Lactobacillus casei** Shirota (in Form von Yakult) zu einem signifikanten Rückgang des IgE-Spiegels bei Gräserpollenallergikern.[548] Jedoch konnten andere placebokontrollierte Studien keinen positiven Effekt auf die Entwicklung einer Pollenallergie nachweisen.[549]

Ob probiotische Bakterien einen günstigen Effekt bei der **Behandlung von nicht allergischen Nahrungsmittelunverträglichkeiten** haben, ist nicht belegt. Möglicherweise tragen jedoch einige der im Kasten genannten Mechanismen zu einer Symptomverminderung bei. So könnten Probiotika durch **Verbesserung der Schleimhautbarriere** einer erhöhten Permeabilität der Darmschleimhaut entgegenwirken und so einen positiven Einfluss bei **Histaminintoleranz oder Pseudoallergie** haben (s. S. 19 und S. 21). Bei Patienten mit einer ansonsten längeren Transitzeit (z. B. bei manchen Fruktosemalabsorbern) kann sich eine **Verbesserung der Darmmotilität** durch eine Senkung des intraluminalen Gasdrucks günstig auswirken. Außerdem bilden probiotische Bakterien kein oder nur wenig Gase, was die von Patienten mit **Laktoseintoleranz/Fruktosemalabsorption** geschilderte gute Verträglichkeit probiotischer Milchprodukte erklären könnte (▶ **Kap. 4.3.3**).[550] Die Probiotika sollten aber auf jeden Fall einschleichend eingenommen werden, da eine anfängliche (ungewohnt) hohe Dosierung zu Blähungen oder Diarrhöe führen kann.

🅟 Praxistipp

Fazit[551]:

- Probiotika können möglicherweise Allergien vorbeugen. Ein Effekt bei der Behandlung von NMU ist noch nicht sicher belegt.
- Probiotika haben nachweisbar positive Wirkungen auf die Darmflora und die Darmfunktionen.
- Da oral aufgenommene probiotische Bakterien nicht auf Dauer den Darm besiedeln, ist eine kontinuierliche Zufuhr erforderlich, um einen gesundheitlichen Effekt zu erreichen.

3.4
Medikamentöse Therapie

Bei Nahrungsmittelunverträglichkeiten stehen therapeutisch diätetische Maßnahmen ohne Zweifel im Vordergrund. Ergänzend kommen aber auch Medikamente zum Einsatz wie Antihistaminika, Kortikoide und Enzyme als Substitutionstherapie (letztere bei Laktose- oder Histaminintoleranz). Die Prävalenz von gefährlichen Nahrungsmittelallergien ist steigend.[552] Allergische Reaktionen auf Nahrungsmittel können zu lebensbedrohlichen Reaktionen führen, deshalb nimmt die Notfalltherapie in diesem Kapitel einen breiten Raum ein. Hoffentlich werden uns in Zukunft effiziente systemische Immuntherapien als kausale Therapieoptionen insbesondere für anaphylaxiegefährdete Patienten zur Verfügung stehen, um die Sicherheit der betroffenen Patienten besser gewährleisten und deren Lebensqualität verbessern zu können. Über die gegenwärtigen Entwicklungen und Zukunftsaussichten soll im Folgenden ein kurzer Überblick gegeben werden.

3.4.1   Antihistaminika

Das **biogene Amin Histamin** ist der wichtigste Mediator allergischer Reaktionen und wirkt über drei Rezeptorsysteme. **Antihistaminika** sind vor allem Antagonisten der im Epithelgewebe ansässigen H_1-Rezeptoren und unterdrücken die Histaminwirkung an verschiedenen Organsystemen.[553] Die Therapie mit diesen Medikamenten steht bei der Behandlung von Inhalationsallergien im Vordergrund[554] und gehört zur etablierten Therapie von anaphylaktischen Notfällen.[555] Bei der Behandlung der IgE-vermittelten Nahrungsmittelallergien spielen die Antihistaminika allerdings eine untergeordnete Rolle.[556] Zum Einsatz kommen sie insbesondere bei der **nahrungsmittelinduzierten Urtikaria** und beim **angioneurotischen Ödem** sowie **bei der atopischen Dermatitis**. Hier steht die juckreizstillende Wirkung im Vordergrund, deshalb sind bei der chronischen Urtikaria höhere Dosen als bei der Behandlung der allergischen Rhinokonjunktivitis erforderlich.[557] Der Effekt der Antihistaminika auf den Juckreiz ist bei Urtikaria besser als bei der atopischen Dermatitis.[558] Antihistaminika können auch bei **ausgeprägtem oralen Allergiesyndrom** zum Einsatz kommen.

In Deutschland sind fast 50 verschiedene Antihistaminika im Handel[559], hier sollen nur einige hervorgehoben werden (▶ **Tab. 3.4**).

Präparate der ersten Generation

Wegen der Besetzung zerebraler Histaminrezeptoren haben Antihistaminika der ersten Generation eine stark sedierende Wirkung, einige der Präparate kommen heute als Schlafmittel zum Einsatz.[561] Diese Präparate bieten Vorteile, wenn ein sedierender Effekt erwünscht ist, z. B. bei starkem Pruritus und bei der Therapie der Anaphyla-

▶ **Tab. 3.4** Antihistaminika.

Name	Handels-name	Dosierung	Indikation	Nebenwirkungen
1. Generation				
Dimetinden	Fenistil	1 ml ≅ 1 mg 20–40 Tr. 1 Amp. ≅ 4 mg langsam i. v.	im Notfall bei Anaphylaxie	Schläfrigkeit Herz-Rhythmus-Störungen
Clemastin	Tavegil	1 Amp. ≅ 2 mg, langsam i. v.	im Notfall bei Anaphylaxie	Schläfrigkeit Herz-Rhythmus-Störungen
2. Generation				
Cetirizin	Cetirizin	bis 3 × 10 mg abhängig von der Indikation	Urtikaria atopische Dermatitis generell Juckreiz bei starkem OAS	mögliche Schläfrigkeit Anstieg der Leberwerte Dosisanpassung bei Niereninsuffizienz
Loratadin	Loratadin	bis 3 × 10 mg abhängig von der Indikation	Urtikaria atopische Dermatitis generell Juckreiz bei starkem OAS	mögliche Schläfrigkeit Anstieg der Leberwerte Dosisanpassung bei Niereninsuffizienz
3. Generation				
Desloratadin	Aerius	bis 3 × 10 mg abhängig von der Indikation	Urtikaria atopische Dermatitis pollenassoziierte Nahrungsmittelallergie	möglicher Anstieg der Leberwerte Dosisanpassung bei Niereninsuffizienz
Fexofenadin	Telfast	120 mg 180 mg bis 3 × 180 mg abhängig von der Indikation	Urtikaria atopische Dermatitis pollenassoziierte Nahrungsmittelallergie	möglicher Anstieg der Leberwerte
Levocetirizin	Xusal Xyzall	bis 3 × 5 mg abhängig von der Indikation	Urtikaria atopische Dermatitis pollenassoziierte Nahrungsmittelallergie	möglicher Anstieg der Leberwerte
Ebastin	Ebastel	bis 2 × 20 mg abhängig von der Indikation	Urtikaria atopische Dermatitis pollenassoziierte Nahrungsmittelallergie	möglicher Anstieg der Leberwerte[560]

xie[562], da diese Präparate zur intravenösen Gabe zur Verfügung stehen.[563]

Präparate der zweiten Generation

Hierbei handelt es sich um nicht oder nur wenig sedierende Antihistaminika, die wesentliche Vorteile gegenüber den Präparaten der ersten Generation hinsichtlich der Verträglichkeit und Wirksamkeit bieten.[564] Die Hauptvertreter sind Loratadin und Cetirizin, die von vielen Generikaherstellern angeboten werden. Diese Medikamente sind nicht verschreibungspflichtig und nicht erstattungsfähig.

Präparate der dritten Generation

Inzwischen stehen durch eine Weiterentwicklung der genannten Pharmaka moderne Antihistaminika der dritten Generation zur Verfügung.[565] Deren Vorteile sind ein spezifischer H_1-Rezeptorantagonismus, eine lange Wirksamkeit und ein zusätzlicher antiinflammatorischer Effekt praktisch ohne sedierende Nebenwirkungen. Hauptvertreter dieser Medikamentengruppe sind Desloratadin (Aerius), Levocetirizin (Xusal) sowie Fexofenadin (Telfast).[566]

Medikamente der dritten Generation sind mit besonderer Begründung erstattungsfähig.

> Antihistaminika sind in der Schwangerschaft kontraindiziert.

3.4.2 Mastzellstabilisatoren

Diese Substanzen hemmen auf der Oberfläche von Mastzellen und basophilen Leukozyten die Mediatorfreisetzung.[567] Bei der Behandlung der Nahrungsmittelallergien ist v. a. **Dinatriumcromoglicinsäure (DNCG)** (z. B. Colimune, DNCG oral pädia, Pentatop) erwähnenswert. DNCG wird peroral eingenommen, im Gastrointestinaltrakt nicht resorbiert und soll deshalb v. a. bei der isolierten gastrointestinalen Nahrungsmittelallergie Vorteile bieten.[568] Das Medikament wird bezüglich der Wirksamkeit sehr unterschiedlich bewertet[569] und spielt auch im Hinblick auf die hohen Kosten, die nur in Ausnahmefällen erstattungsfähig sind, inzwischen eine untergeordnete Rolle.

3.4.3 Notfallmedikamente

Für tödlich verlaufende nahrungsmittelinduzierte anaphylaktische Reaktionen konnten in Untersuchungen in den USA in 67 % Erdnüsse und in 33 % Baumnüsse als Auslöser verantwortlich gemacht werden.[570] In Deutschland stehen unter den Auslösern einer Anaphylaxie im Kindesalter ebenfalls Erdnüsse und Baumnüsse an erster Stelle, gefolgt von Kuhmilch, Fisch und Hühnerei (▶ Kap. 2.3.5). Für diese Patienten ist ein **Notfallset** von größter Bedeutung (▶ Tab. 3.5).

An erster Stelle der Therapie der Anaphylaxie steht die Behandlung mit **Adrenalin (Epinephrin)**. Seine Wirkung beruht auf der Stimulation der α-

▶ **Tab. 3.5** Zusammensetzung des Notfallsets.[575]

Antihistaminikum	• Clemastin (Tavegil); Dosierung: 40 Tropfen für Erwachsene • Dimetinden (Fenistil); Dosierung: 40 Tropfen für Erwachsene • Cetirizin Tabletten oder Schmelztabletten; Dosierung: 10 mg (ab 6 Jahren); Kinder < 6 Jahre: Cetirizin Tabl. 5 mg oder Cetirizinsaft 5 ml
Kortison	• Betamethason (Celestamine N 0,5 liquidum); Dosierung: 15 ml (= eine halbe Flasche); Kinder <15 kg Betamethason (s.o) 1ml/kg KG • Prednisolon/Prednison Suppositorien (Infektocortikrupp oder Rectodelt); Dosierung: 100 mg
Adrenalin (Epinephrin)	• < 15 kg: Dosierung: Hier steht kein Fertigpen zur Verfügung. Epinephrin (Suprarenin) 1:10.000 (0,1 ml/ kg KG intramuskulär) • 15 kg–30 kg: Dosierung: 150 µg für Kinder bis zu einem Gewicht von 30 kg • > 30 kg + Erwachsene; Dosierung: 300 µg für größere Kinder und Erwachsene
bei bekanntem Asthma bronchiale	kurzwirksames Sympathomimetikum (Salbutamol als Inhalieraerosol)

und β-Rezeptoren.[571] Zum Notfallset gehören außerdem ein Antihistaminikum und ein Glukokortikoid, möglichst in flüssiger Form. **Antihistaminika** können auch parenteral verabreicht werden. Ihre Wirkung bei der Anaphylaxie kann als gesichert gelten, die alleinige Behandlung reicht aber nicht aus.[572] Auch **Glukokortikoide** haben ihren festen Platz in der Behandlung der anaphylaktischen Sofortreaktion. Aufgrund des langsamen Wirkungseintritts spielen sie in der akuten Phase dieser Reaktion jedoch eine untergeordnete Rolle.[573]

> **Adrenalin** ist das Mittel der Wahl bei der Therapie der Anaphylaxie.

Im Notfall erfolgt die **Injektion von Adrenalin** wegen des schnellen Wirkungseintritts intramuskulär in die Außenseite des Oberschenkels. Bei Bedarf kann die Injektion nach 10–15 Minuten wiederholt werden. Der Umgang mit dem **Adrenalin-Autoinjektor** (z. B. Anapen oder Fastjekt) muss unbedingt detailliert geschult und durch Erfolgskontrollen in regelmäßigen Abständen überprüft werden.[574]

> Patienten, die an lebensgefährlichen Nahrungsmittelallergien leiden, müssen immer ein Notfallset bei sich tragen!

Aufgrund möglicher Schwierigkeiten beim Schlucken ist ein Antihistaminikum und ein Kortisonpräparat in flüssiger Form zu bevorzugen.[576]

Die Anwendung von Adrenalin soll keinesfalls unnötig verzögert werden. Wichtig ist auch ein exakt ausgestellter **Notfallausweis** und v. a. bei Kindern ein **Notfallarmband**.[577] Jedes anaphylaxiegefährdete Schulkind sollte ein Handy mit einer eingespeicherten Notfallnummer bei sich haben.[578]

Allerdings gibt es noch große **Unsicherheiten** im Umgang mit anaphylaktischen Reaktionen sowohl bei Patienten als auch bei Ärzten, so das Ergebnis einer Patientenbefragung des DAAB (s. ▶ **Kap. 7**).[579] Eine Studie hat außerdem ergeben, dass nur ca. 60 % der Patienten mit lebensbedrohlicher Nahrungsmittelallergie mit einem Notfallset ausgestattet sind.[580] Leider sind auch viele Patienten, die leitliniengetreu ein solches Set erhalten haben, nicht ausreichend über den Umgang mit dem Adrenalin-Autoinjektor informiert.

Deshalb gibt es inzwischen europaweit Bestrebungen, Patienten mit bekannter Anaphylaxie eine standardisierte **Notfallschulung** anzubieten, die aufgrund des Zeitaufwandes im Praxisalltag nicht möglich ist. Z. Zt. erarbeitet die Arbeitsgemeinschaft Anaphylaxis Training and Education (AGATE) Schulungsprogramme, in denen die Handhabung der Medikamente geübt und z. B. gefährliche Situationen simuliert werden. Diese Schulungen sollen dann spezialisierte Praxen und Kliniken anbieten und ca. 2–3 Stunden umfassen. Ziel der Schulungen ist es, Angst bei den Patienten abzubauen und bessere Fähigkeiten der Selbsthilfe zu erlernen.[581]

3.4.4 Laktasepräparate

Bei einer Laktoseintoleranz ist die orale Substitution von Laktase möglich. Die Handelspräparate werden in Kapselform, als Tabletten oder als Kautabletten angeboten und sind vor dem Verzehr laktosereicher Lebensmittel einzunehmen. Da es sich um diätetische Lebensmittel und nicht um verordnungsfähige Arzneimittel handelt, ist eine Erstattung über die Krankenkasse nicht möglich.

Die derzeit im Handel befindlichen Laktasepräparate unterscheiden sich sehr hinsichtlich ihrer Dosierung und damit auch in ihrer Wirkung (▶ **Tab. 3.6**). Je niedriger ihre **Enzymaktivität** ist (gemessen am Enzymgehalt in lebensmittelchemischen Einheiten), desto mehr Kapseln oder Tabletten müssen in der Regel vor der Mahlzeit eingenommen werden. Je nach Präparat und Speise werden ca. 2–5 Kapseln bzw. Tabletten empfohlen.

Für besondere Situationen (z. B. Essen im Restaurant) können Laktasepräparate durchaus sinnvoll sein. Da sie die Symptome bei größeren Laktosemengen aber oft nur abschwächen, ist eine Ernährungsumstellung unverzichtbar.

> **P Praxistipp**
> Die Einnahme der Laktasepräparate sollte nur in Ausnahmefällen erfolgen und ersetzt **nicht** eine laktosearme Ernährung.

▶ **Tab. 3.6** Beispiele für Laktase-Enzympräparate (ohne Anspruch auf Vollständigkeit).

Präparat (Hersteller)	Zutaten	lebensmittelche-mische Einheiten nach FCC	Bezugsquelle
Lactrase Plus (Pro Nature GmbH)	Dikalziumphosphat (Füllstoff), Gelatine (Kapselhülle), Laktase (56 %), Farbstoff E 171 (Kapselhülle)	9000 E/Kapsel	Apotheke, ausgewählte Naturkostläden
Laluk Plus (Strathmann)	Dikalziumphosphat, Laktasepulver (38 %), Maisstärke, Trennmittel Magnesiumsalze von Speisefettsäuren, Siliziumdioxid	4000 E/Kapsel	Apotheke, online
Lactrase (Pro Natura GmbH)	Dikalziumphosphat, Gelatine (Kapselhülle), Laktase (16 %), Farbstoff E 171 (Kapselhülle)	3300 E/Kapsel	Apotheke, ausgewählte Naturkostläden
Laktaseenzym (Biolabor)	Kalziumphosphat, Laktase, gehärtetes Pflanzenfett, Trennmittel Magnesiumsalze von Speisefettsäuren (pflanzlich) und Kieselsäure Hinweis für Allergiker: ohne Gluten, Laktose, Aromen, Farbstoffe, tierische Bestandteile	3000 E/Tablette	Drogeriemärkte
TilactaMed (Strathmann)	Tilactase (natürliche Laktase) aus Aspergillus oryzae Camellose-Calcium, D-Glucose, Sucrose, Magnesiumstearat, Siliciumdioxid, Povidon 25, Cellulosepulver, mikrokristalline Cellulose, Karamell-Toffee-Aroma	2000 E/Kautablette	Apotheke, online
Kerutabs (Artu Biologicals/APH Handels GmbH)	Laktase, Kalziumhydrogenphosphat, Zellulose, Magnesiumstearat	1100 E/Tablette	Apotheke, online

3.4.5 Diaminoxidase bei Histaminintoleranz

Zur Therapie der Histaminintoleranz steht inzwischen auch das Enzym Diaminoxidase zur Verfügung.

Die Handelspräparate (z.B. DaoPure[582] oder DAOSiN[583]) müssen jeweils vor dem Verzehr von histaminreichen Nahrungsmitteln eingenommen werden. Es handelt sich wie bei den Laktasepräparaten um diätetische Lebensmittel, die Kosten werden nicht von der Krankenkasse übernommen.

Studien zur **Wirksamkeit** der DAO-Substitution liegen noch nicht vor. Nach eigenen Erfahrungen profitieren nur einige Patienten mit anamnestisch nachgewiesener Histaminintoleranz von diesen Präparaten, z.B. beim Außer-Haus-Essen. Die Einnahme von Diaminoxidase stellt eine zusätzliche Therapie der Histaminintoleranz dar, kann eine histaminarme Ernährung aber nicht ersetzen.

3.5 Spezifische Immuntherapie (SIT)

Spezifische Immuntherapie (SIT) ist der **Oberbegriff** für subkutane und sublinguale Immuntherapie sowie für orale Toleranzinduktion.

> Die **spezifische Immuntherapie** (Synonym: **Hyposensibilisierung**) ist neben der Karenz die einzige kausale Therapieform bei IgE-vermittelten Allergien.[584]

Die **Wirkung** der SIT beruht auf einer Verschiebung der Immunantwort von Th_2-Zellen in Richtung Th_1- und regulatorische T-Zellen (Treg).[585] Durch die spezifische Immuntherapie kommt es zu einer Umorientierung der allergeninduzierten Lymphokininproduktion zu einem Th_1-dominierten Zytokininprofil. Die allergenspezifische IgE-Produktion wird langfristig reduziert und die sog. Effektorzellen, also Mastzellen, Eosinophile und Basophile, werden beeinflusst (▶ **Kap. 1.2.2**).[586]

Hauptziel ist es, durch die SIT die **Induktion einer allergenspezifischen Toleranz** zu erreichen.[587] Dabei wird die Toleranzentwicklung nach heutiger Auffassung v.a. durch die Induktion der regulatorischen T-Zellen (Treg) erreicht.

Abkürzungen
- SIT: spezifische Immuntherapie
- SCIT: subkutane Immuntherapie
- SLIT: sublinguale Immuntherapie
- SOTI: spezifische orale Toleranzinduktion

3.5.1 Subkutane Hyposensibilisierung (SCIT)

Die subkutane systemische Immuntherapie ist eine seit Jahrzehnten etablierte Behandlungsform der IgE-vermittelten Allergien. Die Allergenapplikation erfolgt dabei subkutan und wird in steigender Dosierung verabreicht. Während der Dosissteigerungsphase erfolgen die **Injektionen in ein- bis zweiwöchigen Abständen**, nach Erreichen der sog. **Erhaltungsdosis in vier- bis sechswöchigen Abständen**. Es wird zur Zeit eine mindestens **dreijährige Therapie** empfohlen.[588] Die Wirkung der SCIT hält über die Therapiedauer hinaus an, es wird von einer nachhaltigen Wirkung über zehn bis fünfzehn Jahre ausgegangen.[589]

Von der subkutanen **spezifischen Immuntherapie mit Pollenextrakten,** einer langjährig erprobten Therapie, profitieren ca. 80–90 % der Patienten mit einer Pollenallergie.[590]

Aufgrund der bisher vorliegenden Ergebnisse kann davon ausgegangen werden, dass sich bei etwa jedem zweiten Patienten mit einer Pollenallergie auch die Symptome einer **pollenassoziierten Nahrungsmittelallergie** (s. S. 8 und ▶ **Kap. 4.1.4**) durch eine systemische Immuntherapie

verbessern, das gilt v.a. für das orale Allergiesyndrom (OAS, ▶ **Kap. 2.3.1**). Einschränkend muss allerdings erwähnt werden, dass die bisher vorliegenden Studien nur teilweise vergleichbar sind, dass es sich um durchweg kleine Studien handelt und diese größtenteils nicht placebokontrolliert sind.[591] Weitere doppelblinde placebokontrollierte Studien mit einer größeren Zahl von Studienteilnehmern sind notwendig, um die Effektivität der SCIT bei Nahrungsmittelallergien näher zu untersuchen. ▶ **Tab. 3.7** gibt einen Überblick zu den bisher vorliegenden Studien.

> Da bis heute keine überzeugenden doppelblinden Studien zur Effektivität der subkutanen systemischen Immuntherapie mit Pollenextrakten bei einer **pollenassoziierten Nahrungsmittelallergie** vorliegen, wird zu einer Hyposensibilisierung nur geraten, wenn gleichzeitig eine klinisch relevante Pollenallergie vorliegt.[593]

Eine **subkutane spezifische Immuntherapie mit den Nahrungsmitteln** selbst steht bisher nicht zur Verfügung. Studien mit Erdnussextrakt mussten wegen gefährlicher systemischer Nebenwirkungen abgebrochen werden. Eine systemische Immuntherapie gegen lebensgefährliche Nahrungsmittelallergien ist wünschenswert, da die Patienten bisher durch die strenge Allergenkarenz und das Mitführen eines Notfallsets (s. versteckte Allergene, S. 97) sehr in ihrer Lebensqualität beeinträchtigt sind.[594]

> In der Zukunft ist es dringend erforderlich, kausale Therapieoptionen zur Therapie der Nahrungsmittelallergien zu entwickeln[595], um aufwendige Diäten und die Gefahr von schweren allergischen Reaktionen beim versehentlichen Verzehr des Nahrungsmittels zu verhindern.[596]

▶ **Tab. 3.7** Klinische Studien zur spezifischen Immuntherapie bei Patienten mit Nahrungsmittelallergie.[592]

Autoren	Art der Publikation	Anzahl (Alter) der Patienten	SIT-Methode und Substanz	Dauer der SIT	Zielparameter	Ergebnis
Asero	Studie mit Kontrollgruppe	49 (aktive Gruppe); 42 (Kontrollgruppe) Mittelwert Alter: 34 Jahre	subkutan mit Birke	3 Jahre	klinische Besserung des OAS auf Apfel	positiv
Asero	Follow-up-Studie nach erfolgreicher SCIT mit Birke über 30–52 Monate	30, Alter: 16–60 Jahre		Follow-up bis zu 42 Monate nach SCIT	Dauer des klinischen Erfolgs in Bezug auf das durch die SCIT verschwundene OAS auf Apfel	Prävalenz eines OAS auf Apfel zeigte keine Unterschiede zur Kontrollgruppe ohne SCIT
Bucher	Studie mit Kontrollgruppe	15 (aktive Gruppe); 12 (Kontrollgruppe); Alter: 17–47 Jahre	subkutan mit Birke	1 Jahr	klinische Besserung des OAS auf Apfel und Haselnuss	positiv
Enrique	randomisierte doppelblinde placebokontrollierte Studie	23; Alter: 18–60 Jahre	sublingual mit Haselnussextrakt	5 Monate	Reduktion der Beschwerden in DBPCFC nach SLIT im Vergleich zu vor SLIT, spez. IgE, spez. IgG4, IL-10	positiv, IL-10 in Verumgruppe erhöht; jedoch kein Einfluss auf spez. IgE und IgG4
Hansen	doppelblinde placebokontrollierte Studie	74; Alter: 21 Jahre	subkutan und sublingual mit Birke	1 Jahr	klinische Besserung des OAS auf Apfel	Verbesserung nur in Placebogruppe
Möller	placebokontrollierte Studie	72	subkutan (n=42), oral (n=14) mit Birke		klinische Besserung des OAS auf birkenpollenassoziierte Nahrungsmittel	negativ
Nelson	Studie mit Kontrollgruppe	12	subkutan mit Erdnussextrakt	1 Jahr	Reduktion der Beschwerden in DBPCFC nach SCIT im Vergleich zu vor SCIT	positiv, jedoch hohe Rate an Nebenwirkungen
Oppenheimer	placebokontrollierte Studie	11; Alter: 14–43 Jahre	subkutan mit Erdnuss	4 Wochen	Reduktion der Beschwerden in DBPCFC nach SCIT im Vergleich zu vor SCIT	positiv, jedoch hohe Rate an Nebenwirkungen

3.5.2 Sublinguale Immuntherapie (SLIT)

Die sublinguale Immuntherapie stellt eine moderne Therapievariante der Hyposensibilisierung dar, bei der das entsprechende **Allergen in Tropfenform** oder inzwischen auch in Form einer **Schmelztablette** streng sublingual verabreicht wird. Die Einnahme der Tropfen bzw. der Schmelztablette erfolgt **täglich**, es wird von einer Therapiedauer wie bei der subkutanen Immuntherapie über **drei Jahre** ausgegangen. Diese Form der Therapie ist für die Patienten sehr komfortabel, da die zahlreichen Arztbesuche entfallen. Es profitieren v. a. Personen, deren Lebenssituation keine subkutane Immuntherapie zulassen würde (z. B. Schichtarbeiter, Stewardessen, Piloten) oder Patienten mit einer Spritzenphobie.[597]

Allerdings stehen Langzeitergebnisse noch aus, da es sich um eine noch nicht lange praktizierte Therapieform handelt. Insbesondere zur nachhaltigen Wirkung der Therapie können noch keine Aussagen gemacht werden.[598]

Inwieweit die sublinguale Immuntherapie mit Pollenextrakten auch eine Verbesserung der **pollenassoziierten Nahrungsmittelallergie** bewirkt, ist bisher nicht bekannt.

Mit **Nahrungsmitteln** selbst gibt es nur wenige Studien. So konnte in einer placebokontrollierten Studie zur SLIT mit Haselnussextrakt bei den untersuchten Patienten die Schwellendosis für Haselnüsse angehoben werden. Am meisten profitierten Patienten, bei denen das orale Allergiesyndrom im Vordergrund stand, weniger Effekt zeigte sich bei Patienten mit systemischen Reaktionen. Ob hier eine Therapiemöglichkeit für den klinischen Alltag entwickelt werden kann, muss durch Folgestudien ermittelt werden.[599]

3.5.3 Spezifische orale Toleranzinduktion (SOTI)

In seltenen Fällen kann v. a. bei einer persistierenden **Kuhmilch- oder Hühnereiweißallergie** der Versuch einer **spezifischen oralen Toleranzinduktion** (Synonym: **orale Hyposensibilisierung**) unternommen werden. Es handelt sich hierbei um eine neue Therapieoption, die seit einigen Jahren intensiv untersucht wird. Fallstudien zeigen, dass eine spezifische Toleranz partiell oder vollständig

durch die orale, langsam gesteigerte Gabe eines Nahrungsmittels erzielt werden kann. Da es sich bei der Kuhmilch- und der Hühnereiweißallergie in den allermeisten Fällen um Erkrankungen von Kindern bis zum Schulalter handelt, ist es schwierig zu differenzieren, ob es sich um einen spontanen Rückgang der Allergie oder einen Erfolg der spezifischen oralen Toleranzinduktion handelt.

In einer an der Charité in Berlin durchgeführten Studie konnten gute Erfolge durch eine orale Immuntherapie bei **Kuhmilchallergie** (Rush-Verfahren, s. u.) erzielt werden.[600] Sechs der neun Patienten der Studie tolerierten 120 ml Kuhmilch nach der im Rush-Verfahren durchgeführten Steigerung. Ob allerdings eine nachhaltige orale Toleranz erreicht wurde, müssen Folgestudien zeigen.[601] In einer vergleichbaren Studie aus Italien konnten ähnliche Ergebnisse nachgewiesen werden.[602]

In einer kleinen Studie (sieben Patienten) wurde ein modifiziertes Rush-Verfahren bei Patienten mit **Hühnereiweißallergie** untersucht. Hierbei vertrugen nach Abschluss der Steigerung alle Patienten mehr Hühnereiprotein, als normalerweise versehentlich gegessen würde.[603]

> Mit einer spezifischen oralen Toleranzinduktion z. B. gegen Kuhmilch oder Hühnereiweiß kann eventuell die tolerierte Schwellendosis deutlich angehoben werden.[604]

Im **Praxisalltag** wird das betreffende Nahrungsmittel in Nativform (z. B. 3,5%ige pasteurisierte Kuhmilch) oder als lyophilisiertes Pulver (Hühnereiweiß) verabreicht. Begonnen wird bei Kuhmilch mit einem Tropfen pro Tag, die Dosis wird täglich gesteigert bis zur normalerweise konsumierten Tagesdosis. Im weiteren Verlauf muss die Erhaltungsdosis täglich verabreicht werden. Wenn die Aufdosierung langsam erfolgt, was in der Regel der Fall ist, kann die Gabe ambulant unter Kontrolle des behandelnden Allergologen erfolgen (▶ Tab. 3.8). Wird eine rasche Aufdosierung gewünscht, erfolgt die sog. **Rush SOTI**, die eine stationäre Kontrolle erforderlich macht.[605]

Besonders für die **Erdnussallergie**, die in den allermeisten Fällen lebenslang persistiert, wäre eine orale Immuntherapie wünschenswert. Es gibt nur wenige kleine Studien hierzu. In eine

▶ **Tab. 3.8** Vorgehen bei oraler Toleranzinduktion am Beispiel Kuhmilch.

konventionell	Rush
1. Tag: 1 Tropfen Kuhmilch 2. Tag: 2 Tropfen Kuhmilch […] 16. Tag: 2 ml Kuhmilch 17. Tag: 2,5 ml Kuhmilch […] bis zu einer Menge von ca. 250 ml nach ca. 6–7 Wochen	Beginn sehr niedrig (1 Tropfen Kuhmilch) Steigerung alle 2 Std. Steigerung in vielen Schritten bis ca. 250 ml nach einer Woche[606]

noch laufende Studie aus den USA wurden bisher 24 Patienten eingeschlossen. Viele dieser Patienten zeigten während der Steigerung Nebenwirkungen. Beendet wird das Studienprotokoll mit einer offenen Provokation, in der die Patienten **3,9 g Erdnussprotein (≙ ca. 7 Erdnüsse)** erhalten. Von den Probanden, die die Studie bisher abgeschlossen haben, waren immerhin 90 % in der Lage, diese Menge ohne allergische Reaktion zu sich zu nehmen.[607]

3.5.4 Neue Therapieansätze

Eine Innovation in der Pharmakotherapie der Allergien stellt der **Anti-IgE-Antikörper Omalizumab** (Xolair) dar, der seit 2005 in Deutschland zugelassen ist. Anti-IgE ist ein monoklonaler Antikörper, der spezifisch die Bindungsstelle von IgE für den hochaffinen IgE-Rezeptor blockiert.[608] Mit Anti-IgE geblockte IgE-Moleküle können nicht mehr am Rezeptor andocken.[609] Infolgedessen kommt es nach der Gabe von Omalizumab zu einem raschen Abfall von freien Anti-IgE-Körpern.[610]

Der in der Maus entwickelte Antikörper wurde in eine rekombinante humanisierte Form umgewandelt, um einer Sensibilisierung gegen Fremdprotein vorzubeugen.[611] Zur Zeit kommt diese Therapie v. a. bei schwerem, durch die bisher zur Verfügung stehenden Pharmaka nicht beherrschbaren allergischen Asthma bronchiale zum Einsatz. Omalizumab wird subkutan verabreicht und muss regelmäßig alle vier bis sechs Wochen injiziert werden.

Der Einsatz bei lebensgefährlicher IgE-vermittelter Nahrungsmittelallergie, z. B. Erdnuss- oder Krabbenallergie, wird diskutiert, um vor allem diese Patienten in Zukunft besser vor lebensgefährlichen oder tödlichen allergischen Reaktionen schützen zu können. Ein verwandter Anti-IgE-Antikörper wurde innerhalb von Studien bei **Erdnussallergikern** getestet, dabei konnte nachgewiesen werden, dass der Schwellenwert gegenüber Erdnüssen signifikant erhöht werden konnte, von einer halben Erdnuss auf neun Erdnüsse. Aus Sicherheitsgründen wurde in einer anderen Studie in den USA auf die Provokation verzichtet und die Studie abgebrochen.[612] Weitere Studien sind abzuwarten.

> Mit dem **Anti-IgE-Antikörper** steht ein neues Therapieprinzip zu Verfügung, das in Zukunft auch bei lebensbedrohlichen Nahrungsmittelallergien eine Rolle spielen könnte und es ermöglicht, eine Anti-IgE-Therapie und eine systemische Immuntherapie gegen Nahrungsmittel zu kombinieren.

Man hofft v. a., dass bei der systemischen Immuntherapie mit lebensgefährlichen Nahrungsmitteln durch die gleichzeitige Gabe von Omalizumab die **Nebenwirkungsrate durch die SIT** vermindert werden kann. Studien hierzu müssen abgewartet werden.[613]

Zu neuen **Therapieansätzen** zählen außerdem

- **Immuntherapie mit modifizierten Allergenen**: Durch Veränderung der Aminosäuresequenz entsteht ein hypoallergenes Protein, das weiter eine immunogene Wirkung hat.
- **DNA-Impfungen**: Durch DNA-Vakzinierung wird durch eine starke Stimulation eine antiallergische Reaktion ausgelöst.[614]

3.6 Komplementärmedizinische Methoden

In Deutschland besteht ein zunehmendes Interesse an komplementären Methoden, auch in der Behandlung von NMU. **46 % der Allgemeinbevölkerung** und ca. die Hälfte der Patienten mit atopischer Dermatitis nehmen komplementärmedizinische Methoden in Anspruch. Zu den am häufigsten angewandten Behandlungsverfahren zählen u.a. diverse Diätformen, Akupunktur, Homöopathie und Eigenbluttherapie.[615] Einige der Alternativmethoden wie z.B. Akupunktur, Kneipp'sche Verfahren oder die Physiotherapie können die klassische Medizin sinnvoll ergänzen. Andere wiederum sind nach derzeitigem Wissensstand nicht zu empfehlen.[616]

Im Folgenden werden die Prinzipien einiger komplementärmedizinischer Methoden zur Behandlung von Nahrungsmittelunverträglichkeiten kurz erläutert, da sie in der Praxis immer wieder vorkommen und eine ausführliche Beratung nur bei ihrer Kenntnis möglich ist.

Die Methoden können in diesem Rahmen aber nur ansatzweise besprochen werden, bei Interesse sei auf die entsprechende Literatur verwiesen.

3.6.1 Alternative Diäten

Auslassdiäten, die aus den Ergebnissen **alternativer Diagnostik** wie elektrische Tests, Bioresonanz, Kinesiologie, Pendeln oder IgG-Tests resultieren, entbehren jeder wissenschaftlichen Grundlage (▶ **Kap. 2.10**). Die abgeleiteten Diätempfehlungen sind nicht nur unsinnig, sondern teilweise sogar gesundheitsschädigend, da sie zur Fehl- und Mangelernährung führen können.

Das Gleiche gilt für sog. „**Neurodermitisdiäten**", die in der Laienpresse beworben oder von Verwandten und Freunden, Heilpraktikern und Ärzten empfohlen werden. Ihre Zusammensetzung beruht selten auf evidenzbasierten Daten, sondern häufig auf gesammelten Erfahrungen und selbst erstellten Hypothesen, allenfalls auf ernährungswissenschaftlichem und lebensmitteltechnologischem Halbwissen.[617] Sie verschlechtern aufgrund der einseitigen Zusammensetzung und vieler Verbote zusätzlich die Lebensqualität der Betroffenen.

So beinhalten sog. **Rotationsdiäten** die Empfehlung, das „diagnostizierte" Allergen nicht täglich, sondern nur im drei- bis viertägigen Abstand aufzunehmen. Eine Allergie, z.B. gegen Milcheiweiß, verschwindet jedoch nicht dadurch, dass Milch nur alle vier Tage verzehrt wird. Die Symptome können dann sogar noch heftiger, unter Umständen auch lebensbedrohlich ausfallen.[618]

Bei einer vermeintlich diagnostizierten Kuhmilchallergie wird häufig **Ziegen-, Schaf- oder Stutenmilch** als Ersatz empfohlen.[619] Patienten mit einer IgE-vermittelten Kuhmilchproteinallergie reagieren nach den Ergebnissen von Provokationstestungen jedoch in 70 bis 100% der Fälle auf Kasein allergisch.[620] Dieses Protein kommt in allen Tiermilchen vor, sodass auch diese nicht vertragen werden. Auch ist die Empfehlung, **Dinkel- statt Weizenmehl** bei einer vermuteten Weizenallergie zu verwenden, nicht ungefährlich, da die Allergenstrukturen in Weizen und seinen Urformen wie z.B. Dinkel, Grünkern oder Kamut so ähnlich sind, dass bei einer tatsächlich vorliegenden Weizenallergie auch Dinkel zu allergischen Reaktionen führen würde. Die häufig aus alternativen Methoden resultierende Diagnose „**Zusatzstoffallergie**" kommt zwar den Vermutungen von Patienten für die Ursache ihrer Beschwerden sehr entgegen, ist aber tatsächlich so selten, dass eine entsprechende Eliminationsdiät den meisten Patienten keinen Nutzen bringt (▶ **Kap. 1.3.2**).[621] Ähnlich ist es mit der Diagnose „**Zuckerallergie oder -unverträglichkeit**", die oft Eltern von Kindern mit atopischer Dermatitis (AD) verunsichert. Abgesehen davon, dass die manchmal empfohlenen Alternativen Ahornsirup oder Birnendicksaft ebenso Zucker enthalten, konnte in einer Studie an Kindern und Erwachsenen mit AD kein signifikanter Unterschied in der Wirkung von Zucker im Vergleich zu einem Placebo (Aspartam) nachgewiesen werden.[622]

Jedes Kind mit **atopischer Dermitis** (Neurodermitis) hat sein individuelles Spektrum an Auslösern und Verstärkern des Ekzems. Die Ernährung ist nur ein Einflussfaktor von vielen und ihr Einfluss kann sehr unterschiedlich sein. So zeigen 60 bis 70% der betroffenen Kinder überhaupt keine Reaktion auf Nahrungsmittel; außerdem reagieren Patienten mit einer sicher diagnostizierten Nahrungsmittelallergie meist nur auf ein oder zwei Grundnahrungsmittel mit allergischen Symptomen bzw. einem Ekzemschub (▶ **Kap. 4.4**). Pauschale Diäten wie sog. „**Neurodermitisdiäten**" sind deshalb strikt abzulehnen. Sie können besonders im Kindesalter zu einer Mangelernährung führen und bergen das Risiko für Wachstums- und Entwicklungsstörungen. Hierzu zählen z.B. eine vegane Ernährung bzw. eine „tierisch-eiweißfreie"

Ernährung (Meiden von Fleisch, Fisch, Eiern und Milch/Milchprodukten) und die „Vollwertkost nach Bruker" (u.a. mind. 30% Rohkost, morgens Frischkornbrei, Butter und Sahne statt Milch, Fleisch und Fisch).

Milch gehört zu den häufigsten Allergieauslösern unter den Nahrungsmitteln bei Kindern mit Neurodermitis. Diese Kinder benötigen für ein gesundes Wachstum einen adäquaten Kalziumersatz. Die in der Vollwertkost nach Bruker empfohlene **Butter und Sahne** hat nicht nur einen geringen Kalziumgehalt, ihr Milcheiweißgehalt kann auch allergische Reaktionen auslösen. Wird im Fall einer Milch oder Milch-/ Ei-Allergie zusätzlich auf **Fleisch und Fisch** verzichtet, führt das zu einer Mangelversorgung mit Protein, Vitamin B_{12}, Kalzium, Eisen und Jod (▶ **Kap. 3.1.3**). Liegt der Schwerpunkt der Nahrungsmittelauswahl auf **Rohkost und rohen Getreidezubereitungen** wie Frischkornbrei, führt das nicht nur zu Verdauungsbeschwerden und einer Verdrängung anderer Nahrungsmittel und Nährstoffe, sondern erhöht auch das allergene Potenzial der Ernährung. Besonders für ältere Kinder und Jugendliche, die unter einer pollenassoziierten Nahrungsmittelallergie leiden, können rohe Karotten sowie rohes Kern- und Steinobst zu allergischen Reaktionen führen, die im Fall von exotischem Obst und roher Sellerie auch lebensbedrohlich sein können.

In der **AGNES Neurodermitisschulung** wird Eltern diese Problematik wie folgt vermittelt[623]:

- „Je mehr Nahrungsmittel aus der Kost herausgelassen werden, desto einseitiger ist die Ernährung und um so größer ist das Risiko für eine mangelhafte Nährstoff- und Energieversorgung.
- Je naturbelassener (roh, unverarbeitet) die Nahrung ist, um so höher kann die allergene Belastung sein.
- Ein stark eingeschränkter Speiseplan kann einen größeren Leidensdruck verursachen als die Krankheit selbst.
- Sog. „Neurodermitisdiäten" sind in der Regel nicht den individuellen (Un-)Verträglichkeiten angepasst."

Dass eine Fehldiagnose durch Anwendung alternativer Verfahren **weitreichende** Folgen haben kann,

zeigen die folgenden Fallbeispiele aus der eigenen Praxis und aus der Literatur.

Folgende **Mangelerkrankungen durch alternative Kostformen** sind insbesondere im Säuglings- und Kindesalter beschrieben[624]:

- Gedeihstörungen
- Dystrophie
- Rachitis
- megaloblastäre Anämie
- Kwaschiorkor
- irreversible Hirnschädigung

Fallbeispiel 3: Fehldiagnose Kuhmilchallergie nach IgG-Bestimmung (Jens B,. 16 Jahre)

Anamnese

Jens B. kam mit seiner Mutter zur Ernährungstherapie mit der ärztlichen Diagnose „Kuhmilchallergie", die bereits im Alter von 14 Jahren auf der Basis eines IgG-Tests gestellt wurde. Jens verzichtete seitdem weitestgehend konsequent auf Milch und Milchprodukte sowie auf weitere „Allergene" (s. u.). Vor der Diagnose litt er ca. seit einem Jahr unter Blähungen, Bauchschmerzen und zunehmend auch unter Diarrhöen. Nach Milchkarenz hatten sich die Symptome wesentlich gebessert. Eine begleitende Ernährungsberatung erfolgte bisher nicht. Seit ca. sechs Monaten arbeitete seine Mutter wieder und er kochte sich zu Hause hin und wieder ein Gemüsepfannengericht oder ähnliche Fertigprodukte. Die Beschwerden traten seitdem wieder auf: Etwa ein bis drei Stunden nach dem Verzehr der Fertigprodukte litt Jens unter kolikartigen Bauchschmerzen und Blähungen, ab und zu hatte er auch Durchfall.

Der Junge aß gelegentlich kleine Mengen Schafskäse (Feta), die er gut vertrug, ebenso Butter. Ziegenmilch hatte er einmal ausprobiert (1 Glas), diese vertrug er jedoch nicht. Soweit er sich erinnern konnte, traten die genannten Beschwerden vor der Diät nach frischer Milch und Eis auf, Hart- und Schnittkäse hatte er immer gut vertragen. Diverse Pfannenfertiggerichte, die ebenfalls zu Beschwerden führten, enthielten laut Zutatenliste immer Laktose, manchmal auch Molkenpulver.

▼

▼

Seit Beginn der Diät verlor er an **Gewicht** und entwickelte eine Wachstumsstörung, aktuelles Gewicht: 40 kg bei 1,60 m Größe (unterste Perzentile).

Diagnostik

- **IgG-Test**: u. a. hoher Wert bei Kuhmilch, Buttermilch, Emmentaler, Hüttenkäse, Gouda, Speisepilze, Bierhefe, schwarzem Tee und Leinsamen; u. a. niedriges IgG bei Ziegenmilch und Schmelzkäse.
- Aufgrund der Empfehlung der Ernährungstherapeutin konsultierte der Junge einen Arzt, der einen **H_2-Atemtest auf Laktose** durchführte. Dieser war eindeutig positiv.

Diagnose

Laktoseintoleranz

Therapie

Es erfolgte eine Ernährungsumstellung in drei Stufen. Begonnen wurde mit einer streng laktosearmen Basisdiät, danach folgte ein Kostaufbau mit Übergang zu einer vollwertigen Ernährung mit bedarfsgerechter Kalziumversorgung im Sinne einer laktosearmen (Dauer-)Kost (▶ Kap. 4.3.3). Begleitend wurde ein Wachstumsmonitoring durchgeführt.

Heute kann Jens kleine Mengen Laktose über den Tag verteilt aufgenommen gut vertragen. Laktosearme Käsesorten wie Emmentaler und Gouda bereiten ihm keine Probleme. Fertiggerichte mit einem hohen Anteil an Laktose (auch in Form von Sahne, Molkenpulver) muss er jedoch meiden.

Fallbeispiel 4: Fehldiagnose Kuhmilchunverträglichkeit nach IgG-Bestimmung

Anamnese

Bei einem Patienten mit chronischem Husten führte der behandelnde Arzt einen **IgG_4-Test** durch und stellte eine „Kuhmilchunverträglichkeit" fest. Der Patient hatte zwar noch nie Beschwerden nach dem Verzehr von Milch und Milchprodukten, folgte aber den Ratschlägen zur Milchkarenz und trank nun stattdessen ausschließlich Sojadrinks. Drei Monate nach der Ernährungsumstellung erlitt er nach dem erneuten Verzehr eines Sojadrinks einen anaphylaktischen Schock und musste intensivmedizinisch behandelt werden.

▼

▼

Diagnostik

Prick-Test: auf Sojaextrakt positiv, auf Kuhmilchextrakt negativ

Prick-zu-Prick-Test: auf Kuhmilch (nativ) negativ

Diagnose

Sojaproteinallergie

Therapie

Dem Patienten wurde zur sojaproteinfreien Ernährung geraten. Danach war eine problemlose Wiedereinführung von Kuhmilch und Milchprodukten in die Kost möglich.[625]

3.6.2 Traditionelle Chinesische Medizin (TCM)

In der chinesischen Medizin wird nicht zwischen Nahrungsmittelallergien im engeren Sinne und Unverträglichkeitsreaktionen oder Enzymdefekten unterschieden.[626] Bei Nahrungsmittelunverträglichkeiten ist aus Sicht der TCM das **Qi**, die zentrale Vitalenergie, reduziert. Qi garantiert die Funktionen der einzelnen Organsysteme. Bei Nahrungsmittelunverträglichkeiten sind v. a. die Funktionen der „Mitte" vermindert. Zur Mitte gehören die Funktionskreise (FK) Milz (Lienalis, Pi) und Magen (Stomachi, Wei), die in der Chinesischen Medizin die Aufgabe der Nahrungsaufnahme und Nahrungsresorption übernehmen.[627] Bei gastrointestinalen Symptomen sind diese Funktionskreise eingeschränkt. Gastrointestinale Beschwerden wie z. B. Übelkeit, Völlegefühl, Durchfall oder Erbrechen werden als eine Manifestation von Feuchtigkeit (Humor, Shi) und Schleim (Pituita, Tan) gedeutet. Symptome wie z. B. Hitzegefühl, Urtikaria oder Ekzeme werden als Zeichen der Hitze (Calor, Re) interpretiert.[628] Die Therapie soll deshalb ein Gleichgewicht zwischen Feuchtigkeit (Humor, Shi) und Hitze (Calor, Re) wieder herstellen. Bei einer Symptomatik im Bereich der Haut und der Atemwege ist Wind (Ventus, Feng) als krankheitsauslösender Faktor anzusehen.

Neben der Akupunktur stellen die chinesische Arzneitherapie und die Diätetik die **drei Säulen dieser Therapie** dar.

Akupunktur

Sowohl die traditionelle Körper- als auch die Ohr-akupunktur finden bei Nahrungsmittelunverträg-lichkeiten Anwendung. Dabei werden v. a. die in ▶ Tab. 3.9 aufgeführten Akupunkturpunkte ein-gesetzt.

Chinesische Arzneimitteltherapie

Ziel der chinesischen Arzneitherapie ist es, ein ausgewogenes Verhältnis zwischen Feuchtigkeit, Schleim und Hitze herzustellen. Außerdem soll das Qi der Funktionskreise Milz und Magen ge-stärkt werden, Stauungen in diesen Funktionsbe-reichen, die auf Nahrungsmittelunverträglichkei-ten zurückzuführen sind, sollen gelöst werden. Dabei kombiniert der Therapeut scharfe und bittere Geschmacksrichtungen von chinesischen Kräutern. Folgende Arzneien kommen vor allem zum Einsatz[629]:

- Ginseng rad.
- Atractylodis macrocephalae rhiz.
- Poria
- Glycyrrhizae rad.
- Dioscoreae oppositae rhiz.
- Coicis sem.
- Nelumbinis sem.
- Dolichoris lablab sem.
- Amomi xanthioidis fr.
- Platycodi rad.

Hierbei handelt es sich nur um eine Auswahl an Arzneien, aus denen entsprechend der Symptoma-tik der Patienten individuelle Rezepturen erstellt werden.

Chinesische Diätetik

Nahrungsmittel, die Feuchtigkeit oder Hitze be-günstigen, sollen gemieden werden. Dazu gehö-ren z. B. Zucker, Alkohol, Milchprodukte und fettes Fleisch. Günstig seien neutrale und leicht bittere Nahrungsmittel: Artischocken, Löwenzahn, Ruco-la, Sellerie, Mungbohnen, Sojasprossen, Gurken, Kürbis und grüner Tee[630].

3.6.3 Eigenbluttherapie

Die Eigenbluttherapie stellt eine unspezifische Form der Immuntherapie dar, ihr Einsatz erfolgt auch häufig bei allergischen Erkrankungen. Dabei werden zwischen 1,5 und 5 ml Vollblut venös ent-nommen und anschließend intramuskulär oder subkutan reinjiziert. Die Therapie wird mehrfach, normalerweise in wöchentlichen Abständen, wie-derholt.[631] Insbesondere bei fraglichen pseudo-allergischen Reaktionen, z. B. auf Nahrungsmit-telzusatzstoffe, soll sich ein guter Rückgang der Symptome erzielen lassen.[632]

▶ **Tab. 3.9** Akupunkturpunkte bei Nahrungsmittelunverträglichkeiten.

deutsche Bezeich-nung	lateinische Bezeichnung	Pinyin	Wirkung
3E 6	T 6	Fei Hu, Zhi Gou	lockert den Qi-Mechanismus
Di 11	IC 11	Qu Chi	leitet Wind, Hitze und Feuchtigkeit (Ventus, Calor und Humor, Feng Re Shi) aus
Ma 36	S 36	Zu San Li	reguliert und stützt den FK Milz und Magen (Lienalis et Stomachi, Pi Wei)
Ma 25	S 25	Tian Shu	stellt den Energiefluss in den FK Dickdarm und Dünndarm (Intesti-norum, Da Xiao Chang) wieder her, reguliert das Qi
Ren 12	Rs 12	Zhong Wan	reguliert den FK Magen (Stomachi, Wei), kanalisiert Feuchtigkeit (Humor, Shi)

3.6.4 Bach-Blüten-Therapie

Die Bach-Blüten-Therapie wurde von dem englischen Arzt Edward Bach in den 30er-Jahren des letzten Jahrhunderts entwickelt. Dieser alternativmedizinischen Therapie liegt die Idee zugrunde, dass jede somatische Erkrankung durch eine seelische Disharmonie ausgelöst wird. Bach beschrieb 38 disharmonische Seelenzustände der menschlichen Natur, denen er 38 Pflanzen zuordnete. Aus den einzelnen Blüten werden nach festgesetzten Regeln Pflanzenessenzen hergestellt.[633]

Die Essenzen werden anschließend, angelehnt an die Homöopathie, stark verdünnt und dann getrunken. Speziell ausgebildete Bach-Blüten-Therapeuten wählen die verschiedenen Pflanzen aus, bei Allergien v. a. *Crab Apple* (Holzapfel) und *Aspen* (Zitterpappel).[634]

3.6.5 Homöopathie

Die Homöopathie wurde Anfang des 19. Jahrhunderts von Samuel Hahnemann begründet[635] und ist durch folgende Grundsätze gekennzeichnet:

- Ähnlichkeitsprinzip
- Arzneimittelprüfung am Gesunden
- Potenzierung[636]

Das **Ähnlichkeitsprinzip** ist der zentrale Grundsatz der Homöopathie, er lautet „Ähnliches wird durch Ähnliches geheilt" (Similia similibus curentur).[637] Danach ist eine Heilung nur mit dem homöopathischen Arzneimittel möglich, das bei der gesunden Versuchsperson ähnliche Symptome hervorbringt, wie man sie beim Patienten findet. Die homöopathische Behandlung beruht auf der Kenntnis der Symptome, die ein Mittel bei einem gesunden Menschen auslösen kann, deshalb werden die **Arzneimittelprüfungen** an gesunden Menschen durchgeführt.

Ein weiterer wichtiger Grundsatz der Homöopathie ist die **Potenzierung**. Darunter versteht man eine starke Verdünnung bei gleichzeitiger Dynamisierung, d. h. Verschüttelung oder Verreibung des entsprechenden Medikaments.[638] Zur Verfügung stehen die Arzneien in Form von Globuli, Tropfen oder Tabletten. Die Verdünnung wird als D-Potenzierungsreihe (D 1 entspricht 1:10-Verdünnungen) und C-Potenzen (1:100-Verdünnungen) angeboten.[639]

Bei hoher Verdünnung sind keine Moleküle der jeweiligen Substanz mehr nachweisbar, die Wirkung wird durch quantenphysikalische Information (Schwingungen?) erklärt. Die Vorgehensweise zur Ermittlung des passenden Arzneimittels ist genau bestimmt durch eine spezielle homöopathische Anamnese, eine Wertung und Gewichtung der Symptome (Hierarchisation) sowie das Heraussuchen der für die jeweiligen Symptome infrage kommenden Arzneimittel in Arzneimittellehren (Repertorisation).

P **Praxistipp**

Beispiele zur Behandlung von Nahrungsmittelunverträglichkeiten mit homöopathischen Arzneimitteln

- Larynxödem durch Nahrungsmittelallergie: Apis mellifica (C 30, alle 2–3 Minuten als Globuli unter die Zunge gelegt)
- **Urtikaria durch Nahrungsmittel**
  - Urtica urens (C 30, 2–3 Stunden lang alle 10–20 Min.)
  - Chloratum hydratum (gleiche Dosierung wie Urtica urens)
  - Histaminum (gleiche Dosierung wie Urtica urens)
  - ergänzende Mittel: Lachesis muta und Kalium iodatum[640]

Chronische Nahrungsmittelunverträglichkeit

Eine Neigung zu NMU soll nach der Lehre der Homöopathie konstitutionell homöopathisch, d. h. ganzheitlich behandelt werden. Hierzu ist ein nach den Prinzipien von Hahnemann arbeitender, sog. „klassischer" Homöopath aufzusuchen. Zur Behandlung kommt im Prinzip jedes einzelne der zahlreichen Mittel infrage, z. B. Ferrum metallicum, Magnesium carbonicum, Lycopodium clavatum, Nux vomica, Natrium carbonicum, Kalium phosphoricum, Pulsatilla pratensis oder Oleander.

3.6.6 Bioresonanztherapie

Nach durch Bioresonanz erfolgter Diagnosestellung (s. S. 92) erfolgt die Therapie mit dem gleichen Bioresonanzgerät. Grundlage der Therapie von Nahrungsmittelallergien mit der Bioresonanzmethode ist, dass Schwingungen eines allergisch wirkenden Nahrungsmittels zur „Löschung" der jeweiligen Allergie verwendet werden. Das die Allergie auslösende Nahrungsmittel wird dabei in eine Becherelektrode gegeben, die am Eingang des Bioresonanzgeräts platziert ist. Der Patient ist ebenfalls an das Gerät angeschlossen. Dadurch sollen die „Invertschwingungen" des Allergens in den Körper des Patienten gelangen und die dort vorhandenen Allergieschwingungen aufheben.[641] Die Therapie wird in mehreren Sitzungen durchgeführt, Voraussetzung ist eine absolute Karenz während der Therapie.

Der Begriff der Allergie wird von Vertretern der Bioresonanzmethode ganz anders definiert als in der Schulmedizin. Mit wissenschaftlichen Methoden kann der Therapieansatz nicht nachvollzogen werden. Sollte diese Therapie (das „Löschen") nicht erfolgreich sein, riskieren Patienten beim erneuten, unkontrollierten Verzehr des Allergens unter Umständen eine anaphylaktische Reaktion.

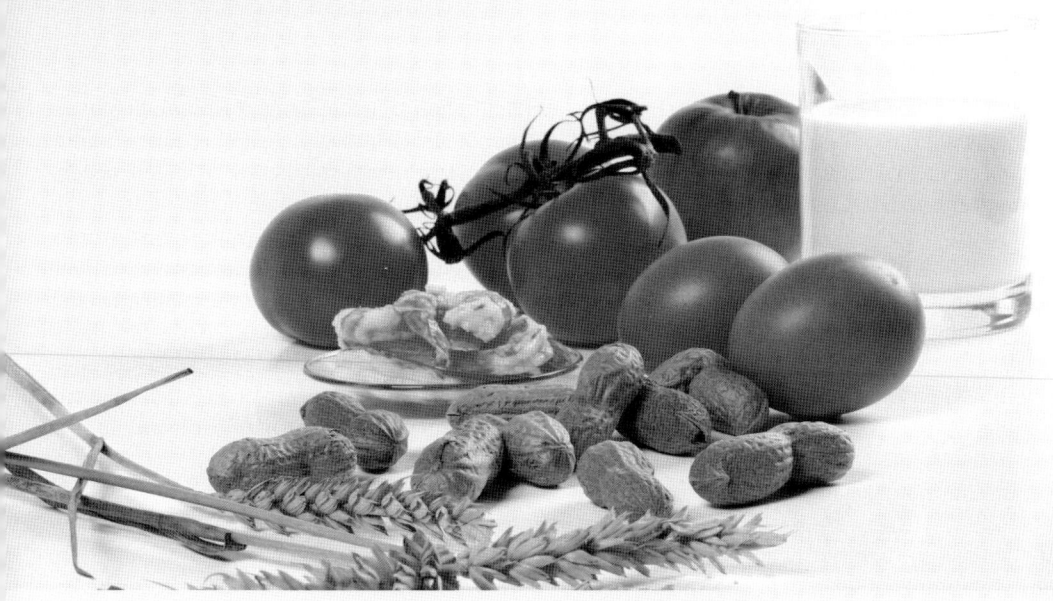

4 Häufige Nahrungsmittelunverträglichkeiten in der Praxis

Nachdem in den vergangenen drei Kapiteln zunächst die Grundlagen zur Begriffsbestimmung und Abgrenzung sowie zur Diagnostik und Therapie der Nahrungsmittelunverträglichkeiten (NMU) erläutert wurden, sollen hier in erster Linie die **praktischen Aspekte** zu den **Nahrungsmittelallergien**, der **glutensensitiven Enteropathie (Zöliakie)** und zu den **nicht allergischen NMU**, die uns im Praxisalltag häufig begegnen, dargestellt werden. Außerdem wird ausführlich auf die **atopische Dermatitis (AD)** und den Stellenwert der NMU bei dieser Erkrankung eingegangen.

Die **Fallbeschreibungen** in den einzelnen Kapiteln dokumentieren die lange praktische Erfahrung der Autorinnen mit Patienten, die unter NMU leiden, und helfen, den Krankheitsverlauf sowie die daraus resultierende Diagnostik und Therapie der einzelnen NMU besser nachzuvollziehen.

4.1

Nahrungsmittelallergien

Nahrungsmittelallergien (NMA) sind weitaus seltener als angenommen. In Deutschland leiden etwa **3 % der Erwachsenen** und **4 % der Kinder** unter einer IgE-vermittelten Nahrungsmittelallergie (s. auch S. 7).

Im **Kindesalter** dominieren klassische Nahrungsmittelallergien auf Grundnahrungsmittel wie Kuhmilch, Hühnerei, Weizen und Soja, während bei **Jugendlichen und Erwachsenen** v. a. pollenassoziierte NMA eine Rolle spielen. Fisch- und Meeresfrüchteallergien oder Nuss- und Erdnussallergien treffen sowohl Kinder als auch Erwachsene. Latexassoziierte NMA und die orale Nickelallergie erfordern in der Regel eine vorausgegangene Kontaktsensibilisierung und betreffen deshalb im Vergleich zu den anderen NMA eine kleinere Bevölkerungsgruppe.

Nahrungsmittelallergien beruhen auf einem **immunologischen Mechanismus**, der in der Regel durch IgE-Antikörper vermittelt wird. Voraussetzung für die Manifestation einer IgE-mediierten Allergie ist eine vorangegangene **Sensibilisierung** (▶ Kap. 1.2.2).

Eine Reihe von Faktoren begünstigen die **Allergieentstehung:** Eine wichtige Rolle spielen die genetische Veranlagung sowie der Zeitpunkt und die Häufigkeit der Allergenexposition. Bei Säuglingen sind außerdem die erhöhte Permeabilität der Darmmukosa, die noch unreifen Verdauungsfunktionen sowie das nicht vollständig ausgereifte mukosaassoziierte Immunsystem in den ersten vier Lebensmonaten für die Entstehung der NMA verantwortlich zu machen. Auch Einflüsse, die mit dem westlichen Lebensstil und bestimmten Umweltfaktoren zusammenhängen, scheinen einen wesentlichen Einfluss auf die Entwicklung von Allergien zu haben. Hier sei auf die entsprechende Literatur verwiesen.[642]

Bei Kindern kann aufgrund der erhöhten Permeabilität des Darms für intakte Proteine und der noch unreifen Verdauungs- und Immunfunktionen eine **Sensibilisierung gegen Nahrungsmittel bereits im frühen Lebensalter** stattfinden[643]:

- pränatal gegen mütterliche Nahrungsmittelallergene (in utero, z.B. Milch, Hühnerei)
- durch „versteckte Flasche" in den ersten Lebenstagen (durch Säuglingsschwestern)
- über die Muttermilch
- über den Körperkontakt (z.B. Kuss durch Mutter, die vorher Hühnerei gegessen hat)
- über die Ernährung des Säuglings (Flasche, Beikost)
- inhalativ (z.B. Küchendämpfe)

Nahrungsmittelallergien äußern sich meist als **Sofortreaktionen:** die allergischen Symptome treten wenige Minuten bis zu zwei Stunden nach Verzehr des betreffenden Nahrungsmittels auf. Hierbei können schon kleinste Mengen eines Allergens zu schwerwiegenden allergischen Reaktionen führen. An einer Nahrungsmittelallergie zu leiden, bedeutet für die Betroffenen deshalb in den meisten Fällen eine konsequente Allergenkarenz einzuhalten. Auch (T-zellvermittelte) **Spätreaktionen** kommen bei NMA vor, so bei der oralen Nickelallergie oder z.B. bei der Milch- oder Weizenallergie. Bevor weitreichende Diätempfehlungen ausgesprochen werden, müssen die verantwortlichen Allergene durch eine **fundierte Diagnostik** zweifelsfrei nachgewiesen werden (▶ Kap. 2).

Der in ▶ Tab. 4.1 dargestellte **Steckbrief Nahrungsmittelallergene** gibt einen Überblick über die Bedeutung einzelner **Allergene** bei Kindern und Erwachsenen sowie über ihre **allergene Potenz,** d.h. ihre Hitzeempfindlichkeit, ihre symptomauslösenden Mengen (Schwellenwerte, s.u.), sowie ihre Fähigkeit, Anaphylaxien auszulösen. Die Kenntnis über die allergene Potenz eines Allergens hilft bei der Einschätzung, bei welchen Nahrungsmitteln bzw. Allergenen mit lebensbedrohlichen Reaktionen zu rechnen ist und welche verhältnismäßig „harmlos" sind.

Zur Spalte „**Symptomauslösende Mengen**" in ▶ Tab. 4.1 ist noch anzumerken, dass es beim gegenwärtigen Stand der Wissenschaft weder möglich ist, für die Hauptallergene **Schwellenwerte** festzulegen, ab denen mit allergischen Symptomen zu rechnen ist, noch daraus Höchstwerte abzuleiten, unterhalb derer die meisten Allergiker keine Beschwerden mehr entwickeln (s. auch ▶ Kap. 3.1.2).[644] Außerdem können Schwellenwerte individuell stark variieren und bei gleichzeitigem Auftreten von Kofaktoren wie körperliche Anstrengung, Alkohol und Infekte bei der Aufnahme des Allergens herabgesetzt werden (s. auch ▶ Kap. 2.3.5, S. 43).[645] Deshalb sind in dieser Spalte die in verschiedenen Literaturquellen angegebenen Werte aufgeführt, die im Detail in den einzelnen ▶ Kap. 4.1.1 bis ▶ Kap. 4.1.8 nachzulesen sind.

Steht die Diagnose fest, ist es Aufgabe der **Ernährungstherapie,** den notwendigen Umfang der Allergenkarenz in praktische und im Alltag für den Patienten realisierbare Empfehlungen umzusetzen, sei es beim täglichen Einkauf, bei der Zubereitung der Speisen sowie beim „Außer-Haus"-Essen, und dabei eine ausreichende Nährstoffzufuhr sicherzustellen.

▶ **Tab. 4.1** Steckbrief Nahrungsmittelallergene.

Allergene	häufiger	seltener	hitzestabile Allergene	hitzelabile Allergene	symptom-auslösende Mengen	Auslöser einer Ana-phylaxie
Kuhmilch	K	E	X (Kasein)	(X) (Molken-proteine)	µg bis wenige ml	X (v. a. bei Säuglingen u. Kleinkindern)
Hühnerei	K	E (Vogel-Ei-Syndrom)	X (Majorallerge-ne im Eiklar: Ovomucoid, Ovalbumin)	(X) (Ovotransfer-rin, Lysozym)	µg bis wenige mg	X
Fisch	E	K	X (Parval-bumin)		im mg-Bereich aber auch Fischdämpfe!	X
Krusten- und Weichtiere	E	K	X (Tropo-myosin)		bei Weichtie-ren wenige 100 mg bei Krusten-tieren im g-Bereich (4 g bei Garnelen)	X
Erdnuss			z. B.		unterer mg-Bereich (1-2 mg)	
klassische NMA	K		X (Ara h 2)			X (v. a. Teen-ager, junge E)
pollenassoz. NMA		E	X (Ara h 8)			(selten, meist nur OAS)
Lupine	Erdnussal-lergiker: K/E	De-novo-Sensibili-sierungen K/E	X (Konglutini-ne: Speicher-proteine)		265 bis 1000 mg	X
Baumnüsse (am Beispiel Hasel-nuss)					wenige µg, meist ab 1 mg	X
klassische NMA	K		X (Cor a 9)			
v. a. pollenassoz. NMA	E			X (Cor a 1, ab 140°C)		
Mandel v. a. pollenassoz. NMA	E	K	X			X
Sesam		K / E	X		wenige mg	X

▶ **Tab. 4.1** Fortsetzung.

Allergene	häufiger	seltener	hitzestabile Allergene	hitzelabile Allergene	symptom-auslösende Mengen	Auslöser einer Ana-phylaxie
Soja					10 mg – 50 g	
klassische NMA	K (AD)		X			X
pollenassoz. NMA	E (Gly m 4)			X (Gly m 4)		(X)
Weizen					im mg-Bereich	
bei AD	K		X			
WDEIA u./o. Anaphylaxie		K / E	X (Omega-5-Gliadin)		K: im mg-Bereich E: meist > 1 g	X
pollenassoz. NMA		E		X		
Apfel						
v. a. pollenassoz. NMA	E	K		X (Mal d 1)		-
schwere allergische Reaktionen		E	X (Mal d 3, ein LTP)			X
Sellerie						
v. a. pollenassoz. NMA	E	K	X (LTP und Sellerie-gewürz)	X (Api g 1, Bet-v-1-homolog, 10min bei 100°C)	im mg-Bereich	X
Senf	E	K	X		oberer µg-Bereich	X

K = Kinder, E = Erwachsene, AD = Atopische Dermatitis, NMA = Nahrungsmittelallergene, LTP = Lipidtransferprotein

Bei den folgenden Nahrungsmittelallergien gehen die Autorinnen auf die Risikogruppen ein und fassen jeweils die wichtigsten Aspekte zur Symptomatik, Anamnese, Diagnostik und Differenzialdiagnostik zusammen. Danach besprechen sie ausführlich die Ernährungstherapie der einzelnen Nahrungsmittelallergien.

4.1.1 Kuhmilchallergie

Die **Kuhmilchproteinallergie** (KPA) ist die häufigste Nahrungsmittelallergie des Säuglingsalters, was nicht verwunderlich ist, schließlich sind in der Mehrzahl der Fälle Kuhmilchproteine die ersten Nahrungsmittelallergene, mit denen der Säugling konfrontiert wird. Die Kuhmilchallergie ist bei den meisten Kindern nur ein passageres Problem, da sie sich oft bis zum Schuleintritt wieder verliert (s. u.).[646] Für die wenigen Patienten mit einer dauerhaften KPA ist heute die spezifische orale Toleranzinduktion eine Möglichkeit der Therapie (s. S. 143).

Risikogruppen

Betroffen sind v. a. **Säuglinge und Kleinkinder** mit etwa 2–3 % der Bevölkerung.[647] Bei drei Viertel der kuhmilchallergischen Kinder treten die Symptome in den ersten sechs Lebensmonaten auf. Etwa die Hälfte der Kinder mit einer KPA leidet unter einer atopischen Dermatitis.[648] Die **Prognose** in diesem Alter ist allerdings gut. Nach einem Jahr toleriert etwa die Hälfte der betroffenen Kinder wieder

Kuhmilch und bis zum Schulalter entwickeln sogar 80–90 % eine Toleranz gegenüber diesem Nahrungsmittel. Bei kuhmilchallergischen Kindern mit Anaphylaxie ist die Prognose allerdings nicht so günstig.[649] **Erwachsene** leiden weitaus seltener an einer Kuhmilchallergie, haben dafür aber eine schlechte Prognose. Spontanheilungen sind kaum bekannt.[650] Zuberbier und Mitarbeiter konnten nur bei 0,6 % der untersuchten Personen (Durchschnittsalter 41 Jahre) eine Sensibilisierung gegen Kuhmilchprotein im Prick-Test nachweisen.[651] Bei den meisten Erwachsenen sind Beschwerden, die nach dem Verzehr von Milch und Milchprodukten auftreten, auf eine **Laktoseintoleranz** zurückzuführen (▸ Kap. 4.3.3).

> Unter einer Kuhmilchallergie leiden v. a. Säuglinge und Kleinkinder. 80 bis 90 % dieser Kinder verlieren ihre Allergie bis zum Schulalter.

▸ **Tab. 4.2** Mögliche Symptome einer Kuhmilchallergie im Kindesalter.[656]

Organ	Symptome
Haut (50–70 %)	• atopische Dermatitis (Ekzem) • akute Urtikaria, Erythem, Juckreiz • Angioödem
Gastrointestinaltrakt (50–60 %)	• Diarrhöe, mehr als 5–7 Tage, 2–4-mal/Tag, blutig-schleimige Stühle • häufiges Spucken • Erbrechen • Koliken • hartnäckige Obstipation • Reflux
Atemwege (20–30 %)	• obstruktive Bronchitis oder allergische Rhinokonjunktivitis ohne Infektion • Asthma
Kreislauf (5–9 %)	• Anaphylaxie: Lippenschwellung, Angioödem, Urtikaria, Erbrechen, Durchfall, Asthma, Schock

Symptomatik

Die klinische Symptomatik der Kuhmilchallergie ist sehr vielfältig und manifestiert sich mit unterschiedlichem Schweregrad an verschiedenen Organen. Es können sowohl **Sofortreaktionen** (innerhalb von 2 Stunden) als auch **Spätreaktionen** (6 bis 48 Stunden nach Milchverzehr) auftreten. Letztere sind nicht IgE-vermittelt und äußern sich häufig am Gastrointestinaltrakt (s. auch ▸ Kap. 2.3).[652]

Im Säuglingsalter beginnen die Symptome häufig nach einer frühen Zufütterung einer kuhmilchhaltigen Säuglingsnahrung. In seltenen Fällen kann eine Kuhmilchallergie auch bei einem **ausschließlich gestillten Säugling** auftreten, da Kuhmilchallergene – wenn auch in geringer Menge – aus der Kost der Mutter in die Muttermilch übergehen können.[653] Die Symptome äußern sich dann meist als Verschlechterung einer atopischen Dermatitis (▸ Kap. 4.4) oder als Kuhmilchprotein-induzierte Proktokolitis mit blutig-schleimigen Stühlen (▸ Kap. 1.2.3).

Die Symptome einer Kuhmilchallergie im **Kindesalter** manifestieren sich v. a. an der Haut, gefolgt von gastrointestinalen Symptomen und Atemwegsbeschwerden bis hin zum anaphylaktischen Schock. Bei Säuglingen kann auch perma-

nentes **Schreien** ohne ersichtlichen Grund (Ursache: Bauchschmerzen?) oder eine hartnäckige **Obstipation** nach Beginn der Flaschenfütterung auf eine KPA hindeuten (▸ **Tab. 4.2**).[654] Kuhmilch ist zwar nicht der häufigste Auslöser einer **Anaphylaxie** (sondern Erdnüsse und Nüsse), steht aber immerhin mit 11 bis 14 % der betroffenen Kinder an dritter Stelle.[655]

Bei **Erwachsenen** zeigen sich Symptome einer Kuhmilchallergie v. a. an den Atemwegen und der Haut, gastrointestinale und kardiovaskuläre Beschwerden treten seltener als bei Kindern auf.[657]

Anamnese

Die Anamnese ist bei **Säuglingen**, die noch keine andere Nahrung als die **Säuglingsmilchnahrung** erhalten und **Sofortreaktionen** zeigen, in der Regel eindeutig. Oft stellen sich die Symptome einige Wochen nach der Zufütterung oder Umstellung auf Flaschennahrung ein. In diesem Fall bringt ein Bluttest auf spezifische IgE-Antikörper oft Gewissheit. Manchmal empfiehlt der Kinderarzt der Mutter auch ohne Allergietest, ihr Kind versuchsweise für die Dauer von ein bis vier Wochen auf eine stark hydrolysierte Säuglingsnahrung (▸ **Tab. 4.3**, S. 135) umzustellen. Bessern sich die Symptome unter dem Auslassversuch, wird die extensiv hydrolysierte Säuglingsnahrung (eHF) als Milchersatznahrung beibehalten (s. u.).

Bei gestillten Säuglingen ist die Befragung der Mutter nach einem möglichen Zusammenhang zwischen der Stillmahlzeit und den Symptomen ihres Kindes nur bedingt hilfreich.

Schwierig gestaltet sich außerdem die Anamnese bei Kindern mit Spätreaktionen, z. B. bei **atopischer Dermatitis**. Bei zeitlich verzögert nach Nahrungsaufnahme auftretenden **gastrointestinalen Symptomen** muss bei flaschenernährten Säuglingen auch an eine Kuhmilchprotein-induzierte Enteropathie, bei Kindern aller Altersstufen an eine allergische eosinophile Gastroenterokolitis gedacht werden. Hier können nur weitere Untersuchungen Aufschluss über eine mögliche Kuhmilchallergie geben (s. auch S. 11).[658]

Bei **älteren Kindern und Erwachsenen** und Verdacht auf **Sofortreaktionen** nach Milchverzehr ist das Anamnesegespräch inklusive Ernährungs- und Symptomtagebuch (▶ Kap. 2.2) eine wichtige Grundlage für die Diagnose. Bei anaphylaktischen Reaktionen ist den Betroffenen das auslösende Nahrungsmittel überwiegend bekannt. Zur genauen Abklärung einer **Milchunverträglichkeit mit gastrointestinalen Symptomen** hilft manchmal die gezielte Frage nach der Unverträglichkeit von **Käse**. Dieser enthält wie Kuhmilch das Allergen Kasein, auf das die meisten Milchallergiker mit Symptomen reagieren (s. S. 133). Werden allerdings laktosearme Käsesorten wie Hart-, Schnitt- und Sauermilchkäse gut und Frischkäse in größeren Mengen (unabhängig von welchem Tier) schlecht vertragen, so ist eine **Laktoseintoleranz** in Betracht zu ziehen (▶ Kap. 4.3.3), eine Kuhmilchallergie ist dagegen eher unwahrscheinlich.

Diagnostik

Das diagnostische Vorgehen bei Verdacht auf Kuhmilchallergie ist abhängig von der Anamnese und dem Befund. Grundsätzlich gelten auch hier die Empfehlungen zur **Allergiediagnostik** wie in ▶ Kap. 2 dargestellt, d. h.:

- Prick-Test und/oder Bestimmung spezifischer IgE-Antikörper
- diagnostische Eliminationsdiät
- orale Provokation oder Kostaufbau

Prick-Test und/oder Bestimmung spezifischer IgE-Antikörper

Die Bestimmung der **spezifischen IgE-Antikörper** ist für die Hauptallergene der Kuhmilch Kasein und die Molkenproteine β-Laktoglobulin und α-Laktalbumin möglich.[659] Da die meisten Milchallergiker gegen mehrere Kuhmilchproteine sensibilisiert sind, ist in der täglichen Praxis nur die Bestimmung des spezifischen IgE gegen die gesamten Kuhmilcheiweiße von Bedeutung.[660] In seltenen Fällen einer isolierten **Molkenproteinallergie** kann allerdings die IgE-Bestimmung einzelner Kuhmilchproteine in rekombinanter Form sinnvoll sein (▶ Kap. 2.4.3). Erhöhte Kuhmilchprotein-spezifische Antikörper haben nach Sampson und Ho einen positiven prädiktiven Wert > 95 %.[661] Die Studienlage hierzu ist jedoch uneinheitlich, so dass in der Regel nur eine orale Provokation eine Kuhmilchallergie sicher nachweisen kann (s. auch ▶ Kap. 2.4.2).[662]

Prick-Test-Ergebnisse bei Kindern mit einem Quaddeldurchmesser von mindestens 13 mm haben einen hohen Voraussagewert für eine Kuhmilchallergie (bis 95 %), diese Beobachtung gilt jedoch nicht für Erwachsene.[663]

Diagnostisches Vorgehen im Säuglings- und Kleinkindalter

Im Praxisalltag hängt der **Umfang der diagnostischen Maßnahmen** davon ab, ob das Kind eine klare Sofortreaktion/Anaphylaxie aufweist oder ob Spätreaktionen im Vordergrund stehen (▶ Abb. 4.1). In beiden Fällen wird nach anamnestisch begründetem Verdacht einer Kuhmilchallergie die Bestimmung der spezifischen IgE-Antikörper und/ oder ein Prick-Test empfohlen.[664]

Bei **klaren Sofortreaktionen und/oder schwerer allergischer Reaktion** (Atemnot, Anaphylaxie) erübrigt sich in der Regel ein Auslassversuch im Sinne einer diagnostischen Diät. Bei Nachweis spezifischer IgE (RAST) und/oder positivem Prick-Test auf Kuhmilchprotein sollte das Kind sofort auf eine milchfreie Ernährung für mindestens ein Jahr im Sinne einer **therapeutischen Diät** umgestellt werden. Im Säuglingsalter ist hier eine extensiv hydrolysierte **Säuglingsnahrung** (eHF) oder eine Elementardiät auf Aminosäurenbasis (AF) am sinnvollsten. Sojabasierte Säuglingsnahrungen werden mit wenigen Ausnahmen nicht mehr

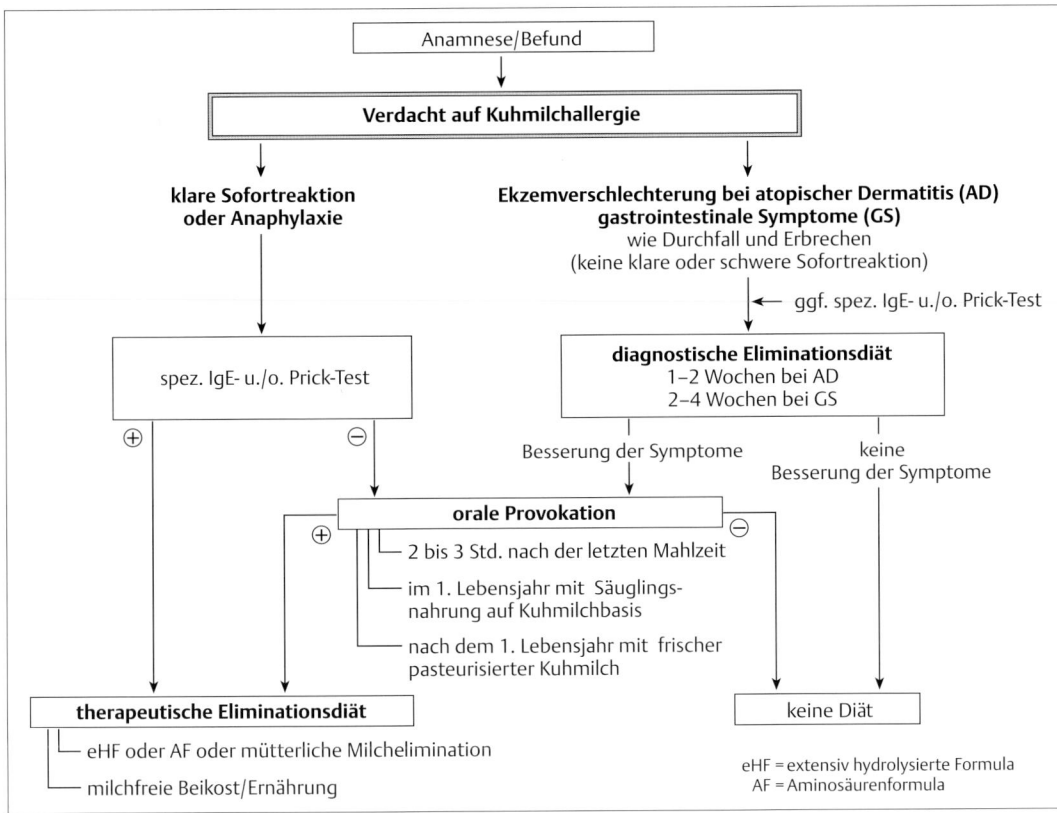

▶ Abb. 4.1 Vorgehen bei Verdacht auf Kuhmilchallergie im Säuglings- und Kleinkindalter (mod. nach Koletzko et al. 2009).

empfohlen (Milchersatznahrungen, ▶ **Tab. 4.3**, S. 135). Bei Stillkindern muss die Mutter sich kuhmilchfrei ernähren. Fallen RAST und Prick jedoch negativ aus, sollte eine **orale Provokation** unter stationären Bedingungen erfolgen.

Schwierig gestaltet sich die Diagnostik bei **Spätreaktionen bzw. weniger klaren Reaktionen** wie einer Verschlechterung einer atopischen Dermatitis (AD) oder gastrointestinalen Symptomen nach Kuhmilchexposition, insbesondere wenn diese nicht IgE-vermittelt sind. Hier lässt sich die Diagnose nur durch eine diagnostische Eliminationsdiät und zeitnaher oraler Provokation beweisen.[665]

Bei begründetem Verdacht und entsprechender Symptomatik empfehlen die allergologischen und pädiatrischen Fachgesellschaften eine **diagnostische Eliminationsdiät** unabhängig vom Ausfall der Allergietests, d.h. eine strikte Karenz aller Milch- und Milchprodukte inklusive anderer Tiermilchen (z.B. Ziegenmilch, Stutenmilch) und Säuglingsnahrungen auf Kuhmilch- oder Ziegen-

milchbasis (s. auch ▶ **Kap. 2.9**). Einen entsprechenden **Diätplan** mit Empfehlungen zur Lebensmittelauswahl für eine kuhmilchfreie Ernährung hat der Arbeitskreis Diätetik in der Allergologie erstellt.[666] Er kann unter Berücksichtigung individueller Ernährungsgewohnheiten (nach dem 1. Lebensjahr) sowohl als diagnostische als auch als therapeutische Diät eingesetzt werden.

Bei flaschenernährten Säuglingen ist die Karenz am besten durch den Einsatz einer **extensiv hydrolysierten Säuglingsnahrung (eHF)** zu erreichen. Da bis zu 10% der Kinder auch auf die eHF-Nahrung mit allergischen Symptomen reagieren, kann bei begründetem Verdacht ein Versuch mit einer **Elementardiät auf Aminosäurenbasis (Aminosäurenformula, AF)** sinnvoll sein (Milchersatznahrungen, ▶ **Tab. 4.3**, S. 135).[667]

Da **Kleinkinder** eHF oft geschmacklich nicht mehr akzeptieren, können in diesem Alter bei Verdacht auf Kuhmilchallergie (z.B. bei Kindern mit atopischer Dermitinis) auch **kalziumangereicher-**

te **Sojadrinks** als Milchersatz eingesetzt werden (s. S. 140).

Die **Dauer** der milchfreien diagnostischen Diät ist abhängig von der klinischen Symptomatik. Bei IgE-vermittelten Sofortreaktionen (z. B. akute Urtikaria) werden 3 bis 5 Tage, bei klinischen Spätreaktionen im Sinne einer Ekzemverschlechterung 1 bis 2 Wochen und bei gastrointestinalen Beschwerden (z. B. chronischen Durchfällen) 2 bis 4 Wochen empfohlen.

Bessern sich die Symptome unter der Diät, muss besonders im Kindesalter die klinische Relevanz einer Kuhmilchallergie durch eine **orale Provokation** geprüft werden. Goldstandard ist die DBPCFC (s. S. 76).[668]

> Ein längerfristiger Verzicht auf Kuhmilch kann zu Nährstoffmangel und Fehlentwicklung des Kindes führen und muss deshalb auf einer sicheren Diagnose beruhen.

Orale Provokationen mit Kuhmilch können **ambulant** durchgeführt werden. Sind laut Anamnese schwere Reaktionen bekannt, das Ausmaß der Reaktion unklar oder bei ausgeprägter atopischer Dermatitis, sollte die Reaktion möglichst **stationär** und dann titriert und placebokontrolliert durchgeführt werden (s. auch ▶ **Kap. 2.9.2**).[669]

Bei **gestillten Kindern** ist besonders bei einer schweren, für das Kind belastenden **atopischen Derminitis** zu erwägen, Milch und Milchprodukte und ggf. noch weitere in Verdacht stehende Allergieauslöser (z. B. Hühnerei) wenige (bei Sofortreaktionen) bis maximal 14 Tage (bei verzögerten Reaktionen) aus der mütterlichen Kost zu eliminieren, während die Mutter weiter stillt. Wenn sich durch diese Diät der Hautzustand des Kindes nachhaltig bessert, wird **mit Muttermilch provoziert**, nachdem die Mutter Milch und Milchprodukte wieder in ihre Kost eingeführt hat. Möchte die Mutter weiterstillen, muss sie sich in dieser Zeit kuhmilchfrei ernähren. Um Mangelerscheinungen zu vermeiden ist eine begleitende Ernährungsberatung durch eine allergologisch spezialisierte Ernährungsfachkraft unverzichtbar. Sollte sich trotz allergenarmer Ernährung der Mutter **keine Besserung** der allergischen Symptome ihres Säuglings zeigen oder bedeutet die Einhaltung der Diät eine zu starke Einschränkung für diese, kann es unter Umständen

ratsam sein, ein bis zwei Wochen lang Muttermilch abzupumpen und als Ersatz eine eHF- oder AF-Nahrung zu verwenden. Bei Besserung des Ekzems bzw. der Symptome erfolgt (wieder) eine Provokation mit Muttermilch (bei milchhaltiger Ernährung der Mutter). Im Einzelfall kann in Absprache mit dem Arzt ein Abstillen sinnvoll sein.[670]

Weiterführende Informationen zum Vorgehen bei Säuglingen mit Verdacht auf Kuhmilchprotein-allergie sind in dem entsprechenden Konsensus-papier der pädiatrischen Fachgesellschaften zu finden.[671]

Differenzialdiagnostik

Bei gastrointestinalen Symptomen und negativen allergologischen Tests wie Prick und RAST sind im **Kindesalter** differenzialdiagnostisch v. a. die Laktoseintoleranz (▶ **Kap. 4.3.3**), nicht IgE-mediierte allergische NMU (▶ **Kap. 1.2.3**) sowie die Zöliakie (▶ **Kap. 1.2.4**) von Bedeutung. Kriterien zur Unterscheidung einer Kuhmilchallergie von einer **Laktoseintoleranz** sind auf S. 219 zu finden. Lassen sich bei älteren Kindern unter dem Versuch einer laktosearmen Kost über wenige Wochen (s. S. 220) die Symptome nicht ausschalten, so stellt sich der Verdacht auf eine Kuhmilchallergie.

Bei **Erwachsenen** muss ebenfalls in erster Linie an eine Laktoseintoleranz, aber auch an eine chronisch entzündliche Darmerkrankung (Colitis ulcerosa und Morbus Crohn) oder ein Reizdarm-syndrom, das eine Ausschlussdiagnose darstellt (▶ **Kap. 2.3.2**), gedacht werden.

Eine **akute Urtikaria** kann ebenfalls ein Symptom einer Milchallergie sein, ist aber bei negativem RAST meist infektassoziiert.[672]

Ergibt sich aus Anamnese und Prick-zu-Prick-Test der Verdacht einer **isolierten Käseallergie** bei gleichzeitiger Verträglichkeit von Frischmilch, so verbirgt sich dahinter meist eine Sensibilisierung gegen Schimmelpilze.[673]

Kostaufbau

In der ernährungstherapeutischen Praxis erfolgt ein **ambulanter Kostaufbau mit Milch und Milch-produkten** in der Regel nur dann, wenn eine **Kuh-milchallergie sehr unwahrscheinlich** ist (z. B. bei eindeutig negativer Anamnese und nicht oder nur in niedriger RAST-Klasse nachweisbarem spezifi-schen IgE gegen Milcheiweiß), aber das Risiko einer Mangelernährung aufgrund einer selbst auferlegten kuhmilchfreien Diät besteht. Aufgrund der **hohen ernährungsphysiologischen Bedeutung** von Milch und Milchprodukten kann unter diesen Bedingungen ein Kostaufbau unter Anleitung einer allergologisch spezialisierten Ernährungsfachkraft sinnvoll sein.

Besteht ein begründeter Verdacht auf eine Kuhmilchallergie und sind schwere allergische Reaktionen in der Krankengeschichte bekannt, ist ein Kostaufbau **kontraindiziert** (▸ Kap. 2.9.2). Das Gleiche gilt bei schlechter Compliance der Mutter mit der Folge einer unkontrollierten Diät. Manche Mütter neigen dazu, Kostaufbau und Beratung abzubrechen, wenn erst wenige kuhmilchhaltige Produkte (z. B. Butter und Sahne) erfolgreich eingeführt wurden. Hier besteht ein hohes Risiko für eine Mangelernährung des Kindes.

> **Ⓟ Praxistipp**
>
> Ist eine Kuhmilchallergie wahrscheinlich ausgeschlossen, nimmt man mit einer vorsichtigen Vorgehensweise im Kostaufbau dem Patienten die Angst vor Reaktionen.

Ein **negatives Ergebnis** eines Kostaufbaus (wie unten beschrieben) hat einen hohen Stellenwert. Sollten jedoch trotzdem Reaktionen auftreten, ist das Risiko schwerer Symptome bei dieser Vorgehensweise zwar gering, das Ergebnis allerdings unter Umständen subjektiv geprägt. Nur eine nachfolgende **doppelblinde placebokontrollierte Provokation** (DBPCFC, s. S. 76) bringt dann die notwendige Sicherheit für den Ausschluss einer Kuhmilchallergie und hilft, eine unnötige Diät zu vermeiden.

> **Ⓟ Praxistipp**
> **Kostaufbau mit Milch bei Säuglingen**
> (nach dem vollendeten 4. Lebensmonat[674])
>
> 1. wenige Tropfen auf dem Handrücken oder Unterarm des Kindes verreiben
> 2. wenn keine Hautreaktionen auftreten, einige Tropfen Kuhmilch in einen Brei einrühren und den Brei füttern
> 3. bei Verträglichkeit die eingerührte Menge Kuhmilch Tag für Tag vorsichtig bis zu einer normalen Portion steigern
>
> ▼

> ▼
> **Kostaufbau mit Milch bei älteren Kindern und Erwachsenen**
>
> Mit sehr kleinen Mengen (Messerspitze oder anfangs einen, dann wenige Tropfen) der jeweiligen Nahrungsmittel beginnen, erst in Speisen mitkochen, dann ohne zusätzliches Erhitzen. Bei Verträglichkeit die Menge bis zu einer normalen Portion langsam steigern.
>
> 1. Butterschmalz (99,8 % reines Butterfett)
> 2. Sauerrahmbutter
> 3. Sahne (mind. 30 % Fett)
> 4. H-Vollmilch (3,5 % Fett)
> 5. pasteurisierte Trinkmilch (3,5 % Fett)

Ernährungstherapie

Die Therapie einer Kuhmilchallergie erfordert in den meisten Fällen eine strikte Milchkarenz (s. u.). Kuhmilch gehört zu den Nahrungsmitteln, die zwar in frühen Lebensjahren allergische Reaktionen auslösen, die Allergie verliert sich jedoch meist innerhalb weniger Jahre wieder. Eine **milchfreie Ernährung** ist deshalb i. d. R. nur im Säuglings- und Kleinkindalter notwendig und bei Einsatz von Milchersatznahrungen relativ leicht umzusetzen. Bei älteren Kindern und Erwachsenen tritt eine Kuhmilchallergie seltener auf. Dennoch muss sich die Ernährungstherapie aufgrund der zunehmenden Vielfalt des Nahrungsmittelangebots umfassender auf die Bedürfnisse des Einzelnen einstellen. Die Empfehlungen zur milchfreien Ernährung sind deshalb in diesem Kapitel auf die verschiedenen Altersgruppen abgestimmt.

Allergene und ihre allergene Potenz

Kuhmilch enthält mehrere Proteine, die eine Allergie auslösen können. Die häufigsten Auslöser (Majorallergene) sind die Gruppe der **Kaseine** (Bos d 8, im Folgenden Kasein genannt) und die **Molkenproteine** β-Laktoglobulin (Bos d 5) und α-Laktalbumin (Bos d 4). Weitere Allergene der Kuhmilch sind Rinderserumalbumin, Immunglobuline und Laktoferrin, die ebenfalls Bestandteil der Molke sind. Drei Viertel der Kuhmilchproteinallergiker sind gegen mehrere Kuhmilchproteine sensibilisiert.

P Praxistipp

Hauptallergene der Kuhmilch:

- **Kasein(e)**
  - 70–100 % der Betroffenen reagieren in Provokationen auf Kasein allergisch
  - Vorkommen: in Milch und Milchprodukten aller Tierarten (auch Ziegen-, Schafs-, Stutenmilch), da nicht artspezifisch hitzestabil, d. h. auch z. B. erhitzte Milch, Käse oder Kondensmilch lösen allergische Reaktionen aus
- **Molkenproteine** (β-Laktoglobulin, α-Laktalbumin, Rinderserumalbumin)
  - eine isolierte Allergie auf Molkenproteine ist selten
  - Vorkommen: in Milch und Milchprodukten der Kuhmilch
  - Kreuzreaktionen auf Ziegen-, Schafs- und Stutenmilch möglich
  - bedingt hitzelabil (ausreichend erhitzte Milchprodukte können verträglich sein)[675]

Der **Begriff „Milch"** entspricht in der deutschen Sprache normalerweise der Kuhmilch. Bei den Milchen anderer Säugetiere wird die Tierart genannt, also z. B. Ziegenmilch. Da die meisten Milchallergiker aber auf Kasein allergisch reagieren, bedeutet eine **milchfreie Ernährung** in der Regel auch eine Ernährung **ohne Ziegen-, Schafs- und Stutenmilch** sowie ohne deren Produkte.

Besteht ein begründeter Verdacht einer isolierten **Molkenproteinallergie,** ist die Verträglichkeit alternativer Tiermilchen unter ärztlicher Aufsicht auszutesten. Ausreichend erhitzte Kuhmilchprodukte (z. B. Kondensmilch) und Hartkäse (aufgrund der Molkeabtrennung) sind bei Molkenproteinallergie zwar theoretisch verträglich, doch können Kontaminationen mit unverarbeitetem Milcheiweiß vorkommen oder kleine Mengen an Molkeneiweiß im Käse verbleiben. Auch bei Molkenproteinallergien wird deshalb eine vollständige Kuhmilchkarenz empfohlen.

P Praxistipp

Eine Kuhmilchallergie erfordert bei den meisten Betroffenen einen vollständigen **Verzicht auf jegliche Milch (Kuh-, Ziegen-, Schafs- und Stutenmilch) und alle Milchprodukte**, also auch z. B. Käse, Joghurt oder Sahne.

Bereits **wenige Milliliter Kuhmilch** können allergische Reaktionen auslösen, manchmal reicht schon ein Tropfen auf der Unterlippe eines Säuglings. Nach den derzeit verfügbaren Daten reagiert ein erheblicher Anteil der Kuhmilchallergiker bereits auf Mengen im Mikrogrammbereich.[676]

Milchfreie Ernährung des Säuglings

Etwa ein bis zwei Jahre lang erfolgt eine **strikte Kuhmilchkarenz**, danach muss durch eine Untersuchung des spezifischen IgE und eine orale Provokation die **klinische Aktualität** überprüft werden. Nur so lässt sich im Fall einer Toleranzentwicklung eine unnötige Diät vermeiden.

Um eine unnötig lange und einschneidende Diät zu vermeiden, sollte nach einem, spätestens nach zwei Jahren milchfreier Ernährung eine **erneute Provokation mit Milch** durchgeführt werden.[677]

P Praxistipp

Milchfreie Ernährung des Säuglings

- ausschließliches Stillen über 4–6 Monate
  - milchfreie Ernährung der stillenden Mutter
  - keine Meidung weiterer potenter Nahrungsmittelallergene in der mütterlichen Ernährung aus Präventionsgründen
- ersatzweise stark hydrolysierte Säuglingsnahrung (eHF) oder Elementardiät auf Aminosäurenbasis (Aminosäurenformula, AF)
- HA-Nahrungen dürfen bei nachgewiesener Kuhmilchallergie nicht gegeben werden
- Säuglingsnahrungen auf Sojabasis sind nicht zu empfehlen
- Beikost nicht vor dem vollendeten 4. Lebensmonat einführen, sondern schrittweise erst ab dem 5. Monat, spätestens mit beginn des 7. Lebensmonats[678]
  - Orientierung des Beikostaufbaus am „Ernährungsplan für das erste Lebensjahr" des FKE[679]
  - keine Meidung potenzieller Nahrungsmittelallergene aus Präventionsgründen außer der therapeutisch notwendigen milchfreien Ernährung
- Überprüfung der klinischen Aktualität der Milchallergie nach 1–2 Jahren

Ernährung mit Muttermilch

Das ausschließliche **Stillen**, also die Ernährung mit Muttermilch, ist während der ersten vier bis sechs Lebensmonate für alle Kinder die optimale Ernährung.[680] Da Kuhmilchallergene aus der Kost der Mutter in die Muttermilch übergehen können, muss sich auch die stillende Mutter eines Säuglings mit Kuhmilchallergie milchfrei ernähren. Um Mangelerscheinungen vorzubeugen, sollte ihre Ernährungsumstellung unbedingt durch eine Ernährungsberatung begleitet werden.[681]

Milchersatznahrungen

Als (Mutter-)Milchersatz für Säuglinge und Kinder mit einer Kuhmilchallergie sind nur **extensiv hydrolysierte Säuglingsnahrungen (eHF)** oder **Elementardiäten auf Aminosäurenbasis (AF)** empfehlenswert (▶ Tab. 4.3). In eHF-Nahrungen ist die Eiweißquelle (z. B. Molkeneiweiß) so stark gespalten, dass diese in der Regel nicht mehr allergieauslösend wirken. Etwa eines von 10 Kindern kann jedoch auch auf stark hydrolysierte Säuglingsnahrungen allergisch reagieren. In diesem Fall erhält das Kind eine Aminosäurenformula, die non-allergen ist.

Einige Hersteller bieten **Produkte für verschiedene Altersklassen** an, die dem altersbedingt steigendem Nährstoffbedarf (u. a. im Kalziumgehalt) von Kindern angepasst sind (z. B. von der Firma SHS: Neocate infant mit 49 mg Ca/100 ml, Neocate active mit 95 mg Ca/100 ml und Neocate junior mit 113 mg Ca/100 ml).

Die Spezialnahrungen sind nur in **Apotheken** erhältlich und teurer als herkömmliche Fertigmilchnahrungen und HA-Nahrungen. Als Elementardiäten sind sie jedoch im ersten Lebensjahr (in Ausnahmefällen auch bei Kindern bis 3 Jahren) verordnungsfähig und bei gesicherter Diagnose einer Kuhmilchallergie durch die Krankenkassen **erstattungsfähig**.[682] Da die Verordnung zunächst das Arzneimittelbudget des Arztes belastet, sollte sie als so genannte Praxisbesonderheit erfasst und ggf. bei einer Wirtschaftlichkeitsprüfung dokumentiert werden.[683]

Die im Handel erhältlichen **HA-Nahrungen** sind **nicht geeignet**, da sie nur teilhydrolysiert sind und somit noch allergenwirkende Proteine enthalten können.

Säuglingsnahrungen auf Sojabasis sind zwar frei von Kuhmilchbestandteilen, enthalten jedoch unverändertes Sojaeiweiß und lösen bei Fütterung in den ersten sechs Monaten bei ca. 25 % der Säuglinge mit einer Kuhmilchallergie nach einiger Zeit auch eine Allergie gegen Soja aus. Bei NMP-in-

▶ **Tab. 4.3** Milchersatznahrungen für Kinder mit Kuhmilchallergie.

Nahrung (Hersteller)	Eiweißquelle	Laktosegehalt
extensiv hydrolysierte Säuglingsnahrung (eHF)		
Alfaré (Nestlé)	Molke	streng laktosearm (< 0,02 g/100 ml*)
Althéra (Nestlé)	Molke	enthält Laktose (3,8 g/100 ml*)
Aptamil Pregomin (Milupa)	Molke	streng laktosearm (< 0,1 g/100 ml*)
Aptamil Pepti (Milupa)	Molke	enthält Laktose (2,9 g/100 ml*)
Elementardiäten auf Aminosäurenbasis		
Neocate infant (SHS, <1. Lebensjahr))	freie Aminosäuren	laktosefrei
Neocate active (SHS, > 1. Lebensjahr)	freie Aminosäuren	laktosefrei
Neocate junior (SHS, > 4. Lebensjahr)	freie Aminosäuren	laktosefrei
Aptamil Pregomin AS (Milupa)	freie Aminosäuren	laktosefrei

* trinkfertige Nahrung

duzierten Enteropathien sind Sojaallergien sogar noch häufiger (s. auch S. 11). **Im zweiten Lebenshalbjahr** sind Sojanahrungen deutlich seltener allergieauslösend. [684] Dennoch empfehlen deutsche und schweizerische pädiatrische Ernährungskommissionen den Einsatz von Sojanahrungen im 1. Lebensjahr nur mit begründeter Indikation, da Nachteile wegen ihres hohen Gehalts an **Phytat** (vermindert die Resorption von Spurenelementen und Mineralstoffen) und sog. **Phytoöstrogenen** (Isoflavone mit östrogenartiger Wirkung) nicht auszuschließen sind. Mögliche Indikationen, die bei ärztlicher Empfehlung den Einsatz von Sojanahrungen rechtfertigen, sind seltene Fälle von kongenitalem Laktasemangel (s. S. 24) oder Galaktosämie (s. S. 27). Für Säuglinge mit Kuhmilchallergie, die nicht oder nur zum Teil gestillt werden, sind eHF-Nahrungen oder Elementardiäten auf Aminosäurenbasis deshalb grundsätzlich die erste Wahl. [685]

Von **Milchen anderer Tierarten** wie auch **milchähnlichen Pflanzennahrungen** als Milchersatz für kuhmilchallergische Säuglinge ist unbedingt abzuraten, da sie ein hohes Allergierisiko bergen und ihr Energie- und Nährstoffgehalt nicht den Anforderungen der Säuglingsernährung entsprechen. So enthält z. B. **Ziegenmilch** zu viel Protein, aber zu wenig Folsäure und Vitamin B$_{12}$, **Stutenmilch** liefert zu wenig Fett und Energie. Auch **Fertigmilch auf Ziegenmilchbasis** ist nicht zu empfehlen. Sie entspricht weder den gesetzlichen Anforderungen für eine Säuglingsanfangsnahrung oder Folgenahrung noch ist eine bessere Verträglichkeit bei Allergien durch Studien belegt. Bei allen „Tiermilchen" sind die Proteine (insbesondere die Kaseine) denen der Kuhmilch sehr ähnlich, so dass sie für die Therapie der Kuhmilchallergie nicht geeignet sind.

Obwohl sich für **vegetarische „Milch"nahrungen** aus Mandeln, Reis oder anderen Getreidearten der Begriff „Milch" eingebürgert hat, dürfen sie laut Lebensmittelrecht nicht als Milch bezeichnet werden. So muss es z. B. Reisdrink oder Haferdrink heißen. Sie haben bis auf die Konsistenz nur wenig mit der Kuhmilch oder Muttermilch gemeinsam, da sie je nach Rezeptur viel zu wenig Energie, Eiweiß, Vitamine und Mineralstoffe enthalten. Insbesondere der Gehalt an Kalzium, Jod und Eisen ist völlig unzureichend. Säuglinge,

die ausschließlich mit diesen Pflanzennahrungen ernährt werden, erleiden irreparable Mangelerscheinungen und schwerste Gedeihstörungen. Selbst hergestellte **Frischkorn„milch"** birgt nicht nur ein hygienisches und allergologisches Risiko, sie ist zudem für Säuglinge schwer verdaulich. Ihr Gehalt an Getreidestärke und Ballaststoffen überfordert die noch unreifen Verdauungsfunktionen des Säuglings (zum Vergleich: Muttermilch ist ballaststofffrei). [686]

B(r)eikost

Grundsätzlich kann auch die Beikosteinführung von Säuglingen, bei denen eine Kuhmilchallergie diagnostiziert worden ist, nach dem „Ernährungsplan für das 1. Lebensjahr" erfolgen, der vom Forschungsinstitut für Kinderernährung Dortmund (FKE) entwickelt wurde. Hierbei wird pro Monat ein neuer Brei eingeführt.

Speziell für Säuglinge mit Kuhmilchallergie sind jedoch einige **Besonderheiten für einen milchfreien Beikostaufbau** zu berücksichtigen (▶ Abb. 4.2):

- Als Fettkomponente darf im **Gemüse-Kartoffel-Fleisch-Brei** und im **Getreide-Obst-Brei** keine Butter verwendet werden. Diese muss gegen raffiniertes Pflanzenöl, am besten Rapsöl, ausgetauscht werden.
- Der „Milch"-Getreide-Brei wird anstatt mit Vollmilch mit einer eHF- oder AF-Nahrung zubereitet. Gestillte Säuglinge erhalten den Brei mit abgepumpter Muttermilch oder als milchfreien Spezialbrei (z. B. sinlac von Nestlé).
- Beim **Übergang zur Familienkost** ist darauf zu achten, dass alle neu eingeführten Nahrungsmittel (z. B. Brot, Margarine, Brotaufstrich, Wurst) ebenfalls milchfrei sind.
- Um **weitere Allergien** zu **verhindern**, sollte das Kind in den ersten vier bis sechs Lebensmonaten möglichst nur Muttermilch und Beikost erst ab dem fünften bis sechsten Lebensmonat erhalten. Ein Zufüttern von anderen Nahrungsmitteln vor dem vollendeten vierten Lebensmonat erhöht das Risiko für Allergien[687]. Neue Lebensmittel sollten einzeln im Abstand von einigen Tagen eingeführt werden, damit eventuell auftretende Unverträglichkeiten so besser dem verursachenden Lebensmittel zuzuordnen sind. Etwas Abwechslung in der Auswahl der Beikost-

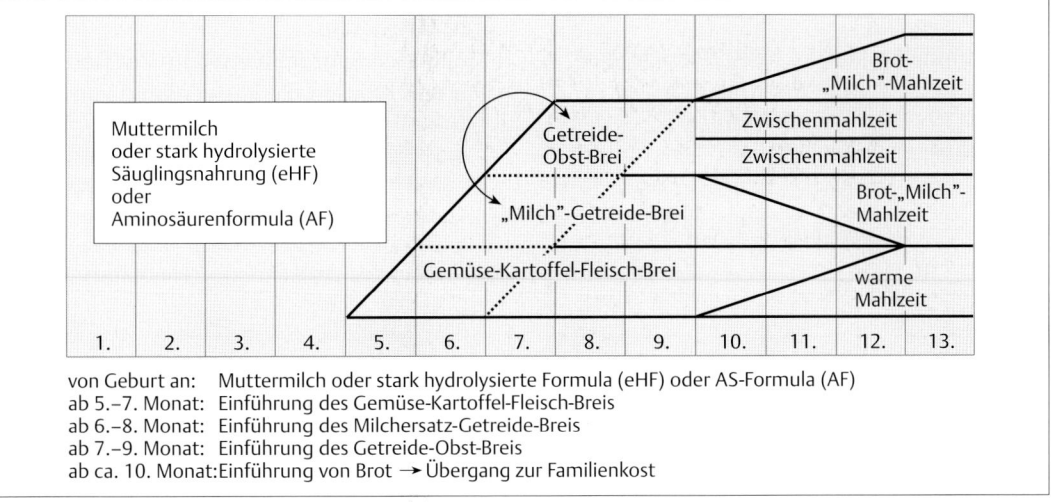

von Geburt an:　Muttermilch oder stark hydrolysierte Formula (eHF) oder AS-Formula (AF)
ab 5.–7. Monat:　Einführung des Gemüse-Kartoffel-Fleisch-Breis
ab 6.–8. Monat:　Einführung des Milchersatz-Getreide-Breis
ab 7.–9. Monat:　Einführung des Getreide-Obst-Breis
ab ca. 10. Monat:Einführung von Brot → Übergang zur Familienkost

▶ **Abb. 4.2** Ernährungsplan für Säuglinge mit Kuhmilchallergie (mod. nach dem Ernährungsplan für das 1. Lebensjahr des FKE von 2010).

komponenten (z. B. gelegentlich Weizennudeln statt Kartoffeln und fettreicher Fisch wie Lachs statt Fleisch) ist allerdings erwünscht, da die Auseindersetzung des Immunsystems mit Lebensmitteln im 4. bis 6. Monat wahrscheinlich die Toleranzentwicklung fördert.[688]

Milchfreie Ernährung von Kindern und Erwachsenen

Nicht jedem Kuhmilchallergiker ist klar, was eine **milchfreie Ernährung** bedeutet. Schon **kleinste Mengen**, wie sie in Butter und Sahne oder in verarbeiteten Lebensmitteln vorkommen, können zu starken, manchmal sogar lebensbedrohlichen allergischen Reaktionen führen. Die Empfindlichkeit ist dabei individuell verschieden. In doppelblinden placebokontrollierten oralen Provokationstests konnten 5 g Milch allergische Reaktionen auslösen.[689] In Einzelfällen kann die **allergieauslösende Dosis** auch kleiner sein. So lösten bei einer Milchallergikerin ca. 10 bis 50 mg Kasein in einem Lachsprodukt Schwellungen im Gesicht und Bauchschmerzen aus. 5 bis 10 % der Milchallergiker reagieren sogar auf 1 mg Milch mit allergischen Symptomen.[690]

Bereits kleine Mengen Milcheiweiß können heftige allergische Reaktionen auslösen.

P Praxistipp
Kuhmilchfreie Kost von Kindern und Erwachsenen
● meist strikte Allergenkarenz notwendig (Kasein!)
● Zutatenliste beachten
● Achtung bei
  – offenen Nahrungsmitteln
  – beim Außer-Haus-Verzehr (Kindertagesstätte, Schulmensa, Klassenfahrt, Kantine, Restaurant, Einladungen)
● bedarfsgerechte Kalziumversorgung sicherstellen
● kuhmilchfreie, möglichst kalziumreiche Alternativen einsetzen
● Rezepte bzw. Kochbücher für Kuhmilchallergiker nutzen

Eine milchfreie Ernährung bedeutet nicht nur den Verzicht auf eine Vielzahl von **Milchprodukten**, die normalerweise fester Bestandteil der Ernährung sind, sondern auch auf viele fertig **verarbeitete Lebensmittel** wie z. B. Kartoffelpüree, Rührei, Speiseeis, Kuchen, Kekse oder Süßigkeiten, die Milch enthalten.

> **P Praxistipp**
> **Milchfreie Ernährung heißt Verzicht auf**
> - Kuhmilch, Ziegenmilch, Schafsmilch, Stuten-
>   milch
> - Milchprodukte wie z. B.
>   - Butter
>   - Buttermilch, Molke
>   - Dickmilch, Sauermilch, Joghurt
>   - Sahne, Kondensmilch
>   - saure Sahne, Schmand, Crème fraîche,
>   Pudding
>   - alle Sorten Käse, Speisequark
>   - Milchmix- und Kakaogetränke
> - verpackte Produkte, die Milch oder Milchbe-
>   standteile als Zutat enthalten, z. B.
>   - Rahmspinat
>   - Pizza
>   - Würstchen
>   - Margarine
>   - Feinkostsalate, Mayonnaise
>   - Nuss-Nougat-Creme
>   - Schokoriegel
>   - Kekse
> - lose Ware und Speisen, die mit Milch oder
>   Milchbestandteilen hergestellt wurden, z. B.
>   - Brot- und Backwaren
>   - Wurstaufschnitt
>   - Speiseeis (auch Fruchteis, z. B. aus der
>   Eisdiele)
>   - Fast Food
>   - Speisen im Restaurant

> **P Praxistipp**
> **Folgende Begriffe weisen im Zutaten-
> verzeichnis auf die Verwendung von
> Kuhmilch hin:**
> - Joghurt, Kasein, Kaseinate, Laktose, Laktalbu-
>   min, Laktoglobulin, Milchprotein, Milchpul-
>   ver, Molke, Molkenprotein, Rahm, Sahne
> - Butterschmalz oder besondere Formen
>   davon wie Ghee (indisch), Niter kibbeh (äthi-
>   opisch)
> - Simplesse (Fettersatzstoff aus Molken- und
>   Hühnereiweiß)
> - Feta, Mozzarella, Mascarpone, Ricotta (Käse-
>   sorten)

Die neue Kennzeichnungsregelung gilt nicht für **lose Ware**. So können eine Vielzahl von Lebensmitteln wie z. B. Brot, Wurstwaren, Fruchteis, Fast Food etc. Milcheiweiß „versteckt" enthalten (s. S. 97).

Bei **Kindergarten- oder Schulkindern** mit Kuhmilchallergie ist es wichtig, mit den Erziehern oder Lehrern sowie den Verantwortlichen für die Speisenherstellung über die Allergie des Kindes zu sprechen. Kinder in diesem Alter sind schon recht gut in der Lage, Verantwortung für sich selbst zu übernehmen und lehnen Speisen, deren Zusammensetzung sie nicht kennen, ab. Dennoch gibt es einige Möglichkeiten, dem Kind seinen Kindergarten- oder Schulalltag zu erleichtern (▸ Kap. 3.1.4).

Milch ist hierzulande ein wichtiges Grundnahrungsmittel, nicht nur wegen seines Nährstoff-, bzw. Kalziumgehalts, sondern auch wegen seiner vielfältigen Einsatzmöglichkeiten in der **Zubereitung von Speisen**. In den meisten Rezepten lässt sich Milch aber küchentechnisch durch **kalziumreiche Alternativen** wie Soja-, Hafer- oder Reisdrinks mit Kalzium ersetzen.

In seltenen Fällen können auch **Kreuzreaktionen mit Rind-/Kalbfleisch oder Rinderepithelien** für Kuhmilchallergiker relevant sein. Im ersten Fall liegt keine echte Kreuzallergie vor, sondern eine Reaktion auf Milchallergene (z. B. Rinderserumalbumin), die sowohl in Milch als auch Rindfleisch vorkommen. Für eine Kreuzreaktion zwischen Milcheiweiß und Rinderepithelien werden IgE-Antikörper gegen ß-Laktoglobulin und Kasein verantwortlich gemacht (s. Fallbeispiel 5, S. 139).[691]

Bei **verpackten Lebensmitteln** hilft das genaue Lesen der **Zutatenliste**, um Milchbestandteile zu erkennen und die entsprechenden Produkte zu vermeiden. Denn nach der aktuellen Lebensmittelkennzeichnungsverordnung (▸ Kap. 3.1.2) müssen Milch und Milcherzeugnisse (einschließlich Laktose) bei diesen Lebensmitteln im Zutatenverzeichnis aufgeführt werden. Auch der Zusatz von **Milchzucker** (Laktose) kann noch Spuren von Milcheiweiß mit sich bringen, führt jedoch meist nur bei hochgradiger Kuhmilchallergie zu Symptomen. **Medikamente** können nicht nur Milchzucker, sondern auch Milchpulver enthalten. **Milchsäure** (Laktat) und der **Zuckeraustauschstoff Laktit** (E 966) sind jedoch allergologisch unbedenklich. Im Zweifel sollte jedoch der Hersteller gefragt werden (s. auch S. 105).

Fallbeispiel 5: Kuhmilchallergie durch Kreuzreaktion auf Rinderepithelien (Daniela B., 22 Jahre)

Anamnese

Frau B. kam mit der Diagnose einer birken-pollenassoziierten Nahrungsmittelallergie zur Ernährungstherapie. Sofortsymptome wie OAS und Larynxödem ließen sich überwiegend pollenassoziierten Nahrungsmittelallergenen (u. a. Haselnuss, roher Apfel, rohe Karotte und Sellerie) zuordnen. Unklar war die Ursache für ihre gastrointestinalen Symptome wie Durchfall, Übelkeit und ein Gefühl der „Verschleimung" im Hals. Außerdem berichtete die Patientin von einer Allergie gegen Tierhaare seit frühester Kindheit: So reagiert sie regelmäßig mit einem Asthmaanfall, wenn sie Kontakt mit Bauernhof-tieren hat. Milch und Milchprodukte werden nach eigener Meinung gut vertragen.

Diagnostik

- **Hauttestungen:**
  - Prick-Testung für die Inhalationsallergene: frühblühende Bäume (+++), Gräser (+++), Katze (+++), **Rinderepithelien (+++)**
  - Prick-zu-Prick-Test der Nahrungsmittel: Haselnuss (+++), Karotte (+), Sellerie (+), Kuhmilch roh (0)
  - Prick-Testung für **Kasein (++)**
- **Labor (allergenspezifische IgE-Antikörper)** auf Nahrungsmittel: alle negativ (auch Kasein)
- Nach **diagnostischer Eliminationsdiät** ohne die in Verdacht stehenden pollenassoziierten Nahrungsmittel symptomfrei mit Ausnahme von Atemnot und Diarrhöe nach dem Verzehr von Käsewürfeln und Quark (laut Ernährungs- und Symptomtagebuch wurden in dieser Woche ansonsten keine Milchprodukte ver-zehrt). Diese Symptome hatte die Patientin bisher auf diverse Gewürze zurückgeführt.
- Erweiterung der Eliminationsdiät um eine **milchfreie Diät**. Danach war die Patientin beschwerdefrei.

Verdachtsdiagnose: Kuhmilchallergie durch Kreuzreaktion auf Rinderepithelien

Therapie/weitere Vorgehensweise

- Erweiterung des Speiseplans von Frau B. mit Hilfe eines Kostaufbaus mit wahrscheinlich verträglichen pollenassoziierten Nahrungs-mitteln.
- Empfehlung, die als sicher „symptomauslö-send" identifizierten Nahrungsmittel wie

Haselnuss, roher Apfel, Pfirsich und Kirsche sowie rohe Karotte in Zukunft zu meiden.
- Die therapeutische Diät umfasste vorerst auch eine milch- und selleriefreie Ernährung. Die Patientin wurde ausführlich hinsichtlich der Alternativen und einer ausreichenden Nähr-stoffversorgung (insbes. mit Kalzium) beraten.
- **Empfehlung einer DBPCFC mit Kuhmilch und Sellerie**, um die klinische Relevanz einer Allergie auf Kuhmilch und Sellerie zu bestä-tigen.

Einen **Diätplan** mit Empfehlungen zur Lebens-mittelauswahl für eine kuhmilchfreie Ernährung gibt der Arbeitskreis „Diätetik in der Allergologie" heraus.[692] In der Literatur wird für das Kindesal-ter ein häufiges Vorkommen einer kombinierten **Milch-Ei-Allergie** beschrieben. Eigene Erfahrungen aus der Praxis bestätigen diese Beobachtung, wie das Fallbeispiel des Mädchens Alina mit Milch-Ei-Allergie und der entsprechenden Eliminationsdiät (▶ Tab. 4.4, S. 141) deutlich macht.

Fallbeispiel 6: Atopische Dermatitis bei Milch- und Hühnereiallergie (Alina, 14 Monate)

Anamnese

Frau C. kam mit ihrer Tochter Alina in die ernäh-rungstherapeutische Praxis, da eine familiäre **atopische Disposition** bekannt war und das Kind Symptome nach dem Verzehr bestimmter Nahrungsmittel zeigte:
- Vater: Hühnereiallergiker
- Mutter: Pollinosis und Katzenhaarallergie (keine Katze im Haus)

Das Mädchen war fünf Monate voll **gestillt** wor-den, danach bekam es zum ersten Mal **Zwieback**. Der im Alter von acht Monaten erstmalig gefüt-terte **Milchbrei** mit Apfel führte zu Atemnot mit anschließender Notfallversorgung. Bei einem späteren Kontakt mit Milchtropfen auf der Hand kam es zu einem Ekzem an der Kontaktstelle. Das Kind hatte außer dem (eihaltigen) Zwieback nie Hühnerei oder eihaltige Speisen gegessen. Ansonsten enthielt die Beikost weder Milch, Nuss noch Ei oder Fisch. Fleisch aß Alina 2–3-mal pro Woche. Mit jedem Ersatz einer Stillmahlzeit durch Beikost besserte sich der Hautbefund von Alina.

▼

Zuletzt erhielt sie noch eine Stillmahlzeit als „Milchmahlzeit", ein leichtes Ekzem lag noch vor. Alinas Mutter äußerte den Wunsch, abzustillen, da sie eine milch- und eifreie Diät für sich ablehnte. Sie hatte sich lange vegetarisch ernährt. Seit der Schwangerschaft aß sie jedoch ab und zu kleine Mengen Fleisch.

Diagnostik

Befunde aus der kinderärztlichen Praxis:
- **Gesamt-IgE:** 223,0 kU/l (Referenzbereich bis 10 kU/l)
- **allergenspezifische IgE-AK:**
  - Nahrungsmittelmischung (FX5): 35,80 kU/l = CAP-RAST-Klasse 4
  - Hühnereiklar (f1): 23,00 kU/l = CAP-RAST-Klasse 4
  - Milch (f 2): 23,80 kU/l = CAP-RAST-Klasse 4
  - Dorsch (Kabeljau, f 3): < 0,35 kU/l = CAP-RAST-Klasse 0
  - Weizenmehl (f 4): < 0,35 kU/l = CAP-RAST-Klasse 0
  - Erdnuss (f 13): < 0,35 kU/l = CAP-RAST-Klasse 0
  - Sojabohne (f 14): 3,83 kU/l = CAP-RAST-Klasse 3
- Zur Abklärung der Verträglichkeit von Sojaprotein **offene Provokation mit Säuglingsnahrung auf Sojabasis** bei Kinderärztn (zuerst durch einen Lippentest, dann mit einer kleinen, oral verabreichten Menge der Nahrung): während des vierstündigen Aufenthalts in der Praxis zeigte das Mädchen keine Symptome, nachts hatte sie dann aber Durchfall und erbrach. Allerdings hielten sich in der Arztpraxis gleichzeitig viele Kinder mit Magen-Darm-Infekt auf. Eine Woche später blieb Alina unter wiederholter Provokation mit 20 ml Sojanahrung symptomfrei.

Ärztliche Zuweisung/Diagnose

Die Kinderärztin (auch Neurodermitistrainerin) hat folgende ärztliche Zuweisung zur Ernährungstherapie von Alina ausgestellt:
- Diagnose: Milch- und Hühnereiallergie, atopische Dermatitis
- Ernährungsempfehlung: kuhmilch- und hühnereifreie Eliminationsdiät

Therapie/weitere Vorgehensweise

Die Ernährungstherapeutin empfahl zunächst eine milch- und eifreie Eliminationsdiät für ein bis zwei Jahre (▶ Tab. 4.4), danach sollte eine orale Pro-

▼

▼

vokation mit Milch und Hühnerei unter ärztlicher Aufsicht erfolgen. Zur praktischen Umsetzung der Eliminationsdiät wurde die Mutter ausführlich beraten. Als Muttermilchersatz wurde ihr zu einer eHF-Nahrung mit altersangepasster Nährstoffzusammensetzung wie Neocate active geraten. (Die empfohlene Kalziumzufuhr für ein 14 Monate altes Kind beträgt 600 mg Ca/Tag[693], 400 ml Neocate active enthalten 450 mg Kalzium.) Die restliche Kalziumzufuhr konnte über Sojaprodukte und kalziumreiches Mineralwasser sichergestellt werden. Fisch sollte ebenfalls (nach Rücksprache mit Kinderärztin) langsam eingeführt werden. Der Mutter wurde empfohlen, ein Ernährungs- und Symptomtagebuch zu führen, um noch auftretende Symptome oder Ekzemschübe zu dokumentieren und eine Überprüfung der Nährstoffversorgung des Kindes zu ermöglichen.

Eine **(diagnostische) Eliminationsdiät,** wie in ▶ Tab. 4.4 vorgestellt, sollte nur über einen begrenzten Zeitraum und in Verbindung mit einer Ernährungsberatung durchgeführt werden. Eine selbst auferlegte Diät mit Verzicht auf wichtige Grundnahrungsmittel wie Milch kann ansonsten bei dem betroffenen Kind zu Mangelernährung und Fehlentwicklung führen. Ob die in Verdacht stehenden und weggelassenen Nahrungsmittel bei einem Kind tatsächlich zu Symptomen führen, lässt sich nur durch eine unter ärztlicher Aufsicht durchgeführte **Nahrungsmittelprovokation** sicher nachweisen! Diese sollte nach ein bis zwei Jahren wiederholt werden, da sich insbesondere bei einer Kuhmilch- und Hühnereiallergie im frühen Kindesalter (spätestens zum Schulalter) eine **Toleranz** entwickeln kann, Kuhmilch und Hühnerei dann also wieder vertragen werden.

Sicherstellung einer ausreichenden Nährstoffzufuhr

Kuhmilch und Milchprodukte enthalten viele wichtige Nährstoffe wie **Eiweiß, Kalzium, Vitamin D und B$_2$, Fluor und Jod.** Bei Kindern ist bei Milchkarenz besonders die Kalzium-, manchmal auch die Eiweißversorgung gefährdet. Beide Nährstoffe sind unentbehrlich für Wachstum und Entwicklung des Kindes. Aber auch im Erwachsenenalter ist bei Verzicht auf Milch auf einen Nährstoffausgleich, insbesondere auf eine ausreichende

▶ **Tab. 4.4** Milch- und eifreie Eliminationsdiät für das Fallbeispiel 6, „Atopische Dermatitis bei Milch- und Hühnereiallergie".

	Geeignet (ohne Milch, Ei)	Ungeeignet (Lebensmittel können Milch, Ei enthalten)
Milch/Milchprodukte Kinder im Alter von 1 bis 3 Jahren brauchen **600 mg Kalzium pro Tag!**	**hochgradig hydrolysierte Säuglingsnahrung** (z. B. Alfaré®, Althéra®, Pregomin®) oder Elementardiät auf Aminosäurenbasis (z. B. Neocate®, Pregomin AS®) **Neocate active®:** Falls Kalziumversorgung über weitere kalziumreiche Nahrungsmittel (z. B. Sojadrink + Kalzium, kalziumreiches Mineralwasser) nicht ausreicht; Neocate active ist im Vergleich zu anderen Säuglingsnahrungen ab dem 1. Lj. wegen des höheren Kalziumgehaltes zu bevorzugen! **Hafer- und Reisdrink mit Kalzium** **Sojadrink und Sojaprodukte mit Kalzium** Kalzium „reiche" Mineralwässer, z. B. Steinsieker medium Fruchtsäfte/-getränke mit Kalzium Kalziumpräparate (nur in Absprache mit dem Arzt und der Ernährungsfachkraft)	**Herkömmliche Säuglingsnahrung, H.A.-Nahrung, Säuglingsnahrung auf Ziegenmilchbasis** **Kuhmilch und Milchprodukte**, z. B. Buttermilch, Molke, Dickmilch, Sauermilch, Joghurt, Sahne, Kondensmilch, saure Sahne, Schmand, Crème fraîche, Pudding, alle Sorten Käse, Speisequark, Milchmix- und Kakaogetränke, Speiseeis **Ziegenmilch, Schafsmilch, Stutenmilch** und Produkte daraus **auf die Zutatenliste achten:** Milchprotein, Milchpulver, Kaseinate, Kasein, Lactalbumin, Lactoglobulin, Molke, Molkenprotein, Rahm, Sahne, Joghurt. Mozzarella, Ricotta, Lysozym in Käse (aus Hühnerei hergestellt)
Eier	**Ei-Ersatz, z. B.:** Ei-Ersatzpulver der Firmen Hammermühle und 3-Pauly, SHS Loprofin „statt Ei" oder „statt Eiklar" (auch sojafrei), ½ Tl Natron/100 g Mehl, 1 El Sojamehl/100 g Mehl 1 Tl Johannisbrotkernmehl (z. B. Nestargel®) statt 1 Ei	**alle Eiersorten (auch die anderer Vögel) und daraus hergestellte Eierspeisen** wie Rührei, Eierpfannkuchen, Omelett, Crêpes, Spiegelei, Eiersalat, Mayonnaise
Fleisch, Wurstwaren	**alle Sorten Fleisch, frisch oder tiefgekühlt, ohne weitere Zusätze, unpaniert**, reines Hackfleisch selbst hergestellter Bratenaufschnitt, roher Schinken (vom Stück), Roastbeef, Putenbrustaufschnitt, Wurst/Würstchen (ohne Milch, Ei, ggf. von spez. Hersteller)*	**paniertes Fleisch, Fleisch- und Wurstwaren** wie Fleischfertiggerichte, Hamburger, Frikadellen, Fleischsalate, Brühwurst (z. B. Fleischwurst, Bierschinken, Bockwurst, Bratwurst), gekochter Schinken, Leberwurst
Fisch	**frischer, tiefgekühlter oder geräucherter Fisch ohne weitere Zusätze** **Fischstäbchen ohne Ei/Milch** Milch-/Ei-freie Fischerzeugnisse*	**panierter Fisch, Fischstäbchen**, Fischfrikadelle, Fischfertiggerichte, Fischsalate
Fette und Öle	**Milch- und eifreie Margarinen** (z. B. Vitagen und Vitazell von Vitaquell®, Diätmargarine von Rau®, Bellasan Vitareform® (Aldi)) **Pflanzenöle** (insbes. Raps- und Sonnenblumenöl, Olivenöl)	Margarine mit Milch, Molke, Joghurtkulturen, Ei Butter, -schmalz, Halbfettbutter
Getreide, Brot, Backwaren, Teigwaren, Reis Bindemittel Nährmittel	**Abgepackte oder selbst herstellte Brotsorten und Backwaren ohne Milch und Ei*** Zwieback ohne Ei/Milch Kuchen ohne Milch/Ei* oder selbst hergestellt (z. B. aus Hefeteig, Strudelteig, Mürbeteig)	**Offene Brot- und Backwaren, sofern nicht sicher milch- und eifrei** Milchbrot, -brötchen, Hefezopf Wecken, Weckmann, Mehrkornbrot Zwieback

▶ **Tab. 4.4** Fortsetzung.

	Geeignet (ohne Milch, Ei)	Ungeeignet (Lebensmittel können Milch, Ei enthalten)
Getreide, Brot, Backwaren, Teigwaren, Reis Bindemittel Nährmittel (Fortsetzung)	Reiswaffeln ohne Milch/Ei* milch-/eifreie Kekse* Müsli, Cornflakes u. a. Frühstückscerealien ohne Milch, Joghurt u. Ä./ohne Ei* Nudeln ohne Ei* Naturreis, parboiled Reis, Paniermehl ohne Ei* oder selbst hergestellt Bindemittel aus Johannisbrotkern- oder Guarkernmehl (z. B. Nestargel) Alle Getreidesorten, z. B. als Mehl, Grieß, Flocken Mais, Hirse, Buchweizen, Quinoa, Amaranth	Gebäck, Kekse, Waffeln, Sahnetorten, Löffelbisquit, Fertigteige, Backmischungen Paniermehl, Backerbsen Knusper- und Schokomüsli Eierteigwaren Reis- und Nudelfertiggerichte Pfannkuchen Pizza
Kartoffeln	alle Sorten, selbst hergestellte Kartoffelgerichte ohne Milch, Sahne, Butter und Ei	**Kartoffel(fertig-)erzeugnisse** wie Püree, Klöße, Kroketten, Kartoffelgratin, Kartoffelpuffer Rösti, Kartoffelsalat
Gemüse, Obst, Hülsenfrüchte	**alle Sorten (frisch oder tiefgekühlt)** ohne Zusätze von Milch und Ei*	**Fertiggerichte** wie Rahmgemüse (z. B. Rahmspinat), Eintöpfe, Pfannengemüse, Auflauf, legierte Suppen und Soßen etc.
Getränke	**Mineralwasser (mind. 300 mg Kalzium/l),** Fruchtsäfte (bevorzugt als Schorle, ggf. mit Kalziumzusatz), Fruchtsaftgetränke Tee, z. B. Früchtetee, Himbeer- oder Brombeerblätter-Tee, Fencheltee	Fruchsaftgetränke mit Molke, Instantgetränke Milch, Molke, Kakaogetränke Ovomaltine®
Nüsse, Samen	s. Anmerkung rechts, ansonsten bevorzugt kalziumreiche Sorten wie Mohnsamen, Sesam, Mandeln, Pistazien (feinvermahlen und verbacken)	Baumnüsse und Erdnüsse nicht im Säuglings- und Kleinkindalter wegen der Gefahr des Verschluckens!
Brotaufstrich	**Marmelade, Honig,** Carobcreme ohne Milch und Ei*, (vegane) Brotaufstriche ohne Milch und Ei*	Nuss-Nougat-Creme Brotaufstriche mit Milch und Ei
Süßigkeiten	Blockschokolade, Carobtafeln ohne Milch und Ei* Fruchtgummi*, Fruchtbonbons, Traubenzucker Reiswaffeln ohne Milch und Ei* Götterspeise, Fruchtkaltschale*, Pudding und Soße mit Milchersatz selbst hergestellt, Sojadesserts ohne Ei Frucht- und Wassereis* oder selbst hergestellt	Schokolade, Schokoriegel Marzipanzubereitungen, Nougat, Schaumzuckerwaren (Negerkuss), Baiser Karamellbonbons, Fruchtgummis mit Milch/ Joghurt, Weichlakritz Müsliriegel Speiseeis (Eisdiele, Kontaminationen möglich!) Pudding, Milchreis, Grießbrei
Gewürze/Feinkost/Fertigprodukte	Ketchup, Senf, Mayonnaise etc. ohne Milch und Ei*, Essig-Öl-Dressing	Würzmischungen, Würzsoßen, Brühwürfel, gekörnte Brühe Ketchup, Senf, Mayonnaise etc. Soßen, Dressings, Fertigsuppen Pikante/Vegetarische Brotaufstriche Pizza, sonstige Fertiggerichte

* Zutatenverzeichnis auf Milch-/Ei-Freiheit überprüfen und im Zweifel den Hersteller fragen.
Die Liste erhebt keinen Anspruch auf Vollständigkeit. Der Patient darf die Eliminationsdiät nur in Verbindung mit einer Ernährungsberatung erhalten.

Kalziumversorgung zur Osteoporoseprophylaxe, zu achten. Bei Patienten mit Milchallergie ist es deshalb besonders wichtig, dass eine Ernährungsfachkraft die Nährstoffversorgung mithilfe eines **Ernährungsprotokolls**, ggf. auch wiederholt, überprüft (s. S. 103).

Um einen **Kalziummangel** nachzuweisen, ist die Bestimmung des Serumkalziums wenig hilfreich, da verschiedene homöostatische Mechanismen den Kalziumgehalt im Blut in engen Grenzen halten. Es sind deshalb weitere aufwendige Laboruntersuchungen notwendig wie z. B. die Bestimmung des Serumphosphats, des Parathormons und von Vitamin D_3.[694] Zu unterscheiden ist zwischen einer durch Kalziummangel bedingten **Rachitis bzw. Osteomalzie**, die mit einer mangelnden Mineralisation aller Anteile des Knochens einhergeht, und einer **Osteoporose**, die beim Erwachsenen beobachtet wird. Bei Verdacht auf eine Rachitis beim Kind zeigen sich spezifische Veränderungen bei konventionellen **Röntgenaufnahmen**.[695] Bei Erwachsenen ist die Abklärung einer Osteoporose mit einer **Knochendichtemessung**, der Osteodensitometrie möglich.[696]

Im **Säuglingsalter** ist in den ersten vier bis sechs Monaten Muttermilch am besten geeignet, um das Baby mit allen wichtigen Nährstoffen zu versorgen. Bei **nicht gestillten Säuglingen** mit einer Kuhmilchallergie kommen nur stark hydrolysierte Säuglingsnahrungen oder Elementardiäten auf Aminosäurenbasis als Muttermilchersatz in Frage (s. S. 134).

Sogenannte **Soja-, Reis- oder Haferdrinks** sind für die Ernährung im Säuglingsalter nicht geeignet, da sie nicht den Nährstoffbedürfnissen des Säuglings angepasst sind. Für ältere Kinder und Erwachsene sind sie dagegen ein wichtiger Milchersatz, sofern dem Produkt Kalzium zugesetzt ist.

ⓟ Praxistipp

Kalziumreiche Alternativen bei milchfreier Kost

- kalziumhaltige Mineralwässer (laut Gesetz >150 mg Ca/l, Empfehlung > 300 mg Ca/l)
- kalziumangereicherte Fruchtsäfte (80–135 mg Ca/100ml)
- kalziumreiche Nahrungsmittel z. B.
  – Brokkoli, Grünkohl, Kohlrabi, Mandeln, Sesam ▼

▼
- Soja-Drinks mit Kalziumzusatz
  – z. B. Vitaquell, Alpro; 120 mg Ca/100ml
  – nicht im 1. Lebensjahr
  – nicht bei Sojaallergie
- Reis- oder Haferdrinks mit Kalziumzusatz
- Kalziumergänzungspräparate

Nähere Ausführungen zu **kalziumreichen Alternativen** wie kalziumhaltigen Mineralwässern, kalziumangereicherten Fruchtsäften und Sojaprodukten mit Kalziumzusatz finden sich in ▶ **Kap. 4.3.3** (Laktoseintoleranz, S. 217) beschrieben.

Besonders bei Kindern, die nicht viel trinken oder gleichzeitig eine Sojaallergie haben, ist es schwierig mit der normalen Ernährung eine bedarfsgerechte Kalziumzufuhr sicherzustellen. Ergibt die Auswertung eines Ernährungsprotokolls ein Kalziumdefizit, so kann in diesem Fall in Absprache mit dem Arzt der Einsatz eines **milchfreien Kalziumpräparates** sinnvoll sein (▶ **Kap. 3.1.3**).

Spezifische orale Toleranzinduktion

In seltenen Fällen kann bei einer Kuhmilchallergie der Versuch einer spezifischen oralen Toleranzinduktion (orale Hyposensibilisierung) durchgeführt werden. Dabei wird Kuhmilch in steigender Dosierung oral bis zu einer zu vermutenden Tagesdosis eingenommen. Erste Studien zeigen, dass die Therapie effektiv sein kann. Auf diese Weise wird die Lebensqualität der Patienten verbessert. Außerdem vermindert das Anheben der Schwellendosis die Gefahr einer anaphylaktischen Reaktion (s. auch ▶ **Kap. 3.5.3**).[697]

4.1.2 Hühnereiallergie

Neben der Kuhmilchallergie ist die Hühnereiallergie die wichtigste Allergie des Kleinkindalters und hat wie diese eine gute Prognose. Die Hühnereiallergie der Kinder ist häufig mit einer **atopischen Dermatitis** assoziiert. Im Hühnerei sind fünf **Majorallergene** bekannt, wobei sich die beiden mit der größten klinischen Relevanz – Ovomukoid und Ovalbumin – im **Eiklar** finden.

Risikogruppen

Die Prävalenz der Hühnereiallergie ist in den ersten drei Lebensjahren am größten.[698] Wie bei den anderen Nahrungsmittelallergien schwanken je nach Studie die Angaben bezüglich der Prävalenz stark, was auch mit den Nachweiskriterien der jeweiligen Studien zusammenhängt. In aktuellen Studien wird von einer Prävalenz von **0,5–2,5%** **bei Kleinkindern** ausgegangen[699], ältere Studien geben Zahlen bis 10% an. Hühnereiallergie und **Kuhmilchallergie** treten häufig gemeinsam auf.[700] Von den Kindern mit nachgewiesener Nahrungsmittelallergie haben ein Drittel eine Hühnereiallergie.[701]

Ähnlich wie bei der Kuhmilchallergie ist auch die **Prognose** für Kinder mit Hühnereiallergie gut. In einer Studie von Chandra und Mitarbeitern sank in oralen Provokationstests die Rate positiver Reaktionen auf Hühnerei bei Kindern in fünf Jahren von 49% auf 4%.[702] In einer großen US-amerikanischen Studie mit 881 eiallergischen Kindern war bei bis zu zwei Dritteln der Betroffenen die Eiallergie bis zum Schulalter verschwunden, nach dem 14. Lebensjahr und im Erwachsenenalter litten nur noch 5 bis 10% unter einer Eiallergie.[703] Allerdings deutet eine Sensibilisierung gegen Hühnerei bereits im frühen Säuglingsalter (auch bei voll gestillten Kindern) auf eine spätere **Atopiekarriere** hin.[704] Das Risiko im späteren Lebensalter eine Inhalationsallergie und ein allergisches Asthma bronchiale zu entwickeln ist erhöht.[705]

Eine Hühnereiallergie im Kleinkindalter ist besonders häufig mit einer **atopischen Dermatitis** assoziiert. Bis zu 70% dieser Kinder, die auch unter einer Nahrungsmittelallergie leiden, reagieren auf Hühnerei im Provokationstest.[706]

Hühnerei konnte immerhin bei 12% der **Erwachsenen** mit diagnostizierter Nahrungsmittelallergie in einer Schweizer Studie als Auslöser nachgewiesen werden.[707] Falls eine Unverträglichkeit von Hühnerei erst im Erwachsenenalter auftritt und sich v.a. als Urtikaria und Angioödem nach Eiverzehr zeigt, ist differenzialdiagnostisch an das seltene **Vogel-Ei-Syndrom** zu denken. Meistens sind die Patienten Vogelhalter, die Vogelhaltung kann aber auch länger zurückliegen. Es handelt sich hierbei um eine **Kreuzreaktion** zwischen Eiallergenen in Vogelfedern und Kot und Allergenen im Hühnereigelb. Verantwortlich ist insbesondere das α-**Livetin (Hühnerserumalbumin)**, wobei in der Regel eine inhalative Sensibilisierung auf Vogelfedern von Hühnern, Papageien und Wellensittichen der oralen Allergie vorausgeht.[708]

Symptomatik

Symptome einer Hühnereiallergie manifestieren sich am **häufigsten an der Haut** (Urtikaria, Flush, Angioödem, Ekzem) und meist als Sofortreaktion, auch bei Kindern mit atopischer Dermatitis.[709] Die allergischen Symptome können unterschiedlich stark ausfallen. Es gibt Kinder, die schon beim Benetzen der Lippen mit Hühnerei mit lokalen Schwellungen im Hals-Kopf-Bereich reagieren (Säugling, der einen Kuss von der Mutter bekam, nachdem sie Ei gegessen hat) oder solche, die bei Kontakt mit rohem Hühnerei an den Händen eine Urtikaria entwickeln (Mädchen hat im Supermarkt ein Ei zerquetscht). Selten werden gastrointestinale Symptome beobachtet, wobei sich diese auch als eine allergische Proktokolitis und eosinophile Ösophagitis äußern können.[710]

Erwachsene mit einem **Vogel-Ei-Syndrom** reagieren auf den Vogelkontakt meist mit respiratorischen Symptomen (Rhinitis, Asthma). Nach dem Genuss von Eiern entwickeln sie jedoch eine Urtikaria, ein Angioödem oder gastrointestinale Symptome.[711]

Im Vergleich zu anderen Nahrungsmittelallergenen ist Hühnerei seltener der Auslöser von schweren **anaphylaktischen Reaktionen**. Bei schweren anaphylaktischen Reaktionen, die in den USA und Großbritannien bei Kindern gemeldet wurden, waren Eier in weniger als 10% verantwortlich (Kuhmilch 17% und Erdnüsse und Baumnüsse in 62%). Ergebnisse des seit 2006 bestehenden deutschen Anaphylaxieregisters zeigen einen ähnlichen Trend (s. auch ▶ Kap. 2.3.5).[712]

Anamnese

Bei **Kleinkindern und im Fall von schweren Reaktionen** ist die Allergie meist bekannt. Ansonsten gestaltet sich die Anamnese häufig schwierig, da Hühnereier in einer Vielzahl von Nahrungsmitteln als Zutat vorkommen und nicht immer ein klarer Zusammenhang zwischen Allergenkontakt und Beschwerden besteht. Gerade bei **Säuglingen** ist oft ein erhöhter spezifischer IgE-Gehalt auf Hühnerei nachweisbar, obwohl das Kind noch nie Ei gegessen hat. Hierbei wird die Sensibilisierung darauf zurückgeführt, dass kleine Allergenmengen aus der Nahrung der Mutter in die Muttermilch übergehen.[713] Da bekanntermaßen eine Sensibilisierung nicht mit einer klinischen Relevanz gleichgesetzt werden kann, muss im Zweifel eine orale Provokation den Verdacht verifizieren.

Bei **Erwachsenen** sollte bei oben genannten Symptomen nach Vogeltierhaltung gefragt werden, um ggf. einem Vogel-Ei-Syndrom auf die Spur zu kommen.

Diagnostik

Bei den Hauttestungen kann wegen der relativ **guten Stabilität** mit kommerziellen Extrakten getestet werden, alternativ ist aber auch eine Testung mit Nativmaterial möglich.[714] Dabei muss zwischen einer Sensibilisierung gegen Eiklar und Eigelb differenziert werden. Die Sensibilisierung gegen Eiklar steht eindeutig im Vordergrund.[715]

Eiklar enthält viele verschiedene Einzelallergene, die exakt analysiert wurden. Allergologisch relevant sind fünf IgE-reaktive Proteine, von denen auch die spezifischen Antikörper bestimmt werden können. Die beiden wichtigsten Allergene im Eiklar sind Ovomukoid und Ovalbumin (s. u.). Neben der Bestimmung der einzelnen spezifischen IgE-Antikörper ist auch eine Sammeltestung möglich. Einige Proteine des Hühnereis stehen mittlerweile auch für die Einzelallergenbestimmung in rekombinanter Form zur Verfügung (▶ **Tab. 2.7**, S. 53). Spezifische IgE-Antikörper gegen **Eigelb** (α-Livetin) sollten nur bei Verdacht auf ein Vogel-Ei-Syndrom bestimmt werden.

Die positive und negative **Vorhersagekraft** der In-vitro-Testungen mit Eiklar ist im Vergleich zu anderen Nahrungsmitteln relativ gut, wobei die Angaben zur Spezifität stark schwanken. Die Höhe der spezifischen Antikörper scheint mit der Schwere der Erkrankung zu korrelieren, insbesondere scheint eine deutliche Erhöhung der spezifischen Antikörper gegen Ovomukoid und Ovalbumin auf ein Persistieren der Hühnereiallergie über das Kleinkindalter hinaus hinzuweisen.

Insbesondere zur Abklärung von verzögerten Reaktionen empfiehlt sich v.a. bei Kindern mit atopischer Dermatitis die Durchführung eines **Atopie-Patch-Tests**. Der APT soll auch bei Patienten mit einer eosinophilen Ösophagitis hilfreich sein.[716]

Wie bei anderen Nahrungsmittelallergien sind leider die zur Verfügung stehenden diagnostischen Möglichkeiten unzureichend. Bei begründetem klinischem Verdacht muss deshalb auch bei negativen Testergebnissen eine **Eliminationsdiät** und ggf. eine **Provokation** offen oder als DBPCFC durchgeführt werden, insbesondere um Spätreaktionen differenzieren zu können.

Differenzialdiagnostik

Differenzialdiagnostisch ist die Hühnereiallergie kaum von anderen Nahrungsmittelallergien abzugrenzen. Sie ist eine typische Allergie des Kleinkindalters. Häufig liegt eine Hühnereiallergie zusammen mit einer atopischen Dermatitis vor.

Ernährungstherapie

Eine hühnereifreie Ernährung gestaltet sich nicht unproblematisch, da Hühnerei in zahlreichen Nahrungsmitteln enthalten ist.

Allergene und ihre allergene Potenz

Hühnereier enthalten mehrere Proteine, die eine Allergie auslösen können. Die wichtigsten Allergene befinden sich im **Eiklar**. Hierzu zählen:

Ovomukoid (60 % der Sensibilisierungen, hitzestabil) sowie **Ovalbumin** (60 % der Sensibilisierungen, thermostabil bis 80 °C), **Ovotransferrin** und **Lysozym** (beide hitzelabil).

Die Allergene im **Eigelb** (Eidotter) spielen eine untergeordnete Rolle (Ausnahme α-Livetin).

Die Unterschiede in der allergenen Potenz der einzelnen Eiallergene haben aber keine praktische Bedeutung, da die Mehrzahl der Sensibilisierungen sich gegen Ovomukoid und Ovalbumin (Majorallergene) richten, eine vollständige Trennung von Eiklar und Eigelb schwierig ist und die notwendige Temperatur für die thermolabilen Allergene in der normalen Küche nicht immer erreicht wird. Beim Prick- oder RAST-Test werden sie deshalb nur selten einzeln untersucht. Eier anderer Vogelarten stellen ebenfalls keine Alternative dar, da es zu Kreuzreaktionen aufgrund ähnlicher Allergenstrukturen kommen kann.[717]

> **ⓅPraxistipp**
>
> Eine Hühnereiallergie bedeutet den kompletten Verzicht auf Hühnereier, Eiklar, Eigelb (Eidotter) und die Eier anderer Vogelarten.

Die in klinischen Studien ermittelten **allergieauslösenden Mengen** liegen im Bereich von Mikrogramm bis wenige Milligramm oral provoziertem Eiprotein.[718]

Hühnereiallergiker sind manchmal verunsichert, wenn sie auf der Verpackung von Nahrungsmitteln den Begriff **Eiweiß** unter den Nährstoffangaben finden. Im Rahmen der Ernährungsberatung sollte ihnen deshalb erklärt werden, dass mit diesem Begriff der Nährstoff gemeint ist. Wenn sich Hühnereibestandteile in einem verpackten Lebensmittel befinden, so müssen diese im Zutatenverzeichnis aufgeführt werden (s.u. und ▶ Kap. 3.1.2).

Eifreie Ernährung des Säuglings

Für Säuglinge mit Hühnereiallergie gelten dieselben Empfehlungen für eine eifreie Ernährung wie bei einer milchfreien Kost (▶ Kap. 4.1.1).

> **ⓅPraxistipp**
>
> **Eifreie Kost des Säuglings**
>
> - bei ausschließlichem Stillen über (4–)6 Monate:
>   - eifreie Ernährung der stillenden Mutter
>   - keine Meidung weiterer potenter Nahrungsmittelallergene in der mütterlichen Ernährung aus Präventionsgründen
> - Beikost nicht vor dem vollendeten 4. Lebensmonat einführen, sondern schrittweise erst ab dem 5. Monat, spätestens mit Beginn des 7. Lebensmonats[719]
>   - Orientierung des Beikostaufbaus am „Ernährungsplan für das erste Lebensjahr" des FKE[720]
>   - keine Meidung potenzieller Nahrungsmittelallergene aus Präventionsgründen außer der therapeutisch notwendigen eifreien Ernährung
> - Überprüfung der klinischen Aktualität der Eiallergie nach 1–2 Jahren

Auch hier muss nach Diagnosestellung über ein bis zwei Jahre eine **strikte Eikarenz** und anschließend eine Überprüfung der **klinischen Aktualität** erfolgen. Wie bei der Kuhmilchallergie entwickelt sich bei Säuglingen und Kleinkindern oft eine **Toleranz** spätestens bis zum Schulalter.

Eifreie Ernährung von Kindern und Erwachsenen

Hühnerei kann, auch in kleinen Mengen zu **starken**, seltener auch lebensbedrohlichen **allergischen Reaktionen** führen.

> Bereits kleine Mengen Hühnereiprotein können heftige allergische Reaktionen auslösen.

Die Angaben zur Dosis, die eine allergische Reaktion auslösen kann, schwanken zwischen 10 mg und 50 g.[721]

> **ⓅPraxistipp**
>
> **Eifreie Kost von Kindern und Erwachsenen**
>
> - in der Regel ist eine strikte Allergenkarenz notwendig (Hühnereier, auch Eier anderer Vogelarten)
> - Umgang mit Zutatenliste üben
> - auf versteckte Hühnereibestandteile achten!
> - Achtung bei
>   - offenen Nahrungsmitteln
>   - beim Außer-Haus-Verzehr (Kindertagesstätte, Schulmensa, Klassenfahrt, Kantine, Restaurant, Einladungen)
> - bedarfsgerechte Kalziumversorgung sicherstellen
> - hühnereifreie Alternativen und Rezepte empfehlen

Eine eifreie Ernährung ist in der Praxis nicht einfach. Sie bedeutet nicht nur den Verzicht auf eine Vielzahl von Speisen, in denen Hühnereier aufgrund ihrer **emulgierenden und lockernden Wirkung** sowie zur **geschmacklichen Verfeinerung** eingesetzt werden, sondern auch auf viele fertig verarbeitete Lebensmittel wie z.B. (süße) Brot- und Backwaren, Eiernudeln, Kartoffelprodukte, panierte Nahrungsmittel, Mayonnaise und Fleischsalat, die Hühnerei aus technologischen Gründen enthalten.

P Praxistipp

Eifreie Ernährung heißt Verzicht auf

- Rührei, Spiegelei, Omelett
- Eierpfannkuchen, Crêpes, Kartoffelpuffer
- Kuchen aus Rührteig, Gebäck, Baisers
- panierte Speisen (Ei-Panade)
- zahlreiche verpackte Nahrungsmittel und offene Waren, die Eier enthalten

Bei **verpackten Lebensmitteln** hilft das genaue Lesen der **Zutatenliste**, um Eibestandteile zu erkennen und die entsprechenden Produkte zu vermeiden.

P Praxistipp

„Ein Ei ohne Ei"

Zutatenverzeichnis des beliebten „Überraschungseis" für Kinder (Stand 04.01.2010):

Vollmilchschokolade 47 % (Zucker, Vollmilchpulver, Kakaobutter, Kakaomasse, Emulgator Sojalezithin, Vanillin), Magermilchpulver, Zucker, pflanzliches Fett, Butterreinfett, Emulgator Sojalezithin, Vanillin

Nach der neuen Allergenkennzeichnungsverordnung sind Eier und Ei-Erzeugnisse im Zutatenverzeichnis aufzuführen. Das gilt auch für aus Hühnereiern hergestelltes **Lysozym**, das zur Konservierung von Käserinde sowie geriebenen oder fettreduziertem Käse verwendet wird.[722] Hühnereiprotein wird auch manchmal zur Klärung von Wein eingesetzt und muss nach jetzigem Lebensmittelrecht wieder gekennzeichnet werden.

P Praxistipp

Folgende Begriffe weisen im Zutatenverzeichnis auf die Verwendung von Hühnerei hin:

Eigelb, Eidotter, Eiklar, Vollei, Eipulver, Eigelbpulver, Volleipulver, Hühnerei-Trockeneiweiß, Simplesse (Fettersatzstoff), Zutaten mit dem Begriff „Ovo"

Bei **loser Ware** muss der Zusatz von Ei nicht gekennzeichnet werden. So sind v. a. in **Kuchen und süßen Backwaren** Hühnereibestandteile zu erwarten. Brot und Brötchen, deren Oberfläche glänzen, wurden wahrscheinlich mit Ei bestrichen.

Auch **Speiseeis, Fast Food und Speisen im Restaurant oder bei Freunden** (z. B. paniertes Fleisch, legierte Suppen und Soßen, Aufläufe, Pudding) können „verstecktes" Hühnerei enthalten (▶ Kap. 3.1.2).

Am sichersten ist die Zubereitung von eifreien Speisen in der **eigenen Küche**. Der Kasten zeigt eine Reihe von Möglichkeiten, Eier küchentechnisch zu ersetzen. Weitere Empfehlungen für die praktische und schmackhafte **Umsetzung der eifreien Ernährung, auch im Kindesalter**, sind in ▶ **Kap. 3.1.4** zu finden.

P Praxistipp

Möglichkeiten für einen küchentechnischen Ei-Ersatz[723]

- Backen:
  - ½ TL Natron/100 g Mehl
  - 1 EL Sojamehl/100 g Mehl (nicht bei Sojaallergie)
  - Mischung aus 1 EL Pflanzenöl, 2 EL Wasser und 0,5 TL Backpulver
  - Ei-Ersatzpulver der Firmen Hammermühle und 3 Pauly (nicht bei Lupinenallergie)
  - SHS Loprofin „statt Ei" oder „statt Eiklar" (auch sojafrei)
- Binden für Suppen und Soßen:
  - 1 TL Johannisbrotkernmehl (z. B. Nestargel) statt 1 Ei
  - Kartoffel-, Mais- oder Weizenstärke
- Herstellung von Frikadellen:
  - blütenfeine Haferflocken, Quark
  - Mischung aus 1 EL Sojamehl und 2 EL Wasser (nicht bei Sojaallergie)
- Andicken von Süß- und Cremespeisen:
  - Gelatine (1 TL statt 1 Ei)
  - Agar-Agar

Schließlich müssen Eiallergiker noch auf das Vorkommen von Hühnereiern in Medikamenten, Körperpflegemitteln und Impfstoffen achten. Hühnereiallergiker mit starker Symptomatik können auf die extrem geringen Eibestandteile in **Impfstoffen auf Eizuchtbasis** (insbesondere Grippe- und Gelbfieberimpfstoffe) reagieren. Zur Zeit ist ein neuer Impfstoff für die Grippeimpfung, der nicht auf Hühnereiweißbasis hergestellt wird, in Erprobung.

P Praxistipp
Andere Quellen für einen möglichen „Eikontakt":

- Medikamente (z. B. lysozymhaltige Hals-Lutschtabletten)
- Körperpflegemittel (z. B. Ei-Shampoo)
- Impfstoffe

Einen **Diätplan** mit Empfehlungen zur Lebensmittelauswahl bei Hühnereiallergie gibt der Arbeitskreis „Diätetik in der Allergologie" heraus.[724] Kuhmilch- und Eiallergien kommen im Kindesalter häufig gemeinsam vor. Ein entsprechendes Fallbeispiel ist auf S. 139 zu finden.

Sicherstellung einer ausreichenden Nährstoffzufuhr

Anders als bei einer Kuhmilchallergie sind bei einer Eliminationsdiät ohne Hühnereier **keine Nährstoffdefizite** zu befürchten, solange eine ansonsten ausgewogene Ernährung mit Proteinlieferanten wie Fleisch, Fisch und Milch gewährleistet ist. Besteht zusätzlich eine Kuhmilch- oder Fischallergie, sollte eine Ernährungsfachkraft die Nährstoffversorgung überprüfen und den Patienten hinsichtlich geeigneter Alternativen beraten (▶ Kap. 3.1.3).

Andere Therapiemöglichkeiten

Wie bei der Kuhmilchallergie kann auch bei der Hühnereiweißallergie der Versuch einer **spezifischen oralen Toleranzinduktion** (**SOTI**, orale Hyposensibilisierung) unternommen werden. Dabei wird Hühnereiweiß als lyophilisiertes Pulver in steigender Dosierung verabreicht, analog zur Kuhmilch bis zu einer Menge, die ungefähr einer Tagesdosis (300 mg Hühnereiweiß) entspricht.[725] Diese Therapie sollte aber Ausnahmefällen vorbehalten bleiben und innerhalb kontrollierter klinischer Studien durchgeführt werden. Wie bei der Kuhmilchallergie fehlen noch Langzeitstudien, um verbindliche Aussagen zu dieser Therapieoption machen zu können (▶ **Kap. 3.5.3**).

4.1.3 Fisch- und Meeresfrüchteallergie

Fisch hat als Jodlieferant und wegen seines Gehaltes an Omega-3-Fettsäuren eine wichtige ernährungsphysiologische Bedeutung. Fisch und Meeresfrüchte spielen außerdem als Proteinlieferanten eine nicht unerhebliche Rolle für die menschliche Ernährung. Durch die Zunahme des internationalen Handels hat der Fischkonsum in den letzten Jahrzehnten weltweit deutlich zugenommen, so dass auch vermehrt dadurch hervorgerufene Erkrankungen auftreten. Beobachtet werden sowohl Allergien als auch Fischintoxikationen, außerdem die Histaminintoleranz sowie bakterielle und virale Infekte. Fisch und Meeresfrüchte sind häufig Auslöser von Anaphylaxien. Das **Parvalbumin Gad c 1**, das Majorallergen im Kabeljau, wird als **Fischpanallergen** angesehen, da die Parvalbumine andererer Fischarten dem des Gad c 1 sehr ähnlich sind.[726] Das Majorallergen der Krusten- und Weichtiere ist das **Tropomyosin**.

Risikogruppen

Die Häufigkeit der Fischallergien ist stark von den **Verzehrgewohnheiten** einzelner Länder abhängig und damit regional sehr unterschiedlich. So ist es nicht verwunderlich, dass in Regionen mit hohem Fischkonsum die Inzidenz höher ist und in skandinavischen, mediterranen und asiatischen Ländern Fischallergien häufiger als in Deutschland anzutreffen sind. Neben den USA und Europa ist die Fischallergie v. a. in Südostasien, wo der Fischkonsum mit 23,7 kg pro Person pro Jahr deutlich über dem Konsum im Rest der Welt liegt (16,7 kg), von großer Bedeutung.[727] Die tropischen Fischsorten zeigen eine große Kreuzreaktivität zu dem Panallergen Parvalbumin.[728]

Bei **Kindern** mit einer Nahrungsmittelallergie soll der Anteil der Fischallergiker zwischen 18 und 39 % liegen.[729] In deutschen Studien steht die Häufigkeit von Fischallergien bei Kindern allerdings hinter der von Kuhmilch-, Ei-, Soja- und Weizenallergien.[730] Europaweit steht die Fischallergie nach Kuhmilch- und Eiallergie an dritter Stelle. Oft entwickelt sich eine Fisch- und Meeresfrüchteallergie erst im Erwachsenenalter und bleibt lebenslang erhalten.[731] Bei **Erwachsenen** gehören Allergien gegen Fisch und Meeresfrüchte nach den pollenassoziierten Nahrungsmittelallergien zu den häufigsten Auslösern einer Nahrungsmittelallergie.[732]

Symptomatik

Das Spektrum der durch **Fischallergien** ausgelösten **Symptomatik ist sehr vielfältig**. Die Symptome können durch direkten Hautkontakt, Inhalation oder orale Zufuhr hervorgerufen werden. Bei der Inhalation stehen Larynxödem, Rhinitis und Asthma bronchiale im Vordergrund. Bei oraler Zufuhr bestimmen gastrointestinale Symptome das klinische Bild. Bei manchen Patienten ist nur ein Organ betroffen, meist zeigt sich allerdings eine Multiorgansymptomatik. Bei Patienten mit einer atopischen Dermatitis kann eine Verschlechterung des Ekzems beobachtet werden, Fisch kann auch der Auslöser einer Urtikaria sein. Als **Auslöser von Anaphylaxien** stehen Fischeiweißallergien in europäischen Studien mit ca. 10 bis 14 % an dritter Stelle.[733] Bei hochsensibilisierten Patienten reicht bereits das **Einatmen des Fischdampfes**, der beim Kochen entsteht, um anaphylaktische Reaktionen hervorzurufen.[734] Das erklärt auch die Inhalationsallergien.[735]

Wie bei den Fischallergien kann auch bei den **Meeresfrüchten** zwischen einer durch Verzehr oder durch Inhalation hervorgerufenen Symptomatik unterschieden werden. Beim Verzehr überwiegt die **gastrointestinale Symptomatik** mit Erbrechen, Übelkeit und Durchfällen. Aber auch Schwellungen im Mundbereich im Sinne eines oralen Allergiesyndroms kommen vor.[736] Hochsensibilisierte Patienten können bereits durch das Einatmen **von Kochdämpfen** gravierende Symptome am Respirationstrakt bis zum schweren Asthma bronchiale entwickeln. **Anaphylaxien** treten häufig bei Meeresfrüchteallergien auf, bereits kleinste Mengen (4 g für Garnelen in DBPCFC-Studien reichen hier aus.[737] Nach aktuellen Daten des deutschen Allergieregisters sind besonders Krustentiere für anaphylaktische Reaktionen bei Erwachsenen verantwortlich.[738]

Anamnese

Bei einer Allergie gegen Fisch oder Meeresfrüchte ist die Zuordnung zu den auslösenden Allergenen meist einfach. Fischallergene können allerdings auch versteckt in anderen Nahrungsmitteln, z. B in japanischem Surimi, enthalten sein. Wichtig ist die **Frage nach regelmäßigem Fischkonsum** und ob auch **andere Personen** nach dem Fischverzehr klinische Symptome gezeigt haben, um differenzialdiagnostisch Intoxikationen oder Infekte ausschließen zu können.

Diagnostik

Fisch- und Meeresfrüchteallergiker sind oft hochgradig sensibilisiert, deshalb ist Vorsicht mit **Hauttests** geboten. Das vermutete Allergen sollte zunächst nur auf die Haut gelegt werden. Wenn dieser Test unauffällig ist, kann ein Reibe- und anschließend ein Prick-Test mit Nativmaterial erfolgen.

Folgende Fische und Meeresfrüchte kommen für einen Test in Frage:
- Kabeljau (Dorsch), Lachs, Seezunge, Thunfisch, Makrele, Scholle, Hering
- Aal, Forelle, Heilbutt
- Miesmuscheln, Austern
- Krabben, Garnelen, Krevetten

Bei der **In-vitro-Diagnostik** ist das wichtigste Majorallergen des **Kabeljaus (Gad c 1) – Parvalbumin** – von großer Bedeutung (▶ Tab. 4.5). Dieses Allergen ist sehr hitzebeständig und auch in gegartem Zustand unverändert in seiner allergenen Potenz. **Kreuzreaktionen mit anderen Fischen** sind häufig[739]. Bei begründetem Verdacht sollten aber zusätzlich zu Parvalbumin die speziesspezifischen Allergene bestimmt werden.[740] Wie bei vielen anderen Nahrungsmittelallergien besteht auch bei der Fischeiweißallergie eine große Diskrepanz zwischen der Anzahl der Sensibilisierungen und den klinisch relevanten Allergien.

Das wichtigste Majorallergen der **Meeresfrüchte (Krusten- und Weichtiere)** ist das **Tropomyosin**, ein Muskelprotein, das sowohl in Schalen- als auch in Weichtieren enthalten ist. Genau genommen handelt es sich um eine Proteinfamilie mit verschiedenen Isoformen. Die einzelnen spezifischen Majorallergene wurden inzwischen identifiziert (▶ Tab. 4.5). Es besteht keine Kreuzallergenität zu den Fischallergenen, insbesondere zum Parvalbumin.[741]

Mittlerweile stehen auch einige Einzelallergene in rekombinanter Form für die IgE-Diagnostik (z. B. Gad c 1 (Kabeljau), Ani s 3 (Anisakis), Pen a 1 (Garnelen)) zur Verfügung (▶ Tab. 2.7, S. 53).

▶ **Tab. 4.5** Allergene in Fischen und Meeresfrüchten.[742]

Fisch, Mee- resfrüchte	Allergen	Proteinklassifi- kation
Kabeljau	Gad c 1	Parvalbumin
Lachs	Sal s 1	Parvalbumin
Garnele	Met e 1, Pen a 1	Tropomyosin
Hummer	Hom a 1	Tropomyosin
Auster	Cra g 1, Cra g 2	Tropomyosin
Oktopus	Tod p 1	Tropomyosin

Fallbeispiel 7: Fischallergie (Michael G., 18 Jahre)

Anamnese
- Herr G. kam in die Praxis mit wiederholt aufgetretenem Larynxödem und einer Urtikaria nach dem Verzehr von Fisch
- seit der frühen Kindheit multiple Inhalationsallergien bekannt
- bekanntes Extrinsic Asthma bronchiale und pollenassoziierte Nahrungsmittelallergie
- kein anamnestischer Hinweis auf die Unverträglichkeit von Meeresfrüchten

Diagnostik
- **Hauttestungen:**
  - Prick-Testung für die Inhalationsallergene: frühblühende Bäume (+++), Gräser (+++), Beifuß (+++), Hausstaubmilben I und II (+++)
  - Prick-zu-Prick-Test der Nahrungsmittel: Haselnuss (+++), **Lachs (+++), Kabeljau (+++), Seelachs (+++), Krabben (+)**. Vor dem Prick-Test erfolgte zunächst nur die Auflage des Fischs auf die Haut, dabei keine Reaktion.
- **Labor (allergenspezifische IgE-Antikörper): CAP-Klasse 2 für Kabeljau (Dorsch),** CAP-Klasse 0 für Krabbe, **CAP-Klasse 4 für Hausstaubmilbe I und II**

Diagnose: Fischallergie

(Ernährungs-)Therapie
- ausführliche Erörterung der Testergebnisse
- Empfehlung einer strikten Fischkarenz
- Beratung hinsichtlich des Vorkommens und der Vermeidung von verstecktem Fischeiweiß ▼

▼
- Auswertung eines Ernährungsprotokolls und Beratung hinsichtlich Alternativen/Jodsubstitution
- Hinweis auf die Möglichkeit einer Kreuzallergie auf Meeresfrüchte aufgrund der bestehenden Hausstaubmilbenallergie
- Ausstattung mit einem Notfallset

Bei Übereinstimmung der Ergebnisse aus Anamnese sowie Haut- und Bluttests wird bei Fisch und Meeresfrüchten meist auf eine **Provokation** verzichtet. Nur bei unklarer Anamnese sollte wie bei anderen Nahrungsmitteln eine orale Provokation erfolgen, jedoch nur bei nicht vorausgegangener anaphylaktischer Reaktion. Die Provokation muss auf jeden Fall unter ärztlicher Aufsicht erfolgen, am besten stationär.

Relativ unbekannt sind **Kreuzreaktionen** zwischen den Allergenen in Meeresfrüchten und Hausstaubmilben (s. Fallbeispiel 8, S. 152).[743]

Differenzialdiagnostik

Bei den durch den Genuss von Fischen oder Meeresfrüchten ausgelösten Symptomen gestaltet sich die Differenzialdiagnostik schwierig, da **Fisch- und Meeresfrüchteintoxikationen und Infektionskrankheiten** klinisch ähnliche Krankheitsbilder wie Allergien hervorrufen können (▶ Tab. 4.6). Deshalb ist die Kenntnis insbesondere der verschiedenen toxischen Erkrankungen auch für den Allergologen von großer Bedeutung. Oft können Anamnese und körperliche Untersuchung schon wertvolle Hinweise liefern:

Werden häufig Fische konsumiert? Wurden zu einem früheren Zeitpunkt ähnliche Symptome beobachtet? Hatten Personen aus der Umgebung des Patienten ähnliche Symptome?

Zur Differenzialdiagnostik IgE-vermittelter Fischallergien ist die **Abgrenzung** von bakteriellen und viralen Infektionen sowie von der Skombroidvergiftung (Histamine Fish Poisoning) wichtig (s. auch S. 208).

Die Bezeichnung **Skombroidvergiftung** (Histamine Fish Poisoning) ist auf die Aufnahme großer Mengen Histamin durch den Verzehr sog. Scombroidae zurückzuführen. Hierzu gehören v.a. dunkelfleischige Fischsorten wie Thunfisch, Hering und Makrele.[744]

▶ **Tab. 4.6** Reaktionen auf Fischeiweiß und Meeresfrüchte.

Ätiologie		Fisch, Meeresfrüchte	klinische Symptome
Allergene		Fische Meeresfrüchte Anisakis	Hautsymptome wie Urtikaria und Angioödem etc. Asthma bronchiale Anaphylaxie gastrointestinale Symptome
Toxine	Skombroid	v. a. dunkler Fisch wie Thunfisch, Hering, Makrele	Hautsymptome wie Urtikaria Asthma bronchiale Kopfschmerzen gastrointestinale Symptome
	Ciguatera Toxin	tropische Fische	gastrointestinale Symptome Myalgie neurologische Symptome Tachykardien
	verschiedene Muscheltoxine	Muscheln	gastrointestinale Symptome neurologische Symptome!
Parasiten	Anisakis	roher und unzureichend gegarter Fisch	akute Gastroenteritis allergische Symptome wie Urtikaria, Angioödem, Anaphylaxie
Bakterien	Staphylococcus aureus Salmonellen Vibrionen	Fische Meeresfrüchte	v. a. gastrointestinale Symptome
Viren	Hepatitis A Norwalk-Virus Rota-Virus	Meeresfrüchte Muscheln!	v. a. gastrointestinale Symptome

Große Mengen an Histamin und anderen biogenen Aminen fallen an, wenn die Fische nach dem Fang unsachgemäß oder zu lange gelagert werden. Die geruchsneutralen Substanzen können weder durch Gefrieren noch durch Räuchern oder Erhitzen inaktiviert werden[745] und bleiben auch in Konserven erhalten[746]. Nach dem Genuss der verdorbenen Fische treten innerhalb von Minuten bis Stunden vielfältige Symptome auf wie Flush, Pruritus, Urtikaria, Erbrechen, Übelkeit, Diarrhöen, Kopfschmerzen und alle Symptome, die das Bild von Histaminintoleranz oder auch IgE-vermittelter Allergie ausmachen. Die differenzialdiagnostische Abgrenzung ist bei diesem Krankheitsbild besonders schwierig. Die Symptomatik ist meist selbst limitierend, Antihistaminika können eingesetzt werden.[747]

Unter den bakteriellen Erkrankungen ist v.a. die **Staphylokokken-Gastroenteritis** nennenswert, die 2 bis 8 Stunden nach dem Genuss des Fisches bzw. der Meeresfrüchte auftritt und meist nur kurz anhält. Hauptsymptome sind Diarrhöe, abdominelle Krämpfe, manchmal auch Kopfschmerzen und Fieber.[748] Vor allem im Mittelmeerraum ist **Hepatitis A** die häufigste durch Muschelkonsum hervorgerufene virale Erkrankung.

Differenzialdiagnostisch erwähnenswert ist außerdem die **Anisakidose**[749], die v.a. in Ländern, in denen viel **roher Fisch** verzehrt wird, wie z.B. Japan und Spanien, eine große Rolle spielt. Dabei handelt es sich um eine Parasitose, die durch den Rundwurm Anisakis simplex (Familie der Nematoden) ausgelöst wird. Der adulte Wurm wird im Magen vieler Seesäugetiere (z.B. Seelöwen, Delfine) gefunden. Die Eier werden von kleinen Krustentieren gefressen und gelangen durch die Nahrungsaufnahme wieder zu den Fischen. Sie finden sich als Parasit in vielen **Salzwasserfischen und Tintenfischen** und werden v. a. durch den Genuss von rohem Fisch aufgenommen. Symptome wie Urtikaria, Angioödem und Anaphylaxie können nach der Infektion auftreten. Inzwischen ist bekannt, dass **Anisakis** neben der akuten Gastroenteritis auch **IgE-vermittelte Allergien** verursacht. Acht Allergene konnten isoliert werden, eins davon ist **Ani s 3**, ein Tropomyosin (Hauptallergen der Meeresfrüchte).[750]

Ernährungstherapie

Nach wie vor ist die **Nahrungskarenz** bei der Fischallergie unausweichlich. Inzwischen wurde zwar der Versuch unternommen, Tropomyosin und Parvalbumin gentechnisch zu behandeln und so die Allergenität der Fische bzw. Meeresfrüchte zu reduzieren, aber es bleibt abzuwarten, ob mit diesen **hypoallergenen Proteinen** in Zukunft eine systemische Immuntherapie durchgeführt werden kann. Da Fische und Meeresfrüchte häufig eine schwerwiegende Anaphylaxie auslösen, ist die Ausstattung der betroffenen Patienten mit einem **Notfallset** obligatorisch.

Allergene und ihre allergene Potenz

Das **Hauptallergen des Kabeljaus, Gad c 1**, ein Parvalbumin, ist das am besten untersuchte Fischallergen. Es kommt v. a. im weißen Fischmuskelfleisch vor. Das Kabeljauallergen ist wie auch die meisten Allergene anderer Fischarten **hitze- und teilweise verdauungsstabil**.[751] Fischallergiker vertragen deshalb weder rohen noch gekochten oder gebratenen Fisch. Außerdem können bereits sehr kleine Mengen im Milligrammbereich (ab ca. 6 mg[752]) starke allergische Reaktionen auslösen.[753]

　　Meeresfrüchte (Krusten- und Weichtiere) enthalten zum Teil ähnliche Allergene, obwohl sie unterschiedlichen Tierspezies angehören. Ihr Majorallergen ist das **Tropomyosin**, ein Panallergen mit verschiedenen Isoformen (Tropomyosine, s. auch ▶ **Tab. 4.1**, S. 127 und ▶ **Tab. 2.5**, S. 52). Die Allergene sind **hitze- und verdauungsstabil**.[754] Bei einigen Weichtieren wie Schnecken und Tintenfisch entstehen Allergene auch erst beim Erhitzen.[755] Die Mengen an Krustentieren, die eine allergische Reaktion auslösen können, liegen im Grammbereich (4 g bei Garnelen), bei Weichtieren sogar im Bereich von wenigen hundert Milligramm (Schnecken).[756]

P **Praxistipp**

Zu den Meeresfrüchten zählen:

- **Krustentiere** (auch Schalentiere oder Krebstiere genannt) wie Garnelen, Scampi, Krabben, Hummer, Langusten, Fluss- und Taschenkrebse
- **Weichtiere** wie Tintenfische, Schnecken, Muscheln und Austern

---

Häufig besteht eine **Kreuzreagibilität zwischen Meeresfrüchten und Hausstaubmilben**.[757] Verantwortlich ist wahrscheinlich auch hier das Tropomyosin, da es sowohl in Milben als auch in Krusten- und Weichtieren vorkommt. Es werden aber auch andere Allergene als Auslöser diskutiert.[758] Da die primäre (inhalative) Sensibilisierung sich gegen die Hausstaubmilbe bzw. deren Kot richtet, müssen Hausstaubmilbenallergiker deshalb bereits beim ersten Verzehr von Meeresfrüchten mit allergischen Symptomen rechnen. Diese reichen vom OAS bis hin zur schweren Anaphylaxie (s. Fallbeispiel 8).

Fallbeispiel 8: Krabbenallergie bei gleichzeitiger Hausstaubmilbensensibilisierung

(Aisun C., 8 Jahre)

Anamnese

Der aus Thailand stammende Junge wurde von seinen Eltern in der Sprechstunde vorgestellt, nachdem es nach dem Genuss von Krabben und Garnelen sowie von Krabbenbrot in der letzten Zeit mehrfach zu einer Urtikaria und zuletzt auch zu einem Larynxödem und Dyspnoe gekommen war. Der Junge litt außerdem oft unter Schnupfen, manchmal war morgens auch die Nase verstopft, dadurch aber fühlte er sich aber nicht beeinträchtigt. Keine saisonalen Beschwerden.

Diagnostik

- **Hauttestungen:**
  - Prick-Testung für die Inhalationsallergene: schwach positive Reaktion für Gräser und Roggen (++), starke Reaktion für **Hausstaubmilbe I und II (+++)**.
  - Prick-zu-Prick-Test der Nahrungsmittel: stark positive Reaktion für **Krabben (+++)**, im übrigen unauffälliger Befund.

▼

▼
- **Labor (allergenspezifische IgE-Antikörper):** CAP-Klasse 0 für Krabbe, CAP-Klasse 5 für Hausstaubmilbe I und II.

Diagnose: Krabbenallergie bei gleichzeitiger Hausstaubmilbensensibilisierung
Fraglich ist, ob es sich um eine primäre Sensibilisierung gegen Krabben oder um eine Kreuzreaktion bei Hausstaubmilbensensibilisierung handelte, da sich bei dem Jungen laborchemisch keine spezifischen IgE-Antikörper gegen Krabbenallergene nachweisen ließen.

Therapie
- Im Hinblick auf die Hausstaubmilbensensibilisierung wurde mit den Eltern des Patienten eine Innenraumsanierung besprochen.
- Seit der Junge eine Krabben- und Garnelenkarenz einhielt, kam es nicht mehr zu unerwünschten Reaktionen.
- Der Patient wurde mit einem Notfallset ausgestattet. Er und seine Eltern erhielten eine Einführung in die Handhabung des Adrenalininjektors.

Allergenvermeidung und Umfang der Karenz

P Praxistipp
Da besonders bei einer **starken Sensibilisierung gegen Fischeiweiß bzw. gegen Meeresfrüchte** immer mit lebensbedrohlichen Reaktionen gerechnet werden muss, ist therapeutisch neben der unten beschriebenen Ernährungstherapie die Ausstattung des Patienten mit einem **Notfallset** zwingend notwendig. Dieses Notfallset sollte neben einem Antihistaminikum und einem Kortikoid in flüssiger Form unbedingt einen Adrenalininjektor beinhalten.
Bei stark gefährdeten Patienten muss in Zukunft auch der Einsatz von Anti-IgE-Antikörpern (Omalizumab) in Betracht gezogen werden (s. auch ► Kap. 3.5.4).

Grundsätzlich besitzen **Salzwasserfische** eine größere allergologische Bedeutung als Süßwasserfische, wobei Ernährungsgewohnheiten sicherlich eine Rolle spielen.[759] Unter den Fischarten bestehen z.T. **ausgeprägte Kreuzreaktionen**, ca. 60% der Patienten mit Kabeljausensibilisierung sind gegen mehrere Fischarten allergisch. In einer Studie reagierten mindestens 85% von kabeljaupositiven Kindern auch auf eine andere Fischart.[760] Dem Kabeljauallergen Gad c 1 ähnliche kreuzreagierende Allergene kommen auch in anderen Fischen vor. **Dornhai**, **Forelle** und **Lachs** und der zu den Weichtieren gehörende **Tintenfisch** können im Einzelfall verträglich sein. **Thunfisch** enthält vergleichsweise wenig Parvalbumin, aber evtl. andere relevante Allergene.[761] Sicherheitshalber ist eine Verträglichkeit immer durch eine orale Provokation in der Klinik zu überprüfen.

Obwohl manche Fischallergiker einige Fischarten symptomfrei essen können, ist eine gezielte Austestung einzelner Fischsorten nicht ungefährlich und damit eine **selektive Karenz** im Alltag sehr schwierig. Außerdem ist besonders beim Außer-Haus-Essen die verwendete Fischart nicht immer angegeben oder **Fischeiweiß verbirgt sich** in Speisen und Produkten, in denen der Patient es nicht vermutet (z.B. in Chips „Oriental").[762] Aufgrund der stabilen Allergene wird auch von **Fischölkapseln und Lebertran** abgeraten.

P Praxistipp
Fischallergiker sollten vorsichtshalber auf alle Fischarten und Fischprodukte konsequent verzichten!

Selbst **Hühnereier** können durch die Fütterung der Hühner mit Fischmehl kleine Mengen Fischprotein enthalten. Diese Kontamination ist in der Regel nur für hochgradig sensibilisierte Patienten, die bereits auf Spuren von Fischprotein anaphylaktische Reaktionen entwickeln, von Bedeutung.[763] Diese Patienten sind auch auf das Risiko beim Verzehr von Hühnereiern sowie von eihaltigen Kartoffelprodukten, Back- und Teigwaren und Milcherzeugnissen hinzuweisen.

Bei verpackten Lebensmitteln hilft das gründliche Lesen der **Zutatenliste**, da Fisch und Fischerzeugnisse aufgrund der Allergenkennzeichnungsverordnung deklariert werden müssen (► Kap. 3.1.2). Schwieriger gestaltet sich jedoch der **Einkauf loser Ware** und die **Außer-Haus-Verpflegung**. Fisch ist häufig in Feinkostsalaten, Fertiggerichten sowie in asiatischen Produkten und Speisen enthalten, kann sich aber auch hinter

Begriffen wie Sushi, Surimi und Paella verbergen. Außerdem können Fischkontaminationen durch die Zubereitung von Speisen in Pfannen und Friteusen, die zuvor Fisch enthielten, ein Risiko für hochgradige Fischallergiker sein. Weitere Tipps finden sich in ▶ **Kap. 3.1.4** und im vom Arbeitskreis „Diätetik in der Allergologie" herausgegebenen **Diätplan**.[764]

Der Verzehr von **Meeresfrüchten** ist **relativ leicht zu vermeiden**. In verpackten Lebensmitteln sind sowohl Krebs- als auch Weichtiere als Zutat deklarationspflichtig (▶ **Kap. 3.1.2**). Beim Einkauf loser Ware oder beim Außer-Haus-Verzehr sollte im Zweifel nachgefragt werden, ob Meeresfrüchte enthalten sind. Die Gruppe der Meeresfrüchte umfasst jedoch verschiedene Tierarten und Allergenstrukturen. Nicht alle müssen im Einzelfall relevant sein, allerdings gibt es auch hier Kreuzallergien untereinander.[765] Die Überprüfung der individuellen Verträglichkeit, z. B. von Tintenfischen, erfolgt durch orale Provokation.

Sicherstellung einer ausreichenden Nährstoffzufuhr

Bei einer **fischfreien Ernährung** kann es zu Nährstoffdefiziten insbesondere bei Jod, Fluor und Vitamin D kommen. **Fluor** ist durch Alternativen wie Jodsalz mit Fluor gut auszugleichen. **Vitamin D** kann durch Aufenthalt im Freien vom Körper selbst synthetisiert werden und durch gezielte Nahrungsmittelauswahl (z. B. Pilze, mit Vitamin D angereicherte Margarine) ausreichend zugeführt werden.

Problematischer ist die Versorgung mit **Jod**, auch die Verwendung von Jodsalz und mit Jodsalz hergestellten Lebensmitteln (z. B. Brot, Wurst) reicht oft nicht aus, um ohne Fisch genügend Jod zuzuführen. In diesem Fall ist in Absprache mit dem Arzt eine Jodsubstitution zu empfehlen.

Ohne den Verzehr von Fettfischen ist es außerdem schwierig, ausreichend die in diesen Fischen reichlich vorhandenen **Omega-3-Fettsäuren** aufzunehmen. Deshalb sollte die Ernährungsfachkraft auf jeden Fall die Nährstoffversorgung des Patienten mittels Ernährungsprotokoll überprüfen und ggf. Alternativen empfehlen (▶ **Kap. 3.1.3**).

Im Gegensatz zur Fischkarenz hat der **Verzicht auf Meeresfrüchte** keine Auswirkung auf eine ausgewogene Ernährung.

4.1.4 Pollenassoziierte Nahrungsmittelallergien

Aufgrund von immunologischen Kreuzreaktionen zwischen gleichen oder ähnlichen Allergenstrukturen (Epitope, ▶ **Kap. 1.2.1**) in Pollen und in Nahrungsmitteln kommt es häufig zur gleichzeitigen Manifestation einer Pollen- und Nahrungsmittelallergie. Ein Teil der Patienten entwickelt die pollenassoziierte Nahrungsmittelallergie aber auch erst (Jahre) nach der respiratorischen Sensibilisierung auf Pollen. Aber auch allergische Reaktionen nach dem Verzehr pollenassoziierter Nahrungsmittel bei ansonsten klinisch stummen Pollensensibilisierungen sind bekannt.

Pollenassoziierte Nahrungsmittelallergien bleiben **meist lebenslang** bestehen, wobei sich der Umfang der einzelnen kreuzreagierenden Nahrungsmittel im Laufe der Zeit ausweiten kann. Durch eine Hyposensibilisierung kann sich ihre Verträglichkeit manchmal zeitweise verbessern (s. auch S. 173 und ▶ **Kap. 3.5**,).

Nahrungsmittelallergien, die durch eine immunologische Kreuzreaktion (s. S. 9) an eine Pollenallergie gekoppelt sind, fasst man unter den Begriff **„pollenassoziierte Nahrungsmittelallergien"** zusammen. Die Sensibilisierung gegen pflanzliche Allergene erfolgt dabei nicht oral wie bei der klassischen Nahrungsmittelallergie, sondern als Folge einer respiratorischen Sensibilisierung gegen Pollenallergene.[766] Aufgrund der ähnlichen Struktur der Allergene können die gegen Pollen gerichteten IgE-Antikörper auch mit **„homologen" Proteinen** in Nahrungsmitteln reagieren.

Nahrungsmittel, gegen die sich solche Kreuzreaktionen richten, werden im Folgenden auch als **pNM (pollenassoziierte Nahrungsmittel)** abgekürzt.

Risikogruppen

In den letzten 30 Jahren ist die **Zahl der Pollenallergiker** deutlich angestiegen. Das Sensibilisierungsspektrum hat sich besonders während der letzten 10 bis 15 Jahre zugunsten der **Baumpollen** (Birke, Erle, Hasel) verschoben. Hierfür sind wahrscheinlich die klimatischen Veränderungen verantwortlich.[767] Mittlerweile leiden in Mitteleuropa 15–24 % der Bevölkerung unter einem Heuschnupfen.[768] Parallel zum Anstieg der Pollenallergie haben auch die pollenassoziierten Nahrungsmittelallergien zugenommen.[769] So entwickeln ca. **50 bis 93 % der Birkenpollenallergiker** und ca. **20–27 % der Beifußpollenallergiker** eine Allergie gegen pollenassoziierte Nahrungsmittelallergene.[770] Kreuzreaktionen **bei Gräserpollenallergikern** sind **sehr selten**, nachgewiesene Sensibilisierungen sind meist nicht klinisch relevant.[771]

Symptomatik

Pollinose-Patienten müssen aufgrund der schon vorhandenen Pollensensibilisierung bereits beim erstmaligen Verzehr mit einer Reaktion auf pNM rechnen. Häufig beobachten sie jedoch erst nach mehrmaliger Allergenaufnahme Beschwerden. Die **Manifestation und das Ausmaß ihrer Symptome** ist dabei abhängig von

- ihrem **Pollenprofil** (Sensibilisierungsmuster und -stärke der allergieauslösenden Pollen, s. S. 156 ff.),
- ihren Verzehrgewohnheiten,
- der **allergenen Potenz** der Nahrungsmittelallergene und ihre Beeinflussbarkeit durch Zubereitungsmethoden (s. S. 167),
- dem individuellen **Sensibilisierungsgrad** gegenüber den pNM und
- **Triggerfaktoren.**

Bei einigen Pollenallergikern kommt es nach dem Verzehr bestimmter Nahrungsmittel erst dann zu Symptomen, wenn gleichzeitig bestimmte **Triggerfaktoren (Kofaktoren)** vorliegen:

- Bei **gleichzeitigem Pollenflug** kann die allergische Reaktion auf bestimmte Nahrungsmittel stärker ausfallen. Mitunter führen pNM ausschließlich während des saisonal begrenzten Pollenflugs zu Beschwerden. Umgekehrt können manche Birkenpollenallergiker außerhalb der Pollensaison, manchmal auch während eines schwachen Pollenflugs in der Saison, einige ihrer ansonsten unverträglichen pNM vertragen. **Pollenflugkalender** (s. ► Kap. 7) und Pollenflugvorhersagen geben Auskunft über das Auftreten der einzelnen Pollenarten.
- **Medikamente** wie Analgetika oder Antazida können die Verdauung der Allergene so einschränken, dass die allergenen Strukturen intakt bleiben und allergische Reaktionen auslösen.

- Die **Kombination mehrerer Allergene**, z.B. in Form von Gewürzmischungen oder eines Frischobstsalats, kann zu einer wesentlich stärkeren Reaktion führen als der Verzehr nur eines unverträglichen Gewürzes oder einer Obstsorte.
- Der **gleichzeitige Konsum alkoholischer Getränke** kann ebenfalls allergische Reaktionen auf Nahrungsmittel erst auslösen oder verstärken.
- Insbesondere **Anstrengung oder Sport** nach Allergenaufnahme können als Kofaktoren wirken und im schlimmsten Fall zu einer sog. **anstrengungsinduzierten Anaphylaxie** (FDEIA, d. h. Food-dependent Exercise-induced Anaphylaxis) führen (s. auch S. 44 und nachfolgende Fallbeispiele 9 und 10).
- Im Einzelfall können auch **Stress** oder **hormonelle Faktoren** die Entwicklung anaphylaktischer Symptome beeinflussen.[772]

Fallbeispiel 9: Anstrengungsinduzierte Anaphylaxie nach Petersilie bei bekannter pollenassoziierter Nahrungsmittelallergie (Erika S., 39 Jahre)

Anamnese

Frau S. ist sportlich sehr aktiv. In der letzten Zeit entwickelte sie beim Dauerlauf wiederholt Symptome von Urtikaria, Angioödem und Larynxödem sowie eine Dyspnoe. Die letzte starke Urtikaria wurde nach dem Besteigen eines Berges beobachtet, vorher hatte die Patientin ein italienisches Essen zu sich genommen (Pasta, Tomatensoße, Petersilie) und ein kleines Glas Rotwein getrunken. Nach ausführlicher Besprechung fiel auf, dass es zu Angioödem und Urtikaria meistens nach körperlicher Belastung gekommen war, v. a. wenn ein Essen mit Kräutern vorausging. Eine Pollenallergie gegen frühblühende Bäume und Gräser war seit Jahren bekannt, ein kurzfristiger Hyposensibilisierungsversuch wurde bereits unternommen.

Diagnostik

- **Hauttestungen:**
  - Standardtestung für die Inhalationsallergene: stark positive Reaktion für Hasel und Birke (+++) und schwächer ausgeprägte Reaktion für Gräser und Roggen (++)
  - Prick-zu-Prick-Test der Nahrungsmittel: schwach positive Reaktion für Haselnuss (++), stark positive Reaktion für Apfel (+++), Kirsche (+++), Nektarine (+++) und **Petersilie (+++)!**

▼

▼

- **Labor (allergenspezifische IgE-Antikörper):** CAP-Klasse 3 für Birke, **CAP-Klasse 2 für Petersilie**, CAP-Klasse 0 für Sellerie, CAP-Klasse 0 für Krabbe

Diagnose: pollenassoziierte Nahrungsmittelallergie auf Petersilie, möglicherweise auch auf andere Kräuter und Gewürze aus der Familie der Doldenblütler

Nachträglich stellte sich heraus, dass den allergischen Reaktionen stets der Genuss von frischer Petersilie vorausgegangen war. Ein **Triggerfaktor** der allergischen Reaktion war in der Vergangenheit jeweils die körperliche Belastung. Verstärkt wurde die Reaktion auch noch durch den Konsum von Alkohol (Rotwein).

(Ernährungs-)Therapie
Nachdem die Patientin vor körperlicher Belastung vollständig sowohl auf Petersilie als auch auf Alkoholkonsum verzichtete, war keine Reaktion mehr aufgetreten. Prophylaktisch wurde ihr empfohlen, nach dem Verzehr anderer Kräuter und Gewürze aus der Familie der Doldenblütler ebenfalls auf Sport und Alkohol zu verzichten. Inzwischen wird eine systemische Immuntherapie gegen Birkenpollen durchgeführt.

Fallbeispiel 10: Nahrungsmittelbedingte anstrengungsinduzierte Urtikaria bei bekannter Pollenallergie (Volker M., 17 Jahre)

Anamnese
Während des Fußballtrainings erlitt der Jugendliche eine anaphylaktische Reaktion mit Urtikaria, Dyspnoe sowie einer Kreislaufdysregulation. Im Anamnesegespräch berichtete er vom Verzehr eines Schokoladenriegels mit Fruchtfüllung kurz vor dem Sport, einige Tage davor litt er an einem grippalen Infekt. Die Schokoladenriegel führten bisher noch nie zu Beschwerden, allerdings hatte er danach auch noch nie Sport getrieben. Eine Pollenallergie war bereits bekannt.

Diagnostik
- **Hauttestungen:**
  - Standardtestung für die Inhalationsallergene: frühblühende Bäume (+++), Gräser (+++), Roggen (+++)
  - Prick-zu-Prick-Test der Nahrungsmittel: insbesondere Haselnuss, Soja, Erdnuss usw. war unauffällig.   ▼

▼

- **Labor (allergenspezifische IgE-Antikörper):** CAP-Klasse 0 für Haselnuss, Erdnuss, Soja

Diagnose: nahrungsmittelbedingte, anstrengungsinduzierte Urtikaria

(Ernährungs-)Therapie/weitere Vorgehensweise
- Meiden von Fertig- und Schokoladenprodukten (Schokoriegel) vor körperlicher Betätigung
- Führen eines Ernährungs- und Symptomtagebuchs
- zur Identifikation des Auslösers soll der Patient die Verpackung des allergieauslösenden Schokoriegels und weiterer symptomauslösender Produkte zur nächsten Ernährungsberatung mitbringen
- Rezeptierung eines Notfallsets

Symptome bei birkenpollenassoziierter Nahrungsmittelallergie

Allergiker, die auf **Birke und andere Frühblüher (Erle, Hasel)** allergisch reagieren, entwickeln ihre Pollensymptome im Frühjahr. In milden Wintern und bei gutem Wetter fangen Erle und Hasel manchmal schon im Dezember an zu blühen. Birken haben ihre Hauptblüte in Mitteleuropa meist im April, nach einem milden Winter manchmal schon Anfang März. Birkenpollen können in geringeren Mengen jedoch bis in den Juni hinein auftreten.

Die Beschwerden einer **birkenpollenassoziierten** Nahrungsmittelallergie äußern sich meist als sog. **orales Allergiesyndrom** (OAS, ▸ Kap. 2.3.1). Es können aber auch gastrointestinale, rhinokonjunktivale (z.B. Niesen, Augenjucken), asthmatische oder **anaphylaktische Reaktionen** auftreten. Letztere sind z.B. nach dem Verzehr von Nüssen, Soja und Karotten beschrieben.[773]

Anamnestisch zeigen mind. 10% der Birkenpollenallergiker allergische Reaktionen nach dem Genuss von Sojaprodukten aufgrund einer IgE-vermittelten Kreuzreaktion auf das **Sojaallergen Gly m 4** (s. auch S. 170).[774] Knapp die Hälfte von ihnen reagieren mit **Urtikaria oder Angioödem** auf das Sojaprotein.[775] Schwere Reaktionen wurden v.a. nach dem Genuss sojaproteinreicher Produkte wie Diätpulver oder Sojadrink (s. S. 172) berichtet, dabei zeigten sich v.a. an Kopf und Rachen heftige Symptome, z.B. Lid- und Gesichtsschwellungen oder ein Larynxödem bis zu Schluckstörungen mit

Erstickungsgefühl und Ohrenschwellungen. Betroffene schildern auch Atemnot, Quaddeln und Schwindel, bei einigen treten Übelkeit und Erbrechen auf. Selten kommt es zu lebensbedrohlichen Reaktionen im Sinne einer Anaphylaxie.[776]

> Das Gefährliche an Kreuzreaktionen ist, dass bei bereits bestehender Allergie, z. B. auf Pollen, der Betroffene schon beim ersten Kontakt mit dem Kreuzallergen, z. B. Sojaeiweiß, akut reagieren kann.[777]

Fallbeispiel 11: Pollenassoziierte Sojaallergie (Michael R.-S., 28 Jahre)

Anamnese
- bekannte Pollenallergie für frühblühende Bäume, Gräser und Getreide
- bisher keine spezifische Immuntherapie
- Patient kam in die Praxis aufgrund der Entwicklung einer Urtikaria nach dem Genuss von **sojahaltigen Getränken** mit erstmaliger Entwicklung eines Larynxödems

Diagnostik
- **Hauttestungen:**
  - Inhalationsallergene im **Prick-Test:** Birke (+++), Erle (+++), Hasel (+++), Gräser (+++), Getreide (+++), Beifuß (++)
  - Prick-zu-Prick-Testung der Nahrungsmittel: unauffälliger Befund für alle getesteten Nahrungsmittel außer **Sojadrink (+++)!**
- **Labor (allergenspezifische IgE-Antikörper): CAP-Klasse 0 für Sojabohne** (f 14 Immuno-CAP, Phadia)

Diagnose
Aufgrund der Anamnese und des positiven Hauttests ist von einer klinisch relevanten **Sojaallergie** auszugehen, die allerdings in der In-vitro-Diagnostik nicht bestätigt werden konnte.

(Ernährungs-)Therapie/weitere Vorgehensweise
- ausführliche Erörterung einer sojafreien Ernährung
- Ausstattung mit einem Notfallset
- außerdem Empfehlung einer systemischen Immuntherapie wegen der ausgeprägten Pollenallergie
- Abklärung des Umfangs der Sojakarenz in der ernährungstherapeutischen Beratung (nur Meidung von Sojadrink und anderen wenig verarbeiteten Sojaprodukten?)

▼

▼

Anmerkung der Autorinnen: Zum damaligen Zeitpunkt standen rekombinante Allergene für die IgE-Diagnostik noch nicht routinemäßig zur Verfügung. In der Literatur wurden bereits Fälle erwähnt, die ausschließlich auf wenig verarbeitete Sojaprodukte reagiert haben. Aus heutiger Sicht handelte es sich bei dem verantwortlichen Sojaallergen vermutlich um das hitzelabile Gly m 4.

Viele Birkenpollenallergiker reagieren mit einer **Kontakturtikaria** bei der Verarbeitung von pollenassoziierten Nahrungsmitteln in roher Form, z. B. beim Schälen von Kartoffeln, Karotten oder Kiwi.[778]

Es ist bekannt, dass Patienten mit Pollenallergie und **atopischer Dermatitis (AD)** eine Verschlechterung der Hautsituation während der Pollensaison erfahren. Inwieweit die pollenassoziierte Nahrungsmittelallergie bei Patienten mit einer **AD** bei entsprechender Sensibilisierung eine Rolle spielt, ist bisher nicht ausreichend geklärt.[779] Einige Studien deuten darauf hin, dass Jugendliche, Erwachsene und Kinder mit **AD und Birkenpollensensibilisierung** auf birkenpollenassoziierte Nahrungsmittelallergene mit einer Ekzemverschlechterung reagieren (▶ Kap. 4.4.4).[780]

Symptome bei beifußpollenassoziierter Nahrungsmittelallergie

Die Saison der **Beifußpollen** dauert in Mitteleuropa etwa von Ende Juni bis in den Herbst hinein mit einer Hauptblüte in Juli und August.

Symptome, die bei einer **beifußpollenassoziierten Nahrungsmittelallergie** auftreten, sind zwar seltener als bei einer Frühblüherallergie, können jedoch sehr schwerwiegend sein.[781] So entwickelt die Hälfte dieser Patienten bei einer mittels Provokation nachgewiesenen **Sellerie-Allergie** systemische Reaktionen (s. auch S. 167).[782] Eine Allergie auf Sellerie kann sich auch im Mund-Rachen-Bereich (z. B. Schwellungen der Lippen oder Zunge, Engegefühl im Hals mit Schluckbeschwerden) oder durch isolierte gastrointestinale Symptome äußern.

Gewürz- und Sellerieallergien sind typische beifußpollenassoziierte Nahrungsmittelallergien und werden deshalb auch als **„Sellerie-Beifuß-Gewürz-Syndrom"** bezeichnet. Da die Kombination aus Birken- und Beifußpollen- sowie Sellerie-Allergie recht häufig ist, entstand außerdem der Begriff des **Birken-Beifuß-Sellerie-Syndroms**[783]: Betroffene Patienten reagieren oft auf eine Vielzahl von pollenassoziierten Obst- und Gemüsesorten sowie auf Gewürze mit Beschwerden.

Symptome bei gräserpollenassoziierter Nahrungsmittelallergie

Pollen von Roggen- und anderen Getreidearten sowie der meisten Süßgräser gehören hierzulande zu den wichtigsten Auslösern einer Pollenallergie. Ihre Saison beginnt im Mai mit einer Hauptblütezeit bis Ende August und kann bis in den Oktober dauern.

Die **gräserpollenassoziierte Nahrungsmittelallergie** wird im Vergleich zu den anderen Formen der pollenassoziierten Allergien hierzulande nur sehr selten beobachtet.[784] Es ist möglich, dass bei dem Verzehr von nicht (ganz) ausgebackenem Mehl Reaktionen auftreten können. In Südeuropa gibt es Tomatenallergien, die damit assoziiert sind.[785]

Anamnese

Die Anzahl der Nahrungsmittel, die bei einer Kreuzreaktion insbesondere auf Birken- und Beifußpollen in Frage kommen, ist sehr groß. Die in Haut- und Bluttests nachgewiesenen Sensibilisierungen sind jedoch nicht immer alle klinisch relevant, so dass eine generelle Meidung aller möglichen pNM unnötig und falsch ist. Die Anamnese nimmt deshalb bei pollenassoziierten Nahrungsmittelallergien einen sehr hohen Stellenwert ein,[786] da sie den Betroffenen überflüssige Einschränkungen ersparen kann.

Beim Nachweis einer pollenassoziierten Nahrungsmittelallergie ist die gezielte **Anamnese** wichtiger als unspezifische Haut- oder Bluttests mit den in Frage kommenden Nahrungsmitteln.[787]

Folgende Fragen grenzen das Spektrum der möglichen pNM ein:

● Leiden Sie unter einem Heuschnupfen/einer Pollenallergie? Wenn ja, gegen welche Pollen sind Sie allergisch? In welchen Monaten haben Sie Beschwerden (der Atemwege)?

Ziel: Pollenprofil bestimmen, um mögliche pNM einzugrenzen

● Welche Symptome können Sie mit dem Verzehr bestimmter Nahrungsmittel in Verbindung bringen? Besser noch sind gezieltere Fragen nach Symptomen nach dem Verzehr der in Frage kommenden pNM, z. B. aus der Gruppe der birkenpollenassoziierten Nahrungsmittel:

  ● Haben Sie Beschwerden, wenn Sie Äpfel essen? Wenn ja, welche?
  ● Können Sie Haselnüsse ohne Einschränkungen vertragen?
  ● Haben Sie Beschwerden beim Schälen von Kartoffeln oder Karotten?
  ● Reagieren Sie nur auf rohe Nahrungsmittel, z. B. Kern- und Steinobst? Oder auch auf gekochte Speisen, z. B. Gemüsesuppe (mit Sellerie)?
  ● Haben Sie schon einmal ein Sojagetränk getrunken und danach Beschwerden bekommen?
  ● Haben Sie schon einmal einen Allergieschock erlitten?

Ziel: klinische Relevanz von pNM erfragen und Schweregrad der Symptome abschätzen

● Treten die Beschwerden erst in Verbindung mit Sport auf, z. B. beim Joggen, nach dem Verzehr eines Rohkostsalats? Treten die Symptome verstärkt auf, wenn Sie Alkohol trinken? Nehmen Sie Säureblocker (Antazida) ein?

Ziel: Triggerfaktoren der allergischen Reaktion abschätzen

Manche der Fragen ergeben sich erst bzw. sind zielgerichteter, wenn ein **Hauttest auf Pollen und/oder pollenassoziierte Nahrungsmittel** vorliegt. Aus dem Sensibilisierungsmuster der allergieauslösenden Pollen lässt sich leicht auf die in Frage kommende Gruppe der pNM schließen. Ein positiver Hauttest auf entsprechende pNM bestätigt den Verdacht für ein bestimmtes Sensibilisierungsspektrum (z. B. Birken-Beifuß-Sellerie-Syndrom).[788]

In der **Ernährungstherapie** hat sich in diesem Zusammenhang der **Allergie-Anamnese-Fragebogen** bewährt (▶ **Abb. 2.2**, S. 36). Auf der Rückseite (Abschnitt Kreuzallergene) ermöglicht er eine Gegenüberstellung der Ergebnisse aus allergologischen Haut- und Bluttests und den Beobachtungen des Patienten hinsichtlich der Verträglichkeit oder den Beschwerden nach Verzehr bestimmter Nahrungsmittel und lässt so Rückschlüsse auf die klinische Relevanz der in Verdacht stehenden pollenassoziierten Nahrungsmittel zu.

> Nur wenn eine nachgewiesene Sensibilisierung auf pollenassoziierte Nahrungsmittel mit klinischen Symptomen einhergeht bzw. der Patient (auch bei negativem Hauttest) spezielle Nahrungsmittel als Ursache seiner Beschwerden identifizieren kann, ist eine **Allergenkarenz ohne orale Provokation** gerechtfertigt.[789]

Die Zuordnung der Symptome gelingt besonders gut beim **oralen Allergiesyndrom** (ausgelöst z.B. durch frische Äpfel oder sonstiges Kern- und Steinobst, rohe Karotten oder Haselnüsse, ▶ **Kap. 2.3.1**). Im Falle schwerer oder **anaphylaktischer Reaktionen** ist dem Patienten bei unverarbeiteten oder nicht täglich verzehrten Nahrungsmitteln der Auslöser ebenfalls oft bekannt (z.B. Larynxödem durch frische Haselnüsse, Anaphylaxie nach Sojadrink). Handelt es sich jedoch um eine Zutat (z.B. Kiwi, Sellerie) in einer aus mehreren Nahrungsmitteln zusammengesetzten Speise (z.B. Obstsalat, Gemüselasagne) ist Detektivarbeit erforderlich. Das Gleiche gilt für **gastrointestinale Symptome**. Hier schaffen ein **Ernährungs- und Symptomtagebuch** und ein Symptomrückgang unter einer **diagnostischen Eliminationsdiät** ohne pollenassoziierte Nahrungsmittel mehr Klarheit (▶ **Kap. 2.2** und ▶ **Kap. 2.9.2**).

Diagnostik

Das diagnostische Vorgehen bei Verdacht auf pollenassoziierte Nahrungsmittelallergien (pNMA) umfasst im Wesentlichen die in ▶ **Kap. 2.1** ausgeführten Methoden. Aufgrund des häufigen Vorkommens von pNMA in der Praxis werden hier noch einige Besonderheiten erwähnt.

Allergietests

Bei bekannter Pollenallergie und bei eindeutiger Anamnese hinsichtlich pNM (z.B. OAS auf Apfel und Pfirsich) ist keine weitere Diagnostik erforderlich. Besteht nur ein Verdacht auf Pollensymptomatik empfiehlt sich zuerst ein **Prick-Test auf Pollen**. Anschließend oder bei unklarer Anamnese empfehlen sich Hauttests, besonders **Prick-zu-Prick-Tests mit nativen Nahrungsmitteln**. Dieser Test hat sich v.a bei baumpollenassoziierten Nahrungsmittelallergien bewährt. Bei instabilen Nahrungsmitteln (z.B. Karotte) ist zwar ein positiver Prick-Test mit käuflichen Extrakten verwertbar, ein negativer jedoch nicht (s. auch ▶ **Kap. 2.4.1**). **Apfelallergene** sind besonders instabil. Beim Prick-zu-Prick-Test mit Apfel sind solche mit hohem Allergengehalt wie „Golden Delicious" oder „Granny Smith" zu bevorzugen.[790] Bei Verdacht auf eine **birkenpollenassoziierte Sojaallergie** empfiehlt sich aufgrund des hitzelabilen Allergens Gly m 4 ein Prick-zu-Prick-Test mit einem wenig verarbeiteten Sojaprodukt.[791] Erfahrungen aus eigener Praxis zeigen eine gute Übereinstimmung mit der Anamnese bei nativer Testung mit Sojadrink.

Wenn der Zusammenhang zwischen der Symptomatik und den Nahrungsmitteln unklar ist, sind zusätzliche **In-vitro-Testungen** erforderlich. Diese sollten allerdings Einzelfällen vorbehalten bleiben, da ihre Aussagekraft wegen der Labilität der Testlösungen limitiert (▶ **Kap. 2.4.2**) ist.

Zuverlässiger als mit kommerziellen Allergenextrakten ist die **IgE-Bestimmung mit rekombinanten Allergenen**. Es handelt sich hierbei um einen Nachweis bestimmter Einzelallergene, der wichtige Informationen darüber liefert, ob eher schwache oder starke bis anaphylaktische Reaktionen zu erwarten sind. So muss z.B. bei einem Nachweis von Cor a 8 (Lipidtransferprotein der Haselnuss) oder Ara h 2 (Speicherprotein der Erdnuss) mit sehr schwerwiegenden Symptomen gerechnet werden, während bei Bet-v-1-Homologen wie Cor a 1 (Haselnuss), Ara h 8 (Erdnuss), und Api g 1 (Sellerie) nur in Einzelfällen bedrohliche Reaktionen beschrieben wurden (s. auch ▶ **Kap. 2.4.3**).[792] Auch im Fall von **Gly m 4** ist die IgE-Bestimmung gegen das in rekombinanter Form angebotene Allergen (ImmunoCap, Phadia, Freiburg) zu bevorzugen, da kommerzielle Sojaextrakte aufgrund des geringen Anteils von Gly m 4 am Gesamtsojaprotein nicht empfindlich genug sind.[793]

In diesem Zusammenhang muss nochmals betont werden, dass die im Haut- oder Bluttest sichtbaren Sensibilisierungen nicht immer eine **klinische Relevanz** haben, also nicht immer zu Symptomen führen. Häufig gibt es sog. **stumme Sensibilisierungen** z.B. auf Weizen- oder Roggenmehl bei Gräserpollenallergie, die kein Verbot dieser Mehle oder daraus hergestellter Produkte rechtfertigen. Ein weiteres Beispiel ist die Kreuzallergie auf Sellerie. So führt eine im Allergietest nachgewiesene Sensibilisierung auf Sellerie bei Beifußpollenallergikern in 42 % der Fälle zu Symptomen, bei Birkenpollenallergikern aber nur bei maximal 20 % der Betroffenen (▶ **Tab. 4.7**).

Umgekehrt werden immer wieder falsch negative Hauttestungen und In-vitro-Tests gesehen. Falls die Anamnese nicht eindeutig ist, kann die weitere Abklärung nur mittels einer Provokation im Anschluss an eine diagnostische Eliminationsdiät erfolgen.

▶ **Tab. 4.7** Diskrepanz zwischen Sensibilisierung und manifester Allergie bei häufigen pollenassoziierten Nahrungsmittelallergien (modifiziert nach Henzgen et al. 2010).

Pollen	pNM	Sensibilisierung	manifeste Allergie
Baumpollen	Apfel	80–90 %	50–65 %
	Haselnuss	70–80 %	40–60 %
	Sellerie	50 %	0–20 %
	Soja	70 %	10 %
Beifußpollen	Sellerie	52 %	42 %
	Gewürze	45 %	14 %

Eliminationsdiät ohne pollenassoziierte Nahrungsmittelallergene

Wenn Anamnese und ärztliche Befunde einen Verdacht auf wenige pNM (z.B. roher Apfel der Sorte Golden Delicious, rohe Karotten) ergeben haben, reicht meistens ein Auslassversuch dieser Nahrungsmittel und die Empfehlung geeigneter Alternativen (z.B. geschälte, allergenarme Apfelsorten, gekochte Karotten).

Besonders bei Verdacht auf eine birken- **und** beifußpollenassoziierte Nahrungsmittelallergie insbesondere mit gastrointestinalen oder Hautsymptomen kommen jedoch viele Nahrungsmittel als Verursacher in Frage, ohne dass bei allen ein klarer anamnestischer Zusammenhang hergestellt werden kann. In diesem Fall ist eine **Eliminationsdiät ohne pollenassoziierte Nahrungsmittelallergene** unter begleitender Führung eines Ernährungs- und Symptomtagebuches der nächste Schritt bei der Suche nach den individuell relevanten Auslösern. Ein Rückgang der Symptome unter dieser Diät ist Voraussetzung für eine nachfolgende orale Provokation und/oder anschließenden Kostaufbau (s. auch ▶ **Kap. 2.9.1** und ▶ **Kap. 2.9.2**).[794]

Der Arbeitskreis „Diätetik in der Allergologie" hat eine **diagnostische Diät** als Standarddiät bei birken- und beifußpollenassoziierter Nahrungsmittelallergie zusammengestellt[795], die eine Ernährungsfachkraft **individuell** an die Ernährungsgewohnheiten und die Ergebnisse der Anamnese anpassen sollte. So muss z.B. ein Patient, der gerne Erdbeeren und Melone isst und diese sicher verträgt, auch während dieser Auslassdiät nicht darauf verzichten.

Erfahrungen aus unserer Praxis zeigen außerdem, dass bei Patienten mit einer Pollenallergie relativ häufig **gleichzeitig eine Histaminintoleranz** vorkommt, insbesondere in der Zeit des Pollenflugs. Die Ursache hierfür liegt möglicherweise in einem Ungleichgewicht zwischen dem im Organismus anfallenden Histamin (durch die Pollinosis und durch histaminreiche Nahrungsmittel) und dem Histaminabbau (s. auch S. 19). Eine entsprechende Kombinationsdiät bei alleiniger Birkenpollensensibilisierung und gleichzeitigem Verdacht auf Histaminintoleranz ist in ▶ **Tab. 4.8** beschrieben.

► **Tab. 4.8** Eliminationsdiät bei Verdacht auf birkenpollenassoziierte Nahrungsmittelallergie und Histaminintoleranz.

Lebensmittel-gruppe	Geeignet: meist verträglich bei birkenpollenassoziierter Allergie, *histaminarm*	Nicht geeignet: eher nicht verträglich bei birkenpollenassoziierter Allergie, ggf. *histaminreich*
Getränke	• Kaffee, schwarzer und grüner Tee • Mineralwasser • Brennnesseltee • Hibiskus-, Malventee, Rooibostee • erhitzte Fruchtsäfte und Fruchtsäfte aus Konzentrat*	• **Fenchel-, Pfefferminztee** • **Gemüsesäfte (insbes. Selleriesaft,** Tomatensaft**)** • frisch gepresste Säfte • naturtrüber Apfelsaft • *milchsauer vergorene Gemüsesäfte, z. B. Sauerkrautsaft* • *Kakao*, Kakaogetränkepulver (evtl. Nüsse enthalten) • alkoholische Getränke
Gemüse und Salat	• Artischocke, Blumenkohl, Bohnen (grün), Brokkoli, Champignons, Erbsen (grün), Grünkohl, Hülsenfrüchte (Ausnahme Soja und Mungobohnen, siehe rechts), Kohlrabi, Mais, Meerrettich, Olive, Pilze, Porree, Radieschen, Rettich, Rhabarber, Rosenkohl, Rotkohl, Sauerampfer, Salatgurke, Schalotte, Spargel, Spitzkohl, Steckrübe, Weißkohl, Wirsingkohl • Chinakohl, Eisbergsalat, Endiviensalat, Feldsalat, Kopfsalat	• Aubergine*, Avocado, Batate*, Chicorée*, Fenchel, **(rohe) Karotte, Paprika**, Zucchini*, Pastinake* • **(rohe) Sellerie, rohe Tomate** • **Sojaprodukte** (nicht fermentiert) wie Sojadrink, Tofu, Sojajoghurt, Sojaflocken, Sojasprossen • Mungobohnen (-sprossen) • Gemüsefertiggerichte • *Sauerkraut und milchsaueres Gemüse (z. B. milchsaures Bohnengemüse, Essiggurken, Rote Beete)* • *Spinat* • *Tomatenmark, -ketchup, -soße, -suppe*
Kartoffeln	• Kartoffeln, gekocht	• rohe Kartoffeln und Zubereitungen daraus
Obst	• Weintrauben, Melone • Zitrusfrüchte • Beerenobst außer Erdbeeren • *Himbeeren in kleinen Mengen* • Kern- und Steinobst erhitzt (z. B. als Kompott) • Trockenobst (z. B. Rosinen)	• **Apfel**, Aprikose, Birne, Hagebutte*, Holunder*, **Kirsche, Kiwi**, Litschi, Mango, **Nektarine, Pfirsich**, Pflaume, Quitte*, Schwarzdorn*, Weißdorn*, Zwetschge • *(reife)* **Banane** • *unreife Ananas*, Erdbeeren
Nüsse und Samen	• keine Nüsse • Samen nur sofern sicher verträglich, z. B. Mohn, Sesam, Sonnenblumenkerne • gegarte Mandeln	• **Haselnüsse,** *Walnüsse* • **rohe Mandeln** • andere „Nüsse", z. B. Pistazien, Cashewnuss • Erdnüsse • *Nuss-Nougat-Creme, Schokolade, Nougat* • Kuchen und Gebäck mit Haselnüssen u/o. *Schokolade*
Getreide-produkte	z. B.: • Mischbrot oder fein vermahlenes Vollkornbrot, jeweils gut durchgebacken, • Knäckebrot • blütenzarte Haferflocken • Reis, Nudeln	• **Nussbrot** • Frischkornbrei • *Kuchen und Backwaren mit Schokolade* und Nüssen • *Brottrunk (milchsauer vergoren)*

▶ **Tab. 4.8** Fortsetzung.

Lebensmittel-gruppe	Geeignet: meist verträglich bei birkenpollenassoziier-ter Allergie, *histaminarm*	Nicht geeignet: eher nicht verträglich bei birkenpollenassoziierter Allergie, ggf. *histaminreich*
Fleisch, Wurst	● frisches oder tiefgekühltes (TK) Fleisch ● Putenbrust (nur mit Salz gewürzt) ● selbst hergestellter Bratenaufschnitt (frisch oder TK)	● **fertige Fleischzubereitungen wie** Wurst, Würstchen, Kassler (enthalten Gewürze) ● ***Rohwurst und Rohschinken** wie Salami, Cervelatwurst, Mettwurst, Westfälischer Schin-ken, Parmaschinken, Tiroler Speck, Bündner Fleisch* ● *Innereien, Leberwurst* ● *nicht ganz frisches Hackfleisch* ● *Fleischsalat (Theke)*
Fisch und Fischprodukte Schalentiere	● tiefgekühlter Fisch ohne Zusätze (Ge-würz, Kräuter etc) ● fangfrischer Fisch	● ***Fisch**, solange nicht sicher ganz frisch* ● ***Fisch und Fischkonserven** der Sorten: Thun-fisch, Sardinen, Hering, Makrele* ● *gesalzene und geräucherte Fischprodukte wie Rollmops, Matjeshering, Bückling, Schillerlocken* ● *Fisch im Restaurant (je nach Frische)* ● ***Schalentiere** (Histaminliberatoren)*

Milch und Milchprodukte	● Frischmilch, Joghurt, Quark, Sahne, Kon-densmilch
	● Käse:
	  – Frischkäse, Butterkäse, junger Gouda, Edamer
	  – Mozarella, Schafskäse
		● ***Käsesorten mit langer Reifezeit** (Hartkäse wie alter Gouda und Emmentaler, Cheddar, Bergkäse, Parmesan)*
		● ***voll- und überreife Schimmelpilzkäse** wie Camembert, Brie, Gorgonzola*
		● ***Rohmilchkäse** (Emmentaler, Roquefort)*
		● ***Kakao, Schokoladenpudding***

Eier	● Eier (frisch)	● aufgewärmte Eierspeisen ● Soleier
Fette und Öle	● Butter, Margarine (vorzugsweise Diätmargarine, z. B. von Becel, Rau, Vitareform) ● Pflanzenöle (vorzugsweise Rapsöl, Olivenöl)	● Speiseöle mit eingelegten Kräutern ● Kaltgepresste Öle aus kleinen Mühlen (Kontaminationsrisiko mit Nussbestandteilen)
Gewürze	● Salz (jodiert, auch mit Folsäure) ● Kapern ● Weißer Pfeffer ● Muskat, Nelke ● Meerrettich ● Knoblauch, Zwiebeln ● Schnittlauch, Kresse ● Zucker ● Mohn, Vanille ● sellerie- und gewürzfreie Brühe (z. B. von Frugola®) ● Essigessenz	● **Anis**, Basilikum*, Bohnenkraut*, Cayenne-pfeffer, Chili, **Curry**, Cumin, Dill, Kerbel*, **Koriander, Kümmel**, Lavendel*, Liebstöckel, Majoran, Melisse, Minze, Oregano, Paprika, Petersilie, Pfeffer (grün, schwarz, bunt), Pfef-ferminze, Rosmarin, Salbei, **Selleriegewürz und -salz**, Thymian ● ***Balsamico- und Rotweinessig*** ● ***Sojasoße, Würzsoßen, Miso*** ● **gekörnte Brühe**, Brühwürfel, Fondor ● Gewürzmischungen ● Gewürzsenf

► **Tab. 4.8** Fortsetzung.

Lebensmittel-gruppe	Geeignet: meist verträglich bei birkenpollenassoziier-ter Allergie, *histaminarm*	Nicht geeignet: eher nicht verträglich bei birkenpollenassoziierter Allergie, ggf. *histaminreich*
Verschiedenes	• **frisch zubereitete Speisen**, *ggf. schnell einfrieren und aufwärmen* • Zuckerrübenkraut (Sirup) • Karamell, Traubenzucker • Popcorn • Vanilleeis • Vanille- und Grießpudding • selbst hergestellte Kuchen und Kekse • Marmelade (ohne Gewürze)	• *lang gelagerte und/oder warm gehaltene Lebensmittel* • **Fertigprodukte, die eins der o.g. Lebensmittel enthalten** • **Diätpulver mit Sojaeiweiß** • Fertig- und Halbfertigsuppen, Fonduesoßen • **Salatdressings, -kräutermischungen** • Tiefkühlgemüse mit fertigen Soßen • *Tomatenmark, -ketchup, -soße, -suppe* • **Honig**, Marmelade mit Gewürzen • **Lebkuchen**, Printen, Pfefferminzbonbons • **gewürztes Salz-, Knabbergebäck** (z.B. Chips etc.)

* meist verträglich; *kursiv*: „histaminreich"; **fett**: häufig unverträglich
Die Liste erhebt keinen Anspruch auf Vollständigkeit.
Die Zutatenliste ist immer zu beachten, im Zweifel beim Hersteller nachfragen!
Der Patient sollte den Diätplan nur in Verbindung mit einer Ernährungsberatung durch eine allergologisch spezialisierte Ernährungsfachkraft erhalten.

Fallbeispiel 12: Kombinierte birkenpollenassoziierte Nahrungsmittelallergie und Histaminintoleranz (Sonja M., 27 Jahre)

Anamnese

Frau M. berichtete über häufige Übelkeit, einen aufgeblähten Bauch, Kopfschmerzen und niedrigen Blutdruck nach dem Genuss von verschiedenen Nahrungsmitteln: Lang gereifter Käse führte zu Migräne, nach Thunfischpizza kam es zu Hautjucken, Kopfschmerzen, Blähungen und Übelkeit. Sauerkraut und Schokolade verursachten ebenfalls Migräne und Übelkeit. Frau M. trank schon seit Jahren keinen Alkohol mehr.

Seit dem vierten Lebensjahr litt sie unter einer atopischen Dermatitis, der letzte schwere Schub war im Alter von zwölf Jahren, aktuell bestand noch ein schwaches Ekzem an den Beinen. Eine Pollenallergie gegen frühblühende Bäume und Gräser war seit der Grundschule bekannt. Ihr Beschwerdemaximum bestand zur Zeit des Baumpollenflugs, bei Gräserpollenflug hatte sie kaum Symptome. Auf rohen Apfel, Haselnuss, rohe Karotte und Kiwi reagierte sie mit einem OAS (Kribbeln und Kratzen im Mund und Rachen). Bei rohen Erdbeeren war sie sich nicht sicher, ob sie diese vertrage, da sie diese nicht isoliert aß.

▼

Selleriegewürz in Fertigbrühen und weißer Pfeffer waren wahrscheinlich verträglich.

Die Patientin kam zur Ernährungsberatung mit dem Anliegen, die verantwortlichen Auslöser für ihre Symptome zu finden und Empfehlungen zu verträglichen Nahrungsmittelalternativen zu erhalten. Sie verzichtete prophylaktisch auf viele Gewürze, alle Apfelsorten, Tomaten, Spinat und Fisch, hatte aber dennoch Beschwerden.

Diagnostik

Die allergologische Diagnostik an der Universitätshautklinik in B. ergab folgende Befunde:

• **Hauttestungen:**
  – Prick-Test mit Inhalationsallergenen: stark positive Reaktion für Hasel, Erle und Birke (+++) sowie für Gräser (+++) und Roggen (+++), Ambrosia (Ragweed) und Beifuß waren negativ
  – Prick-zu-Prick-Testung der Nahrungsmittel: schwach positive Reaktion für Apfel (+), Erdbeere (+), Haselnuss (+), Sojabohne (+), Sellerie (+), Kümmel (+)
• **Labor (allergenspezifische IgE-Antikörper):**
  CAP-Klasse 6 für Birke, CAP-Klasse 4 für Hasel, CAP-Klasse 0 für Beifuß, Spitzwegerich und Latex

▼

▼
● Die **Diaminoxidase-Aktivität (DAO)** im Serum betrug 6,13 U/ml und war damit mäßig erniedrigt (Referenzbereich <10).

Diagnosen (Uniklinik)
● Histaminintoleranz
● atopische Dermatitis
● Rhinoconjunctivitis allergica mit Typ-I-Sensibilisierungen gegen frühblühende Bäume sowie Gräser/Getreide
● orales Allergiesyndrom nach Genuss von Haselnuss, Apfel und Steinobst

Nach **histaminarmer Diät** der Uniklinik B. hatten sich ihre Symptome deutlich gebessert, sie litt jedoch immer noch unter gastrointestinalen Beschwerden sowie starker Abgeschlagenheit und Unkonzentriertheit.

(Ernährungs-)Therapie/weitere Vorgehensweise
Die Patientin erhielt eine ausführliche Anleitung für eine **histaminarme Eliminationsdiät ohne birkenpollenassoziierte Nahrungsmittel** (▶ Tab. 4.8). Nach 14 Tagen konsequenter Diät war sie symptomfrei.
Die Oecotrophologin besprach mit der Patientin (nach Rücksprache mit der zuständigen Allergologin) den anschließenden **Kostaufbau** unter begleitender Führung eines Ernährungs- und Symptomtagebuchs. Hier zeigten sich folgende Nahrungsmittel als unverträglich: Gouda (mehr als 1 Scheibe), Hackfleischgerichte und Fischkonserven (Blähungen, Übelkeit), rohe Erdbeeren (OAS). Gut vertragen werden die Apfelsorten Elstar und Boskop (auch roh, aber geschält), Erdbeermarmelade, kleine Mengen roher Schinken, weißer und schwarzer Pfeffer sowie italienische Gewürze, gekochte Karotten, Pfefferminztee, zwei kleine Tomaten und tiefgefrorener Fisch. Es folgten weitere Beratungsgespräche zur Begleitung des weiteren Kostaufbaus und zur Auswertung eines Ernährungsprotokolls mit Überprüfung der Nährstoffversorgung. Die Ärztin empfahl ihr eine spezifische Immuntherapie gegen Birkenpollen.

Provokation und/oder Kostaufbau

Haben sich die Symptome des Patienten unter der diagnostischen Eliminationsdiät deutlich gebessert, ist der nächste Schritt die Provokation und/ oder ein Kostaufbau. Bei Nahrungsmitteln wie Nüsse oder Sellerie, bei denen schwerere Reaktionen zu erwarten sind (z.B. Larynxödem oder ana-

phylaktische Reaktionen), werden je nach Ernährungsvorlieben des Patienten und Zuverlässigkeit der Anamnese eine strikte Karenz oder eine orale Provokation (evtl. unter stationären Bedingungen) empfohlen.

> Eine sichere Differenzierung zwischen einer Sensibilisierung und einer klinisch relevanten Nahrungsmittelallergie ist nur durch eine **orale Provokation** möglich!

Goldstandard der Provokation ist auch bei der pollenassoziierten Pollenallergie die **DBPCFC** (s. auch S. 76), hier empfiehlt sich eine **Zwei-Stufen-Provokation** mit den Nahrungsmitteln unter ärztlicher Aufsicht (Methode nach Ballmer-Weber)[796]:

1. **Schleimhautprovokation/ Verummahlzeit**: Im Abstand von 15 Minuten jeweils 5/10/20/40 ml des Nahrungsmittels eine Minute im Mund belassen, dann ausspucken.

2. **Placebomahlzeit**: nach einer Stunde im Abstand von 15 Minuten jeweils 5/10/20/40 ml des Nahrungsmittels eine Minute im Mund belassen, dann ausspucken.
Bewertung: positiv, wenn ein OAS zu drei Zeiten bei negativer Placeboreaktion aufgetreten ist.

3. **systemische Provokation**: Allergenhaltiges Getränk (10/20/40/80 ml) trinken.
Nach einem Tag placebohaltiges Getränk (10/20/40/80 ml) trinken.
Bewertung: positiv, wenn Symptomatik zu drei Zeiten bei negativer Placeboreaktion aufgetreten ist.

In der Regel ist eine Ernährungsfachkraft für die Verblindung, Maskierung und Reihenfolge der Verum- und der Placebomahlzeit verantwortlich (s. auch S. 77).

In der Praxis ist es in der Regel nicht möglich und auch nicht notwendig, alle in der Eliminationsdiät weggelassenen pNM einzeln in einer oralen Provokation auszutesten (s. S. 77 und S. 79). Das gilt besonders für Patienten, die ausschließlich mit **leichten Symptomen** wie OAS oder gastrointestinalen Symptomen reagieren. Nahrungsmittel, die anamnestisch wahrscheinlich gut verträglich sind, kann der Patient unter Anleitung der Ernährungsfachkraft zu Hause vorsichtig austesten (s. Fallbeispiel 12, S.163).

Nachfolgend sind allgemeine Empfehlungen zum Kostaufbau für Patienten mit Verdacht auf pollenassoziierte Nahrungsmittelallergien formuliert.

ⓟ Praxistipp
Allgemeine Empfehlungen zum Kostaufbau bei pNMA

- **Prinzip:** Im Kostaufbau führen Sie nach und nach unter Anleitung der Ernährungsfachkraft Nahrungsmittel, die Sie bisher während Ihrer diagnostischen Eliminationsdiät gemieden haben, wieder in Ihren Speiseplan ein.
- **Bitte sprechen Sie die folgenden Empfehlungen zunächst mit Ihrem Arzt ab.** Sollten lebensbedrohliche Reaktionen beim Verzehr bestimmter Nahrungsmittel (z. B. Sellerie, Nüsse, Soja) nicht ausgeschlossen sein, darf ein Austesten dieser Nahrungsmittel nur unter ärztlicher Kontrolle erfolgen (orale Provokation).
- Starten Sie den Kostaufbau bei Symptomfreiheit bzw. wenn es Ihnen möglichst gut geht.
- Testen Sie die Nahrungsmittel im Abstand von 2 bis 3 Tagen. Bei Spätreaktionen kann nach Absprache auch ein längerer Abstand notwendig sein.
- Beginnen Sie in Absprache mit Ihrem Arzt und der Ernährungsfachkraft mit wahrscheinlich verträglichen Nahrungsmitteln. Keinesfalls sollten vorher klar diagnostizierte bzw. bekannte Nahrungsmittelallergene gegessen werden.
- Beginnen Sie mit einfach zusammengesetzten Nahrungsmitteln (z. B. eine neue Gemüsesorte).
- Beginnen Sie immer, wenn möglich, mit dem betreffendem Nahrungsmittel in erhitzter Form, z. B. erst Apfelkompott (selbst hergestellt), am nächsten Tag frischer Apfel (allergenarme Sorte, geschält, z. B. Boskop oder Gloster).
- Steigern Sie dabei die Menge, d. h. Beginn mit einer sehr kleinen Menge, die dann bei Verträglichkeit bis zu einer normalen Portion gesteigert wird.
- Sollten Symptome auftreten, meiden Sie in Zukunft das unverträgliche Nahrungsmittel. Warten Sie bis die Symptome abklingen, erst dann können Sie weitere Nahrungsmittel

▼

▼

testen. Wenn Sie sich nicht sicher sind, ob die Symptome auf das ausprobierte Nahrungsmittel zurückzuführen sind, sollten Sie zu einem späteren Zeitpunkt das Nahrungsmittel noch einmal testen.
- Bitte führen Sie während des Kostaufbaus ein Ernährungs- und Symptomtagebuch. Dauer:_____Tage.
- Ihr nächstes Beratungsgespräch in meiner Praxis haben wir für _____, den _____um _____Uhr vereinbart.

Differenzialdiagnostik

Bei Nachweis einer Pollensensibilisierung ist die Diagnostik einer pollenassoziierten Nahrungsmittelallergie einfach. Manchmal ist der Zusammenhang mit einer Pollenallergie allerdings nicht gegeben, dann sind differenzialdiagnostisch das **Latex-Frucht-Syndrom** (▶ Kap. 4.1.5) oder Reaktionen auf **Lipidtransferproteine** abzugrenzen. Da bei pollenassoziierten Nahrungsmittelallergien meistens die Symptome des oralen Allergiesyndroms im Vordergrund stehen, ist nur in seltenen Fällen eine Abgrenzung gegenüber der **Fruktosemalabsorption** (▶ Kap. 4.3.4) schwierig. Bei anamnestischer Unverträglichkeit von Obst, Gemüse, Gewürzen und alkoholischen Getränken ohne IgE-Nachweis gegenüber Pollen und Nahrungsmitteln ist auch an eine pseudoallergische NMU (▶ Kap. 4.3.2) zu denken.

ⓟ Praxistipp
Allergie auf Lipidtransferproteine (LTP)
Patienten, die auf typische pollenassoziierte Nahrungsmittelallergene (insbesondere der Rosengewächse), jedoch auch in erhitztem Zustand, mit allergischen Symptomen reagieren haben möglicherweise eine Allergie auf sog. Lipidtransferproteine (LTP). Betroffen sind häufig Patienten mit Herkunft aus **mediterranen Ländern**.
LTP sind **hitze- und verdauungsstabil** und können daher zu schweren allergischen, teilweise anaphylaktischen Reaktionen führen. Die

▼

▼

Ursache liegt wahrscheinlich in einer primär gastrointestinalen Sensibilisierung auf Nahrungsmittel-LTP (v. a. Pru p 3 in reifen Pfirsichen) und nicht in der Folge einer Pollenallergie, obwohl sich LTP auch in Pollen befinden und damit ein Hauttest auf Pollenextrakt positiv ausfallen kann.

Durch **Einzelallergenbestimmung** mit rekombinanten Allergenen ist es mittlerweile möglich, zu prüfen, ob eine Sensibilisierung auf LTP oder Bet-v-1-Homologe vorliegt, um so den Schweregrad der Reaktion abzuschätzen (▶ **Kap. 2.4.3**). LTP sind **in Pflanzen** weit verbreitet und finden sich v. a. in den äußeren Schichten der Früchte und Gemüsesorten. Die folgende Liste nennt die zurzeit bekannten Auslöser einer Nahrungsmittelallergie auf LTP.[797]

Vorkommen von Lipidtransferproteinen in pflanzlichen Nahrungsmitteln:

- Pfirsich (Pru p 3), Pflaume, Aprikose, Kirsche, Birne, Apfel (Mal d 3), Weintraube (Vit v 1), Kiwi
- Honig- und Wassermelone
- Haselnuss (Cor a 8), Walnuss, Pistazie
- Karotte, Sellerie, Fenchel, Spargel
- Tomate, Kartoffel
- Erdnuss (Ara h 9), Sojabohne (Gly m 1)
- Kohlsorten, Raps
- Mais, Gerste, Weizen (Tri a 14) (Gramineae)

Fallbeispiel 13: Verdacht auf Nahrungsmittelallergie gegen Lipidtransferproteine (Maria B., 50 Jahre)

Anamnese

Frau B. ist gebürtige Italienerin und wohnt seit 10 Jahren in Deutschland. Sie kam zur Ernährungsberatung wegen unklarer Nahrungsmittelunverträglichkeiten. So schilderte sie Augenschwellungen und Bauchschmerzen nach dem Essen von frischen Äpfeln und Nektarinen. Apfelmus, Pfirsichkompott sowie selbst gekochte Suppen mit Sellerie, Spargel und Kartoffeln führten bei ihr zu Sodbrennen, Blähbauch und Durchfall, manchmal auch zu Angioödemen. Nach dem Verzehr von Salzkartoffeln und Brokkoli traten bei ihr Ödeme an den Fingern auf.

▼

▼

Nach hellen Weizenbroten und Spaghetti bekam sie massive Blähungen und Augenschwellungen. Zur diagnostischen Abklärung von (pollenassoziierten) Lebensmittelallergien empfahl ihr die Ernährungsfachkraft, einen allergologisch spezialisierten Arzt aufzusuchen.

Diagnostik

- **Hauttestungen:**
  - Standardtestung für die Inhalationsallergene unauffällig.
  - Prick-zu-Prick-Testung Nahrungsmittel: Apfel, Pfirsich und Nektarine (++), Sellerie (+++), Kartoffel (+)
- **Labor (Allergenspezifische IgE-Antikörper):** Frühblüher-, Beifuß- und Roggenpollen; Weizen- und Roggenmehl, Sojabohne, Sellerie, grüner Apfel → alle CAP-Klasse 0
- **Zöliakiediagnostik negativ:** Gliadin-IgA-AK, Gliadin-IgG-AK, Gewebetransglutaminase: IgA im Normbereich

Diagnose: Verdacht auf Nahrungsmittelallergie gegen Lipidtransferproteine

(Ernährungs-)Therapie

- ausführliche Beratung zum möglichen Vorkommen von Lipidtransferproteinen
- Empfehlung eines Auslassversuches ohne Nahrungsmittel mit LTP, insbesondere Äpfel, Pfirsiche, Nektarinen, Kartoffeln, Sellerie, Spargel, Brokkoli und Weizen
- Beratung zu Alternativen (z. B. weizenfreie Brote und Nudeln, Banane, Orangen sowie Gemüsesorten, die sie anamnestisch immer gut vertragen hat)
- Führen eines Ernährungs- und Symptomtagebuchs
- Klärung der klinischen Relevanz bevorzugter Nahrungsmittel mit bekanntem Gehalt an LTP durch Provokation unter ärztlicher Aufsicht außer den bekannten unverträglichen Nahrungsmitteln

Ernährungstherapie

Art und Umfang der für den einzelnen Patienten relevanten pollenassoziierten Nahrungsmittelallergene ergeben sich im Wesentlichen aus dem individuellen **Pollenprofil** und der oben beschriebenen Diagnostik. Pollenallergiker sollten jedoch nur diejenigen Nahrungsmittel meiden, die momentan nicht vertragen werden.

Die häufigsten pollenassoziierten Nahrungsmittelallergien betreffen die der **Baumpollenallergiker** (Birken-, Erlen- oder Haselpollen). Dagegen müssen nur ca. 20 % der **Beifußpollenallergiker** mit einer Kreuzallergie rechnen und deshalb auf bestimmte Nahrungsmittel verzichten. **Gräserpollenallergiker** leiden nur sehr selten unter den Symptomen einer Kreuzallergie, obwohl der Allergietest auf einzelne gräserpollenassoziierte Nahrungsmittel häufig positiv ausfällt. Einschränkungen ihres Speiseplans sind deshalb kaum erforderlich.

Allergene und ihre allergene Potenz

Unter den identifizierten **Birkenpollenallergenen** sind v. a. das Bet v1 und das Bet v2 für Kreuzreaktionen zu pflanzlichen Nahrungsmitteln verantwortlich. Die meisten Patienten reagieren auf **Bet v1**, das Majorallergen der Birke. Es stellt deshalb das **Leitallergen** der baumpollenassoziierten Nahrungsmittelallergien dar.[798]

Kreuzreagierende Strukturen finden sich insbesondere in Nüssen, in Kern- und Steinobst aus der Familie der Rosengewächse, in Gemüse und Gewürzen der Doldenblütler (v. a. Sellerie und Karotte), in Sojaprodukten (Gly m 4) sowie in Kartoffeln.[799] Ihre Allergene gehören zu den **Pathogenesis-related Proteins (PR)**, auch **Stressproteine** genannt. Pflanzen produzieren diese Proteine unter Stress oder bei Verletzung. Unter Züchtungsbedingungen dient die Produktion der Stressproteine zum Schutz der Pflanze vor Umweltschadstoffen.[800] Birkenpollenassoziierte Nahrungsmittelallergene, insbesondere Bet-v1-homologe Proteine in Kern- und Steinobst, verursachen in der Regel eher **milde Symptome** im Sinne eines OAS. Es können aber auch sehr heftige Reaktionen auftreten (z. B. nach dem Verzehr von Haselnüssen, Karotten, Sellerie oder Sojaprodukten).[801]

Bet v2 ist das **Minorallergen** der Birke und gehört zur **Gruppe der Profiline**. Diese Proteine kommen in jeder Zelle vor, so auch in fast allen Pollenarten. Eine Sensibilisierung gegen Profiline ist zwar selten (etwa 10–20 % der Birkenpollenallergiker), wer jedoch sensibilisiert ist, reagiert auf die Mehrzahl der in ▶ **Tab. 4.9** (S. 168) dargestellten kreuzallergenen Pflanzenfamilien der Birke bzw. ihre pNM allergisch.[802]

🅿 Praxistipp

Bei einer Allergie gegen **Baumpollen bzw. Frühblüher** (Birken-, Erlen- oder Haselpollen) werden die häufigsten Kreuzreaktionen nach frischem Stein- und Kernobst aus der Familie der Rosengewächse beobachtet. Jeder zweite Birkenpollenallergiker entwickelt eine Kreuzreaktion gegen rohen Apfel. Diese Apfelallergie ist praktisch immer mit einer Pfirsichallergie gekoppelt, häufig auch mit einer Allergie gegen Kirsche, seltener gegen Pflaume, Aprikose und Birne. Wer auf Baumpollen allergisch reagiert, kann gleichzeitig auch noch Kreuzallergien gegen Nüsse (v. a. Haselnuss), exotische Früchte (v. a. Kiwi), verschiedene rohe Gemüse aus der Familie der Doldenblütler (Sellerie, Karotte) und der Nachtschattengewächse (Tomate, Kartoffel) entwickeln (▶ **Tab. 4.9**).[803] Möglich sind auch Kreuzreaktionen nach dem Genuss von wenig verarbeiteten Sojaprodukten (s. S. 172).

Beifußpollenallergiker reagieren v. a. auf Karotte, Sellerie sowie verschiedene Gewürze und Kräuter allergisch. Reaktionen auf pNM sind insgesamt seltener als bei Baumpollenallergikern, können dafür viel schwerer ausfallen. Insbesondere bei beifußpollenassoziierter **Sellerie- oder Senfallergie** muss auch mit anaphylaktischen Reaktionen gerechnet werden (s. u.). Allergische Reaktionen auf **Senfsamen bzw. -körner** sind zwar eher selten und dann bevorzugt bei Erwachsenen, können aber schon nach dem Verzehr kleinster Mengen (oberer Mikrogrammbereich) auftreten.[804] Reaktionen auf **Gewürze** führen trotz häufig positiver Testergebnisse seltener zu Symptomen als erwartet. Weitere beifußpollenassoziierte Nahrungsmittelallergien können sich gegen Kiwi, Melone, Mango und Litschi, Weintrauben, Sonnenblumenkerne und Pistazien richten (▶ **Tab. 4.9**).[805]

▶ **Tab. 4.9** Mögliche pollenassoziierte Nahrungsmittelallergien unter Berücksichtigung des Pollenprofils und der zugehörigen Pflanzenfamilien (nach Arbeitskreis Diätetik in der Allergologie 2009e, Ballmer-Weber 2008, Jäger et al. 2008, Henzgen et al. 2010).

Pollen	Pflanzenfamilie	pollenassoziierte Nahrungsmittel*
Baumpollen (Birke, Hasel, Erle) Leitallergen: Birke	Rosengewächse (Rosaceae)	**rohes Kern- und Steinobst** wie ● **Apfel, Pfirsich, Nektarine, Kirsche** ● Pflaume, Aprikose, Birne, Erdbeere ● rohe Mandel
	● Haselgewächse ● „Nüsse" (Samen unterschiedlicher Pflanzenfamilien)	● **Haselnuss, Walnuss** ● andere „Nüsse"
	exotische Früchte	**Kiwi**, Litschi, Mango, Maracuja, Avocado, Banane
	Doldenblütler (Umbelliferae)	● Gemüse, v. a. **Sellerie, (rohe) Karotte**, Fenchel ● Gewürze und Kräuter wie **Selleriegewürz, Anis, Koriander, Kümmel**, Petersilie, Dill, Liebstöckel
	Nachtschattengewächse (Solanaceae)	● **rohe Kartoffel** (bei Berührung) ● Gemüse: v. a. **rohe Tomate**, Paprika ● Gewürze: Chilipfeffer, Cayenne
	Lippenblütler (Labiatae)	Gewürze und Kräuter wie z. B. Basilikum, Oregano, Majoran, Thymian, Pfefferminze, Rosmarin, Salbei, Melisse
	Hülsenfrüchte (Leguminosae)	● **Sojabohne** (Gly m 4, z. B. in Sojadrink, -dessert, Tofu) ● Erdnuss, Lupine
Kräuterpollen Leitallergen: Beifuß	Korbblütler (Compositae)	● **Gewürze und Kräuter** wie z. B. **Beifuß, Kamille**, Estragon ● Sonnenblumenkerne, Artischocke
	Doldenblütler (Umbelliferae)	● Gemüse, v. a. **Sellerie, Karotte**, Fenchel ● **Gewürze und Kräuter** wie z. B. **Selleriegewürz, Anis, Curry** (Mischgewürz), **Kümmel, Koriander, Petersilie**, Dill, Liebstöckel
	Lippenblütler (Labiatae)	Gewürze und Kräuter wie z. B. Basilikum, Oregano, Majoran, Thymian, Pfefferminze, Rosmarin, Salbei, Melisse
	Pfeffergewächse (Piperaceae)	grüner und schwarzer Pfeffer
	Nachtschattengewächse (Solanaceae)	● **rohe Kartoffel** (bei Berührung) ● Gemüse, v. a. **rohe Tomate, Paprika**, Aubergine ● Gewürze: **Chilipfeffer**, Cayenne
	Kürbisgewächse (Cucurbitaceae)	● **Melone** ● Zucchini, Gurke, Kürbis
	Sumachgewächse (Anacardiaceae)	● Mango ● Pistazie, Cashewkerne
	Verschiedenes	● Senfsaat, -körner, Kohl (Brassicaceae) ● **Kiwi**, Litschi, Weintrauben ● Ingwer, Zimt

► **Tab. 4.9** Fortsetzung.

Pollen	Pflanzenfamilie	pollenassoziierte Nahrungsmittel*
Gräser- und Getreidepollen	Hülsenfrüchte (Leguminosae)	**Erdnuss**, Soja, Lupinenmehl
	Getreide (Gramineae)	• **wenig verarbeitete Getreideprodukte** aus Roggen-, Weizenmehl oder Gerste • v. a. rohes Getreide (Frischkornbrei, Müsli) • Mehlstaub
	Nachtschattengewächse (Solanaceae)	**rohe Tomate**
	Sonstige	**Wasser- und Honigmelone**, Banane, Kiwi, Mangold, Pfeffer, Zimt, Pfefferminz, Sesam, Sonnenblumenkerne

* fett gedruckt: häufige pollenassoziierte Nahrungsmittel*

P Praxistipp

Kräuterpollenallergiker (hauptsächlich Beifußpollen) entwickeln v. a. Kreuzreaktionen gegen Gemüse, Gewürze und Kräuter. Am bekanntesten sind Kreuzreaktionen nach dem Genuss von Sellerie (hier auch im gekochten Zustand wie z. B. in Suppen), aber auch bei Verzehr der zur gleichen Pflanzenfamilie der Doldenblütler gehörenden Karotten, Petersilie und Fenchel sowie einigen Gewürzen (z. B. Anis, Sellerie, Beifuß). Bei isolierter Beifußpollenallergie werden Haselnüsse und Obst aus der Gruppe der Rosengewächse vertragen.[806] Weitere mögliche beifußpollenassoziierte Nahrungsmittel sind in ► Tab. 4.9 erfasst.

Pollenassoziierte Nahrungsmittel enthalten unterschiedliche **Allergene, die z. T. hitzestabil, z. T. hitzelabil sind:**

• Pollenassoziierte **Obst- und Gemüsesorten** der Bet-v-1-Gruppe sind in der Regel **hitzelabil**, so dass sie gekocht vertragen werden (z. B. Stein- und Kernobst).

• Die Hauptallergen des **Apfels** (Mal d 1) ist sehr instabil gegenüber Wärmebehandlung und enzymatischer Verdauung, so dass es meist nur Symptome im Mund- und Rachenraum (OAS) auslöst. Es hat seine höchste Konzentration in der Schale und im Kerngehäuse. Zum Teil durch Schälen, aber besonders durch Erhitzen verliert das Allergen deshalb seine allergene Wirkung (s. auch S. 171).

• Die meisten Haselnussallergiker in Europa reagieren auf das Bet-v-1-homologe Protein Cor a 1. Während Haselnussallergiker oft berichten, **Haselnüsse** in erhitztem Zustand (z. B. in einem Kuchen verbacken) gut zu vertragen, können mit zunehmendem Sensibilisierungsgrad auch geröstete Haselnüsse Symptome auslösen (s. auch S. 178).[807]

• **Sellerie** enthält verschiedene Allergene, die relativ thermolabil (Api g 1, Api g 4) oder sogar hitzestabil (Lipidtransferproteine) sind. Das Hauptallergen Api g 1 ist homolog zu Bet v 1 aus Birkenpollen und relativ hitzeempfindlich. Durch zehnminütiges Kochen (100°C) verliert es rasch seine Allergenität. Api g 4 dagegen verliert erst nach 30 Minuten bei 100°C seine Allergenität. Untersuchungen von Wüthrich und Mitarbeitern zeigten eine Dominanz hitzelabiler Sellerie-Allergene bei Birkenpollenallergikern und hitzestabiler Allergene bei Beifußpollenallergikern.[808] Aktuelle Studien weisen jedoch darauf hin, dass trotz lebensmitteltechnologischer Verarbeitung (z. B. durch Kochen, Mikrowelle, Hochdruck) Sellerie in den untersuchten Produkten noch eine erhebliche Restallergenität aufweisen und bei hochsensibilisierten Personen Symptome auslösen kann.[809]

• Bei den meisten Patienten mit einer Senfallergie liegt gleichzeitig eine Sensibilisierung gegen Beifußpollen vor. Die Allergene sind in den **Senfsaat bzw. -körnern** enthalten und bleiben auch nach dem Erhitzen oder Rösten **stabil**.[810]

- Bet-v-1-ähnliche Proteine in **Karotten** sind hitzelabil, so dass Birkenpollenallergiker gekochte Karotten meist gut vertragen. Untersuchungen an hitzebehandeltem Karottensaft und -extrakt konnten jedoch zeigen, dass die Allergenität dieser Produkte nur geringfügig oder gar nicht vermindert werden konnte.[811]
- Im Gegensatz zu den stabilen Allergenen, die bei einer klassischen Sojaallergie im Kindesalter relevant sind, ist das **Sojaallergen Gly m 4** aus der Bet-v-1-Familie **thermo- und säurelabil**. In Abhängigkeit vom Grad der Erhitzung und der Verarbeitung kommen hohe Konzentrationen des Allergens z.B. in Sojadrink und sojahaltigem Diätpulver vor, während in Sojasoße, Sojaöl und ähnlichen stark verarbeiteten Produkten kaum nennenswerte Mengen enthalten sind (s. auch S. 172).[812]
- Beim **Schälen von Kartoffeln**, aber auch von Karotten, kommt es bei Pollenallergikern (v.a. auf Birke) häufig zu einer Kontakturtikaria der Haut bei Berührung mit dem Nahrungsmittel.[813] Patienten in der eigenen Praxis berichten auch von einer Rhinokonjunktivitis während des Kartoffelschälens. Gekochte Kartoffeln werden meistens gut vertragen. Ausnahmen gibt es gelegentlich im Kindesalter.[814]

Zwar reagieren **Gräser- und Getreidepollenallergiker** häufig positiv im Haut- und Bluttest auf pflanzliche Lebensmittel, diese Sensibilisierungen führen aber selten zu Beschwerden. Antikörper gegen Getreidemehle lassen sich am häufigsten nachweisen, ohne dass sie klinisch relevant sind.[815] Beschwerden bei Pollenallergikern treten manchmal dann auf, wenn **Getreideprodukte in wenig verarbeiteter Form** wie roher Teig, Frischkornbrei, Müsli, Kleie und Vollkornschrotbrot gegessen werden oder beim Backen Mehlstaub eingeatmet wird. Lange gebackene Brote (z.B. Bauernbrot, Holzofenbrot) sind in diesem Fall jedoch meist gut verträglich.[816] Kreuzreaktionen gibt es häufiger auf **Hülsenfrüchte** (insbesondere Soja und Erdnuss).[817] Gräser-, seltener Birkenpollenallergiker können auch Allergien auf **Lupine** entwickeln, wobei wahrscheinlich eine gleichzeitige Erdnusssensibilisierung die Hauptursache für die Kreuzreaktivität darstellt. Lupine gehört ebenfalls zu den Hülsenfrüchten und ist z.B. in

Brot- und Backwaren als Zutat enthalten (s. auch ▶ **Kap. 4.1.6**, S. 180).[818] Weitere Kreuzallergien werden insbesondere auf **rohe Tomate**, aber auch auf **Wasser- und Honigmelone, Mangold, Pfeffer und Zimt** beschrieben, wobei bei diesen Nahrungsmitteln v.a. Gräserpollenallergiker aus dem Mittelmeerraum betroffen sind.[819]

> **P Praxistipp**
> Bei **Gräserpollenallergikern** sind Sensibilisierungen gegenüber Nahrungsmitteln selten klinisch relevant! Gelegentlich werden Reaktionen auf Mehle oder wenig verarbeitete Getreideprodukte sowie auf Soja, Erdnuss, Lupinenmehl oder Melonen beobachtet. Allergien auf rohe Tomaten treten v.a. bei Gräserpollenallergikern aus Südeuropa auf.[820]

Eine steigende Tendenz hat das **Traubenkraut-Bananen-Melonensyndrom**, eine pollenassoziierte Nahrungsmittelallergie als Kreuzreaktion auf Pollen der **Ambrosia (Traubenkraut, engl.: ragweed)**. Dieses Unkraut hat sich in Europa (aktuell v.a. Norditalien, Frankreich und Griechenland) und inzwischen flächendeckend auch in Deutschland ausgebreitet. Die Pflanze blüht von August bis Oktober und setzt besonders im Spätsommer große Pollenmengen frei. Diese sind hochallergen und sehr aggressiv. Ambrosiapollen verursachen doppelt so häufig Asthma wie andere Pollen. Mögliche pNM sind z.B. Melonen, Zucchini, Gurken und Bananen.[821]

> **P Praxistipp**
> Allergiker, die auf die sehr aggressiven **Pollen der Ambrosia** reagieren, müssen mit allergischen Kreuzreaktionen auf ansonsten eher seltene Allergieauslöser wie **Honig-, Wassermelone, Banane, Salatgurke, grüner Salat und Zucchini** rechnen.

Allergenvermeidung und Umfang der Karenz

Eine pauschale Karenz auf der Basis von positiven Allergietests oder eines Handzettels mit Auflistung aller grundsätzlich möglichen pollenassoziierten Nahrungsmittelallergien ist auf keinen Fall sinnvoll und schränkt den Patienten in seiner Nahrungsmittelauswahl nur unnötig ein.[822] Inwieweit der Verzehr pollenassoziierter Nahrungsmittel im Einzelfall zu Beschwerden führt, muss individuell durch eine gezielte Anamnese und Diagnostik untersucht werden.

> Pollenallergiker sollten nur die Nahrungsmittel meiden, die sie momentan nicht vertragen.

In der Ernährungstherapie ist zu berücksichtigen, dass **viele Obst- und Gemüsesorten hitzeempfindlich** sind. Beschwerden treten deshalb häufig nur bei rohem Obst und Gemüse auf. Sellerie, Nüsse, Kräuter und Gewürze sind dagegen eher hitzestabil und können auch nach dem Kochen noch Symptome hervorrufen (s. auch S. 98).

ℙ Praxistipp

Gekochte Früchte (z. B. Apfelmus, Pfirsichkompott, Konfitüre) sowie Obstsäfte (pasteurisiert) und gekochte Kartoffeln führen bei Pollenallergikern bei ausreichend langer Erwärmung praktisch nie zu Beschwerden.

Da birkenpollenassoziierte **Apfelallergene** (v. a. Mal d 1, s. S. 169; Mal d 4) in der Regel sehr instabil sind[823], kann es bei schwach ausgeprägter Symptomatik ausreichen, den Apfel zu schälen, zu reiben und kurz an der Luft stehen zu lassen. Unter der Schale sind besonders viele Allergene konzentriert, die durch **Schälen** teilweise entfernt werden. Zusätzlich vermindert das Stehenlassen des zerkleinerten Apfels an der Luft vor dem Verzehr dessen allergene Wirkung. Bei Äpfeln gibt es außerdem noch **Sortenunterschiede**[824], bestimmte Apfelsorten mit einem niedrigen bis mittleren Gehalt an Mal d 1 können im Einzelfall auch unerhitzt (und geschält) gut vertragen werden.

ℙ Praxistipp

Häufig unverträgliche Apfelsorten

- Golden Delicious, Granny Smith, Gala, Jonagold, Braeburn, Cox Orange

Häufig verträgliche Apfelsorten

- Boskop, Jamba, Gloster, Gravensteiner, Altländer, Hammerstein, Berlepsch, Goldparmäne, Santana, Elstar

Manche Patienten mit einer birkenpollenassoziierten **Sellerie-Allergie** vertragen Knollen- oder Staudensellerie, wenn er ausreichend gekocht wird (z. B. in Suppen). Patienten mit einer beifußpollenassoziierten Sellerie-Allergie reagieren dagegen auch auf erhitzten Sellerie, teilweise sogar mit lebensbedrohlichen anaphylaktischen Reaktionen. Problematisch für Sellerie-Allergiker ist das hitzestabile **Selleriegewürz**[825], das in vielen Fertigprodukten (v. a. Suppen und Soßen) und in Gewürzmischungen enthalten ist. Dieses kann selbst bei denjenigen Pollenallergikern allergische Reaktionen auslösen, die frisch gekochten Sellerie vertragen.

ℙ Praxistipp

Sellerie enthält sowohl hitzelabile als auch hitzestabile Allergene. Birkenpollenallergiker vertragen selbst gekochte Speisen (z. B. Suppen) mit Knollen- und Stangensellerie oft gut und reagieren nur auf rohen Sellerie (z. B. im Salat). Die Verträglichkeit von gekochtem Sellerie gilt jedoch nicht für jeden Pollenallergiker, insbesondere nicht für Patienten mit Beifußpollenallergie. Sellerie-Allergiker müssen Selleriegewürz/-salz grundsätzlich meiden, da es hitzestabil ist.

Eine **Senfallergie** kommt eher selten vor und trifft v. a. Erwachsene mit einer Beifußpollenallergie. Schon kleinste Mengen können zu allergischen Symptomen wie OAS, Urtikaria, Angioödem und Anaphylaxie führen. Senfbestandteile müssen aufgrund der Allergenkennzeichnungsvorschriften immer im Zutatenverzeichnis verpackter Lebensmittel aufgeführt sein. Schwierig ist es für Betroffene besonders, Senfsaat bzw. -körner in **offenen Lebensmitteln** wie Wurst, Würzsoßen oder Curry-gewürzten Speisen zu erkennen. Auch in der englischen, asiatischen und orientalischen Küche wird Senf verwendet.[826]

Pollenallergiker reagieren meist nur mit einem leichtem OAS nach dem Verzehr **roher Karotten**. Es sind jedoch schon Fälle mit starken allergischen Reaktionen auf gekochte Karotten vorgekommen. Deshalb muss die Empfehlung, Karotten nur gekocht zu verzehren, gut gesichert sein. Das Gleiche gilt für **verbackene oder geröstete Haselnüsse**, da bei sehr empfindlichen Personen auch bei diesen Nahrungsmitteln lebensbedrohliche Reaktionen auftreten können (s. S. 178).[827]

Birkenpollenallergiker haben ein relativ hohes Risiko auf wenig verarbeitete Sojaprodukte mit einer hohen Konzentration des hitze- und säureempfindlichen **Sojaallergens Gly m 4** zu reagieren. Das gilt auch für Patienten mit einer Birkenpollensensibilisierung, die bisher noch keine saisonalen Symptome auf Baumpollen entwickelt haben. Ergibt sich bei diesen Patienten aus der Anamnese ein Hinweis auf allergische Reaktionen nach dem Genuss von Sojaprodukten, der sich ggf. noch im Allergietest bestätigt, sollten die Betroffenen **geringgradig verarbeitete Sojaprodukte** wie Sojadrink und -dessert, sojahaltiges Diätpulver, Sojaflocken und frische Sojasprossen meiden. Dagegen werden **stark verarbeitete Sojaprodukte** wie Sojasoße, Sojaöl, texturiertes Sojaeiweiß (Fleischersatz) und geröstete Sojabohnen sowie kleine Mengen Soja in erhitzten oder gebackenen Nahrungsmitteln (z. B. in Brot) meist gut vertragen.[828] Bezüglich Tofu gibt es unterschiedliche Erfahrungen, Patienten sollten dieses im Zweifel unter ärztlicher Aufsicht austesten.

P **Praxistipp**

Birkenpollenallergiker haben ein Risiko, auf Sojaprodukte wie Sojadrink oder sojaisolathaltiges Diätpulver allergisch zu reagieren: Zwar gibt es bisher nur bei 10 % dieser Patientengruppe einen anamnestischen Hinweis, doch muss nicht jeder der insgesamt Befragten auch entsprechende Produkte verzehrt haben. Immerhin lassen sich bei über 70 % der Bet-v-1-positiven Birkenpollenallergikern spezifisches IgE gegen Gly m 4 nachweisen und 23 % reagieren im Hauttest auf nativen Sojadrink.[829] **Viele der Betroffenen sind sich ihrer Allergiebereitschaft nicht bewusst,** sodass in Beratung und Therapie von Birkenpollenallergikern auch an eine Sojaallergie gedacht werden sollte.

Im Rahmen der Ernährungsberatung sind **Tipps zum Einkaufen** für einen Patienten mit pollenassoziierten Nahrungsmittelallergien wichtig. Bei verpackten Lebensmitteln ist die Verwendung von Nüssen und Erdnüssen, Soja und Sellerie auf der Zutatenliste ersichtlich. **Die Allergenkennzeichnung gilt aber z. B. nicht** für Karotte, Kiwi

und Mango sowie pollenassoziierte Gewürze und Kräuter mit Ausnahme von Sellerie (▶ **Kap. 3.1.2**). **Koriander**, ein häufiges pNM bei Birken- und Beifußpollenallergikern ist z. B. Bestandteil von Brühwurst und Lebkuchen, muss jedoch nicht als Zutat genannt werden.

Im Zweifel ist es besser, mit sicher verträglichen Zutaten **selbst zu kochen oder zu backen** und Bratenaufschnitt als Brotbelag **selbst herzustellen.** Selten allergieauslösende Gewürze und **Kräuter** (s. u.) bringen mehr Abwechslung in die Küche. Spezielle allergenfreie Produkte (z. B. selleriefreie Gemüsebrühe) können die Arbeit erleichtern (▶ **Kap. 3.1.4**). Empfehlenswert ist außerdem ein Kochbuch mit Tipps und Rezepten für „Kreuzallergiker".[830]

Es ist nicht notwendig, vorbeugend alle möglichen pollenassoziierten Lebensmittel zu meiden (s. o.). Da sich der **Umfang der unverträglichen pNM** im Laufe der Jahre jedoch **erweitern kann,** sind bei Patienten mit guter Compliance vorsichtige, aber nicht übertriebene **Empfehlungen zur Allergievorbeugung** durchaus sinnvoll:

- Lebensmittel bei denen eine Sensibilisierung nachgewiesen wurde, die zur Zeit aber noch keine Reaktionen auslösen, nicht regelmäßig verzehren
- Obst und Gemüse erhitzen, wenn die Verträglichkeit dieser Lebensmittel in rohem Zustand nicht sicher ist
- eine streng vegetarische Ernährung vermeiden
- möglichst keine Mischgewürze verwenden
- geeignet ist **jodiertes Speisesalz,** es löst keine Allergien aus
- empfehlenswert sind folgende **selten allergieauslösende Gewürze und Kräuter:** Kresse, Schnittlauch, Liebstöckel, Piment, Nelke, Meerrettich, Lorbeerblatt, Muskatnuss, Rosmarin, Zitronenmelisse, weißer Pfeffer.

Sicherstellung einer ausreichenden Nährstoffzufuhr

Obwohl die meisten Patienten mit einer pollenassoziierten Nahrungsmittelallergie (v. a. diejenigen mit einer isolierten Birkenpollenallergie) nur wenige Einschränkungen in ihrer Nahrungsmittelauswahl erfahren müssen, gibt es sehr wohl Patienten, die auf eine breite Palette von Nahrungsmitteln allergisch reagieren (v. a. Patienten mit Birken-Beifuß-Sellerie-Syndrom oder einer Nahrungsmittelallergie gegen LTP). Auf der anderen Seite stehen diejenigen Pollenallergiker, die aus Unkenntnis oder falscher Beratung auf viele Nahrungsmittel vorsorglich verzichten. Beide Gruppen von Patienten können **Nährstoffdefizite** aufweisen (insbesondere Folsäure, Vitamin C) oder wegen zu geringer **Ballaststoffzufuhr** zur Obstipation neigen. Sie benötigen eine ausführliche Ernährungsberatung mit Analyse eines Ernährungsprotokolls, um gezielte Empfehlungen für die Sicherstellung einer vollwertigen und bedarfsgerechten Ernährung auszusprechen (▶ **Kap. 2.8** und ▶ **Kap. 3.1.3**).

Andere Therapiemöglichkeiten

Ein Teil der Pollinosis-Patienten profitiert von einer **spezifischen Immuntherapie** auch hinsichtlich einer besseren Verträglichkeit pollenassoziierter Nahrungsmittelallergien. Das gilt v.a. für diejenigen Personen, bei denen durch die entsprechenden Nahrungsmittel (z.B. Apfel) ein orales Allergiesyndrom ausgelöst wird (s. auch ▶ **Kap. 3.5**).[831]

Antihistaminika können Patienten mit unvorhersehbaren Reaktionen (z.B. ausgeprägtem OAS) nach dem Verzehr von pollenassoziierten Nahrungsmitteln helfen (▶ **Kap. 3.4.1**).[832]

Patienten mit anaphylaktischen Reaktionen in der Krankengeschichte (z.B. nach Nüssen, Sojaprodukten, Sellerie) sollten mit einem **Notfallset** ausgestattet werden (▶ **Kap. 3.4.3**).

4.1.5 Latexassoziierte Nahrungsmittelallergie

Neben der pollenassoziierten Nahrungsmittelallergie ist das „Latex-Frucht-Syndrom" eine weitere Form der durch eine Kreuzallergie ausgelösten Nahrungsmittelunverträglichkeit. Die primäre Sensibilisierung richtet sich gegen das **Inhalations- und Kontaktallergen Naturlatex** (Kreuzreaktionen ▶ **Kap. 1.2.2**, S. 9).[833]

▶ **Definition**

Latex ist der Milchsaft zahlreicher Pflanzenarten, u.a. auch der beliebten Zimmerpflanze Birkenfeige (Ficus benjamini). Die Hauptquelle für die Herstellung von Naturlatex (Naturkautschuk) ist der Milchsaft des Gummibaums (Hevea brasiliensis). **Naturlatex** wird zur Herstellung zahlreicher Gegenstände des medizinischen Bereichs (z.B. OP- und Untersuchungshandschuhe, Katheter, Sonden, Beatmungsmasken, Pflaster) und des täglichen Bedarfs (z.B. Luftballons, Kondome, Gummibänder, Radiergummi, Schnuller, Klebstoffe) verwendet.[834]

Risikogruppen

Besonders Personen, die beruflich oder als Patient intensiven Kontakt mit dem Latexallergen haben bzw. hatten, sind gefährdet. Das sind in erster Linie **medizinisches und pflegerisches Personal** (10–17%), Arbeiter in Latexfabriken (10%), Patienten mit Handekzem oder mit häufigen operativen Eingriffen (insbesondere Patienten mit **Spina bifida**, bis zu 70%) sowie Personen mit atopischer Disposition.[835]

Latexallergiker haben ein erhöhtes Risiko, im Sinne einer Kreuzreaktion eine **Sensibilisierung auf latexassoziierte Früchte und Gemüsesorten** zu entwickeln, wobei diese häufig nicht zu klinisch relevanten Symptomen führt.[836] Das individuelle Spektrum der allergieauslösenden Nahrungsmittel hängt von den **Ernährungsgewohnheiten** ab.[837] Allerdings ist die Prävalenz des Latex-Frucht-Syndroms insgesamt stark rückläufig, da Prophylaxemaßnahmen im medizinischen Bereich seit Mitte der 90er Jahre bei Risikogruppen zu einem Rückgang der Neu-Exposition mit Latex geführt haben.[838]

Symptomatik

Latexallergiker entwickeln eine Kontakturtikaria oder Atemwegsbeschwerden beim Einatmen von latexbeladenem Staub (z.B. Handschuhpuder). Bereits Mengen unter 1 µg können Asthmaanfälle auslösen. Schnell eintretende anaphylaktische Reaktionen sind nicht selten.[839]

Patienten mit einem **Latex-Frucht-Syndrom** zeigen am häufigsten Sofortreaktionen im Mund-Rachen-Raum im Sinne eines OAS (z.B. Halsjucken, Kribbeln am Gaumen), bis hin zu Lippenschwellungen. Auch Quaddeln auf der Haut werden beschrieben. In jedem zehnten Fall führt diese Kreuzallergie jedoch zu schweren Anaphylaxien (v.a. nach Banane und Avocado).[840]

Anamnese

Wie oben schon erwähnt, haben bestimmte Personen ein erhöhtes Risiko, eine Latexallergie und damit auch ein Latex-Frucht-Syndrom zu entwickeln. Bei Verdacht auf latexassoziierte Nahrungsmittelallergien sollte deshalb zunächst gezielt nach dem **beruflichen Risiko** für eine Latexallergie bzw. nach **operativen Eingriffen** gefragt werden. Allerdings können auch Patienten mit einer **Fruchtunverträglichkeit**, die nicht zu diesen Risikogruppen zählen, latexspezifische Antikörper aufweisen und in 11% dieser Fälle auf Latexkontakt mit Symptomen reagieren.[841] Bei diesen Patienten sollten die Ernährungsgewohnheiten und Reaktionen (OAS, Anaphylaxie) auf latexassoziierte Nahrungsmittel abgefragt werden, um die möglichen Allergene dann durch Prick-zu-Prick-Test und Bestimmung von spezifischem IgE weiter einzugrenzen.

Diagnostik

Der Verdacht auf eine Latexallergie ergibt sich häufig durch die **berufliche und private Exposition**. Zur Feststellung der Sensibilisierung stehen gut standardisierte **Prick-Tests** mit kommerziellen Naturlatexextrakten sowie Lösungen für den Nachweis des **spezifischen IgE** zur Verfügung.[842] Letztere korrelieren nicht immer mit den Hauttestungen und sind daher eher die 2. Wahl.[843] Wenn der Zusammenhang zwischen einer Latexallergie und einem Latex-Frucht-Syndrom eindeutig ist, erübrigen sich Testungen für die einzelnen Nahrungsmittel. Nachgewiesene Sensibilisierungen sind bei vielen naturlatexassoziierten Nahrungsmitteln klinisch nicht relevant[844], deshalb kommt der Anamnese ein hoher Stellenwert zu (► Tab. 4.10). Ansonsten sind Prick-zu-Prick-Testungen mit nativen Nahrungsmitteln zu empfehlen.

Differenzialdiagnostik

Das Latex-Frucht-Syndrom ist ggf. von pollenassoziierten Nahrungsmittelallergien abzugrenzen, da auch hier meist als Hauptsymptom ein orales Allergiesyndrom gefunden wird und einige der latexassoziierten Nahrungsmittel auch als Kreuzallergene bei Pollenallergikern von Bedeutung sind (z. B. rohe Kartoffel, Tomate, Kiwi). Hilfreich ist oft die Anamnese, die den Kontakt zu naturlatexhaltigen Produkten aufdeckt, und die Frage nach einer Unverträglichkeit von Avocados und Bananen, die

► **Tab. 4.10** Diskrepanz zwischen Sensibilisierung und manifester Allergie bei häufigen naturlatexassoziierten Nahrungsmittelallergien (modifiziert nach Henzgen et al. 2010).

l-NM*	Sensibilisierung	manifeste Allergie
Banane	30–40%	15–20%
Avocado	45–55%	7–15%
Kartoffel (roh)	0–40%	0–15%
Tomate	25–45%	4–8%
Kiwi	15–20%	2–17%
Ananas	20%	4%

l-NM: latexassoziierte Nahrungsmittel

bei der pollenassoziierten Nahrungsmittelallergie so gut wie nie zu finden ist.

Ernährungstherapie

Bei Latexallergikern sind eine Vielzahl von Kreuzreaktionen auf Nahrungsmittel möglich, aber nicht immer klinisch relevant. Arzt und Ernährungsfachkraft sollten diese Patienten zwar auf latexassoziierte Nahrungsmittelallergien hinweisen, dennoch müssen diese Kreuzreaktionen individuell untersucht werden. Entsprechende Nahrungsmittel sind nur dann zu meiden, wenn sie auch allergische Symptome auslösen.

Allergene und ihre allergene Potenz

Kreuzreaktionen sind zwischen Naturlatex und den Proteinen zahlreicher pflanzlicher Nahrungsmittel, insbesondere Früchte und Gemüse, möglich. In einer Studie mit 47 Latexallergikern zeigten 53% Sensibilisierungen auf **Avocado**, 40% auf **Kartoffel** und 38% auf **Banane**, gefolgt von Tomate und Esskastanie (je 28%) sowie Kiwi (17%). Doch nicht jeder der sensibilisierten Patienten reagierte auf diese Nahrungsmittel mit Symptomen.[845]

Bisher konnten verschiedene **allergene Strukturen** als Ursache der Kreuzreaktionen identifiziert werden (z. B. Hev b 6.01, Hev b 6.02, Hev b 7), wobei auch individuelle Muster möglich sind. Das Lipidtransferprotein Hev b 12 ist wahrscheinlich für anaphylaktische Reaktionen nach dem Verzehr

▶ **Tab. 4.11** Mögliche latexassoziierte Nahrungsmittelallergien (nach Erdmann et al. 2000, Henzgen et al. 2005, Jäger et al. 2008).

Obst	Gemüse	Sonstige
Avocado, Banane, Honigmelone, Kiwi, Ananas, Feige, Papaya, Pfirsich, Maracuja	**Kartoffel, Tomate**, Karotte, Sojabohne, Paprika	**Esskastanie (Marone)**, Erdnuss

von Obst, auch in gekochter Form, verantwortlich. Ansonsten sind die meisten latexassoziierten Nahrungsmittelallergene **hitzelabil**, gekochtes Obst wird oft vertragen.[846]

Kreuzreaktionen, die im Sinne des Latex-Frucht-Syndroms beobachtet wurden, sind in ▶ Tab. 4.11 dargestellt. Latexassoziierte Nahrungsmittel, die häufig für allergische Reaktionen verantwortlich sind, sind fett markiert.

Allergenvermeidung und Umfang der Karenz

Da viele durch Allergietests nachgewiesenen Sensibilisierungen ohne klinische Relevanz sind, hat wie bei den pollenassoziierten Nahrungsmittelallergien auch hier die gezielte Anamnese einen hohen Stellenwert.[847] Patienten, die nach dem Verzehr der o. g. latexassoziierten Nahrungsmittel ein OAS beobachten oder sogar von anaphylaktischen Reaktionen berichten, müssen diese **strikt meiden**. In der Regel betrifft es jedoch nur die rohen Früchte, gekochtes Gemüse und Obst wird mit wenigen Ausnahmen vertragen. Das ist im Einzelfall jedoch immer zu prüfen.

Aufgrund des **Risikos lebensbedrohlicher anaphylaktischer Reaktionen** ist bei nachgewiesener Sensibilisierung insbesondere gegenüber Avocado, Banane und Esskastanie eine prophylaktische Karenz in Erwägung zu ziehen. Ansonsten sind die in ▶ Tab. 4.11 aufgeführten Nahrungsmittel nur dann zu meiden, wenn allergische Symptome nach deren Verzehr bekannt sind.

Fallbeispiel 14: Latex-Frucht-Syndrom mit anaphylaktischer Reaktion bei bekannter Latexallergie (Bernd H., 36 Jahre)

Anamnese

Der Patient ist Krankenpfleger, eine **Latexallergie** war bekannt. Seit bei dem Patienten kein Latexkontakt mehr bestand (nach Umstellung von Latexhandschuhen auf Vinylhandschuhe), spielte die Latexallergie keine Rolle mehr. Aktuell war eine anaphylaktische Reaktion nach dem Genuss einer **Banane** aufgetreten. Es entwickelte sich ein Ganzkörpererythem, es kam zu Dyspnoe und einer Kreislaufdepression. Eine notfallmäßige Behandlung mit Adrenalingabe war erforderlich.

Diagnostik

● **Hauttestungen**:
  – Prick-Test: Birke, Erle, Hasel (+++), Gräser (+++), Roggen (+++), **Latex I und Latex II (+++)**
  – Prick-zu-Prick-Testung der Nahrungsmittel: **Banane (+++)**, Kiwi (++), Pfirsich (++), Kartoffel (++)
● **Labor (allergenspezifische IgE-Antikörper): CAP-Klasse 1 für Banane. CAP-Klasse 4 für Latex**

Diagnose: Latex-Frucht-Syndrom (hier Banane) bei bekannter Latexallergie

(Ernährungs-)Therapie

Der Patient erhielt eine ausführliche **Beratung zum Latex-Frucht-Syndrom** mit dem Hinweis auf mögliche allergische Reaktionen nach anderen latexassoziierten Nahrungsmitteln (s. o.). Empfohlen wurde ein strikter Verzicht auf Banane. Da Kiwi und Pfirsich sowie gekochte Kartoffel problemlos vertragen wurden, konnten diese Nahrungsmittel in der Kost verbleiben.

Der Patient erhielt einen Allergiepass und wurde mit einem Notfallset ausgestattet.

Sicherstellung einer ausreichenden Nährstoffzufuhr

Bei nachgewiesenem Latex-Frucht-Syndrom richtet sich die Allergie in der Regel nur gegen einige Obst- und Gemüsesorten, so dass noch genügend verträgliche Alternativen übrig bleiben (z. B. Äpfel, Zitrus- und Beerenfrüchte, Kohlsorten, Spargel). Schwierig wird es bei gleichzeitig bestehender pollenassoziierter Nahrungsmittelallergie. Im

Zweifel überprüft die Ernährungsfachkraft durch Analyse eines Ernährungsprotokolls die Nährstoffversorgung des Patienten und sucht gemeinsam mit den Patienten nach verträglichen Obst- und Gemüsesorten (▶ Kap. 3.1.2).

Andere Therapiemöglichkeiten

Bei **anaphylaktischen Reaktionen** infolge eines Latex-Frucht-Syndroms muss der Patient unbedingt mit einem **Notfallset** ausgestattet werden (▶ Kap. 3.4.3). In klinischen Studien wurde die Möglichkeit einer systemischen Immuntherapie geprüft, wegen häufiger Nebenwirkungen mussten diese Studien abgebrochen werden.

4.1.6 Baumnuss- und Erdnussallergie

▶ **Definition**

„Nüsse" ist ein Sammelbegriff für Samen unterschiedlicher Pflanzenarten. Botanisch handelt es sich um eine sehr heterogene Gruppe, zu der z. B. echte Nüsse wie Haselnüsse, Walnüsse[848] und Esskastanien, aber auch Steinfrüchte (z. B. Cashewkerne, Mandeln) gehören. Aufgrund ihres Aufbaus werden die meisten Baumnüsse auch als **Schalenfrüchte** bezeichnet. Als solche werden sie auch im Zutatenverzeichnis verpackter Lebensmittel gekennzeichnet (▶ Tab. 3.3, S. 100). Die **Erdnuss** ist aufgrund ihrer botanischen Herkunft keine Nuss, sondern eine Hülsenfrucht (Leguminose).

Risikogruppen

Allergien auf Baumnüsse entwickeln v. a. **Birkenpollenallergiker**. Hier steht die Haselnussallergie an erster Stelle, gefolgt von allergischen Reaktionen auf rohe Mandel und Walnuss.[849]

Bei **Kindern** und Jugendlichen sind Typ-I-Allergien mit anaphylaktischen Reaktionen häufig auf eine **Erdnussallergie** zurückzuführen, danach folgen Allergien auf Baumnüsse wie Para-, Hasel- und Walnuss sowie Mandeln.[850] Laut KiGGS-Studie (▶ Kap. 1.2.2) ist derzeit rund jeder zehnte Heranwachsende gegen Erdnuss sensibilisiert.[851] Bereits bei **Säuglingen und Kleinkindern** lassen sich schon Sensibilisierungen gegen mehrere Nüsse feststellen, die aber noch nicht (alle) klinisch relevant sind. Die frühe Sensibilisierung wird auf eine Exposition der Mutter während der Schwangerschaft zurückgeführt. Die im Kindesalter er-

worbene Erdnussallergie bleibt in den meisten Fällen lebenslang bestehen.[852]

Erwachsene entwickeln erstmalig eine Erdnussallergie seltener als klassische Nahrungsmittelallergie, sondern eher als birkenpollen- (Bet v 2) oder gräserpollenassoziierte Nahrungsmittelallergie (s. ▶ Kap. 4.1.4).[853]

In **Deutschland** gibt es wie in den USA eine steigende Tendenz bei Erdnussallergien, wenn auch auf niedrigerem Niveau.[854] Patienten, die **aus Mittelmeerländern** stammen, können unabhängig von einer Pollenallergie auf Lipid-Transfer-Proteine in Erdnuss und Nüssen wie Walnuss und Pistazie reagieren (▶ Kap. 4.1.4).

Symptomatik

Baumnüsse und Erdnüsse gehören zu den Nahrungsmitteln, die am häufigsten **anaphylaktische Reaktionen** auslösen (s. auch ▶ Kap. 2.3.5). Rund ein Fünftel der Anaphylaxien bei Kindern und Jugendlichen beruhen auf einer Allergie gegen Erdnüsse und Baumnüsse.[855] Besonders **Erdnussallergiker** müssen immer mit lebensbedrohlichen Reaktionen nach dem Verzehr erdnusshaltiger Lebensmittel rechnen, auch wenn es sich nur um Erdnussspuren handelt (s. Fallbeispiel 15). So hat trotz verbesserter Allergenkennzeichnung in Deutschland der unbeabsichtigte Verzehr eines erdnusshaltigen Müsliriegels bei einer 15-jährigen Erdnussallergikern zum Tod geführt (s. S. 179).[856] Schocksymptome treten jedoch nicht bei jedem Erdnussallergiker auf: Manche reagieren mit einem OAS, andere mit Atemwegproblemen, Hautsymptomen oder Diarrhöe.[857]

Von den Baumnüssen sind **Haselnüsse** am besten untersucht: Anfangs reagieren die meisten Patienten nur mit einem OAS (z. B. Kratzen am Gaumen und im Rachen), später können Lippenschwellungen, gastrointestinale Symptome oder eine Urtikaria dazukommen. Aber auch anaphylaktische Reaktionen sind beschrieben (s. Fallbeispiel 17, S. 182).[858]

Fallbeispiel 15: Erdnussallergie mit anaphylaktischer Reaktion (Doris D., 24 Jahre)

Anamnese

Frau D. kam zur allergologischen Abklärung, da sie nach dem **Genuss eines Kuchens** eine schwere anaphylaktische Reaktion erlebt hatte. Eine Frühblüherpollinosis war bekannt. Eine **Erdnussallergie** war bereits in der Kindheit diagnostiziert worden. Erdnüsse und erdnusshaltige Lebensmittel wurden danach gemieden. Im Rahmen der Ernährungsberatung schilderte sie außerdem einen Anfall von Atemnot, nachdem sie als Studentin einen Hörsaal betreten hatte, in dem eine Kommilitonin Erdnussflips aß.

Diagnostik

- In den **Hauttestungen** zeigte sich eine deutlich positive Reaktion für die frühblühenden Bäume Birke, Erle, Hasel: jeweils (+++).
- **Prick-zu-Prick-Testung der Nahrungsmittel:** Haselnuss, Erdnuss, Karotte, Sellerie, Curry: jeweils (+++)
- **Labor (allergenspezifische IgE-Antikörper):** **CAP-Klasse 6 für Erdnuss,** CAP-Klasse 2 für Kokosnuss, CAP-Klasse 3 für Haselnuss, CAP-Klasse 3 für Karotte und grünen Apfel, CAP-Klasse 0 für Alpha-Laktalbumin und Beta-Laktoglobulin

(Ernährungs-)Therapie

Die anaphylaktische Reaktion konnte auf Nachfragen beim Hersteller sicher auf Erdnussspuren in dem konsumierten Kuchen zurückgeführt werden. Die Patientin wurde nochmals ausführlich über die besonderen Gefahren der Erdnussallergie aufgeklärt und hinsichtlich der **konsequenten Meidung von Erdnüssen** beraten. Außerdem erhielt sie **Ernährungsempfehlungen** hinsichtlich der pollenassoziierten Nahrungsmittelallergene Apfel, Karotte und Haselnuss, die aufgrund der ausführlichen Ernährungsanamnese nachweislich bei ihr ein OAS auslösten. Sie wurde mit einem **Notfallset** ausgestattet und in die Handhabung des Adrenalininjektors eingeführt.

Anamnese

Patienten mit einer Erdnussallergie können ihre meist **heftigen Beschwerden** in der Regel direkt mit dem Verzehr von Erdnüssen oder erdnusshaltigen Nahrungsmitteln in Verbindung bringen. In unserem eigenen Patientenkreis berichten Patienten z. B. von anaphylaktischen Reaktionen nach dem Verzehr von gerösteten Erdnüssen im Flugzeug, von Erdnussflips im Kindergarten oder Atemnot nach Betreten eines Hörsaals, in dem eine Kommilitonin Erdnüsse gegessen hatte. Auf der anderen Seite gibt es auch Patienten, die lediglich einen **positiven Prick-Test auf Erdnüsse** aufweisen, z. B. bei gleichzeitiger Birkenpollenallergie oder Sojasensibilisierung. Bei genauem Nachfragen schildern diese Patienten, dass sie in jüngster Vergangenheit Erdnüsse verzehrt haben, ohne dass Symptome aufgetreten sind.

Bei **Haselnuss- und anderen Baumnussallergikern** gestaltet sich die Anamnese nicht immer so einfach. Nicht jeder dieser Patienten isst Nüsse in unverarbeitetem Zustand (z. B. zur Weihnachtszeit oder als Snack zwischendurch) und kann nach dem Verzehr von einer Sofortreaktion (z. B. OAS) berichten. Oft werden Nüsse in Form von Süßigkeiten, Schokolade, Müsli oder Kuchen verzehrt, sodass auftretende Beschwerden nicht zwangsläufig auf Nüsse als Zutat zurückzuführen sein müssen. Hier hilft die Frage nach einer Pollenallergie (Leitallergen Birke) manchmal weiter (s. Risikogruppen). Doch nicht jeder Pollenallergiker reagiert allergisch auf Nüsse, und schon gar nicht auf alle Nussarten.[859] Erste Hinweise auf die klinische Relevanz einer Nussallergie gibt dann eine gezielte Ernährungsanamnese (Welche Nüsse oder nusshaltige Lebensmittel werden überhaupt gegessen?) sowie die Auswertung eines Ernährungs- und Symptomtagebuches.

Diagnostik

Bei einer bekannten **Frühblüherallergie** wird im Prick- oder Prick-zu-Prick-Test eine Sensibilisierung gegen Baumnüsse, insbesondere gegen **Haselnüsse,** nachgewiesen, ohne dass immer eine Symptomatik nach ihrem Verzehr beobachtet wird (s. auch S. 44f.). Bekannt ist auch hier die Unzuverlässigkeit der Bestimmung der spezifischen IgE-Antikörper, die allerdings durch den Einsatz rekombinanter Haselnussallergene im CAP-RAST verbessert werden konnte. Ein Nachweis der nicht kreuzreagierenden Haselnussallergene Cor a 9 oder Cor a 8 (Lipidtransferprotein) deutet auf ein größeres Risiko für anaphylaktische Reaktionen hin als der Nachweis des Bet-v-1-assoziierten Haselnussallergens Cor a 1. Höhere IgE-Werte gegen Haselnuss korrelieren außerdem mit klinischen Symptomen bei Birkenpollenallergikern häufiger als niedrige IgE-Werte.[860] Bei unklarem Befund ist in Ausnahmefällen eine Provokation anzustreben, am besten als DBPCFC (s. S. 76).

Zum Nachweis von **Erdnussallergien** eignet sich aufgrund der Stabilität der Allergene der Prick-Test mit kommerziellen Extrakten, die Nativtestung sowie die In-vitro-Diagnostik.[861] Reaktionen ≥ 8 mm im Hauttest sind meistens klinisch relevant.[862]. Ein **negativer Hauttest** schließt eine Erdnussallergie aus.[863] Wegen der häufigen systemischen Reaktionen sollte von Provokationen zumindest im ambulanten Bereich Abstand genommen werden.

Differenzialdiagnostik

Differenzialdiagnostisch ist die Abgrenzung zwischen der Baumnussallergie und der Erdnussallergie sehr wichtig, da Erdnüsse botanisch zu den Hülsenfrüchten gehören und hier andere Kreuzreaktionen relevant sein können als bei den Nüssen (s. u.). Außerdem ist das Risiko für eine Anaphylaxie im Kindes- und Jugendlichenalter im Fall einer Erdnussallergie am größten verglichen mit anderen Nahrungsmitteln.[864]

Ernährungstherapie

Ein Verzicht auf Baum- oder Erdnüsse gefährdet eine bedarfsgerechte Nährstoffversorgung nicht, hat aber aufgrund ihrer Verwendung in einer Vielzahl von Lebensmitteln enorme praktische Konsequenzen. Im Rahmen der Ernährungstherapie ist es deshalb wichtig, den Patienten nicht nur über sein persönliches Risiko bei versehentlicher „Nuss"aufnahme aufzuklären, sondern ihn auch hinsichtlich Vorkommen und Alternativen von Nüssen und Erdnüssen zu beraten.

Allergene und ihre allergene Potenz

Baumnüsse, aber ganz besonders Erdnüsse gehören zu den **gefährlichsten Auslösern** einer Nahrungsmittelallergie. Die meisten Allergene sind hitzestabil.

Die **Erdnuss** enthält verschiedene Allergene mit unterschiedlicher allergener Potenz. Bei einer Allergie auf das Speicherprotein **Ara h 2** und bei multiplen Sensibilisierungen gegen mehrere Erdnussallergene ist das Risiko für lebensbedrohliche Reaktionen besonders hoch. Die pollenassoziierten Nahrungsmittelallergene der Erdnuss **Ara h 5** und **Ara h 8** lösen manchmal nur ein OAS aus (s.

auch ▶ **Kap. 2.4.3**). Da allerdings eine Monosensibilisierung gegen einzelne Erdnussallergene selten ist, muss stets mit schweren Reaktionen gerechnet werden.[865]

95 % der **Haselnussallergiker** in Europa reagieren auf das Majorallergen der Haselnuss **Cor a 1**. Es handelt sich hierbei um ein **hitzelabiles Allergen**, das zur Familie der Bet-v-1-Homologen gehört und bei Temperaturen ab 140°C zerstört wird. Birkenpollenallergiker vertragen deshalb meist geröstete Haselnüsse.[866]. Für systemische Reaktionen sind jedoch wahrscheinlich **andere (nicht kreuzreagierende) Haselnussallergene** verantwortlich, die unabhängig von einer Pollensensibilisierung, aber auch gleichzeitig bei Pollenallergikern auftreten können.[867] Da es sich hierbei um hitzestabile Allergene handelt, reagieren die Betroffenen auch auf geröstete Haselnüsse.[868]

> **Ⓟ Praxistipp**
> **Vorsicht: hitzestabile Allergene!**
> Auch wenn **Haselnüsse** in stark erhitzter Form (z. B. im Kuchen mitgebacken) bei vielen Patienten anfangs noch verträglich sind, steigt mit zunehmendem Sensibilisierungsgrad das Risiko, auch auf hitzestabile Haselnussallergene zu reagieren. Bei **Erdnüssen** steigt die allergene Potenz durch Rösten sogar noch an.[869] Nur **Mandeln** haben hitzelabile Allergene und sind für die meisten Patienten in gegarter Form verträglich.

Bereits **kleinste Mengen** können zu schweren allergischen Reaktionen führen:

- **Haselnüsse** können schon in wenigen Mikrogramm bei Betroffenen allergische Symptome auslösen.[870] Meist treten Beschwerden **ab 1 mg** Haselnussprotein auf, das entspricht **6,4 mg** Haselnuss, und ab 38 mg Haselnuss reagiert bereits die Hälfte der Haselnussallergiker mit Symptomen.[871]
- Ermittelte Schwellenwerte für **Erdnuss** liegen **im unteren Milligrammbereich**.[872] Bereits der Verzehr von kleinsten Bruchstücken einer Erdnuss (1 bis 2 mg) können bei Erdnussallergikern zu Symptomen führen. 1 Erdnuss (ca. 4–5 g) entspricht etwa 500 mg Erdnussprotein.[873] Selbst ein Kuss kann gefährlich werden, wenn z. B. die Mutter oder der Partner vorher Erdnüsse geknabbert haben.[874]

Allergenvermeidung und Umfang der Karenz

> **ⓟ Praxistipp**
>
> Bei einer Allergie auf Erd- oder Baumnüsse muss immer mit heftigen allergischen, sogar lebensbedrohlichen Symptomen gerechnet werden, selbst bei kleinsten Mengen. Eine Erdnuss- oder Nussallergie erfordert deshalb ein **striktes Vermeiden** der unverträglichen „Nuss"sorten.

Auch wenn anfangs nur ein leichtes Kribbeln auf den Lippen oder im Rachen besteht, kann beim nächsten Mal der Hals zuschwellen oder sogar eine lebensbedrohliche allergische Reaktion auftreten. Deshalb wird bei nachgewiesener Allergie auf eine bestimmte „Nuss"sorte – unabhängig vom aktuellen Schweregrad der allergischen Symptome – empfohlen, diese **strikt zu meiden**. Im Fall einer **Erdnussallergie** gilt das in 80 % der Fälle sogar lebenslang.[875] Trotzdem lohnen sich **regelmäßige Tests** auf spezifisches IgE, um festzustellen, ob die Allergie gegen Nüsse (auch bei Mehrfachallergien) von selbst wieder verschwunden ist. Das tritt nach amerikanischen Untersuchungen immerhin bei 9 % aller nussallergischen Kinder ein.[876]

Leider bleibt es selten bei einer Allergie auf eine einzige Nusssorte. Die meisten Patienten reagieren im Laufe der Zeit auf **mehrere Nüsse** allergisch. Auch bei bis zu der Hälfte der Erdnussallergiker lassen sich gleichzeitig „echte" Nussallergien nachweisen. Da die Erdnuss eine Hülsenfrucht ist, vermutet man hier eine Koallergie als Ursache und nicht eine Kreuzallergie.[877] In einer Querschnittsstudie mit nussallergischen Kindern zwischen 2 und 10 Jahren stieg der Anteil der Kinder mit mehrfacher Sensibilisierung mit zunehmenden Alter. Von den Zehnjährigen litt schon fast jeder Zweite unter Allergien gegen mehrere Nusssorten.[878] Dennoch ist ein **pauschaler Verzicht auf alle Nussorten nicht sinnvoll**. Auch wenn Haselnussallergiker gleichzeitig auf Walnüsse allergisch sind, vertragen sie doch häufig Cashewkerne, Pistazien und erhitzte Mandeln. **Kokosnuss** und **Muskatnuss** sind fast nie ein Problem. Nüsse liefern wertvolle Fettsäuren und hochwertiges Eiweiß sowie viel Vitamin E, Magnesium und Folsäure. Andere Nüsse sollten deshalb nur bei eindeutiger Diagnose durch einen allergo-logisch spezialisierten Arzt gemieden werden. Das Gleiche gilt für den Verzicht auf **Sojaprodukte** bei Erdnussallergikern.[879] Da sowohl Erdnuss als auch Sojabohne zu den Hülsenfrüchten gehören, kann es zu **Kreuzreaktionen** kommen. Die in Allergietests oft gleichzeitig auftretenden Soja- und Erdnusssensibilisierungen sind jedoch selten von Bedeutung.[880] Nur etwa 6,5 % der Erdnussallergiker haben eine klinisch relevante Sojaallergie. Auch beim Verzehr anderer **Hülsenfrüchte** wie Erbsen, Kichererbsen, Linsen, Bohnen, Lupine, Guar, Johannisbrotkernmehl und Bockshornklee sind Kreuzreaktionen nicht auszuschließen. Die Samen des eher wenig bekannten Bockshornklees werden in der indischen Küche in Curry-Mischungen verwendet. Trotz positivem Hauttest mit diesen Leguminosen, handelt es sich mit Ausnahme der Lupine (s. u.) meist um eine stumme Sensibilisierung, so dass eine generelle Meidung von Hülsenfrüchten nicht erforderlich ist.[881]

> **ⓟ Praxistipp**
>
> **Häufige und seltene Allergieauslöser unter den „Nüssen"** (modifiziert nach Schäfer und Kamp 2008)
>
> **häufig:**
> - Erdnuss
> - Haselnuss
> - Walnuss
> - rohe Mandel
>
> **selten:**
> - Muskatnuss
> - Kokosnuss
> - erhitzte Mandel
> - Erdmandel
> - Cashewnuss (-kerne)
> - Paranuss
> - Pekannuss
> - Pinienkerne
> - Pistazie

Neben den Alternativen unter den Nüssen können auch **Ölsaaten und Samen** wie Kürbiskerne, Mohn, Sesam, Leinsamen und Sonnenblumenkerne die ernährungsphysiologisch wertvollen Nüsse ersetzen. Diese sollten im Einzelfall ebenfalls hinsichtlich ihrer Verträglichkeit überprüft werden, weil auch hier (selten!) schwere allergische Reaktionen möglich sind (z. B. bei Sesam).

Ein unterschätztes **Kreuzallergen für Erdnuss-allergiker** stellt die **(Süß-)Lupine** dar. Je nach Studie liegt die Wahrscheinlichkeit für Erdnussallergiker gleichzeitig auf diese Hülsenfrucht allergisch zu reagieren bei ca. 30 bis 70%! Kinder und Erwachsene sind gleichermaßen betroffen. Auch bei Pollenallergikern (v.a. Gräser- und Birkenpollen) kommen gehäuft Lupinenallergien vor. Seltener kommt es zur **De-novo-Sensibilisierung**, beschrieben z.B. bei Personen mit häufigem Verzehr lupinenhaltiger Nahrungsmittel (z.B. Lupinensnack oder glutenfreie Lebensmittel). **Symptome** können schon unmittelbar nach dem Verzehr kleinster Mengen (265 bis 1000 mg)[882] auftreten und äußern sich als OAS, Atemnot, Angioödem, Rhinokonjunktivitis, Urtikaria, gastrointestinale Beschwerden bis hin zur Anaphylaxie. Zur **Diagnose** werden zz. der Prick-zu-Prick-Test mit nativem Lupinenmehl und der CAP-RAST zum Nachweis lupinenmehlspezifischer IgE-Antikörper sowie ggf. eine Provokation empfohlen. Die Allergene der Süßlupine sind **hitzestabil**.[883] Süßlupine wird v.a. als Zutat in Lebensmitteln bzw. als **Ersatz für Weizen, Milch, Soja oder Fett** verwendet, da sie qualitativ hochwertiges Eiweiß enthält sowie gluten-, lactose- und cholesterinfrei ist.[884] Seit der „Allergenkennzeichnungspflicht" von Soja Ende 2005 wurden Lupinenerzeugnisse wie Lupinenmehl zunehmend als Ersatz für Soja eingesetzt, doch mit Änderung der Lebensmittelkennzeichnungsverordnung Ende 2008 müssen auch Lupinenbestandteile in der Zutatenliste verpackter Lebensmittel aufgeführt werden (▸ Kap. 3.1.2).

P Praxistipp

Vorkommen von Lupine (Beispiele)
- vegetarische Produkte (z.B. Bratlinge, Teigwaren, Kaffee-Ersatz)
- Lupinenmehl als Beimischung oder Ersatz von Weizenmehl, z.B. in
  - Brot- und Backwaren
  - Lebkuchen
  - Pizzateig
  - Panade von Fleisch oder Fisch
- glutenfreie Produkte
- fettreduzierte Produkte
- Speisen und Produkte für Milcheiweißallergiker oder Laktoseintolerante

▼

- Kartoffelfertigprodukte (z.B. Pommes frites, Kroketten)
- Nuss-Nougat-Creme, Pralinen, Eis
- kaltlöslicher Kakao, Puddingpulver
- Kaffeeweißer
- Lupinensnack (v.a. in mediterranen Ländern, z.B. Lupini)
- Lupinendrink, Joghurt, Tofu u.Ä.

Erdnüsse und Schalenfrüchte unterliegen der „**Allergenkennzeichnung**" und sind deshalb bei verpackter Ware grundsätzlich kennzeichnungspflichtig. Da Hersteller jederzeit die Rezeptur ihres Produkts (z.B. Schokolade) ändern können, sollten Nussallergiker bei jedem Einkauf die Zutatenliste lesen. Auch der Warnhinweis „kann Spuren enthalten von..." ist von Nuss- und Erdnussallergikern ernst zu nehmen (S. 101). Es sollte jedoch immer individuell überprüft werden, ob Nuss- oder Erdnussspuren für den einzelnen Patienten von Bedeutung sind.

Einige **Schokoladenhersteller** können allerdings garantieren, dass ihre Schokolade erdnussfrei ist. Zum jetzigen Zeitpunkt sind das die Chocoladefabriken Lindt & Sprüngli GmbH (mit Ausnahme der Diättafeln), die Rausch Schokoladen GmbH, Ferrero (Kinderschokolade) und die Firma Kinnerton in UK (s. auch S. 106).[885] Dennoch sollte der Patient immer auf das Zutatenverzeichnis achten, falls sich die Rezepturen ändern sollten.

P Praxistipp

Nüsse und Erdnüsse finden vielerlei Verwendung in Lebensmitteln und Produkten der pharmazeutischen Industrie.[886] Sie können z.B. enthalten sein in
- offenen und verpackten Lebensmitteln:
  - Süßigkeiten, Eiscreme (in der Eisdiele auch Kontaminationen!)
  - Schokolade (auch wenn sie nicht als „Nussschokolade" bezeichnet ist)
  - Nuss-Nougat-Creme
  - Müsli, Frühstücks- und Getreideflocken (z.B. Cornflakes), Müsliriegel
  - Kekse, Gebäck und Kuchen
  - Snacks, z.B. „Studentenfutter", Erdnussflips, Cracker
  - Mehrkornbrote und -brötchen, sog. Körnerbrote, -brötchen und Vollkornbackwaren

▼

▼
- Kaffee- und Cappuccinogetränke
- Füllungen in Teigwaren wie Ravioli
- vegetarische Aufstriche, Bratlinge
- Fast Food: Burger, vorfrittierte Lebensmittel (v. a. Erdnuss) wie Pommes frites, Geflügelnuggets
- Gewürzzubereitungen (z. B. Currypulver), Brühe
- Feinkost- und Obstsalate
● Medikamenten, Pflegemitteln und Heimwerkerbedarf:
- Vitamin-Präparate (z. B. mit Vitamin D oder E)
- Badeöle
- Shampoos
- Cremes (auch sog. Neurodermitissalben)
- Bleichmittel
- Klebstoffe
- Linoleum

Erdnussöl wird sehr häufig zur Herstellung vorfrittierter Lebensmittel (z. B. Pommes frites), von Röstprodukten, Keksen und Snacks verwendet. Eine Reaktion auf raffiniertes Erdnussöl ist bei hochgradig sensibilisierten Patienten nicht auszuschließen. Kaltgepresstes Erdnussöl wird nicht empfohlen.

Da hierzulande kleine Ölmühlen oft verschiedene Öle (z. B. Haselnuss-, Walnuss-, Pistazienöl) auf einer Pressanlage herstellen, können **kaltgepresste Öle** anderer Pflanzen (z. B. Sonnenblumen-, Kürbiskern- oder Rapsöl) mit Nussbestandteilen kontaminiert sein. Diese Öle werden allerdings in der Regel nur auf Bauern- und Gourmetmärkten und im AB-Hof-Verkauf angeboten.[887] Eine sichere Quelle ist kaltgepresstes Olivenöl, z. B. von der griechischen Insel Kreta, da dort ausschließlich diese Ölsorte hergestellt wird. Ansonsten sind kaltgepresste Ölsorten (z. B. Rapsöl, Sonnenblumenöl) aus größeren Ölmühlen, die Supermärkte beliefern, oder entsprechend **raffinierte Öle** empfehlenswert.

Erdnussöl und andere Erdnussprodukte werden auch in der **asiatischen, afrikanischen, orientalischen und mexikanischen Küche** verwendet. In der **griechischen Küche** sind Nüsse als Zutat besonders bei Süßspeisen beliebt (z. B. Baklavá, ein Blätterteiggebäck mit Sirup und Nüssen).

Trotz der in den letzten Jahren verbesserten Deklaration von Nüssen und Erdnüssen ist es immer wieder zu **gefährlichen Situationen** für Nuss- und insbesondere für Erdnussallergiker gekommen, obwohl diese Personen über ihre Allergie informiert waren (s. Fallbeispiel 16). So musste ein 15-jähriger Erdnussallergiker aus Schweden sterben, weil der Bäcker, bei dem er seit Jahren ein Mandelgebäck kaufte, die Mandeln nicht erkennbar durch Erdnüsse ersetzt hat.[888] In einem anderen Fall führte der wiederholte Verzehr eines erdnusshaltigen Müsliriegels, der einzeln und ohne Zutatenliste an einem Schulkiosk verkauft wurde, bei einer 15-jährigen Schülerin zum Tode (▶ Kap. 3.1.2). Diese hat allerdings die beim ersten Verzehr aufgetretene Dyspnoe nicht weiter ernst genommen und lediglich mit einem Asthmaspray behandelt.[889]

Das Problem **versteckter Nahrungsmittelallergene** (▶ Kap. 3.1.1, S. 97) ist deshalb gerade für diese Patientengruppe nicht zu unterschätzen und bedarf einer ausführlichen diätetischen Betreuung und ärztlichen Notfallschulung. Besonders das **Essen „Außer Haus"** (z. B. Fast Food und andere Restaurants, Eisdielen, Kantinen, Verpflegung in Kindergarten und Schule) bedeutet ein Risiko für Erdnuss- und Nussallergiker. Die Auskunft des Kochs bzw. Herstellers muss absolut zuverlässig sein. Im Zweifel ist auf Lebensmittel unbekannter Zusammensetzung besser zu verzichten. **Tipps** für den Einkauf loser und verpackter Ware, zur Zubereitung und für den Außer-Haus-Verzehr sind in den ▶ Kap. 3.1.2 und ▶ Kap. 3.1.4 zu finden. Einen **Diätplan** mit Empfehlungen zur Lebensmittelauswahl bei Erdnuss- oder Nussallergie hat der Arbeitskreis Diätetik in der Allergologie herausgegeben.[890]

Fallbeispiel 16: Anaphylaxie bei bekannter Erdnussallergie (Nils G., 13 Jahre)

Anamnese

Bei einer Fahrt in den Urlaub kam es zu einer anaphylaktischen Reaktion, nachdem Nils ein von seinem Vater an der Tankstelle gekauftes **Körnerbrötchen** gegessen hatte. Eine notfallmäßige Behandlung im Krankenhaus war erforderlich. Bei dem Patienten sind seit der frühen Kindheit eine **Erdnussallergie** sowie eine **Nuss- und Sojaallergie** bekannt.

▼

Er hatte bereits als Grundschulkind eine schwere anaphylaktische Reaktion nach dem Genuss von Erdnüssen in einem Flugzeug. Damals war er mit Notfallmedikamenten ausgestattet worden, die er inzwischen aber nicht mehr bei sich trägt. Als Kleinkind litt er unter einer Neurodermitis, jetzt bestehen keine Hautprobleme mehr.

Die Eltern leben getrennt, Nils wohnte zur Zeit der Beratung bei seinem Vater. Die Mutter achtete nach dem Vorfall im Flugzeug sehr auf eine erdnussfreie Ernährung ihres Sohnes. Dem Vater war dagegen die Anaphylaxiegefahr durch ein verstecktes Vorkommen von Erdnüssen nicht bewusst.

Diagnostik
- **Hauttestung:** Pollenallergene unauffällig, Sensibilisierung für Hausstaubmilbe I und II
- **Prick-zu-Prick-Testung der Nahrungsmittel:** positive Reaktion für die **Hülsenfrüchte** Soja, Kichererbse, Linse und **Erdnuss** (jeweils +++), schwach positive Reaktion für **Haselnuss** (+)
- **Labor (allergenspezifische IgE-Antikörper):** CAP-Klasse 6 für Erdnuss, CAP-Klasse 4 für Sojabohne, CAP-Klasse 3 für Kichererbse, Linse und Erbse, CAP-Klasse 0 für Apfel, CAP-Klasse 0 für Karotte

Therapie
Zusammen mit den Eltern wurde die Anaphylaxiegefahr ausführlich erörtert. Der Patient erhielt ein Notfallset, wobei die Handhabung des Adrenalininjektors gemeinsam mit dem Vater ausführlich geübt wurde. Der Junge sollte in Zukunft den Adrenalininjektor immer bei sich zu tragen, um so auch vor versteckten Allergenspuren geschützt zu sein.

Ernährungstherapie
- ausführliche Beratung zum möglichen Vorkommen von Erdnüssen und Soja
- Empfehlung einer (diagnostischen) Eliminationsdiät ohne Erdnuss, Nüsse und ohne Hülsenfrüchte
- Führen eines Ernährungs- und Symptomtagebuchs
- Klärung der klinischen Relevanz einer Kreuzreaktion auf andere Hülsenfrüchte außer den bekannten Allergenen Erdnuss und Soja

Sicherstellung einer ausreichenden Nährstoffzufuhr
Auch ohne Nüsse und Erdnüsse ist es leicht, eine ausreichende Nährstoffzufuhr sicher zu stellen. Selbst bei einem vollständigen Nussverzicht liefern andere Nahrungsmittel im Rahmen einer vollwertigen Ernährung alle notwendigen Nährstoffe.

Andere Therapiemöglichkeiten
Insbesondere bei der Erdnussallergie, die häufig lebensbedrohlich für die Patienten ist, ist die Ausstattung mit einem **Notfallset** (▸ Kap. 3.4.3) absolut unerlässlich. Jeder Erdnussallergiker sollte mit einem Adrenalininjektor ausgestattet werden und dessen Anwendung in der Praxis üben!

Studien zur **spezifischen Immuntherapie** mit Erdnussextrakt (s. SOTI, ▸ **Kap. 3.5.3**) werden zur Zeit an verschiedenen Zentren durchgeführt.

Bei der Erdnussallergie wird eventuell in Zukunft die **Anti-IgE-Therapie** eine große Rolle spielen, da durch diese Methode der Schwellenwert für eine gefährliche Reaktion deutlich herabgesetzt werden konnte (s. auch ▸ **Kap. 3.5.4**, S. 118).[891]

Fallbeispiel 17: Nahrungsmittelbedingte anstrengungsinduzierte Anaphylaxie bei Pollenallergie und pollenassoziierter (Hasel-)Nussallergie (Heinz-U. T., 58 Jahre)

Anamnese
- Herr T. stellte sich in der Praxis nach dem Auftreten einer anaphylaktischen Reaktion mit Dyspnoe und Larynxödem sowie notfallmäßiger Behandlung im Krankenhaus (mit Gabe von Kortikoiden und Antihistaminika) vor. Ursache der Anaphylaxie war der Genuss von **frischen Haselnüssen** in großer Menge und **anschließender körperlicher Belastung (Joggen).**
- bekannte Pollenallergie
- vor Jahren Durchführung einer spezifischen Immuntherapie mit gutem Erfolg

Diagnostik
- **Hauttestungen:**
  - Prick-Test mit Inhalationsallergenen: Birke (+++), Hasel (+++), Erle (+++), Gräser (+++), Roggen (+++)
  - Prick-zu-Prick-Testung der Nahrungsmittel: Haselnuss (+++), Walnuss (+++)

▼

▼

- **Labor (allergenspezifische IgE-Antikörper):** CAP-Klasse 1 für Haselnuss

(Ernährungs-)Therapie

- Verzicht auf pollenassoziierte Nahrungsmittel vor körperlicher Anstrengung
- Empfehlung einer strikten Haselnusskarenz
- Empfehlung einer erneuten subkutanen spezifischen Immuntherapie

Weitere Vorgehensweise

Empfehlung einer ernährungstherapeutischen Beratung mit ernährungsanamnestischer Abklärung hinsichtlich weiterer birkenpollenassoziierter Nahrungsmittelallergene sowie Nussallergien.

4.1.7 Sojaallergie

In diesem Kapitel liegt der Schwerpunkt auf der **klassischen Sojaallergie**, die v. a. im Säuglings- und Kleinkindalter vorkommt und sich gegen stabile Sojaallergene richtet. Die zunehmend diagnostizierte **birkenpollenassoziierte Allergie** gegen das instabile Sojaallergen Gly m 4 stellt eine Sonderform der Sojaallergie dar und wird in den folgenden Kapiteln jeweils nur kurz erwähnt. Sie ist ausführlich in ▶ **Kap. 4.1.4** besprochen.

Risikogruppen

Grundsätzlich ist die Sojaallergie, wie andere Nahrungsmittelallergien auch, von den **Verzehrgewohnheiten** abhängig. Sojaprodukte werden bewusst v. a. von Menschen, die sich vegetarisch oder vegan ernähren, verzehrt. Aber auch Patienten mit Laktoseintoleranz oder Milchallergie nutzen dieses Angebot als Ersatz für Milcherzeugnisse. Durch die breite Verwendung in der Lebensmittelindustrie ist die Sojabohne allerdings für viele zum „Grundnahrungsmittel" geworden.[892]

Ein **höheres Risiko**, eine Sojaallergie zu erwerben, haben Säuglinge und Kleinkinder mit einer atopischen Veranlagung, Personen aus dem Backgewerbe, Erdnussallergiker sowie Birken- und Gräserpollenallergiker.[893] Insgesamt sind ca. 0,4 % der Bevölkerung betroffen.[894]

Säuglingsnahrungen auf Sojabasis werden seit den 60er Jahren des vergangenen Jahrhunderts als vegetarische Alternative zur Kuhmilch oder als Ersatznahrung bei vorliegender Kuh-

milchallergie verwendet. Dabei erwiesen sich Sojanahrungen als ebenso häufig allergieauslösend wie Säuglingsnahrungen auf Kuhmilchbasis.[895] Und ca. ein Viertel der Säuglinge, die bereits eine Kuhmilchallergie haben, entwickeln im ersten Lebenshalbjahr bei Fütterung mit einer Sojanahrung auch eine Sojaallergie (s. S. 136).

Bei Kindern mit **atopischer Dermatitis** gehört Sojaeiweiß nach Kuhmilch, Hühnerei und Weizen zu den Hauptauslösern einer Nahrungsmittelallergie (▶ **Kap. 4.4.4**).[896]

Sojamehl und andere Sojabestandteile werden häufig als Backmittel zur Herstellung von Brot und Backwaren verwendet.[897] **Personen, die in Bäckereien arbeiten**, haben durch den ständigen Kontakt mit Sojamehl bzw. Sojabestandteilen ein höheres Risiko, eine Sojaallergie zu erwerben als der normale Verbraucher. Etwa bei einem Fünftel der Bäcker lassen sich im Bluttest spezifische IgE-Antikörper gegen Sojaeiweiß nachweisen. Die Sensibilisierung erfolgt hierbei durch das Einatmen der Sojaallergene.[898]

Da die Sojabohne botanisch zu der Familie der **Hülsenfrüchte** gehört, können sich Kreuzreaktionen (s. auch ▶ **Kap. 1.2.2**) auch gegen Erdnüsse, Bohnen, Erbsen und Linsen sowie gegen Guarkern- oder Johannisbrotkernmehl richten. Allerdings sind Kreuzreaktionen zwischen Hülsenfrüchten insgesamt eher selten. Insbesondere bei Patienten mit Gräserpollenallergie liegen häufig positive Hauttests und erhöhte spezifische IgE-Antikörperbefunde gegen Soja und **Erdnuss** vor, ohne dass diese klinisch relevant sind.[899] Eine weitaus größere Bedeutung haben Kreuzreaktionen auf das Sojaallergen Gly m 4 bei **Birkenpollenallergikern**.[900]

Symptomatik

Bei einer Sojaallergie reichen schon **wenige Gramm** aus, um eine allergische Reaktion auszulösen, die in Einzelfällen auch lebensbedrohlich sein kann.[901] Bei **Kindern mit atopischer Dermatitis** äußern sich Sojaallergien v. a. an der Haut sowohl in Form einer Sofortreaktion mit Urtikaria oder Angioödem, als auch als Sofortreaktion mit nachfolgender Ekzemverstärkung oder als alleinige ekzematöse Spätreaktion.[902]

Die Symptome bei **birkenpollenassoziierter Sojaallergie** reichen vom oralen Allergiesyndrom bis hin zum anaphylaktischen Schock.[903] Etwa die Hälfte der Pollenallergiker mit Sojaallergie zeigen systemische Reaktionen wie Rhinitis, Konjunktivitis, Atemnot, Übelkeit, Erbrechen oder Blutdruckabfall.[904] Zeitlich verzögert können auch Hautausschläge oder gastrointestinale Symptome auftreten.[905]

Manche Patienten mit Sojaallergie leiden unter einer sog. **anstrengungsinduzierten Nahrungsmittelanaphylaxie** (FDEIA, s. auch ▶ Kap. 2.3.5, S. 44). Sie bekommen erst dann Krankheitssymptome einer Anaphylaxie, wenn sie innerhalb einer halben Stunde bis zwei Stunden nach dem Verzehr sojahaltiger Speisen Sport treiben.[906] Berichtet wurde von einem Mann mit Sojaallergie, der nur dann anaphylaktische Symptome entwickelte, wenn er nach sojahaltigen Speisen intensiv joggte.[907]

Anamnese

Patienten, die einen **klaren anamnestischen Zusammenhang** zwischen Sojaaufnahme und Beschwerden aufweisen, berichten meist von einem Auftreten der Symptome nach dem Verzehr typischer Sojaprodukte wie Sojadrink, Tofu oder eines sojaeiweißhaltigen Diätpulvers.[908] Im **Säuglingsalter** gibt die Umstellung auf eine Säuglingsnahrung auf Sojabasis oft den entscheidenden Hinweis auf eine Sojaallergie.

Bei Patienten, die weder Tofu, Sojasoße, Sojadrinks noch sonstige asiatische Nahrungsmittel und Speisen verzehren, kann die **Unverträglichkeit von Brot, Backwaren und Fertiggerichten** sowie die bessere Verträglichkeit selbst gebackenen Brotes und selbst gekochter Speisen auf eine **Sojaallergie auf stabile Proteine** hindeuten. Beschwerden durch einen unbewussten Sojaverzehr lassen sich oft mit Hilfe eines Ernährungs- und Symptomtagebuchs aufdecken. Genauen Aufschluss darüber, ob tatsächlich eine Sojaallergie vorliegt, kann nur eine ausführliche allergologische Diagnostik mit Provokation erbringen.

Fallbeispiel 18: Verdacht auf Sojaallergie (Mireilla B., 50 Jahre)

Ärztliche Anamnese
- bekannte Laktoseintoleranz
- weiterhin Meteorismus, Bauchschmerzen trotz laktosefreier Diät

Diagnostik
- Prick-zu-Prick-Test: 0 für Weizenmehl, Hefe, Kichererbse, Haselnuss, Tomate, Paprika, Sellerie
- Prick-Test mit Sojaextrakt unauffällig
- Labor (Allergenspezifische IgE-Antikörper): CAP-Klasse 0 für Birken- und Roggenpollen, Weizenmehl, Roggenmehl, Sojabohne (f 14 ImmunoCAP, Phadia)
- Zöliakiediagnostik negativ (tTG, Gliadin-IgA-AK, Gliadin-IgG-AK, IgA-Globuline im Normalbereich), Biopsie negativ

Hinweise aus der Anamnese der Oecotrophologin
- Patientin trank ab und zu Sojadrink mit Kalzium wegen ihrer Laktoseintoleranz
- Patientin berichtete von mehreren Episoden mit Reaktionen auf Sojadrink; trotzdem hat sie diesen weiter getrunken, da die Allergietests auf Soja negativ ausgefallen waren:
  – Sojadrink der Firma A: 1 Glas nach dem Mittagessen, sofort danach Bauchschmerzen, Sodbrennen, Anschwellung der Finger und der Augenlider
  – Sojadrink der Firma B: direkt nach Verzehr massiv aufgeblähter Bauch, 15 Min. später Augenbrennen und Liderschwellung
  – Brot vom Bäcker führte zu massiven Blähungen und Bauchschmerzen

Hinweise aus Ernährungs- und Symptomtagebuch
- selbst gebackenes Brot aus Weizenmehl, Maismehl und Weinsteinbackpulver war gut verträglich
- trotz Empfehlung, Sojaprodukte zu vermeiden, probierte die Patientin im Selbstversuch noch einmal einen Sojadrink der Firma B aus (Dokumentation im Ernährungs- und Symptomtagebuch: orales Allergiesyndrom, Bauchschmerzen, Finger- und Augenliderschwellungen, Kältegefühl)

Diagnose: Verdacht auf Sojaallergie

(Ernährungs-)Therapie
- konsequente Elimination von Sojadrinks, sonstigen Sojaprodukten und Sojaeiweiß in verarbeiteten Nahrungsmitteln ▼

▼
- Selbstzubereitung der Speisen (unproblematisch, da Patientin schon immer gerne selbst gekocht hat)
- Austausch von Sojadrink gegen laktosefreie Milchprodukte

Abschlussgespräch/Auswertung des Ernährungs- und Symptomtagebuchs
- Patientin war symptomfrei, zeigte eine gute Compliance
- selbst gebackenes Brot und laktosefreie Milchprodukte waren gut verträglich
- Kalziumversorgung gesichert durch laktosearme Käsesorten, laktosefreie Milchprodukte

Anmerkung der Autorinnen: Zum damaligen Zeitpunkt (Jan. 2008) standen rekombinante Allergene für die IgE-Diagnostik noch nicht routinemäßig zur Verfügung. Aus heutiger Sicht hätte diese Diagnostik wahrscheinlich das verantwortliche Sojaallergen identifizieren können.

Diagnostik

Wie bei anderen Nahrungsmitteln auch ist die In-vitro-Diagnostik bei der Sojaallergie nicht sehr zuverlässig[909]. Die Nativdiagnostik ist der Bestimmung der IgE-spezifischen Antikörper überlegen, das gilt besonders für das birkenpollenassoziierte Gly m 4, es sei denn, es wird mit rekombinanten Sojaallergenen getestet (▶ **Kap. 2.4.3**, S. 53).[910] Die DBPCFC ist zur sicheren Diagnose einer Sojaallergie im Säuglings- und Kindesalter unumgänglich (s. auch S. 76).

Differenzialdiagnostik

Die Sojaallergie muss insbesondere von Getreideallergien sowie von anderen pollenassoziierten Nahrungsmittelallergien abgegrenzt werden. Bei Kindern mit atopischer Dermatitis ist auch eine Kuhmilchallergie in Erwägung zu ziehen.

Ernährungstherapie

Bis auf wenige Ausnahmen müssen bei sicherer Diagnose einer **Sojaallergie im Kindesalter** alle Sojaprodukte und sojahaltigen Nahrungsmittel gemieden werden, da sich die Allergie hier gegen stabile Sojaproteine richtet. Bei einer erstmalig im Jugendlichen und Erwachsenenalter erworbenen Sojaallergie handelt es sich meist um eine **birkenpollenassoziierte Allergie** auf das Sojaprotein

Gly m 4, die in der Regel keinen kompletten Verzicht auf Sojaprodukte erfordert.

Allergene und ihre allergene Potenz

Die Sojabohne enthält **verschiedene Sojaproteine**, die als Allergene individuell unterschiedlich relevant sind. So ist z.B. das Speicherprotein Gly m 5 (β-Conglycinin) ein Majorallergen und für die Auslösung schwerer allergischer Reaktionen verantwortlich. Beim Sojaprofilin Gly m 3 bestehen Homologien zum Birkenpollenallergen Bet v 2 und zum Erdnussallergen Ara h 5, seine klinische Relevanz ist aber noch unklar.[911]

Die meisten Sojaallergene sind **hitzestabil** und durch Erhitzen oder Fermentation kaum zu beeinflussen. Untersuchungen zur Allergenität von Sojaprodukten haben ergeben, dass durch Erhitzen oder sonstige Verarbeitung zwar die allergene Wirkung bestimmter Sojaeiweiße vermindert wird, aber in jedem der Fälle eine erhebliche Restallergenität erhalten bleibt. Im Fall einer klassischen Sojaallergie kann deshalb keine allgemeine Empfehlung bezüglich der besseren oder schlechteren Verträglichkeit bestimmter Sojaprodukte gegeben werden.[912] Dagegen scheint das birkenpollenassoziierte **PR-Protein Gly m 4** (▶ **Kap. 4.1.4**) durch Erhitzen auf hohe Temperatur an Aktivität zu verlieren oder sogar zerstört zu werden. Sojaallergiker, die gegen Gly m 4 allergisch reagieren, können deshalb in der Regel ausreichend erhitzte Sojaprodukte vertragen (s. S. 167).[913]

Internationale Studien ergaben Schwellenwerte für Soja im unteren Mikrogrammbereich. Die in einem Review beschriebenen symptomauslösenden Mengen liegen allerdings zwischen 10 mg und 50 g Soja.[914]

Allergenvermeidung und Umfang der Karenz

Bei sicher, d.h. durch orale Nahrungsmittelprovokation diagnostizierter Sojaallergie im **Säuglings- und Kleinkindalter** ist eine strikte Karenz erforderlich, ähnlich den Empfehlungen zur Kuhmilchallergie (▶ **Kap. 4.1.1**). Die sojafreie Ernährung des Säuglings gestaltet sich bei Verwendung einer **stark hydrolysierten Säuglingsnahrung oder Elementardiät auf Aminosäurebasis** relativ einfach. Bei einer Sojaallergie des noch gestillten Kindes muss die Mutter sich ebenfalls sojafrei ernähren. Der Beikostaufbau ist nach den Richtlinien des Forschungsinstituts für Kinderernährung ohne Soja vorgesehen und deshalb einfach zu bewerkstelligen. Bei Fertigbreien oder Gläschen ist das Zutatenverzeichnis zu beachten. Wenn gleichzeitig eine Kuhmilchallergie vorliegt kann als Ersatz für den „Milch-Getreide-Brei" ein milch- und sojafreier Brei (z. B. sinlac [Nestlé]) verwendet werden. Beim Übergang zur Familienkost gelten die gleichen Empfehlungen wie bei Kindern und Erwachsenen mit Sojaallergie.

Die Indikation für eine sojafreie Ernährung muss auf einer sicheren Diagnose beruhen. Denn die Einschränkungen bedeuten einen erheblichen Einschnitt in die bisherigen Lebens- und Ernährungsgewohnheiten. Allergietests auf andere **Hülsenfrüchte** (am häufigsten Erdnuss, aber auch Bohne, Erbse, Linse, Lupine, Guarkern- und Johannisbrotkernmehl) können falsch positiv ausfallen. Bei einer vorliegenden Sojaallergie müssen diese nicht vorsorglich alle gemieden werden. Wenn allerdings bei konsequentem Verzicht auf Sojaeiweiß die Symptome nicht verschwinden, kann eine Kreuzreaktion auf Erdnuss oder andere Hülsenfrüchte die Ursache sein.

Die Behandlung einer klassischen Sojaallergie erfordert in der Regel eine **konsequente Sojakarenz** einschließlich erhitzter und fermentierter Sojaprodukte. Eine Ausnahme bildet **Sojaöl**. Raffiniertes Sojaöl enthält aufgrund der Herstellung kein Sojaeiweiß mehr, ebenso der Lebensmittelzusatzstoff „thermooxidiertes Sojaöl (E 479b). Untersuchungen mit Sojaallergikern haben sogar gezeigt, dass selbst kaltgepresstes Sojaöl meist vertragen wird.[915] **Margarine auf Sojaölbasis** ist deshalb ebenfalls für viele Sojaallergiker verträglich, aber ernährungsphysiologisch nicht unbedingt erforderlich. Hochgradig empfindliche Patienten müssen aber auf Öle anderer Pflanzen (z. B. Rapsöl) und sojafreie Diätmargarinen ausweichen.

Eine Sojaallergie ist besonders einschneidend für **Vegetarier, Veganer und Milchallergiker**. Sie nutzen das hochwertige Eiweiß der Sojabohne z. B. in Form von Fleischersatz auf Sojabasis, Sojasprossen oder eines (kalziumangereicherten) **Sojadrinks**. Vegetarier können auf andere Hülsenfrüchte ausweichen, nur bei einer Kreuzallergie ist die praktische Umsetzung einer fleischlosen Ernährung schwierig.[916]

Auch Liebhaber der **asiatischen Küche** müssen sich umgewöhnen. Hier wird Soja z. B. in Form von Tofu (Sojaquark), Sojasoße, Miso (süße oder salzige Würzpaste), Natto (japanischer Sojakäse) und Tempeh (Erzeugnis aus fermentierten Sojabohnen) angeboten bzw. in Speisen verarbeitet.

Doch nicht nur gesundheitsbewusste Personen, sondern auch Normalverbraucher verzehren das Sojaprotein, allerdings oft unbewusst. Die Lebensmittelindustrie nutzt **Sojabestandteile** (wie isoliertes Sojaeiweiß, -mehl, -kleie, -flocken und -öl) wegen ihrer ernährungsphysiologischen und technologischen Vorteile für die Herstellung zahlreicher Lebensmittel.[917] Patienten mit Sojaallergie sollten außerdem auf das mögliche Vorkommen von Soja in **Medikamenten** aufmerksam gemacht werden.

🅿 Praxistipp
Soja kann als Zutat enthalten sein in
- Brot- und Backwaren
- Süßwaren, Schokolade, Nuss-Nougat-Creme, Eiscreme
- Milchersatzprodukte, Milchmixgetränke, Kakaoprodukte
- vegetarische Produkte
- Kartoffelfertigprodukte (z. B. Klöße, Pommes frites)
- Wurstaufschnitt und Würstchen
- Suppen, Salatsoßen
- Würzmischungen, -soßen oder -pasten
- Mayonnaise, Ketchup
- Margarine
- Sportgetränke, mit Eiweiß angereicherte Erfrischungsgetränke,
- Diätprodukte (z. B. Pulvernahrung zur Gewichtsreduktion)
- Sondennahrungen
- Spezialprodukte, z. B. Miso, Tofu, Natto, Tempeh

Soja und Sojaerzeugnisse (auch Sojalezithin E 322) müssen als **Zutat verpackter Lebensmittel** grundsätzlich im Zutatenverzeichnis genannt werden. Einige Hersteller sind mittlerweile dazu übergegangen, Sojaeiweiß durch **Lupineneiweiß** zu ersetzen. Dieses hat sich jedoch auch als allergieauslösend erwiesen (s. auch ▶ Kap. 3.1.2).

Trotz verbesserter Allergenkennzeichnung gestaltet sich eine sojafreie Ernährung für Personen, die nicht gerne selbst kochen oder häufig Fertig-produkte verwenden, als schwierig. Im Rahmen der Ernährungsberatung werden diesen Patienten geeignete **Rezepte, Kochbücher** (s. ▶ **Kap. 9.2**) und ggf. auch ein Kochkurs empfohlen. Einen **Diät-plan** mit Empfehlungen zur Lebensmittelauswahl bei Sojaallergie hat der Arbeitskreis „Diätetik in der Allergologie" herausgegeben.[918]

> **P Praxistipp**
>
> Eine Sojaallergie können Betroffene relativ ein-fach meistern, wenn sie die Speisen ausschließ-lich selbst zubereiten, möglichst aus frischen, unverarbeiteten Nahrungsmitteln.[919]

Ein weiteres Problem für Sojaallergiker ist der **Einkauf loser Ware** und das **Außer-Haus-Essen**. Beides ist nur bei absolut vertrauenswürdiger Auskunft des Herstellers bzw. des Kochs möglich (▶ **Kap. 3.1.2** und ▶ **Kap. 3.1.4**). Besser ist es, z. B. den Betroffenen Brotbackrezepte an die Hand zu geben und Alternativen zum Kantinen- oder Schu-lessen zu nennen (z. B. frisches Obst und Gemüse, Milchprodukte, belegte Brote, Käsewürfel, Tro-ckenobst oder vorgekochte Speisen, die zur Arbeit/ Schule mitgenommen werden können).

Sicherstellung einer ausreichenden Nährstoffzufuhr

Obwohl Soja eine wertvolle **Eiweißquelle** darstellt, ist bei ansonsten ausgewogener Ernährung mit Milch und Milchprodukten sowie Fisch und Fleisch kein Eiweißdefizit zu befürchten. Hat der Patient gleichzeitig eine **Milchallergie** oder bevorzugt er eine **vegetarische/vegane Ernährungsweise,** sind zwar Reis- oder Haferdrinks mit Kalziumzusatz eine Kalzium-, aber keine Eiweiß-Alternative. Die Ernährungsfachkraft sollte deshalb mittels Er-nährungsprotokoll die Nährstoffversorgung des Patienten überprüfen und geeignete Alternativen empfehlen (▶ **Kap. 3.1.3**).

Andere Therapiemöglichkeiten

Nicht selten zeigen sich bei Sojaallergien schwer verlaufende Reaktionen, v. a. nach dem Genuss von sojahaltigen Fertigprodukten. Deshalb sollten davon betroffene Patienten unbedingt mit einem **Notfallset** ausgestattet werden (▶ **Kap. 3.4.3**).

4.1.8 Weizenallergie

Weizen enthält verschiedene Allergene mit un-terschiedlicher allergener Potenz, außerdem kann eine Weizenallergie auch zellvermittelt sein. Des-halb gibt es mehrere Formen der Weizenallergie. Die glutensensitive Enteropathie (Zöliakie) gehört allerdings nicht dazu. Hierbei handelt es sich um ein völlig anderes Krankheitsbild, das anders diagnos-tiziert und behandelt werden muss (▶ **Kap. 4.2**).

> **Formen der Weizenallergie**
>
> **Bei Kindern:**
> - klassische Weizenallergie (IgE-vermittelte Sofortreaktion)
>   - Sonderform: Weizeninduzierte Anaphyla-xie (Reaktion auf das Weizenprotein Ome-ga-5-Gliadin, manchmal anstrengungsin-duziert; bei Kindern seltener)
> - Weizenallergie als T-Zell-vermittelte ekzema-töse Spätreaktion bei Kindern mit atopischer Dermatitis
> - zellvermittelte gastrointestinale Formen der Weizenallergie (selten, v. a. bei Säuglingen)
>
> **Bei Erwachsenen:**
> - Weizenglutenallergie (IgE-vermittelte Sofort-reaktion)
>   - Sonderform: Weizenabhängige, anstren-gungsinduzierte Anaphylaxie (WDEIA, Reaktion auf das Weizenprotein Omega-5-Gliadin)
> - weizeninduzierte eosinophile Ösoophagitis (v. a. bei männlichen Jugendlichen) und zell-vermittelte gastrointestinale Formen (selten)
> - pollenassoziierte Weizenallergie (Sensibilisie-rung ist selten klinisch relevant)

Risikogruppen

Zur Prävalenz der Weizenallergie gibt es sehr un-terschiedliche Daten, die Zahlen schwanken zwi-schen 11 % und 25 % der Nahrungsmittelallergiker. Nordeuropäer leiden häufiger unter einer Wei-zenallergie als Südeuropäer, was wahrscheinlich auf unterschiedliche Ernährungsgewohnheiten zurückzuführen ist.

Die klassische Weizenallergie tritt v. a. bei **Säuglingen und Kleinkindern** auf und verliert sich meist wieder im späteren Kindesalter.[920] Gut untersucht ist die Weizenallergie bei **Kindern mit atopischer Dermatitis**. Hier reagieren 35 bis 40 % der untersuchten Kinder mit klinisch relevanten

Nahrungsmittelallergien auf Weizen allergisch. Diese Zahlen liegen allerdings weit hinter denen der Kuhmilch- und Hühnereiallergien.[921]

Eine Weizenallergie **bei Erwachsenen** tritt im Gegensatz zur Annahme vieler Patienten eher selten auf. Beschrieben wird hier v. a. die **Weizenglutenallergie** als Sofortreaktion, die oft fälschlicherweise mit der glutensensitiven Enteropathie (Zöliakie) verwechselt wird und die **weizenabhängige anstrengungsinduzierte Anaphylaxie** (Wheat-dependent Exercise-induced Anaphylaxis, WDEIA, s. auch ▸ **Kap. 2.3.5**, S. 44). Diese Allergieformen bleiben länger bestehen als eine Weizenallergie bei Kindern, die sich oft bis zum Schulalter wieder verliert.[922] Obwohl Hauttests und der Nachweis von spezifischem IgE gegen Weizenmehl bei **Gräser- und Getreidepollenallergikern** oft positiv ausfallen, ist diese Sensibilisierung selten klinisch relevant.[923]

Symptomatik

Weizenallergien können sowohl als Sofortreaktionen als auch als Spätreaktionen auftreten. **Sofortreaktionen** gegen Weizen treten innerhalb weniger Stunden auf, **Spätreaktionen** zeigen sich einige Stunden bis ein oder zwei Tage nach Weizenverzehr.[924]

Bei **Erwachsenen** äußern sich **Sofortreaktionen** v. a. als WDEIA und als Angioödem, aber auch mit zeitlich verzögert (innerhalb von 1 bis 2 Stunden) auftretenden **gastrointestinalen Beschwerden** wie bei einem Reizdarmsyndrom. Selten kommt in diesem Alter eine pollenassoziierte Nahrungsmittelallergie auf Weizen vor (s.o). Als **Spätreaktion** wird die eosinophile Ösophagitis, insbesondere bei männlichen Jugendlichen, beschrieben, aber auch gastrointestinale Symptome durch zellvermittelte Reaktionen. Letztere sind sowohl bei Erwachsenen als auch bei Kindern bekannt (▸ **Kap. 1.2.3**).[925] Bei Bäckern mit gesichertem **Mehlasthma** führt das Einatmen des Mehlstaubs zu Symptomen, nicht jedoch der Verzehr weizenhaltiger Brot- und Backwaren.[926]

Im **Kindesalter** äußern sich **Sofortreaktionen** auf Weizen fast ausschließlich auf der Haut, WDEIA sowie weizeninduzierte Anaphylaxien sind jedoch auch möglich.[927] Unter den **ekzematösen Spätreaktionen** bei Kindern mit atopischer Dermatitis steht Weizen an erster Stelle (▸ **Kap. 4.4**).[928]

Anamnese

Da Weizenprodukte in Deutschland zu den Grundnahrungsmitteln zählen, ist ein Zusammenhang zwischen den oben genannten Symptomen und dem **Verzehr von weizenhaltigen Brot- und Backwaren** nicht immer klar erkennbar. Bei Sofortreaktionen hilft hier die Analyse eines Ernährungs- und Symptomtagebuches weiter. Bei Spätreaktionen ist die Anamnese oft wenig aufschlussreich. Im Zweifel kann nur eine orale Nahrungsmittelprovokation (DBPCFC) helfen, den Auslöser zu verifizieren. Das gilt besonders bei Kindern mit atopischer Dermatitis (s. S. 76).

Manche Patienten schildern, dass es ihnen unter einer **glutenfreien Diät** deutlich besser geht, ohne dass je eine Zöliakie diagnostiziert wurde. Lässt sich bei diesen Patienten auch nach Glutenbelastung (▸ **Kap. 2.6**) keine Zöliakie nachweisen (Biopsie negativ, keine Zöliakie-AK), obwohl die Beschwerden wieder zunehmen, muss an eine **IgE-vermittelte Weizenglutenallergie** gedacht werden. Unverträglich sind dann nicht nur Weizenprodukte, sondern manchmal auch Roggen, Gerste und Hafer.

Diagnostik

Wie bei den anderen Allergenen erfolgt auch hier die Testung sowohl im Prick-Test als auch durch die In-vitro-Diagnostik. **Spezifische IgE-Antikörper** stehen u. a. für Weizenprotein (z. B. f4 im CAP-Rast, ImmunoCAP, Phadia) und für Weizengluten (Gliadin, z. B. f79 ImmunoCAP, Phadia) zur Verfügung. Wie bei anderen Nahrungsmitteln ist diese Diagnostik jedoch nur bedingt zuverlässig (s. auch ▸ **Kap. 2.4.3**). Besonders bei Kleinkindern mit atopischer Dermatitis kommen hohe IgE-Werte auf Weizen vor, obwohl das Getreide meist gut vertragen wird.[929] Weizenallergien, die in dieser Patientengruppe auftreten, sind außerdem relativ häufig Spättypreaktionen (s. auch ▸ **Kap. 4.4**).[930] Eine zuverlässige Diagnose basiert deshalb nur auf dem Ergebnis einer diagnostischen Eliminationsdiät mit anschließender Weizenprovokation, am besten DBPCFC.[931]

Zur Diagnose einer **WDEIA** ist Omega-5-Gliadin (Tri a 19, z. B. f 416 ImmunoCAP, Phadia) als rekombinantes Allergen erhältlich, ggf. folgen orale Provokationstests unter Belastung (z. B. auf dem Fahrradergometer).

Differenzialdiagnostik

Differenzialdiagnostisch ist die Abgrenzung von anderen Getreideallergien sowie der **Sojaallergie** wichtig. Soja kommt als „verstecktes" Allergen häufig in Brot- und Backwaren vor (s. auch ▶ Kap. 4.1.7). Außerdem muss auch immer eine **Zöliakie** in Betracht gezogen werden.

Ernährungstherapie

Weizen ist hierzulande v. a. wegen seiner Verwendung in Brot und Backwaren ein wichtiges Grundnahrungsmittel. Ein Weizenverzicht führt deshalb zu starken Einschränkungen der Nahrungsmittelauswahl und sollte unbedingt auf einer sicheren Diagnostik beruhen.

Allergene und ihre allergene Potenz

Weizeneiweiß setzt sich aus drei verschiedenen Fraktionen zusammen: 80 % Gluten, 15 % Albumin und 5 % Globulin. Albumin und Globulin kommen hauptsächlich in der äußeren Schale des Korns vor, Gluten im Mehlkörper. Insgesamt wurden ca. 40 verschiedene Weizenallergene nachgewiesen. Sie kommen in allen drei Proteinfraktionen vor und sind teilweise hitzestabil, z. T. auch hitzelabil.[932]

Gluten bzw. Gliadine können eine Zöliakie auslösen (▶ Kap. 1.2.4), sind aber auch die **Majorallergene** bei einer Weizenallergie (Weizenglutenallergie). Dennoch muss eine Weizenallergie anders als eine glutensensitive Enteropathie behandelt werden (s. u.).

Omega-Gliadine, insbesondere das **hitzestabile Omega-5-Gliadin,** spielen als Auslöser eine wichtige Rolle bei Erwachsenen mit (IgE-mediierter) WDEIA und/oder Anaphylaxie (100 %) oder Urtikaria (55 %) Dieses Allergen scheint aber auch bei Kindern das Hauptallergen bei (IgE-mediierter) weizeninduzierter Anaphylaxie zu sein, während **andere Gliadinfraktionen** und **Albumine/Globuline** mehr bei Kindern mit atopischer Dermatitis mit oder ohne Asthma von Bedeutung sind.[933]

Fallbeispiel 19: Weizenglutenallergie (Angelika B., 47 Jahre)

Anamnese

Frau B. kam aufgrund zunehmender Beschwerden nach dem Verzehr von Weizenprodukten in die ernährungstherapeutische Praxis. Sie litt schon seit einigen Jahren unter massiven Blähungen, Übelkeit und Stuhldrang, verbunden mit dem Gefühl, dass „es sie innerlich zerreiße". Sie berichtete auch über rezidivierend auftretende, entzündete Hautstellen („Pickel"). In Verdacht standen v. a. weizenhaltige Brot und Teigwaren. Haferflocken und Brot mit hohem Roggenanteil wurden wahrscheinlich vertragen. Außerdem waren multiple Inhalationsallergien (u. a. Birken-, Gräser- und Beifußpollen) mit Rhinitis und asthmatischen Beschwerden bekannt.

Nach Erhalt des positiven CAP-RAST-Ergebnisses auf Gluten/Gliadin (f 79) stellte sie wegen des Verdachts auf eine Weizenunverträglichkeit (Selbstdiagnose) ihre Ernährung auf eine glutenfreie Kost um. Danach verschwanden der Hautausschlag und die gastrointestinalen Beschwerden. Eine versehentliche Aufnahme von weizenhaltigem Backpulver führte zu starker Übelkeit. Ein zeitlicher Zusammenhang zwischen dem Auftreten von Symptomen mit körperlicher Anstrengung (Jogging) nach dem Essen war nicht bekannt.

Bei einem weiteren Arztbesuch aufgrund asthmatischer Beschwerden wurde ein Prick-zu-Prick-Test auf pollenassoziierte Nahrungsmittel veranlasst. Ein anamnestischer Zusammenhang zwischen den im Prick-zu-Prick-Test nachgewiesenen Nahrungsmittelallergenen ergab sich für Soja (Asthma), Haselnuss (OAS), rohe Karotte (OAS) und Sellerie (anaphylaktische Reaktionen).

Diagnostik

- Gastroduodenoskopie (2007): ohne Befund (o. B.)
- **Nachweis spez. IgE** (2009):
  - Weizenmehl (f 4): 0,29 kU/l = CAP-RAST-Klasse 0
  - Roggenmehl (f 6): 0,28 kU/l = CAP-RAST-Klasse 0
  - **Gluten/Gliadin (f 79): 1,20 kU/l = CAP-RAST-Klasse 2**
  - Sojabohne (f 14): 0,26 kU/l = CAP-RAST-Klasse 0
- **Prick-zu-Prick-Test:** Apfel (++), Haselnuss (++), Karotte (++), Sellerie (++), Sojadrink (++)

▼

▼

- Zöliakie-spezifische Auto-Antikörper (unter glutenfreier Diät!):
  - Gliadin-IgA-AK: 2,7 U/ml = o.B.
  - Gliadin-IgG-AK: 4,1 U/ml = o.B.
  - tTG-IgA-AK <2 U/ml = o.B.
  - IgA-Globuline: 2,05 g/l = im Referenzbereich

Da die Patientin eine glutenhaltige Ernährung verweigerte, wurde auf Empfehlung der Oecotrophologin eine **offene Provokation** (50 g Weizenflocken mit 20 g Sinlac (Nestlé) in 160 bis 180 ml abgekochtes Wasser) in der ärztlichen Praxis durchgeführt.

Symptome
- unmittelbar nach Verzehr beginnende Übelkeit
- nach ca. 1 Stunde Larynxödem
- die Übelkeit steigerte sich bis zu einem Maximum nach 2 Stunden

Diagnose: Weizenglutenallergie, pollenassoziierte Nahrungsmittelallergie

(Ernährungs-)Therapie/weitere Vorgehensweise
- Weizenfreie Eliminationsdiät und konsequenter Verzicht auf Sellerie, Haselnüsse, rohe Karotten und Sojaprodukte wie Sojadrink, Tofu, Sojadessert. Entsprechende Alternativen für diese sowie für weizenhaltige Nahrungsmittel wurden von der Oecotrophologin empfohlen.
- Weitere Provokationen mit Roggen-, Hafer-Gerstenflocken sollten noch folgen, um die anamnestisch festgestellte Verträglichkeit dieser Getreidesorten zu überprüfen.
- Führen eines Ernährungs- und Symptomtagebuchs, um noch auftretende Symptome zu dokumentieren. Sollte der Verdacht auf Beschwerden nach (weiteren) pollenassoziierten Nahrungsmitteln entstehen, wird eine diagnostische Eliminationsdiät ohne Weizen und ohne pollenassoziierte Nahrungsmittel in Erwägung gezogen.

Fallbeispiel 20: Anstrengungsinduzierte Weizenallergie (WDEIA) (Thomas D., 57 Jahre)

Anamnese

Herr D. kam in die Praxis, nachdem er während eines Urlaubs einen anaphylaktischen Schock

▼

erlitten hatte. Er berichtete, schon seit zwanzig Jahren immer wieder schwere allergische Reaktionen bis zum Schock erlebt zu haben. Er sei mehrfach notfallmäßig behandelt worden und habe früher auch ein Notfallset gehabt. Zuletzt sei er vor zwanzig Jahren an der Universitätsklinik Köln untersucht worden, es wurde aber keine eindeutige Diagnose gestellt.

Der Patient hatte genau Buch geführt, es stellte sich heraus, dass die entsprechenden Situationen sich glichen: Er hatte immer weizenhaltige Backwaren oder Brötchen gegessen und danach Wanderungen oder Spaziergänge unternommen. Als Geologe arbeitet er gelegentlich draußen und hatte auch hierbei nach dem Verzehr eines Kuchenteilchens eine starke allergische Reaktion erlebt. Anaphylaxien traten aber auch nach dem Essen in der Betriebskantine und einem anschließendem Spaziergang auf. Zuletzt bekam er Luftnot mit einem Kollaps nach einer längeren Wanderung während seines Urlaubs in Irland. Hier hatte er vorher ein Sandwich und Müsligebäck gegessen. Es war ihm außerdem aufgefallen, dass er nach der manuellen Zubereitung von Knödeln einmal eine Urtikaria an den Händen entwickelt habe. Manchmal beobachtete er auch eine leichte Lippenschwellung, wenn er beim Genuss von Brötchen mit der harten Kruste der Backwaren in Berührung kam. Er habe ansonsten keine Allergien, auch nicht gegen Nahrungsmittel auf Roggen- oder Gerstenbasis, er sei gesund.

Diagnostik
- **Hauttestungen:**
  - Standardtestung für die Inhalationsallergene unauffällig.
  - Prick-zu-Prick-Testung Nahrungsmittel: deutlich positive Reaktion für Weizen (nativ) und Dinkel. Schwach positive Reaktion für Paprika. Die übrigen Nahrungsmittel waren unauffällig, insbesondere auch die Nüsse und Erdnüsse.
- **Labor (Allergenspezifische IgE-Antikörper):** CAP-Klasse 0 für Weizenmehl (f 4 Immuno-CAP, Phadia)! **CAP-Klasse 4 für Omega 5 Gliadin (Tri a 19).**

Diagnose: Anstrengungsinduzierte Weizenallergie (WDEIA)

▼   ▼

▼

Therapie/weitere Vorgehensweise

● Ausstattung mit einem Notfallset. Nochmalige Erörterung des Adrenalininjektors.
● Empfehlung an den Patienten, vor körperlichen Belastungen keine weizenhaltigen Nahrungsmittel mehr zu sich zu nehmen. Zuweisung zur Ernährungstherapeutin.

Ernährungstherapie

● Beratung zur Lebensmittelauswahl (weizenfreie Ernährung) vor körperlichen Belastungen
● Beratung zu Weizenalternativen, insbesondere für das Essen bei draußen stattfindenden, berufsbedingten Anstrengungen und bei Wanderungen: z. B. frisches Obst, Hirsewaffeln, glutenfreie Produkte (ohne Weizenstärke) wie Cracker, Riegel oder belegte Brote mit selbst gebackenem weizenfreiem Brot mitnehmen
● Empfehlung vor Spaziergängen in der Mittagspause, gezielt weizenfreie Nahrungsmittel aus dem Speiseplan auszuwählen und/oder mit dem Koch der Kantine zu sprechen und gemeinsam nach weizenfreien Alternativen im Speiseplan zu suchen

Allergenvermeidung und Umfang der Karenz

Der Umfang der notwendigen Karenz bei Weizenallergie ist individuell verschieden und abhängig vom **Allergen und Reaktionsmechanismus** (Sofortreaktion, WDEIA, Spätreaktion). Nicht immer ist eine strenge Weizenkarenz erforderlich, manchmal werden ausreichend erhitzte Weizenprodukte oder mit Weizenspuren kontaminierte Produkte (Cross-Contact) vertragen.

● Im Fall einer **Weizenallergie im Kindesalter** reichen wenige Milligramm Weizenprotein aus, um schwere allergische Reaktionen auszulösen. Bei Säuglingen und Kleinkindern mit weizeninduzierter Anaphylaxie spielen v. a. die **hitzestabilen Allergene** eine Rolle, so dass eine strenge Karenz sämtlicher Weizenprodukte erforderlich ist und auch Spuren in Nahrungsmitteln relevant sein können.
● Bei **Erwachsenen mit Sofortreaktionen** liegt die allergieauslösende Dosis meist über ein Gramm Weizenprotein, sodass die unbeabsichtigte Aufnahme von Weizen, die z. B. auf verpackten Nahrungsmitteln mit dem Warnhinweis „kann Spuren von Weizen enthalten"

zu finden ist, in der Regel keine Gefahr für den Allergiker darstellt (▶ Kap. 3.1.2). Bei **zellvermittelten Reaktionen** liegt die niedrigste Provokationsdosis mit Weizenprotein sogar bei 10 g oder mehr.[934] Die individuell verträgliche Menge sollte jedoch immer durch eine Provokation ausgetestet werden.

● **Gräser- oder Getreidepollenallergiker** reagieren, wenn überhaupt, (da oft falsch positive Allergietests) nur auf nicht oder nicht ausreichend erhitzte Weizenprodukte (z. B. Frischkornmüsli, roher Teig), ansonsten ist Weizen in Brot und Backwaren meist gut verträglich. Weizen-Profilin zeigt außerdem Kreuzreaktionen mit dem **Bet v 2 der Birkenpollen**, die klinische Relevanz ist wahrscheinlich ebenfalls gering (▶ Kap. 4.1.4).[935]
● **Kreuzreaktionen zu anderen Getreidesorten** sind eher selten, sodass Produkte aus reinem Roggen, Gerste oder Hafer meist vertragen werden. Das gilt jedoch nicht für Patienten, die gegen **Omega-5-Gliadin** sensibilisiert sind. Hier wurden Kreuzreaktionen zwischen den IgE-Antikörpern gegen ω-Gliadin und denen der Secaline im Roggen sowie des Hordeins in der Gerste nachgewiesen, sodass bei diesen Patienten auch mit Symptomen bei Verzehr von Roggen und Gerste gerechnet werden muss.[936]

Weizen ist in Deutschland und Mitteleuropa ein wichtiges **Grundnahrungsmittel** und deshalb in vielen Lebensmitteln enthalten. Brote (auch Roggenbrote) enthalten fast immer Weizenmehl. Eine Weizenkarenz ist deshalb für die Betroffenen mit einer großen Umstellung beim Einkauf und beim Essen verbunden.

Nicht geeignet für Weizenallergiker sind alle Nahrungsmittel, die mit **Weizenmehl, -grieß, -stärke, -dunst, -kleie, -schrot und -graupen** hergestellt werden bzw. diese Weizenprodukte enthalten. Das Gleiche gilt auch für **alle Urformen des Weizens** und ihre Produkte wie Dinkel, Grünkern, Kamut, Einkorn, wildes Einkorn, Emmer und Wildweizen, da ihre Allergenstrukturen denen des Weizens sehr ähneln, auch wenn Vertreter alternativer Kostformen oft das Gegenteil behaupten. Patienten, die glauben, diese Urformen zu vertragen, haben meist keine Weizenallergie. Im Zweifel muss die Verträglichkeit durch eine doppelblinde orale Provokation abgeklärt werden.

P **Praxistipp**
Weizen, Hartweizen, Dinkel, Grünkern und andere Urformen des Weizens sind bei Weizenallergie strikt zu meiden.
Sie können in folgenden Lebensmitteln enthalten sein:

- Brötchen, Brot- und Backwaren
- Kekse bzw. Plätzchen, Kuchen
- Müsli
- Teigwaren (Nudeln)
- Bulgur, Couscous
- Backpulver, Tortenguss, Sahnesteif
- Frisch- und Trockenhefe
- Backerbsen, Paniermehl
- Puddingpulver, Fertigdesserts
- Backoblaten, Hostien
- Süßwaren, Eiscreme mit Keks-/Waffelbestandteilen, Nuss-Nougat-Creme
- paniertes Fleisch und panierter Fisch
- geriebener Parmesankäse
- Wurstaufschnitt und Würstchen
- Carokaffee, Instantgetränke, (Kinder-)Teesorten mit Aroma/Vitaminzusatz
- Weizenbier, Malzbier
- gebundene Fertiggerichte, Suppen und Soßen
- Pizza, Hamburger

P **Praxistipp**
Der Weizenallergiker sollte

- auf andere Getreidesorten/-produkte ausweichen (bei nachgewiesener Verträglichkeit) wie Roggen- oder Gerstenmehl, Haferflocken, Cornflakes aus Mais (mit Gerstenmalz)
- selbst backen, z. B.
  - reines Roggenbrot auf Sauerteigbasis
  - Buchweizenbrot (Rezept s. u.)
  - mit gluten- **und** weizenstärkefreien Mehlen oder Backmischungen
- gründlich die Zutatenlisten verpackter Lebensmittel auf das Vorkommen von Weizen kontrollieren
- auf sog. Pseudogetreide oder glutenfreie Bindemittel ausweichen, insbesondere bei Kreuzreaktionen auf andere Getreidesorten, z. B.
  - Amaranth, Buchweizen, Hirse, Quinoa
  - Mais-, Guarkern-, Johannisbrotkern-, Kastanien-, Kartoffelmehl bzw. -stärke
- Müsli selbst herstellen (z. B. mit Hafer- oder Roggenflocken, Amaranth)
- Paniermehl aus getrockneten, weizenfreien Backwaren selbst herstellen
- auf gluten- **und** weizenstärkefreie Produkte zurückzugreifen, z. B. glutenfreie Nudeln
- beim Außer-Haus-Essen weizenfreie Speisen und Getränke gezielt auswählen, z. B.
  - ungebundenes Gemüse, Kartoffeln, Reis, unpanierte(r) Fisch/Fleisch wählen
  - keine Fertigsoßen und -suppen verzehren
  - als Getränk z. B. Mineralwasser, Fruchtsaft oder Bier mit Gerstenmalz (Kölsch, Pils)

Weizen und Weizenerzeugnisse (und andere Getreidesorten) müssen als **Zutat verpackter Lebensmittel** grundsätzlich im Zutatenverzeichnis genannt werden (▶ Kap. 3.1.2). Die Liste (s. o.) zeigt, dass Weizen in einer Vielzahl von Lebensmitteln enthalten sein kann. Selbst **Medikamente** können auf Weizenbasis hergestellt sein. Besonders schwierig ist der Einkauf weizenfreier loser Ware, insbesondere **Brot- und Backwaren**. Selbst Roggenbrote dürfen hierzulande immer auch Weizen enthalten. Brote ohne Weizen oder dessen Urformen wie Dinkel usw. sollten deshalb nur aus absolut sicherer Quelle stammen (s. Rezept, S. 193). Sie dürfen auch nicht mit (weizenhaltigem) Backpulver, weizenhaltiger Hefe oder Weizenstärke hergestellt sein. Ebenso problematisch ist das **Außer-Haus-Essen**, besonders für Kinder mit einer Weizenallergie. Außer den nachfolgenden Tipps helfen hier die Empfehlungen aus ▶ Kap. 3.1.4 weiter.

Alternativen für Weizenallergiker können auch **glutenfreie Nahrungsmittel** sein, allerdings nur diejenigen **ohne Weizen** in der Zutatenliste. Denn diese Produkte sind zwar „glutenfrei" (d. h. sie enthalten < 2 mg Gluten/100 g), aber nicht zwangsläufig weizenfrei. So reicht der Proteingehalt von glutenfreier Weizenstärke im Einzelfall aus, um allergische Reaktionen auszulösen (▶ Kap. 4.2.6.)[937]

🅿 Praxistipp

Die **Ernährungsempfehlungen für einen Weizenallergiker** entsprechen nicht der glutenfreien Diät eines Zöliakiepatienten. Die Diätwahl setzt eine klare Diagnose voraus. Ihre praktische Umsetzung sollte durch eine allergologisch erfahrene Ernährungsfachkraft begleitet werden.

Einen **Diätplan** mit Empfehlungen zur Lebensmittelauswahl bei weizenfreier Ernährung hat der Arbeitskreis „Diätetik in der Allergologie" herausgegeben.[938] Eine Beschreibung der verschiedenen Weizenalternativen wie z. B. Amaranth oder Buchweizen inklusive ihrer Verwendungsmöglichkeiten enthält die **Rechercheliste „Ernährungsempfehlung bei Weizen-Allergie"** des DAAB (s. ▶ Kap. 7).

🅿 Praxistipp

Rezept Buchweizenbrot

(milch-, ei-, weizen-, gluten- und sojafrei, für oligoallergene Basisdiät geeignet)

Zutaten für eine Kastenform:
- 700 g fein gemahlener Buchweizen
- 50 g Kartoffelstärke
- 1 TL Salz
- 1 ½ Päckchen Weinsteinbackpulver
- ca. 600 ml Wasser
- ca. 70 g Rapsöl (raffiniert)

Zubereitung:
1. Buchweizen fein mahlen oder Buchweizenmehl spezieller Hersteller verwenden, die restlichen Zutaten dazugeben und mit dem Handrührgerät gut vermischen.
2. Bei der Wasserzugabe darauf achten, dass ein eher zäher Teig entsteht.
3. Den Teig in eine mit Öl gefettete Kastenform füllen und die Oberfläche mit Wasser benetzen.
4. Das Brot im Umluftbackofen zuerst 15 Minuten bei 200°C, danach 50 Minuten bei 160°C backen. Auf einem Gitter auskühlen lassen.

Sicherstellung einer ausreichenden Nährstoffzufuhr

Bei einer weizenfreien Ernährung kommt es nur dann zu Nährstoffdefiziten, insbesondere bei **Folsäure und Zink,** bzw. zu einer zu geringen Aufnahme an **Ballaststoffen,** wenn das Potenzial an **Weizenalternativen** nicht ausreichend genutzt wird. Je nach Verträglichkeit sollte der Weizenallergiker deshalb auf nährstoffreiche Getreide- oder Pseudogetreidesorten, am besten aus dem vollen Korn, ausweichen. Hierzu zählen z. B. Roggen, Hafer, Gerste sowie Amaranth, Buchweizen, Hirse oder Quinoa. Im Zweifel sollte auch hier die Ernährungsfachkraft mittels Ernährungsprotokoll die Nährstoffversorgung des Patienten überprüfen (▶ Kap. 3.1.3).

4.1.9 Orale Nickelallergie

Die orale Nickelallergie nimmt eine Sonderstellung unter den „Allergien" ein, denn im Gegensatz zu einer IgE-vermittelten Nahrungsmittelallergie
- ist der Pathomechanismus T-zellvermittelt,
- ist der Auslöser kein Protein, sondern ein metallisches Spurenelement und
- die Beschwerden (hämatogenes Kontaktekzem) treten dosisabhängig erst nach Erreichen einer individuellen Toleranzschwelle auf (s. auch S. 10).

Risikogruppen

Die oral durch nickelreiche Nahrungsmittel ausgelöste Nickelallergie kommt längst nicht so häufig vor, wie uns Laienpresse und Internet glauben machen wollen. Es trifft v. a. Personen, die schon länger und sehr stark **mit dem Kontaktallergen Nickel sensibilisiert** sind. Sie können auf die orale Zufuhr von Nickel in Nahrungsmitteln mit einem sog. hämatogenen Kontaktekzem reagieren.

Unter einer Nickelkontaktallergie leiden v. a. **Frauen über dreißig Jahre.** Eine Nickel-Exposition begann bei ihnen meist schon in der Kindheit durch nickelhaltige Ohrringe und setzte sich über Modeschmuck, Jeansknöpfe bis hin zum Piercing fort. Hinzu kommt häufig noch eine berufliche Nickelbelastung bei Friseusen, Kassiererinnen und bei Frauen in Krankenpflegeberufen.[939]

Die Nickelallergie ist weltweit die **häufigste Kontaktallergie**. Nach Untersuchungen des Informationsverbundes Dermatologischer Kliniken (IVDK) waren 1992 ca. 37 % der Frauen und 9 % der Männer unter 31 Jahren gegen Nickel sensibilisiert.[940] Die große Zahl an Nickelkontaktallergikern, insbesondere bei Frauen, resultierte überwiegend aus dem intensiven Kontakt mit Nickelverbindungen beim Ohrlochstechen.[941] Nach Änderung der Bedarfsgegenstände-VO im Sinne einer **Höchstmengenregelung für die Freisetzung von Nickel** (max. 0,5 mg Nickel/cm^3/Woche) aus Gegenständen, die unmittelbar und über längere Zeit mit der Haut in Berührung kommen (z. B. Ohrclips, Piercings, Jeansknöpfe, Brillenbügel) sanken die Zahlen 2001 auf etwa 26 % der Frauen bzw. 5 % der Männer (unter 31 Jahren).[942] Bei den unter 40-Jährigen sind allerdings noch 32,5 % der Frauen und ca. 6 % der Männer betroffen.[943] Eine steigende Tendenz an Nickelallergikern ist außerdem bei Frauen zu erwarten, die in jungen Jahren Piercings tragen.[944]

Die meisten Patienten mit einem allergischen Kontaktekzem durch Nickel tolerieren jedoch nickelhaltige Nahrungsmittel.[945] Lediglich Patienten mit starker Nickelsensibilisierung und **dyshidrosiformem Handekzem** bzw. über die ganze Haut **streuendem chronischem Ekzem** können in etwa der Hälfte der Fälle auch eine orale Nickelallergie aufweisen (s. S. 10).

Anamnese

Das **Persistieren eines Ekzems** kann ein Hinweis auf eine orale Nickelallergie sein, insbesondere wenn ein epikutan mit Nickel sensibilisierter Patient den Kontakt mit nickelhaltigen Gegenständen meidet und die Symptome unter üblicher dermatologischer Behandlung nicht verschwinden oder sogar anfangen auf andere Körperbereiche wie z. B. Hände, Rücken oder behaarte Kopfhaut zu streuen.[946] Ergibt sich dann noch aus der **Ernährungsanamnese** eine Umstellung auf eine Vollwerternährung bzw. vegetarische Kost oder ein häufiger Verzehr nickelreicher Lebensmittel wie Nüsse, Sojabohnen, Vollkornprodukte und Schokolade, besteht zumindest ein Verdacht auf eine orale Nickelallergie.

Diagnostik

Der Nachweis einer ursächlichen **Nickelkontaktsensibilisierung** erfolgt im **Epikutantest**. Hierbei wird Nickelsulfat in kleinen Aluminiumkammern mit Pflaster am Rücken aufgebracht und dort für 48 Stunden belassen. Die Reaktionen werden nach zwei und drei Tagen abgelesen. Details zur Durchführung und Bewertung sind in der entsprechenden Leitlinie der Deutschen Dermatologischen Gesellschaft beschrieben.[947]

Ergibt sich aus der Anamnese bei positivem Epikutantest ein Verdacht auf eine orale Nickelallergie folgt eine **vier- bis sechswöchige nickelarme Diät** unter begleitender Führung eines Ernährungs- und Symptomtagebuchs. Ein Symptomrückgang unter der nickelarmen (diagnostischen) Diät und ein positives Ansprechung auf eine **orale Nickelprovokation** führen zur Diagnose „orale Nickelallergie" und rechtfertigen eine nickelarme therapeutische Diät (▸ **Kap. 2.9.3**)

Differenzialdiagnostik

Differenzialdiagnostisch kommen alle anderen Ekzemarten, insbesondere Kontaktekzeme anderer Genese sowie auch das atopische Ekzem in Betracht.

Ernährungstherapie

Um unnötige Einschränkungen in der Nahrungsmittelauswahl zu vermeiden, erfordern ernährungstherapeutische Empfehlungen für Patienten mit oraler Nickelallergie eine zuverlässige Diagnose (s. o.) und berücksichtigen die im Kostaufbau ermittelten verträglichen nickelhaltigen Nahrungsmittel (s. S. 84).

Das „Allergen"

Das Schwermetall Nickel (Ni) steht als chemisches Element in der achten Nebengruppe des Periodensystems. In der Natur kommt es nur in Form von Verbindungen vor. In Lebensmitteln liegt Nickel als **metallisches Spurenelement** als komplex gebundenes Ion vor, wie beispielsweise in Metallproteinen und -enzymen. Nickel ist das häufigste **Kontaktallergen** (s. Hinweis oben).[948]

Gewöhnlich werden Nickelionen wie auch andere Auslöser eines Kontaktekzems über die Haut (exogen) aufgenommen. Nickel ist ein **Hapten**, das erst durch Kopplung an ein Protein in der Haut bzw. Darmschleimhaut zum Allergen wird. Diese Nickel-Eiweiß-Verbindung löst bei wiederholtem Allergenkontakt in der Haut eine **zellvermittelte allergische Spätreaktion** aus (▶ Kap. 1.2.3). Im Fall der **peroral ausgelösten Nickelallergie** gelangt Nickel über den Blutweg an die Haut. Dosisabhängig, d. h. je nach zugeführter Nickelmenge kommt es hierbei zu den beschriebenen Symptomen.[949]

Allergenvermeidung und Umfang der Karenz

Da Nickel als Spurenelement in allen Nahrungsmitteln **weit verbreitet** ist, ist eine völlig nickelfreie Kost nicht zu realisieren. Sie ist aber auch nicht notwendig, denn bei der oralen Nickelallergie spielt die individuelle Toleranzschwelle, ab der Symptome auftreten, eine große Rolle. Welche nickelhaltigen Nahrungsmittel in der **therapeutischen nickelarmen Kost** des Patienten verbleiben können, ist somit individuell verschieden und ergibt sich aus dem Kostaufbau nach erfolgreicher nickelarmer Diät und positivem Provokationstest (▶ Kap. 2.9.3).

In der **therapeutischen Phase der nickelarmen** Diät ist erfahrungsgemäß Folgendes zu beachten:

- Je nach individueller Toleranzgrenze **auf besonders nickelreiche Nahrungsmittel verzichten oder diese einschränken** (▶ Tab. 4.12). Pflanzliche Nahrungsmittel sind grundsätzlich nickelreicher als tierische Produkte, wobei der Nickelgehalt vom Standort (Zusammensetzung des Bodens, Ausmaß industrieller Luftverschmutzung), von Pflanzenart und -teilen sowie von der Verarbeitung der Nahrungsmittel abhängig ist. Je nach Herkunft (bei Fisch und Schalentieren je nach Fanggebiet) und Ausmaß der Umweltbelastung können deshalb auch tierische Nahrungsmittel und andere als die in der Tabelle aufgeführten Nahrungsmittel hohe Nickelwerte aufweisen. Die in Tabellen angegebenen Analysenwerte sind lediglich Mittelwerte und können nur als Orientierungshilfe für eine nickelarme Diät dienen.[950]
- aufs **Rauchen verzichten**
- intensiven Hautkontakt mit nickelhaltigen **Gegenständen vermeiden**

▶ **Tab. 4.12** Nickelreiche Nahrungsmittel (modifiziert nach Souci-Fachmann-Kraut-Nährwerttabelle 2010; Knezevic 1985, Scherz 1997, Veien und Andersen 1986).

Lebensmittelgruppe	Beispiele
Nüsse und Samen (bis 1500 µg/100 g)	Pekannuss, Cashewkerne, Wal- und Haselnuss, Sonnenblumenkerne, Leinsamen, Mohn, Mandel
Kakaoprodukte (bis 1480 µg/100 g)	Schokolade (v. a. Edelbitterschokolade), Kakaopulver
Hülsenfrüchte (bis 480 µg/100 g)	Sojabohne und Sojaprodukte, Linse, Bohne, Erbse, Erdnuss
Getreide und Getreideprodukte (bis 470 µg/100 g)	v. a. Haferflocken; Getreidekörner (v. a. Buchweizen, Amaranth, Hirse) und Vollkorngetreideerzeugnisse wie (Roggen-) Vollkornbrot, Müsli, Weizenkleie
Fisch und Schalentiere (bis 890 µg/100 g)	Schleie, Hecht, v. a. Muscheln, Austern, Hummer (je nach Sorte und Fanggebiet)
einzelne Gemüsesorten, insbes. Kohlgemüse (bis 18 µg/100 g, Einzelwerte bis 100 µg/100 g)	Blumenkohl, Brokkoli, grüne Erbsen
Kartoffeln (bis 56 µg/100 g)	Kartoffel mit Schale
Sonstiges (bis 590 µg/100 g)	Lakritz, Sojadrink, Haferdrink

Je nach individueller Verträglichkeit ist es notwendig, dass der Patient auch einzelne Maßnahmen aus der diagnostischen Diät (s. S. 80) beibehält:

- Obst, Gemüse, Kartoffeln ggf. schälen
- Verzehr von Vollkornprodukten einschränken
- Bei der Zubereitung säurehaltiger Speisen wie Rhabarber, Spinat, Sauerkraut, Zitronen oder Johannisbeeren auf älteres Kochgeschirr aus rostfreiem Stahl verzichten. Eine Alternative ist Geschirr aus Email, Glas, Glaskeramik, Ton, Teflon. Bei neuerem hochwertigem Kochgeschirr aus

rostfreiem Stahl ist die freigesetzte Nickelmenge wahrscheinlich minimal. Die Anschaffung spezieller nickelfreier Kochtöpfe sollte deshalb erst dann in Erwägung gezogen werden, wenn die anderen Maßnahmen nicht ausreichen.[951]

- Kaffee aus Kaffeeautomaten und Wasser aus Wasserkochern nicht unmittelbar nach dem Entkalken trinken, sondern erst nach mehrfachem Ausspülen. Bei großer Nickelempfindlichkeit besser Kaffee im Plastikfilter mit der Hand aufbrühen und Wasser in nickelfreiem Kochgeschirr erhitzen.
- Bei der Verwendung von **Leitungswasser** den ersten halben Liter des Wassers, das über längere Zeit in der Leitung gestanden hat, wegschütten.[952]

Eine nickelarme therapeutische Diät ist wahrscheinlich lebenslang erforderlich. Diätfehler führen erneut zu Symptomen, sind allerdings nicht lebensbedrohlich wie bei Typ-I-Allergien.[953]

Sicherstellung einer ausreichenden Nährstoffzufuhr

Nickel zählt zu den **essenziellen Spurenelementen**. Der Referenzwert für eine angemessene tägliche Zufuhr beträgt **25–30 µg pro Tag**.[954] Auf der Basis von Verzehrstudien ist diese Menge auch bei einer nickelarmen Kost zu erreichen.[955]

Nur selten ist es notwendig, auch in der therapeutischen nickelarmen Diät, auf alle Vollkorngetreideprodukte zu verzichten und **Kartoffeln, Obst und Gemüse** weiterhin zu schälen sowie ihren Verzehr weitgehend einzuschränken. Ist das dennoch der Fall, ist die Versorgung mit Folsäure und Ballaststoffen gefährdet. Auch bei Magnesium, Kalium und β-Carotin könnte ein Defizit entstehen. Geeignete nickelarme und gleichzeitig **folat-, magnesium-, kalium- und β-Carotin-reiche Nahrungsmittel** sind deshalb zu bevorzugen (▶ Tab. 4.13). Um die Verluste der wasserlöslichen, lichtempfindlichen und hitzelabilen Folate so gering wie möglich zu halten, ist auf eine möglichst nährstoffschonende Zubereitung wie kurzes Dünsten in wenig Wasser zu achten. Einer Obstipation durch eine zu niedrige **Ballaststoffzufuhr** lässt sich durch regelmäßigen Verzehr individuell verträglicher Vollkorngetreideprodukte (z. B. Naturreis, ggf. Weizenvollkornbrot) und Gemüse-

▶ **Tab. 4.13** Alternative Quellen für kritische Nährstoffe bei oraler Nickelallergie (modifiziert nach Elmadfa et al. 2009: GU Nährwerttabelle 2010/11, Körner 2005).

Nährstoff	alternative Quelle
Folsäure	grüne Blattsalate, grüne Bohnen (frisch oder tiefgefroren), Porree (Lauch), Knollensellerie, Tomaten, Erdbeeren, Apfelsinen, Hühnerei (v. a. Eigelb)
β-Carotin	Spinat, Aprikosen, Honigmelone, Mango
Magnesium	magnesiumhaltige Mineralwässer (mind. 50 mg/l), Beerenobst, grüne Bohnen (frisch oder tiefgefroren), Naturreis, Milch- und Milchprodukte, Geflügel, Fisch
Kalium	Obst und Gemüse der verträglichen Sorten, Kartoffeln

sorten vorbeugen. Zusätzlich können probiotische Milchprodukte regulierend auf die Verdauung wirken (▶ **Kap. 3.3**).

Die individuelle Versorgungslage mit Folsäure, Magnesium, Kalium und β-Carotin überprüft die Ernährungsfachkraft anhand eines **Ernährungsprotokolls** (▶ **Kap. 3.1.3**). Bei einem Nährstoffdefizit sind oben genannte Nahrungsmittelalternativen zu bevorzugen. Sollten **Nahrungsergänzungsmittel** notwendig sein, sollte der Patient darauf achten, dass diese nickelfrei sind (s. auch S. 80).

Fallbeispiel 21: Orale Nickelallergie (Henriette S., 70 Jahre)

Anamnese

Frau H. S. litt seit etwa zwei Jahren unter schubweise auftretenden rezidivierenden Lidödemen und -ekzemen sowie Gesichtsschwellungen mit sehr starkem Juckreiz. Sie hat vor einem Jahr mit dem Rauchen aufgehört. Vor ca. fünf Monaten trat außerdem schubweise Juckreiz auf, der sich auch generalisiert ausbreiten konnte und zu erheblichen Schlafstörungen führte. Antihistaminika und Kortikoide hatten keine Verbesserung der Situation gebracht. Die Patientin wurde bereits zwei Wochen lang stationär allergologisch untersucht und behandelt.

▼

▼

Als Frau S. sich bei der Ernährungstherapeutin vorstellte, litt sie wieder unter einem Ekzem und Juckreiz, aber nicht mehr so stark wie vor dem Klinikaufenthalt. Bisher erfolgte Ernährungsumstellung: Die Patientin hatte sich neue Kochtöpfe angeschafft, ernährte sich jedoch aufgrund mangelnder Kenntnisse nicht konsequent nickelarm. Früher aß sie viele Vollkornprodukte, Nüsse und Hülsenfrüchte. Das hatte sie reduziert und aß z. B. nur noch gelegentlich morgens ein Vollkornbrot. Sie kocht überwiegend selbst mit viel frischem Gemüse und Pellkartoffeln. Zum Zeitpunkt der Beratung trank sie noch ca. fünf Tassen Kaffee am Tag und naschte gerne Schokolade. Die Patientin äußerte den Wunsch, ihre Beschwerden durch eine nickelarme Ernährung zu verringern, möchte aber auf Dauer nur ungern auf Vollkornprodukte und Hülsenfrüchte verzichten.

Diagnostik

- Intrakutantest mit den häufigsten Nahrungsmittel- und Inhalationsallergenen: negativ
- Epikutantest zeigte eine Kontaktsensibilisierung auf Nickelsulfat
- oligoallergene Basisdiät (5 bis 7 Tage), danach erfolgte ein DBPCFC-Test mit Kuhmilch, Hühnerei, Soja, Sellerie und Nickel. Die Patientin reagierte positiv auf Nickelsulfat, 9 Stunden nach der oralen Provokation kam es zu einer umfassenden Exazerbation des oben beschriebenen Beschwerdebildes.

Diagnose: orale Nickelallergie

Therapie

Da die Patientin sich nach dem Klinikaufenthalt bis auf wenige Einschränkungen wieder fast normal ernährte und nicht symptomfrei war, empfahl ihr die Ernährungstherapeutin, zunächst für vier Wochen eine nickelarme (diagnostische) Diät (s. S. 80) durchzuführen, bevor sie (bei Symptomfreiheit) durch einen angeleiteten Kostaufbau die für sie verträgliche Dauerkost ermitteln konnte. Im Rahmen dieser nickelarmen Diät erhielt sie die Empfehlung, ihren Gemüseverzehr auf 200 g/Tag zu reduzieren, statt Vollkornbrot und Roggenmischbrot nur noch Weizenmischbrot zu essen, ihre Kartoffeln zu schälen, nur noch zwei Tassen Kaffee mit der Hand aufgebrüht zu trinken und statt Schokolade Fruchtgummi (in Maßen) zu naschen. Auf Nüsse und Hülsenfrüchte sollte sie vorerst verzichten.

▼

▼

Das Ekzem der Patientin ging bei guter Compliance (Führung eines Ernährungs- und Symptomtagebuches) deutlich zurück, nur bei einer Heißhungerepisode mit Verzehr einer halben Tafel Schokolade flammte es wieder auf. Außerdem litt sie jetzt unter Obstipation. Eine gleichzeitige Nährstoffanalyse zeigte außerdem, dass ihre Folsäureversorgung und Ballaststoffzufuhr unter den Empfehlungen der DGE lagen.

Deshalb wurde ihr empfohlen, schrittweise geeignete Gemüse, Pellkartoffeln und Weizenvollkornbrot in den Speiseplan wieder einzuführen, dabei sollten mindestens zwei Liter Mineralwasser pro Tag getrunken werden. Nach erfolgreichem Kostaufbau vertrug sie alle Gemüsesorten, sogar eine kleine Suppentasse mit Linsensuppe, Pellkartoffeln und Weizenvollkornbrot gut. Reaktionen zeigte sie auf Roggenvollkornbrot und Müsli sowie Schokolade und Kaffee in größeren Mengen; auf Nüsse und Sojaprodukte verzichtete sie. Unter Obstipation litt sie nur noch, wenn sie zu wenig trank.

4.2

Glutensensitive Enteropathie

Die glutensensitive Enteropathie, auch **Zöliakie oder Sprue** genannt, galt viele Jahre lang als Erkrankung des frühen Kindesalters mit typischen gastrointestinalen Symptomen, aufgeblähtem Abdomen und Kleinwuchs. Heute weiß man, dass sich die Zöliakie auch erst im Erwachsenenalter manifestieren kann und dass auch andere Symptome als ein Malabsorptionssyndrom auftreten können.[956]

4.2.1 Risikogruppen

In **Deutschland** ist schätzungsweise **einer von 200 Einwohnern** (0,5%) betroffen.[957] Die Zahl der aufgrund klassischer Symptome diagnostizierten Fälle liegt viel niedriger und stellt nur die Spitze des Eisbergs dar.

Zöliakie kann in jedem Lebensalter auftreten, auch bei älteren Menschen! Der Altersgipfel der Manifestation einer Zöliakie liegt im Kindesalter im 9. Lebensmonat und bei Erwachsenen im 4. Lebensjahrzehnt.[958] Die Erkrankung tritt familiär gehäuft auf. Doch nicht jeder Mensch mit einer genetischen Veranlagung für eine Zöliakie erkrankt auch daran. Es werden verschiedene Faktoren diskutiert, die letztendlich zur Manifestation führen (s. S. 13).

Folgende **Risikogruppen** sind besonders häufig (bis zu 10%) von einer Zöliakie betroffen (s. auch S. 17)[959]:

- Familienangehörige 1. Grades
- Diabetes Typ 1
- autoimmune Schilddrüsenerkrankungen (z. B. Hashimoto-Thyreoiditis)
- Osteoporose
- Eisenmangelanämie
- Minderwuchs
- Down-Syndrom
- Turner-Syndrom
- Sjögren-Syndrom
- häufige Fehlgeburten

Teilweise handelt es sich bei diesen Erkrankungen um echte Assoziationen (z. B. Autoimmunerkrankungen), teilweise jedoch um Folgeerkrankungen (z. B. Osteoporose, (chronische) Eisenmangelanämie), Letztere v. a. bei spät diagnostizierter Zöliakie.

4.2.2 Symptomatik

Neben den klassischen Symptomen wie chronischer Durchfall, Blähungen und Gewichtsverlust können auch sog. **extraintestinale bzw. atypische Symptome** auftreten. Das sind Beschwerden, die nicht den Gastrointestinaltrakt betreffen (▶ **Tab. 1.1**, S. 15). Eine isolierte Eisenmangelanämie ist ein häufiges Beispiel.

4.2.3 Anamnese

Berichtet der Patient im Erstgespräch von **unspezifischen Symptomen** wie Knochenschmerzen, Zahnschmelzdefekten oder Müdigkeit, ist es wichtig, überhaupt an diese Krankheit zu denken. Bei Kindern können auch geringe Spielfreude und Blässe erste Hinweise auf eine Zöliakie sein. Bei Erwachsenen deutet ein bleibender Eisenmangel trotz oraler Eisensubstitution oder eine Laktoseintoleranz trotz laktosearmer Ernährung bei mäßigen gastrointestinalen Beschwerden auf eine mono- oder oligosymptomatische Verlaufsform der Zöliakie hin. Obligat sein sollte immer auch

die Frage nach Familienangehörigen 1. Grades, die unter einer Zöliakie leiden.[960]

Der Verdacht einer Zöliakie ergibt sich manchmal im Rahmen der **Ernährungsanamnese**, wenn Patienten eine Unverträglichkeit von Getreideprodukten und eine Besserung unter glutenfreier Ernährung schildern, eine Weizenallergie aber ausgeschlossen scheint (▶ **Kap. 4.1.8**). Ein **Ernährungs- und Symptomtagebuch** ist allerdings wenig aufschlussreich, da sich um eine chronische Erkrankung (Zottenatrophie!) handelt, die keinen direkten zeitlichen Bezug zwischen dem Verzehr glutenhaltiger Nahrungsmittel und den Symptomen ermöglicht. Ein sicherer Beweis einer Zöliakie gelingt nur durch Antikörpernachweis und positiver Histologie unter glutenhaltiger Kost.

4.2.4 Diagnostik

Neben der Anamnese und dem klinischen Befund empfehlen die European Society of Pediatric Gastroenterology, Hepatology and Nutrition (ESPGHAN) sowie die deutsche (DZG) und italienische Zöliakiegesellschaft (AIC) **Serologie** und **Dünndarmbiopsie** als Goldstandard (▶ **Kap. 2.6**).

Serologisch hat sich v. a. der Nachweis der **Transglutaminase (tTG)- und/oder Endomysium-(EMA-)IgA-Antikörper** als sehr spezifisch und sensitiv erwiesen. Bei Kindern unter zwei Jahren ist die tTG noch nicht so ausgeprägt, hier werden eher die Gliadin-IgA und -IgG-Antikörper untersucht. Ein IgA-Mangel sollte ausgeschlossen sein. Neu ist die Aufnahme von **IgG-Antikörpern gegen deamidierte Gliadinpeptide** in die Routinediagnostik. Ihre hohe diagnostische Genauigkeit entspricht der der tTG-IgA-Antkörper und ermöglicht auch eine Zöliakiediagnostik im Fall eines IgA-Mangels oder bei Kindern < 2 Jahre.[961]

Nur der Nachweis histologischer Veränderungen durch eine **Dünndarmbiopsie** (bei positiver Serologie und unter glutenhaltiger Kost!) und ein deutliches Ansprechen auf eine glutenfreie Ernährung rechtfertigen eine therapeutische glutenfreie Diät. Wenn ein positiver Antikörpernachweis vorliegt, der histologische Befund jedoch negativ ausfällt, sollte ein Gentest auf HLA-DQ2/DQ8 erfolgen. Ist dieser positiv wird ggf. eine **Glutenbelastung** empfohlen (▶ **Kap. 2.6.3**, S. 59 und Fallbeispiel 22, S. 205).[962]

Bei **Risikogruppen** (z. B. Familienangehörige 1. Grades, s. o.) wird ein **Screening** nach Zöliakie-Antikörpern empfohlen.[963]

4.2.5 Differenzialdiagnostik

Beim Vollbild der Zöliakie mit schwerer Diarrhöe und Gewichtsabnahme ist die Diagnose naheliegend. Schwieriger ist die Differenzialdiagnostik bei **oligosymptomatischen und atypischen** Formen. Bei atypischen Verläufen, bei denen die gastrointestinalen Symptome fehlen (ca. 40%) kann die Genese der Eisenmangelanämie und die Osteomalzie oft lange nicht zugeordnet werden. Als Sonderform der Zöliakie ist **Dermatitis herpetiformis Duhring** (s. S. 16) nennenswert, die durch eine Hautbiopsie abgeklärt werden muss.[964]

Allergologisch steht die Abgrenzung von der Weizenallergie im Vordergrund, die durch Hauttests, In-vitro-Diagnostik und ggf. orale Provokation möglich ist (▶ **Kap. 4.1.8**).

Bei **starker Gewichtsabnahme** ist differenzialdiagnostisch eine Hyperthyreose, eine Anorexia nervosa sowie eine Neoplasie in Erwägung zu ziehen. Auch an einen Laxanzienabusus oder an einen Morbus Addison sollte gedacht werden.[965]

Bei Krankheitsbildern, bei denen **Diarrhöen** im Vordergrund stehen, sind differenzialdiagnostisch chronisch entzündliche Darmerkrankungen, intestinale Lymphome, Kolonkarzinome sowie seltene bakterielle Infektionen wie z. B. Lambliase auszuschließen.[966]

Histologische Veränderungen oder eine **Zottenatrophie** ohne Zöliakieantikörpernachweis können bei folgenden Erkrankungen vorkommen[967]:

- tropische Sprue
- eosinophile Gastroenteritis
- Kuhmilch- oder weizeninduzierte Enteropathie (s. auch S. 11)
- virale Gastroenteritis
- Lambliase
- bakterielle Fehlbesiedlung
- Morbus Crohn
- Mukoviszidose

4.2.6 Ernährungstherapie

Die **einzige Therapie**, die es heute für Zöliakie-Betroffene gibt, ist eine **lebenslange, streng glutenfreie Diät (GFD)**. Bei konsequenter Einhaltung der Diät verbessern sich die Beschwerden und der allgemeine Gesundheitszustand oft schon innerhalb von zwei bis vier Wochen, in der Regel innerhalb von vier Monaten. Die Antikörper (insbesondere tTG) normalisieren sich rasch, während es sechs Monate bis einige Jahre dauern kann, bis die Darmschleimhaut vollständig regeneriert ist. Eine konsequente GFD gewährleistet ein normales Wachstum und eine gesunde Entwicklung von Kindern.[968]

Gluten

Gluten ist das **Klebereiweiß** von Weizen und verwandten Getreidearten wie Roggen und Gerste. Seine alkohollöslichen **Prolamine** sind die eigentlichen Auslöser der Zöliakie. Im Weizen sind das die Gliadine, im Roggen die Secaline und in der Gerste die Hordeine (s. auch ▶ **Kap. 1.2.4**).

Glutenfreie Ernährung

Die glutenfreie Ernährung ist mit großen **Änderungen der Ernährungsgewohnheiten** verbunden, führt zu Einschränkungen im sozialen Leben und ist teurer als eine normale Ernährung.[969] Deshalb sollte eine **sichere Diagnose** vorliegen, bevor der Patient mit der GFD beginnt (▶ **Kap. 2.6**). Leider führen viele Patienten eine mehr oder weniger konsequente GFD ohne ausreichende Diagnose durch. Eine Selbstdiagnose wegen vermeintlicher Besserung der Symptome unter dieser Diät kann die Diagnostik einer möglichen anderen Ursache der Symptome unnötig hinauszögern, ebenso auch die adäquate Therapie im tatsächlichen Fall einer Zöliakie. Serologie und Histologie haben unter GFD keine Aussagekraft. Eine sichere Diagnose ist deshalb besonders für Kinder wichtig. Ist bei Erwachsenen differenzialdiagnostisch alles ausgeschöpft und dem Patienten geht es mit der glutenfreien Ernährung gut, spricht außer dem Kostenfaktor nichts gegen eine GFD.

Glutenfreie Diät (GFD)

Die Ernährungsumstellung eines Zöliakiepatienten auf eine glutenfreie Diät muss durch eine allergologisch/gastroenterologisch erfahrene Ernährungsfachkraft begleitet werden, da bereits kleine Diätfehler ein hohes gesundheitliches Risiko bedeuten. Auch nach lange eingehaltener Diät schädigt jede erneute Glutenzufuhr die Darmschleimhaut. Allerdings ist eine 100%ige „glutenfreie" Diät aufgrund von Verunreinigungen vieler Nahrungsmittel mit Gluten nicht möglich und Untersuchungen zeigen, dass die tägliche realisierbare Aufnahme von **10 mg Gluten** von den allermeisten Zöliakiepatienten vertragen wird. Doch bereits Mengen **ab 50 mg** können zu Veränderungen und 100 mg zu manifesten Schäden der Darmschleimhaut führen.[970] Zum Vergleich: 1 Scheibe Brot enthält ca. 2400 mg Gluten und eine durchschnittliche glutenhaltige Ernährung enthält ca. 20 g Gluten.

> **P Praxistipp**
> Streng glutenfreie Diät bedeutet, auch **Glutenspuren** zu vermeiden! Schon kleine Diätfehler bergen ein gesundheitliches Risiko.

Betroffene müssen deshalb auf alle Nahrungsmittel verzichten, die natürlicherweise oder durch Zusatz Gluten enthalten oder damit z. B. durch die Herstellung im Haushalt, Handwerk und Industrie kontaminiert sind. Dazu zählen in erster Linie die **glutenhaltigen Getreidesorten** Weizen, Roggen und Gerste sowie daraus hergestellte Erzeugnisse. **Malz** wird aus gequollener und gekeimter Gerste hergestellt und ist deshalb auch glutenhaltig.

Obwohl durch Verträglichkeitsstudien mit reinem **Hafer** kein toxischer Effekt nachzuweisen war, rät die DZG aufgrund hierzulande möglicher Kontaminationen mit glutenhaltigem Getreide von der Verwendung von Hafer ab (▸ Kap. 1.2.4, S. 17). Falls jedoch unkontaminierter Hafer aus einer sicheren Quelle zu erhalten ist und der Patient keine Symptome entwickelt, kann unter ärztlicher Kontrolle Hafer erlaubt werden.[971]

> **P Praxistipp**
> **Glutenhaltige Getreidesorten und damit hergestellte oder verunreinigte Nahrungsmittel müssen gemieden werden:**
> - Weizen, Roggen, Gerste, Hafer
> - Dinkel, Grünkern, Triticale, Emmer, Kamut, Bulgur, Couscous
> - alle daraus hergestellten Produkte wie z. B. Brot, Brötchen, Gebäck, Kuchen, Grieß, Müsli, Cornflakes und Bier (Malz!)

Um die Spurenbelastung mit Gluten so gering wie möglich zu halten, sollten **von Natur aus glutenfreie Nahrungsmittel** bevorzugt werden. Das gelingt besonders gut beim Mittag- und Abendessen mit Gemüse, Salat, Kartoffeln, Reis, Fisch und Fleisch. Die Soße kann mit Kartoffelmehl oder Maisstärke gebunden werden. Zwischendurch sind naturbelassene Milchprodukte und frisches Obst ideal. Beim Frühstück erlebt der Zöliakiepatient hierzulande die größte Einschränkung: Er muss auf das bisher gewohnte Brot, die Frühstücksbrötchen oder das Müsli verzichten. Als Alternative gibt es jedoch mittlerweile eine große Auswahl **glutenfreier Brote und Backwaren** spezieller Hersteller. Auch **Teigwaren**, die normalerweise auf Weizenbasis erhältlich sind, können durch glutenfreie Produkte ersetzt werden. Diese Nahrungsmittel werden aus **glutenfreien (Pseudo-) Getreidesorten** wie Mais, Hirse, Buchweizen, Quinoa, Amaranth und Teff (Zwerghirse) hergestellt, die natürlich auch für die eigene Küche geeignet sind. So lässt sich eine **glutenfreie Müslimischung** z. B. aus Hirse- und Reisflocken, glutenfreien Cornflakes und Trockenobst gut auf Vorrat herstellen. Tipps für die praktische Umsetzung der GFD sind auf S. 203 beschrieben. In ▸ Kap. 9.2 gibt es eine Auswahl von **Rezeptbüchern**, die dem Zöliakiepatienten helfen, mit schmackhaften glutenfreien Rezepten seinen Alltag zu meistern.

> **P Praxistipp**
> **Glutenfreie Ernährung bedeutet**
> - maximal 10 mg Gluten pro Tag
> - konsequenter Verzicht auf alle glutenhaltigen Getreidesorten und Nahrungsmittel
> - Bevorzugung von Nahrungsmitteln, die von Natur aus glutenfrei sind
>
> ▼

– Mineralwasser, Bohnenkaffee, Tee (nicht
aromatisiert), Fruchtsäfte
– Kartoffeln, Reis, Wildreis, Mais,
– Hirse, Buchweizen, Quinoa, Amaranth, Teff
– Soja, Tapioka, Sago
– frisches Gemüse und Obst (oder tiefge-
kühlt ohne Zusätze)
– Milch, „Natur"-Milchprodukte, z.B. Natur-
joghurt
– Käse mit unbemehlter Rinde, z.B. Gouda,
Edamer, Emmentaler
– Fisch, Fleisch, Geflügel, Eier
– Speiseöle (außer kaltgepresstes Weizen-
keimöl)
– Zucker, Honig, Sirup
– frische, tiefgekühlte oder getrocknete
Kräuter, jodiertes Speisesalz
● Verwendung von Nahrungsmitteln mit
der Aufschrift „glutenfrei" oder mit dem
„Glutenfrei"-Symbol (durchgestrichene Ähre)
● Zutatenverzeichnis gründlich lesen! Der
Zusatz von Gluten oder glutenhaltigen
Getreidesorten muss auf verpackter Ware
gekennzeichnet werden:
– Jedes verarbeitete Nahrungsmittel kann
Gluten enthalten, z.B. Backpulver, Rauch-
fleisch, Frischkäsezubereitungen, Pommes
frites, Ketchup, Senf, Cornflakes (Gersten-
malz), Nuss-Nougat-Creme, Schokolade,
Lakritz, Marzipan.
– Reines Gluten wird als Trägerstoff von
Aromen und Gewürzen verwendet (z.B. in
aromatisiertem Tee, in Fleisch- und Wurst-
waren).
● Verzicht auf offene Ware
– „Glutenfreie" Brote im Angebot herkömm-
licher Bäckereien sind meist mit glutenhaltigem Getreide kontaminiert.
– Fleisch- und Wurstwaren können Hilfsmittel und Gewürzmischungen mit Gluten
enthalten.

Die neue **Allergenkennzeichnung** erleichtert den
Einkauf glutenfreier verpackter Nahrungsmittel,
denn der Zusatz von glutenhaltigen Getreide und
daraus hergestellten Erzeugnissen muss im **Zutatenverzeichnis** deklariert sein. Bei Erzeugnissen
ist das Ursprungsgetreide zu nennen, z.B. Weizenstärke oder Gerstenmalz. Das gilt auch für Gewürze und Aromen (▶ Kap. 3.1.2). Heißt es aber **nur**

„Gewürze", „Aroma", „Stärke" oder „modifizierte
Stärke", dann ist diese Zutat glutenfrei. Doch viele
verarbeitete Nahrungsmittel wie Backpulver
oder Senf (s. Praxistipp) können unvermutet Gluten enthalten, da Gluten als Aromaträger, Emulgator und Stabilisator lebensmitteltechnologisch von
Vorteil ist. Bei jedem Produkt muss deshalb die
Zutatenliste genau gelesen werden!

Glukose(-sirup), Dextrose, Maltodextrine auf
Weizen- oder Gerstenbasis sind dagegen unproblematisch, da kein glutentoxisches Potenzial mehr
nachweisbar ist, obwohl gelegentlich noch die Deklaration „Glukose [Weizen]" zu finden ist.[972]

Diätetische, glutenfreie Lebensmittel erleichtern die tägliche Umsetzung der GFD. Nur Produkte, die mit dem Symbol der „durchgestrichenen
Ähre" gekennzeichnet sind (▶ Abb. 4.3) oder die
Aufschrift „glutenfrei" tragen, sind auf Rückstände
oder Verunreinigungen kontrolliert und können
bedenkenlos verzehrt werden.

Aktuell wurde die gesetzliche Regelung für die
Verwendung des Begriffs **„glutenfrei"** europaweit
neu definiert:
● Nach dem Vorschlag der **Codex-Alimentarius-
Kommission (WHO/FAO)** galten bisher zwei
Grenzwerte für „glutenfreie" Lebensmittel:
20 ppm für solche mit von Natur aus glutenfreien Rohstoffen und 200 ppm für „glutenfreie" Lebensmittel mit glutenfrei gemachten
Zutaten wie „glutenfreie Weizenstärke" (Pri-
maweizenstärke).
● Im August 2008 beschloss der Codex Alimentarius einen neuen Standard[973] mit **strengeren
Grenzwerten**, der am 20.01.2009 von der Europäischen Union als Verordnung übernommen wurde (▶ Tab. 4.14).

▶ **Abb. 4.3** „Glutenfrei"-Symbol als eingetragenes Warenzeichen der Deutschen Zöliakie-Gesellschaft e. V. (DZG).

- Mit einer **Übergangsfrist** von drei Jahren müssen spätestens zum **1. Januar 2012** alle Produkte in den EU-Mitgliedsstaaten den neuen Regelungen entsprechen, d.h. dass auch Deutschland die neuen Grenzwerte bis zu diesem Zeitpunkt in deutsches Recht umsetzen muss.[974] Produkte, die bereits jetzt den Anforderungen der Verordnung entsprechen, dürfen (auch weiterhin) in den Verkehr gebracht werden. So bieten viele Hersteller „glutenfreier" Lebensmittel schon lange Produkte unter ≤ 20 ppm an.[975] Dieser Grenzwert gilt seit 2009 ebenfalls für glutenfreie Produkte in der **DZG-Aufstellung** bzw. solche mit dem Symbol der durchgestrichenen Ähre.[976]
- **Weizenstärke** ist jedoch als Zutat aufgrund der gesetzlichen Regelung der „Allergenkennzeichnung" (▶ **Kap. 3.1.2**) auszuweisen, auch wenn sie glutenfrei ist.

Trotz umfassender gesetzlicher Kennzeichnung von Gluten ist die „**Aufstellung glutenfreier Lebensmittel" der DZG** auch weiterhin unverzichtbar (s. ▶ **Kap. 7**). Bereits beim Schreiben des Einkaufszettels kann der Zöliakiepatient mit diesen Listen eine Vorauswahl an glutenfreien Produkten treffen, die er dann beim Einkauf schneller finden kann.[978] Bei einem Produkt mit dem Hinweis „**kann Spuren von Weizen enthalten**" lässt sich in der DZG-Aufstellung nachlesen, ob dieses auch wirklich glutenfrei ist (Glutenspuren ≤ 20 ppm) oder nicht. Das gilt auch für die Kennzeichnung von **Weizenstärke** in der Zutatenliste von Lebensmitteln des allgemeinen Verzehrs, die nicht ausdrücklich als „glutenfrei" ausgewiesen sind.

> **P Praxistipp**
> In der „**Aufstellung glutenfreier Lebensmittel" der DZG** werden glutenfreie Lebensmittel und ihre Hersteller genannt. Neben der Aufstellung für Lebensmittel gibt es auch Listen für Arzneimittel, Nahrungsergänzungsmittel, Zahn- und Körperpflegeprodukte. Für diese Produkte sind regelmäßige Analysen zu Lasten des Herstellers notwendig.

Problematisch sind **offene Waren**. Manchmal bieten auch herkömmliche **Bäckereien** glutenfreie Brot- und Backwaren an. Hier muss sich der Betroffene genau nach der Sorgfalt bei der Herstellung erkundigen, da bereits Mehlstaub in der Luft einer Bäckerei zur Glutenkontamination führen kann. Auch in offen angebotenen Wurst- und Fleischwaren kann Gluten enthalten sein. In Wurst gelangt Gluten oft mit den Gewürzen, bei Fleischwaren können außerdem Stärke oder Getreide zugesetzt sein.

▶ **Tab. 4.14** Neue Grenzwerte für Gluten gemäß der Verordnung (EG) Nr. 41/2009 der Kommission vom 20. Januar 2009.[977]

Anwendungsbereich	Zusammensetzung	Kennzeichnung
diätetische Lebensmittel speziell für Personen mit Glutenunverträglichkeit • ohne Weizen, -derivate, Gerste, Roggen, Hafer bzw. mit Zutaten, die von Natur aus glutenfrei sind • mit glutenfrei gemachten Zutaten (z. B. glutenfreie Weizenstärke) oder reinem Hafer	≤ 20 ppm (≤ 20 mg Gluten/kg bzw. ≤ 2 mg Gluten/100 g)	„**glutenfrei**"
diätetische Lebensmittel speziell für Personen mit Glutenunverträglichkeit • mit glutenfrei gemachten Zutaten	21 – 100 ppm (21 – 100 mg Gluten/kg bzw. 21 – 100 mg Gluten/100 g)	„**sehr geringer Glutengehalt**"
andere Lebensmittel • **Lebensmittel des allgemeinen Verzehrs** • **diätetische LM**, die sich nicht speziell an Personen mit Glutenunverträglichkeit richten*	≤ 20 ppm (≤ 20 mg Gluten/kg bzw. ≤ 2 mg Gluten/100 g)	„**glutenfrei**"

*ausgenommen Säuglingsanfangs- und -folgenahrung

P Praxistipp
Tipps für die praktische Umsetzung der GFD[979]

- **glutenfreie Brotsorten einkaufen und richtig lagern:**
  - Verschiedene Sorten ausprobieren, da es sortenspezifische und persönliche Geschmacksunterschiede gibt.
  - Anfangs zur besseren Verträglichkeit ballaststoffangereicherte Brote (z. B. mit Guarkern- oder Johannisbrotkernmehl) vermeiden (v. a. bei älteren Patienten).
  - Möglichkeit eines Direktkaufs bei Herstellern glutenfreier Brote nutzen („frisch" hergestelltes abgepacktes Brot).
  - Nicht zu lange lagern. Durch den höheren Wassergehalt schimmeln glutenfreie Brote schneller.
  - Glutenfreie Brote „extra" lagern (s. u.)
- **selbst backen mit sicheren Mehlen und Zutaten**
  - In Mühlen der Reformhäuser oder der Industrie sind Kontaminationen mit anderen Mehlen möglich.
  - Mehle von Herstellern kaufen, die das Mehl auf Glutenfreiheit überprüfen (DZG-Liste).
  - z. B. Backbuch von Schäfer und Stemmer 2010
- **Kontaminationen in der eigenen Küche vermeiden**
  - normale Hygiene, z. B. gründliches Spülen „kontaminierter" Kochlöffel und Töpfe reicht (auch in der Spülmaschine)
  - Plastikbretter statt Holzbretter
  - getrennte Lagerung glutenfreier und glutenhaltiger Brot- und Backwaren
  - glutenfreies Brot im „Extra"-Toaster toasten oder spezielle Toasttaschen (toaster bags) verwenden
  - Am einfachsten ist glutenfreies Backen für die ganze Familie.
- **Außer-Haus-Verzehr**
  - Betreuungspersonen, Gastgeber oder Koch vorab informieren.
  - Salate mit Essig und Öl selbst anrichten.
  - Gemüse darf nur in Butter geschwenkt sein.
  - Fleisch und Fisch vom Grill nur mit reinen Gewürzen, frischen oder getrockneten Kräutern bestellen.

▼

- **im Urlaub**
  - Nach der Übersetzung für Gluten, Getreide, Weizen usw. in der jeweiligen Landessprache erkundigen.
  - Ein Verzeichnis von Hotels und Pensionen anfordern, die eine GFD anbieten (z. B. beim DAAB).
  - Bei der Fluggesellschaft nach glutenfreien Menüs fragen.
  - Glutenfreies Brot mitnehmen.

Die Umstellung auf eine GFD ist auch beim **Außer-Haus-Verzehr** nicht einfach. Am besten ist es, offen über die Erkrankung zu sprechen, manchmal ist die Bezeichnung **Allergie gegen Gluten** bedeutungsvoller als von einer Glutenunverträglichkeit zu sprechen, auch wenn es wissenschaftlich nicht ganz korrekt ist. **Bei Kindern** ist es unumgänglich, **alle Betreuungspersonen**, egal ob Oma, Tagesmutter, Erzieherin oder Lehrer, umfassend über die Zöliakie des Kindes aufzuklären, um es vor Diätfehlern zu schützen (s. auch ▶ **Kap. 3.1.4**).[980] Beim **Besuch eines Restaurants** sollte der Betroffene erst einmal anhand der Speisekarte eine Vorauswahl treffen und dann mit dem Koch sprechen (z. B. ein Gericht ohne gebundene Soße bestellen). Im **Urlaub** ist es hilfreich, Gluten in der jeweiligen Landessprache aussprechen zu können (z. B. *griech.*: γλουτενη, *engl.*: gluten).[981]

Compliance und gesundheitliches Risiko

Die **individuelle Toleranzgrenze** gegenüber kleinen Glutenmengen kann sehr unterschiedlich sein, ist aber vor der Behandlung nicht bekannt. So gibt es Patienten, die schon auf minimale Verunreinigungen mit Veränderungen der Darmschleimhaut reagieren. Die überwiegende Mehrheit der Patienten kann diese geringen Mengen jedoch glücklicherweise gut tolerieren.

Da die Symptome nicht unmittelbar mit der Glutenaufnahme in Zusammenhang gebracht werden können, aber auch weil die GFD nicht so einfach durchzuführen ist, werden **Diätfehler** von einigen Patienten bewusst oder unbewusst in Kauf genommen. Trotz ausgeprägter Symptome halten sich 30 bis 50 % der Betroffenen nicht an eine strenge glutenfreie Diät.

Patienten mit Zöliakie haben gegenüber Gesunden nicht nur ein deutlich **erhöhtes Risiko** für die Entwicklung von Malignomen des Intestinaltrakts (v. a. Lymphome), sondern auch für Osteoporose, respiratorische Erkrankungen, Nephritis und Autoimmunerkrankungen wie rheumatoide Arthritis, chronisch entzündliche Darmerkrankungen und Diabetes Typ I. Das **Malignomrisiko** ist allerdings geringer als bisher angenommen, z. B. erkranken unbehandelte Zöliakiepatienten an dem bösartigen Non-Hodgkin-Lymphom 2,6-mal mehr als die Normalbevölkerung. Dagegen besteht ein 10-fach erhöhtes Dünndarmkrebsrisiko (ohne GFD). Wird die GFD nicht konsequent eingehalten (z. B. wenn hin und wieder glutenhaltig gegessen wird), besteht ein 5-fach erhöhtes Krebsrisiko. Allerdings ist das Dünndarmkarzinom insgesamt gesehen sehr selten.[982]

Patienten mit Zöliakie, die keine GFD einhalten, haben aufgrund einer verringerten Kalzium- und Vitamin-D-Resorption ein höheres **Osteoporoserisiko** im Vergleich zu GFD-einhaltenden Betroffenen. Allerdings zeigten Studien, dass es durch die Behandlung zwar zu einer Verbesserung, aber nicht zur vollständigen Normalisierung der Knochenmineralisation kommt. Daraus resultiert eine geringere Knochendichte im Vergleich zu gesunden Personen, was aber nicht zwangsläufig zu einem erhöhten Frakturrisiko führte. Bei Zöliakiepatienten ist deshalb wie bei Gesunden auf eine ausreichende Versorgung mit Kalzium und Vitamin D zu achten.[983]

Verlaufskontrollen

Bei der Betreuung von Zöliakiepatienten steht die Überwachung der GFD und das rechtzeitige Erkennen von Komplikationen im Vordergrund. Eine Verlaufskontrolle mit **Messung der Zöliakie-Antikörper** unter GFD sollte auch bei Beschwerdefreiheit **einmal jährlich** durch eine Kontrolluntersuchung beim Arzt erfolgen. Langfristig weist besonders ein Abfall der t-TG-Antikörpertiter auf eine gute **Compliance** hin, ein Anstieg oder eine Persistenz der tTG geht meist mit bewussten oder unbewussten Diätfehlern einher. Die tTG-IgA-Werte sollten alle aus dem gleichen Labor stammen, da sie ansonsten nicht vergleichbar sind. Gliadin-IgG und tTG-IgG-Antikörper sind für die Verlaufskontrolle

weniger gut geeignet, da sie langsamer als die IgA-AK abfallen.[984]

Eine **Biopsie** wird bei Symptomfreiheit und gutem Ansprechen auf die Diät nicht empfohlen.[985] Der Arzt sollte den Patienten auch auf **Mangelerscheinungen**, z. B. in Folge einer einseitigen Ernährung, untersuchen, ihn zu Einhaltung der GFD motivieren und ihn zu einer kompetenten Ernährungsfachkraft überweisen.

Ernährungsberatung bei Zöliakie

Die Ernährungsumstellung auf eine GFD bedeutet für einen Zöliakiepatienten besonders unmittelbar nach der Diagnosestellung eine einschneidende Veränderung seines Lebens. Bei Kindern ist eine diätetische Schulung der ganzen Familie notwendig. Umfassende Ernährungsberatung und Informationen zur praktischen Umsetzung der GFD durch eine allergologisch spezialisierte Ernährungsfachkraft helfen dem Patienten, seine Erkrankung zu meistern (Adressen s. ▶ Kap. 6.2). Ferner muss eine häufig zu Beginn der Erkrankung bestehende sekundäre Laktoseintoleranz oder Fruktosemalabsorption (▶ Kap. 4.3.3 und ▶ Kap. 4.3.4), manchmal auch Fettintoleranz sowie eine Mangelernährung adäquat behandelt werden. Allerdings sollte die GFD stets im Vordergrund stehen, damit die Darmzotten sich regenerieren können. Laktose und Fruktose können die Darmschleimhaut nicht schädigen, aber die Symptomatik verschlechtern. Mittelkettige Fettsäuren (MCT-Fette) sind nur bei diagnostizierter ausgeprägter Steatorrhöe indiziert, meist reicht eine kurzfristige Fettreduktion aus.

🅿 Praxistipp

Empfohlen wird eine Ernährungsberatung in 3 Stufen:

1. **Anamnese- und Informationsgespräch**
   - idealerweise 1 bis 2 Tage, spätestens 1 Woche nach Diagnosestellung
   - sichere Diagnose?
   - weitere Unverträglichkeiten?
   - Aufklärung nimmt die Angst des Patienten
     - Was ist Zöliakie?
     - Vorteile der GFD und Nachteile beim Nichteinhalten der Diät

▼

▼

- Mangelernährung (sofern schon bekannt) ausgleichen (Substitution?)
- Essensplan für die nächste Woche
- Glutenfreie diätetische Lebensmittel nach individuellen Bedürfnissen empfehlen (z. B. wenn der Patient jeden Morgen Müsli gewohnt ist).
- Mitgliedschaft in der DZG empfehlen.

2. Beratungsgespräch: Tipps und Motivation zum Selbstmanagement
- etwa 1 Woche nach dem Erstgespräch
- Einkaufstipps
  - riskante Nahrungsmittel erkennen
  - Allergenkennzeichnung besprechen, Umgang mit Zutatenliste üben
  - Listen der DZG mit dem Patienten ansehen
- Tagesplan erstellen
- Ernährungs- und Symptomtagebuch erläutern

3. Beratungsgespräch: Tipps für die eigene Küche und für das Außer-Haus-Essen
- etwa 2 Wochen nach dem 2. Gespräch
- Auswertung und Besprechung des Ernährungs- und Symptomtagebuchs
  - Nährstoffmängel aufdecken und für Ausgleich sorgen
  - Noch Beschwerden? Noch andere Unverträglichkeiten?
  - Diätfehler?
- Tipps zum glutenfreien Kochen und Backen (mit Rezeptempfehlungen)
- Vermeidung von Kontaminationen

Weitere Details zur Ernährungsberatung sind der Beratungsmappe „Die 3-Stufen-Beratung bei Zöliakie" zu entnehmen (Schär Professionals, ► **Kap. 7**).

Sicherstellung einer ausreichenden Nährstoffzufuhr

Kurz nach Diagnosestellung ist darauf zu achten, die häufig zu diesem Zeitpunkt bestehenden **Nährstoffdefizite** (v. a. Kalzium, Eisen und Folsäure) durch eine gezielte Nahrungsmittelauswahl auszugleichen. Gelingt das nicht, kann es sinnvoll sein, für etwa zwei bis drei Monate Vitamin D und Kalzium (besonders bei sekundärer Laktoseintoleranz), Eisen, Folsäure, ggf. auch Kalium, Magnesium und Vitamin B_{12} (in 40 % der Fälle) zu substituieren. Eine GFD führt innerhalb weniger Wochen

zu einer Verbesserung der Nährstoffresorption und damit auch der Nährstoffversorgung, so dass eine längerfristige Substitution in der Regel nicht erforderlich ist.[986]

Problematisch ist manchmal die **Ballaststoffzufuhr**, da glutenfreie Brotsorten häufig ballaststoffärmer als Weizenvollkornbrote oder Mischbrote sind. Ein Ausgleich gelingt mit einer ausreichenden Zufuhr an Gemüse, Obst und Kartoffeln sowie nach einer Eingewöhnungszeit auch mit ballaststoffangereicherten Brotsorten. Letztere werden zum Anfang der Diät ebenso wie Hülsenfrüchte, Kohlgemüse und Zwiebeln wegen der blähenden Wirkung nicht gut vertragen.

Fallbeispiel 22: Zöliakie (Leonie, 8 Jahre)

Anamnese
- Geburt: Spontangeburt, Gewicht: 2850 g, Größe: 48 cm; 2. Kind, keine Besonderheiten
- Familienanamnese: keine Zöliakie bzw. Sprue in der Familie; Mutter, Bruder: Hashimoto-Thyreoiditis, Mutter: allergisches Asthma, allergische Rhinitis
- voll gestillt bis Beginn 6. Lebensmonat (LM), allergenarme Einführung der Beikost, glutenhaltige Nahrungsmittel ab 10. LM
- **Krankengeschichte:**
  - 1.–5. LM Leonie hat viel geschrien
  - **1. Lebensjahr (LJ) aufgeblähter Bauch:** Diagnose: Hefepilz; Therapie: Antimykotikum → Besserung
  - normale Kinderkrankheiten
  - **ab dem 7. LJ** gelegentlich Bauch- und Kopfschmerzen, die im Verlauf des 8. LJ stärker wurden, episodenhaft, Kind machte kranken Eindruck (dunkle Ringe unter den Augen); Kinderarzt vermutete Magen-Darm-Infekte, im weiteren Verlauf schulische Probleme oder Krankheitsgewinn; Bauch- und Kopfschmerz-Episoden wurden immer häufiger; Mutter drang auf umfassende Diagnostik, auch hinsichtlich Zöliakie

1. Diagnostik
- **Serologie-Ergebnis** (Nov., Leonie 8½ Jahre alt):
  - Gliadin-IgA-AK normal, Gliadin-IgG-AK erhöht (19,3 mg/l; Normbereich <18 für Kinder über 3 Jahre)
  - Endomysium-IgA-AK positiv, Endomysium-IgG-AK schwach positiv

▼

▼

- zusätzlich wegen Verdachts der Mutter:
Laktose- und Fruktose-H$_2$-Atemtest:
Fructose-Test positiv: Diagnose Fruktosemal-
absorption
- **Dünndarmbiopsie** (Leonie fast 9 Jahre alt):
Endoskopie mit Probennahme:
  - histologischer Befund bzgl. Zöliakie: ne-
gativ
  - Helicobacter pylori positiv (mit der Proben-
nahme erfasst)

Diagnose: Fruktosemalabsorption, Heliobacter
pylori

1. Therapie

- Antibiotikatherapie (wegen Heliobacter
pylori)
- vorübergehende fruktosearme Kost
- Fruktosemalabsorption geht schnell zurück
- Mutter nahm Rücksprache mit Ärztin der
DZG; diese empfahl **glutenfreie Diät (GFD)**
für mind. 1,5 bis 2 Jahre, danach Glutenbelastung und erneute Diagnostik

2. Diagnostik

- **Serologie-Ergebnis nach GFD** (Sept., Leonie
10½ Jahre alt):
  - alle AK negativ im unteren Bereich der
Normalwerte (Gliadin-IgA-AK und -IgG-AK,
Endomysium-IgA-AK und -IgG-AK)
  - gute diätetische Führung (Mutter ist Oeco-
trophologin!)
- **Glutenbelastung** (einen Monat später):
  - Provokation mit Gliadine-Pulver (Klopfer
Arzneimittel, Apotheke), 1 g/kg KG, max.
20 g/ Tag. (Gluten wird den Speisen über
den Tag verteilt zugerührt, sollte einmal
aufgekocht werden), Dauer 6 Wochen
  - Symptome: schon nach 10 h Bauchschmer-
zen
- **Serologie-Ergebnis** (Nov.) nach Glutenbelas-
tung: positiver Laborbefund:
  - Gliadin-IgA-AK 13,0 U/ml (positiv >10),
Gliadin-IgG-AK 30,0 U/ml (positiv >10)
  - Endomysium-IgA-AK positiv, Endomysium-
IgG-AK negativ
  - Symptome: Bauch- und Kopfschmerzen wur-
den stärker, daher Endoskopie vorgezogen
- **Dünndarmbiopsie** (Dez.): Endoskopie mit
Probennahme, Ergebnis: histologischer Be-
fund positiv!

Diagnose: Zöliakie

▼

2. Therapie

- glutenfreie Diät
- **Kontrolle der Nährstoffversorgung** (Leonie
11 Jahre alt): Überprüfung der Vitamin- und
Mineralstoffversorgung (Blutserum) auf
Initiative der Mutter:
  - B$_{12}$, B$_6$, B$_1$, Eisen ohne Befund
  - Selen grenzwertig, Zinkspiegel unter Norm
(0,69 µg/ml; Normbereich 0,70–1,50)
- Nährstoffausgleich erfolgte durch gezielte
Nahrungsauswahl

Leonie heute

- gesundes, normal entwickeltes Mädchen,
achtet selbst sehr auf eine korrekte Einhaltung der Diät, sehr gute Compliance
- neigt zu Verstopfung: es muss daher immer
auf eine ausreichende Trinkmenge und entsprechenden Verzehr an Obst und Gemüse
geachtet werden, Verzehr von probiotischen
Milchprodukten wirkte sich positiv aus

4.3

Nicht allergische Nahrungs-
mittelunverträglichkeiten

Nicht jede Nahrungsmittelunverträglichkeit ist auch
eine Allergie, obwohl sich die Symptome manchmal
sehr ähneln. Im Unterschied zur Nahrungsmittelallergie werden bei nicht allergischen NMU keine Antikörper gebildet und **Allergietests fallen negativ
aus** (▶ Kap. 1.3). Bei Patienten, die trotz Beschwerden nach Nahrungsaufnahme einen negativem All-
ergiebefund haben, gilt es also weiterzusuchen. Die
Patientenakte, insbesondere die **Anamneseunterla-
gen** (Anamnesefragebogen, Ernährungs- und Symptomtagebuch), sollten nochmals nach Hinweisen
auf nicht allergische Ursachen hin gesichtet werden.
Arzt und Ernährungsfachkraft ergänzen ggf. die bis-
herige Anamnese, indem sie den Patienten gezielt
auf weitere NMU hin befragen. Je nach Verdacht folgen weitere Tests oder diagnostische Diäten.

Nicht allergische NMU können viele Ursachen
haben (▶ **Kap. 1.3**). Nachfolgend werden die häufigsten Formen, mit denen Arzt und Ernährungsfachkraft in der niedergelassenen Praxis zu tun
haben, besprochen.

4.3.1 Histaminintoleranz

Bei der Histaminintoleranz (HIT) besteht ein Ungleichgewicht zwischen Histaminaufnahme mit der Nahrung, Histaminbildung und -abbau. Vermutlich liegt die Ursache in einer unzureichenden Aktivität des Enzyms Diaminoxidase (DAO). Der Pathomechanismus der HIT ist allerdings noch nicht sicher geklärt (▶ Kap. 1.3.1). Die damit verbundenen Symptome können klinisch kaum von einer IgE-vermittelten Allergie unterschieden werden. Deshalb ist ein genaues Wissen über die Auslöser der Histaminintoleranz unbedingt notwendig, um bereits durch die Anamnese den Verdacht auf diese NMU erhärten zu können. Die labordiagnostischen Möglichkeiten bezüglich der Histaminintoleranz sind noch nicht zufriedenstellend, sodass bei ausreichendem Verdacht eine histaminarme Diät eingeleitet werden sollte.

Risikogruppen

Zuverlässige Daten zur Prävalenz der Histaminintoleranz gibt es bisher nicht, nach Schätzungen sind ca. 3-4% der Bevölkerung betroffen.[987] Etwa 80% der Patienten sind **weiblich** und zwischen 35 und 45 Jahre alt.[988] **Patienten mit Urtikaria, Migräneneigung sowie Atopiker** (Patienten mit atopischer Dermatitis, Asthma bronchiale und Pollinosis) haben eine erhöhte Histaminempfindlichkeit und können deshalb besonders betroffen sein.[989]

Auffällig in unserer Praxis ist das gehäufte Vorkommen von HIT bei Patienten mit pollenassoziierten Nahrungsmittelallergien (s. Fallbeispiel 12, S. 163). Eine entsprechende **Eliminationsdiät ohne birkenpollenassoziierte Nahrungsmittel, die gleichzeitig histaminarm** ist, ist in ▶ Kap. 4.1.4 (S. 161 ff.) beschrieben. Manchmal berichten Pollenallergiker von einer Unverträglichkeit histaminreicher Nahrungsmittel und Getränke (z. B. Kopfschmerzen durch Rotwein) ausschließlich während der Pollensaison. Eine Vermeidung histaminreicher Speisen bzw. Getränke ist dann nur in dieser Zeit erforderlich.

Anamnese

Bei Verdacht auf HIT hat die **Ernährungsanamnese** einen hohen Stellenwert. Negative Haut- und Bluttests sowie die auf S. 20 beschriebene Symptomatik, sind bereits richtungsweisend. Berichten Betroffene (ggf. erst nach gezielter Nachfrage) von Unverträglichkeitsreaktionen nach dem Verzehr histaminreicher Nahrungsmittel und nach Genuss alkoholischer Getränke, oft auch in Kombination (klassisches Beispiel: Rotwein und Käse), erhärtet sich der Verdacht. Die Auswertung eines Ernährungs- und Symptomtagebuches gibt oft weitere Hinweise auf eine Histaminintoleranz. Wichtig ist auch eine **Medikamentenanamnese** durch den Arzt (▶ **Tab. 1.4**, S. 20).

Die **Anamnese** an 40 Probanden mit Verdacht auf Histaminintoleranz im Rahmen einer **Beobachtungsstudie** ergab, dass histaminreiche Lebensmittel für diese Patienten nicht generell schlecht verträglich sind. Diese Studie bestätigt unsere Erfahrungen aus der eigenen Praxis. Die Studie ergab auch, dass hefereiche Produkte meist gut verträglich sind (s. u.).

> **Ⓟ Praxistipp**
>
> **Ergebnisse** aus der Auswertung eines Fragebogens von Patienten mit anamnestischem Verdacht auf HIT[990]:
>
> - Die häufigsten beschriebenen Symptome der Patienten waren Aufstoßen, Bauchschmerzen und Blähungen.
> - Histaminreiche Lebensmittel wurden prämenstruell schlechter vertragen, manchmal trat auch nur in dieser Zeit eine HIT auf.
> - Lebensmittel, die besonders häufig unverträglich waren:
>   - Rotwein (47% schlecht, 0% gut)
>   - aufgewärmte Fleischgerichte (44% schlecht, 17% gut)
>   - Fischkonserven (56% schlecht, 5% gut)
>   - Fertiggerichte (57% schlecht, 5% gut)
>   - Tomatensoße/ -mark (60% schlecht, 10% gut)
>   - Roggensauerteigbrote
>   - Quark und Joghurt (Sauermilchprodukte)
> - Lebensmittel, die gut oder öfter verträglich waren:
>   - klare Schnäpse, Weißwein in kleinen Mengen (10% gut, 56% schlecht)
>   - Tomaten (41% gut, 43% schlecht)
>   - Banane (41% gut, 45% reife Bananen schlecht)
>   - Himbeeren (51% gut, 10% schlecht)
>   - Spinat (21% gut, 47% schlecht)
>   - Weizen(-Hefe)-Produkte (63% gut, 22% schlecht)

Diagnostik

Die technischen diagnostischen Möglichkeiten zum Nachweis einer Histaminintoleranz sind nach wie vor unzureichend und unzuverlässig. Um so wichtiger ist deshalb eine **genaue, umfangreiche Anamnese**.[991] Eine orientierende gastroenterologische Diagnostik ist neben einer allergologischen Diagnostik zur Abklärung einer Nahrungsmittelallergie ebenfalls erforderlich. Zum Ausschluss einer **Mastozytose** ist evtl. die Bestimmung der Serumtryptase empfehlenswert.

Laborchemisch ist die Bestimmung des Histamin abbauenden Enzyms **Diaminoxidase** (DAO) möglich, wobei das Serum sofort nach der Blutabnahme gefroren werden muss. Diese Methode ist auch deshalb wenig praxistauglich. Zudem wurde in neueren Studien festgestellt, dass keine sichere Korrelation zwischen den DAO-Werten im Serum und der klinischen Symptomatik besteht, sodass die Bestimmung der DAO nicht empfohlen werden kann (▶ **Kap. 2.5.1**).[992] Deshalb sollte zum Ausschluss einer Histaminintoleranz immer eine **histaminarme, diagnostische Diät** mit anschließendem Kostaufbau durchgeführt werden (▶ **Kap. 2.9.4**). Außerdem ist die **Bestimmung des Methylhistamins**, eines Abbauprodukts des Histamins, im Sammelurin möglich (s. auch ▶ **Kap. 2.5.2**). In unklaren Fällen kann auch ausnahmsweise eine doppelblinde placebokontrollierte **Provokationstestung (DBPCFC)** erfolgen, am besten unter stationären Bedingungen.

Differenzialdiagnostik

Aufgrund der vielfältigen Symptomatik der Histaminintoleranz, die viele Organsysteme einschließt, ist die Differenzialdiagnostik mitunter schwierig. Hier kommen neben allergologischen Erkrankungen kardiale, neurologische oder gastrointestinale Erkrankungen in Betracht. Wichtig ist deshalb unbedingt eine ausführliche Ernährungsanamnese.

Histaminvergiftung

In **Fisch, insbesondere der Familie der Scombroidae** (z. B. Thunfisch, Makrele), kann es durch mangelnde Hygiene und Unterbrechung der Kühlkette zu Histamingehalten bis zu 500 mg/100 g kommen.[993] In diesem Fall spricht man nicht mehr von Histaminintoleranz, sondern von einer **Skombroidvergiftung**. Bereits 100 mg Histamin führen nach etwa 30 bis 60 Minuten zu Kopf-, Bauchschmerzen und Kreislaufbeschwerden (s. auch S. 149). Mit schweren toxischen Symptomen muss ab etwa 1000 mg Histamin gerechnet werden.[994]

Ernährungstherapie

Die Zusammensetzung der histaminarmen Dauerernährung beruht auf den im **Kostaufbau** ermittelten individuell verträglichen Nahrungsmitteln im Anschluss an eine histaminarme, diagnostische Diät (▶ **Kap. 2.9.4**). Es sollten nur die Nahrungsmittel gemieden werden, die auch zu Beschwerden führen. Da die Reaktion auf biogene Amine dosisabhängig ist (s. S. 18), können einzelne histaminreiche Lebensmittel durchaus in kleinen Mengen vertragen werden. Ein gleichzeitiger Konsum von alkoholischen Getränken oder Nahrungsmitteln mit anderen biogenen Aminen sowie die Einnahme bestimmter Medikamente begünstigen jedoch das Auftreten von Symptomen.

Auf die einzelnen histamin- bzw. aminreichen Nahrungsmittel sowie andere Faktoren, die im Einzelfall im Rahmen einer histaminarmen Kost von Bedeutung sind, wird im Folgenden eingegangen.

Histamin und biogene Amine

Histamin und andere biogene Amine sind in unterschiedlichen Mengen in fast allen Nahrungsmitteln enthalten. Sie entstehen durch enzymatische **Decarboxylierung von Aminosäuren**, so wird z. B. aus der Aminosäure Histidin das Histamin gebildet. Da viele **Bakterien** eine hohe Aktivität der Histidin-Decarboxylase besitzen, kann der Histamingehalt von Nahrungsmitteln sowohl durch erwünschte **Reifungs- und Gärungsprozesse**, aber auch durch **mikrobiellen Verderb** ansteigen. Andere biogene Amine hemmen den Histaminabbau durch die DAO und können in Kombination mit Histamin in Nahrungsmitteln ebenfalls zu Unverträglichkeitsreaktionen führen (s. auch ▶ **Kap. 1.3.1**).[995]

Histaminarme Kost (therapeutische Diät)

Der Histamingehalt von Nahrungsmitteln unterliegt starken Schwankungen. Je nach **Reifegrad und Lagerung** kann ein und dasselbe Nahrungsmittel ganz unterschiedliche Histamingehalte aufweisen. Listen mit **Analysenwerten** zum Gehalt an Histamin und anderen biogenen Aminen geben aktuell gemessene Werte in bestimmten Nahrungsmitteln an und bieten deshalb nur eine grobe Orientierung.[996] Das gilt auch für die Analysenwerte in den nachfolgenden Kästen zum Histamingehalt einzelner Nahrungsmittel. Auch aufgrund der individuellen Verträglichkeit histaminintoleranter Patienten ist eine Einteilung der Nahrungsmittel aufgrund des Histamingehalts in „erlaubt" und „verboten" nicht möglich, sondern nur in (meist) „histaminreich" und „histaminarm" (▶ Tab. 4.15).

> **Listen mit Histamin-Analysenwerten dienen nur als grobe Orientierung!**
> - Histaminwerte in Nahrungsmitteln unterliegen hohen Schwankungsbreiten je nach Herstellungsverfahren und Lagerbedingungen bzw. Frische, Reife und Sorte.
> - Der Histamingehalt in Nahrungsmitteln steigt mit zunehmender Reifezeit und Lagerungsdauer.
> - Histamin ist hitze- und gefrierstabil, sodass es weder durch Kochen noch durch Einfrieren der Nahrungsmittel zerstört werden kann.

Alkoholische Getränke sind aus mehreren Gründen problematisch: Sie sind reich an Histamin, das im Rahmen der Vergärung entsteht. Ethanol und sein Abbauprodukt Acetaldehyd hemmen die Diaminoxidase. Außerdem hat Alkohol eine histaminfreisetzende Wirkung (s. auch ▶ Kap. 1.3.1) Schließlich enthalten alkoholische Getränke außer Histamin und Acetaldehyd noch Sulfite und Aromastoffe.[997] Diese Substanzen wurden auch als Auslöser pseudoallergischer Reaktionen identifiziert, so dass bei Alkoholunverträglichkeit auch eine Pseudoallergie als Ursache in Frage kommt (▶ Kap. 4.3.2). Erfahrungsgemäß werden v. a. Rotwein und Sekt, oft auch Spätlesen (Weißwein) und Bier schlecht vertragen. Klare Schnäpse wie Korn, Grappa, Raki (von Kreta) und Wodka führen in kleinen Mengen selten zu Beschwerden.

Rotweine weisen die höchsten Histaminwerte auf, insbesondere solche aus südlichen Gegenden. Ihr geringer Säuregehalt ist günstig für das Wachstum histaminbildender Bakterien. Außerdem werden sie durch das späte Abtrennen des Mostes stärker mit den auf Fruchtschale und Stängeln lebenden Bakterien kontaminiert. Weißweine enthalten weniger Histamin, sehr **saure Weißweine** praktisch keines. Ein hoher Säuregehalt ermöglicht nur bestimmten Bakterienstämmen den Säureabbau, diese Bakterien bilden aber kaum Histamin. Unter den Bieren haben hefetrübe Weizenbiere höhere Histamingehalte als Pils und Kölsch. Alkoholfreie Biere sind auch histaminhaltig.[998]

> **P Praxistipp**
> **Histamingehalt in alkoholischen Getränken**[999]
> Histamin entsteht erst bei der Vergärung. Weintrauben und frisch gepresster Traubensaft (Most) enthalten deshalb kaum Histamin.
> - Rotwein: ca. 1–11 mg/l
> - Weißwein: ca. 0,6–4 mg/l
> - Sekt/ Champagner: 0,06–0,67 mg/l
> - Weizenbier, hefetrüb: 0,12–0,3 mg/l
> - Kölsch: 0,05–0,09 mg/l
> - Budweiser: 0,026–0,028 mg/l

Grundsätzlich können durch **mikrobielle Prozesse** beachtliche Histaminmengen entstehen. Das gilt auch, wenn das Nahrungsmittel augenscheinlich noch nicht verdorben ist! Patienten mit Histaminintoleranz sollten **frische Nahrungsmittel oder tiefgekühlte Produkte** (unter Einhaltung der Kühlkette) bevorzugen. Insbesondere eiweißreiche Nahrungsmittel wie Fisch, Fleisch und Wurst neigen zu schnellem Verderb und sollten sachgerecht und möglichst kurz gelagert werden. Lange Warmhaltezeiten sind zu vermeiden. Eigene Erfahrungen zeigen, dass Patienten mit Histaminintoleranz häufig bei **aufgewärmten (Fleisch-)Gerichten** Beschwerden zeigen, insbesondere wenn diese bereits bei der Zubereitung lange gegart (z. B. Gulasch) oder warm gehalten wurden. Besser ist es, vorgekochte Speisen schnell einzufrieren.

▶ **Tab. 4.15** Histaminreiche und histaminarme Nahrungsmittel.

histaminreich*	histaminarme Alternativen
alkoholische Getränke, v. a. Rotwein, Spätlese	am besten auf Alkohol verzichten! in Ausnahmefällen Weißweinschorle (mit trockenem Weißwein), klare Schnäpse, Pils, Kölsch
lang gelagerte Nahrungsmittel oder wieder aufgewärmte (Fleisch-)Speisen, z. B. Bolognese Soße	möglichst frische Nahrungsmittel oder tiefgekühlte Produkte, z. B. frisches oder tiefgefrorenes Fleisch
geräucherte, gesalzene oder marinierte Fischprodukte, insbes. der Sorten Thunfisch, Hering, Makrele, Sardinen	tiefgekühlter Fisch
Käsesorten mit langer Reifezeit, z. B. Emmentaler, alter Gouda	Quark, Frischkäse, Butterkäse, junger Gouda
Rohwurst, z. B. roher Schinken, Salami	Frischwurstaufschnitt
reife Bananen	z. B. Äpfel, Melone
Sauerkraut und anderes milchsauer eingelegtes Gemüse, Spinat, reife Tomaten (in größeren Mengen)	frisches oder tiefgekühltes Gemüse, z. B. Brokkoli, Spargel, Möhren
Tomatenketchup, -mark, -soße, -suppe	frische Kräuter
Schokolade, Kakao	Weingummi, Milchshake mit o.g. Früchten

Diese Nahrungsmittel können relativ viel Histamin und/oder andere biogene Amine enthalten.

P **Praxistipp**

Je frischer ein Nahrungsmittel ist, desto weniger Histamin enthält es.

Fisch ist besonders anfällig für eine reiche **Histaminbildung durch mikrobiellen Verderb.** Insbesondere Fischfleisch der Familie der Scombroidae wie **Thunfisch, Hering und Makrelen,** neigt aufgrund des hohes Gehalts an Histidin zu raschem mikrobiellem Verderb und kann bei ungünstigen Hygiene- und Lagerbedingungen hohe Histaminwerte aufweisen (s. auch S. 208).

Geräucherte, getrocknete, gesalzene und marinierte Fischprodukte, z.B. geräucherte Makrele, Forelle oder Rollmops, können während des langen Herstellungsprozesses ebenfalls viel Histamin bilden. Für **Meeresfrüchte** gilt das Gleiche wie für Fisch.[1000]

P **Praxistipp**
Histamingehalt in Fisch und Fischprodukten

- hoher Gehalt in Fischen der Familie der Scombroidae wie Thunfisch (Bonito), Hering, Makrele, Sardinen möglich
  – z. B. Thunfisch in Dose: bis 64 mg/100 g
  – Übergang zur Skombroidvergiftung fließend (bei verdorbener Thunfisch-„Frischware" bis zu 1300 mg/100 g)
- geräucherte, getrocknete, gesalzene und marinierte Fischprodukte können histaminreich sein, z. B.
  – Matjeshering, geräucherte Makrele (bis 58 mg/100 g)
  – Bücklinge, Schillerlocken, Rollmops, Hering in Tomatensoße (50–300 mg/100 g)
- **Empfehlungen:**
  – geräucherte, gesalzene und marinierte Fischsorten meiden
  – möglichst frische Ware, d. h. (fang-)frischen Fisch oder tiefgekühlten Fisch mit ununterbrochener Tiefkühlung kaufen

Fallbeispiel 23: Histaminintoleranz, Unverträglichkeitsreaktion hervorgerufen durch biogene Amine in Fisch und Schalentieren (Hubert S., 64 Jahre)

Anamnese

Bei Herrn S. traten während der letzten Monate wiederholt nach dem Genuss von **Schalentieren** sowie nach dem Genuss verschiedener **Fischsorten** (v. a. Sardine) Larynxödem, Lippenödem und Urtikaria auf. Es erfolgte jeweils eine notfallmäßige Behandlung.

Diagnostik

- unauffälliger Prick-Test für Inhalationsallergene
- **Prick-zu-Prick-Testung** der Nahrungsmittel: **unauffälliger Befund** für Forelle, Kabeljau, Krabbe, Seelachs, Thunfisch, Sardine
- **Labor (allergenspezifische IgE-Antikörper):** CAP-Klasse 0 für Miesmuschel, Forelle, Sardine, Seelachs, Kabeljau

Diagnose

Aufgrund von Anamnese und **negativen Prick- und RAST-Tests** ist von einer **Histaminintoleranz** auszugehen.

Therapie

- Der Patient wollte keine weitere Untersuchungen zur Abklärung einer Histaminintoleranz durchführen lassen.
- Er hat sich zu einer absoluten Karenz von Meeresfrüchten und Fisch entschlossen.
- Er erhielt ein Notfallset.

Neben Rotwein und Weizenbier können auch andere mikrobiell, d. h. durch Reifung oder Gärung hergestellte Nahrungsmittel wie Käse, Rohwurst und Sauerkraut hohe Histaminwerte aufweisen.

Der Histamingehalt in **Käse** ist von seiner Reifezeit und von der Lagerdauer abhängig. Käse mit mehrwöchiger Reifezeit sowie Käse aus Rohmilch neigen zu höheren Histamingehalten. Voll- und überreife Edelschimmelkäse (z. B. halbflüssiger Camembert) können ebenfalls hohe Histaminwerte aufweisen. Ansonsten haben **Frischmilch** und entsprechende Produkte wie Buttermilch, Joghurt und Quark nur wenig Histamin. Auch **kurzgereifte Käsesorten** wie Frischkäse, Butterkäse, Tilsiter und junger Gouda enthalten in der Regel nur geringe Histaminmengen.

P Praxistipp

Histamingehalt in Käse[1001]

- hoher Histamin- (bis 250 mg/100 g) und/oder Tyramingehalt (bis 310 mg/kg):
  - Hartkäse mit langer Reifezeit, insbes. Emmentaler, Bergkäse, „alter" Gouda, Cheddar, Parmesan
  - Rohmilchkäse wie z. B. Allgäuer Emmentaler, Roquefort
  - (überreife) Edelschimmelkäse wie z. B. Camembert, Gorgonzola, Roquefort
  - Schmelzkäse (aus Emmentaler)
- geringer Histamingehalt (< 10 mg/100 g)
  - Frischkäse, Quark
  - Butterkäse, Mozzarella, Feta, Tilsiter, junger Gouda, Edamer

Frisches **Fleisch** enthält kaum Histamin. Das gilt auch für tiefgefrorenes Fleisch und Frischwurstaufschnitt. Frisches **Hackfleisch** enthält relativ wenig Histamin. Durch die große, Bakterien zugängliche Oberfläche kann sich das aber bei ungünstiger Lagerung sehr schnell ändern. Aufgrund des technologisch erwünschten Reifungsprozesses von **Rohwurst** wie Salami, Cervelatwurst oder rohem Schinken können diese Produkte höhere Histaminwerte aufweisen. Verglichen mit histaminreichen Käsesorten führt jedoch der Verzehr von Salami selbst bei hohen Histaminwerten (bis 45 mg/100 g) bei üblicherweise verwendeten kleinen Mengen (z. B. als Brotbelag) eher zu einer geringeren Histaminbelastung.[1002]

P Praxistipp

Histaminbomben

Bekannt ist die Kombination von **Rotwein und Käse**, die häufig zu Beschwerden bei histaminintoleranten Personen führt. Sehr histaminreich kann auch Salamipizza mit einem Glas Rotwein dazu sein.

Die häufig zitierten hohen **Histamingehalte von hefe- und hefeextrakthaltigen Produkten** und die daraus in manchen Ratgebern zur Histaminintoleranz abgeleiteten Empfehlungen, auf den Konsum hefehaltiger Produkte wie Brot und Würzhefe zu verzichten, entsprechen laut Stellungnahme der Versuchsanstalt der Hefeindustrie nicht mehr dem aktuellen Wissensstand. Die Angaben zum

Histamingehalt in Hefe beruhen auf Analysen aus dem Jahre 1969. Die damals üblichen biotechnologischen Verfahren der Hefeherstellung waren noch nicht besonders „sauber" und ermöglichten einen unterschiedlichen Grad der bakteriellen Kontamination. Die Hefe Saccharomyces cerevisiae enthält zwar Histidin, diese Aminosäure wird jedoch ausschließlich über Transaminierung in eine α-Ketosäure umgewandelt. Ein hefeeigene Histidin-Decarboxylase wurde bisher nicht nachgewiesen. Hefe kann somit nicht die Ursache von Histamingehalten in Back-, Bier-, Brennerei- und Weinhefe sein. Durch moderne Herstellungsverfahren entstehen nach neuesten Untersuchungen Frisch- und Trockenhefe ohne nennenswerte Histaminmengen.[1003]

Neben Histamin können auch **andere biogene Amine** von Bedeutung sein:

- Wein, Käse, Fisch und Wurst können auch hohe **Tyraminwerte** aufweisen.
- Nennenswerte Mengen an **Serotonin** können in Walnüssen und frischer Ananas sowie mit zunehmender Reifung in Bananen enthalten sein. Erfahrungen aus der Praxis bestätigen, dass v. a. **reife Bananen** häufiger nicht vertragen werden und Kopfschmerzen oder gastrointestinale Beschwerden hervorrufen.
- **Phenylethylamin und Tyramin** finden sich v. a. in **Schokolade und Kakao**, Rotwein und Käse. Besonders betroffen sind Patienten, die unter Migräne leiden oder mit DAO-Hemmern behandelt werden.[1004]

Mit Ausnahme von Sauerkraut liegen für **Gemüse** nur wenige Analysenwerte vor. Vereinzelt wurden in Spinat, Tomaten und Sauerkraut biogene Amine gefunden. Bei **Tomaten** steigt der Serotoningehalt mit der Reifung. In der Praxis wird Gemüse meist gut vertragen. Anamnestisch häufiger unverträglich sind **Sauerkraut, Tomatensoßen/-mark und Spinat**.[1005] So kann Sauerkraut bei entsprechend empfindlichen Personen Kopfschmerzen und Durchfälle auslösen.

Neben Rotwein können **vergorene Lebensmittel** wie Balsamico- oder Rotweinessig und Sojasoße (bis 88 mg Tyramin/100 g) ebenfalls von Bedeutung sein.[1006]

P Praxistipp
Biogene Amine in Gemüse, Obst und Walnüssen[1007]

- Sauerkraut und anderes milchsauer eingelegtes Gemüse (z. B. saure Bohnen)
  - Durch Milchsäuregärung entsteht relativ viel Histamin (bis 20 mg/100 g) und Tyramin (bis 31 mg/100 g).
  - Es gibt jedoch Produktschwankungen.
- Spinat und Tomaten
  - Tomaten enthalten v. a. Tyramin (bis 25 mg/100 g), bei Tomatenketchup wurden Werte bis 88 mg Tyramin/100 g bzw. bis 12 mg Histamin/100 g gemessen.
  - Spinat enthält v. a. Tyramin (bis 29 mg/100 g).
  - reife Bananen: Serotoningehalt steigt mit zunehmender Reifung
- frische Ananas: Serotoningehalt sinkt mit zunehmender Reifung
- Walnüsse: können relativ viel Serotonin enthalten (bis 55 mg/100 g)

Alkohol und bestimmte Medikamente sind als **Histaminliberatoren** bekannt. Auch bei **Erdbeeren Zitrusfrüchten** und **Schalentieren** wird eine histaminfreisetzende Wirkung diskutiert.[1008] Ein wissenschaftlicher Nachweis steht jedoch noch aus.

Da eine Histaminintoleranz bzw. Unverträglichkeit von biogenen Aminen häufig erworben (z. B. als Folge einer Entzündung der Darmschleimhaut, s. auch S. 19) oder durch bestimmte Medikamente (s. u.) bedingt ist, ist sie meist nur **vorübergehend**. Die Verträglichkeit bisher gemiedener Nahrungsmittel sollte deshalb zu einem späteren Zeitpunkt (z. B. nach Ausheilen der Grunderkrankung oder Absetzen der verantwortlichen Medikamente) noch einmal überprüft werden.

Sicherstellung einer ausreichenden Nährstoffzufuhr
Im Rahmen einer histaminarmen Ernährung reicht es oft aus, möglichst frische Nahrungsmittel zu bevorzugen und auf alkoholische Getränke und besonders histaminreiche mikrobiell hergestellte Nahrungsmittel zu verzichten. Da alle Nahrungsmittelgruppen ausreichend verzehrt werden können, besteht keine Gefahr für eine Mangelernährung.

Manchmal wird Patienten mit Histaminintoleranz geraten, auf die Versorgung mit Vitamin B_6,

Vitamin C und auf den Kupferspiegel zu achten bzw. entsprechend zu substituieren. Ob eine mangelhafte oder erhöhte Zufuhr dieser Vitamine bzw. des Spurenelements Kupfer einen Einfluss auf die Symptomatik bei Histaminintoleranz haben, ist nicht sicher geklärt. **Vitamin B$_6$ (Pyridoxin)** ist das Koenzym der histidinabbauenden Decarboxylasen, möglicherweise aber auch der DAO. Neuere Studien deuten darauf hin, dass ein Vitamin B$_6$-Mangel die DAO-Aktivität vermindert.[1009] **Kupfer** ist schon lange als Bestandteil der Diamino- und Monoaminooxidasen bekannt und damit am Histaminabbau beteiligt.[1010] Die Annahme, dass **Vitamin C** den Histaminabbau fördert, ist bisher nicht ausreichend belegt. Im Zweifel kann eine Blutuntersuchung zur Bestimmung des Kupfer- oder Vitamin-C-Spiegels sinnvoll sein.

Andere Therapiemöglichkeiten

Neben alkoholischen Getränken gibt es auch bestimmte **Medikamentenwirkstoffe** (z. B. Ambroxol, Metamizol), die das histaminabbauende Enzym DAO blockieren können oder als Histaminliberatoren wirken (▶ **Tab. 1.4**, S. 20). Patienten, die mit diesen Medikamenten behandelt werden, müssen unter Umständen ebenfalls eine histaminarme Kost einhalten.

Unterstützend oder für den akuten Fall kann ein Therapieversuch mit **Antihistaminika** unternommen werden. Besonders geeignet sind Antihistaminika der zweiten und dritten Generation (▶ **Tab. 3.4**, S. 111)

Zur Substitution der Diaminoxidase stehen **DAO-Präparate** zur Verfügung (▶ **Kap. 3.4.5**).

4.3.2 Pseudoallergische Nahrungsmittelunverträglichkeit

Unter pseudoallergischen Reaktionen versteht man nicht allergische Hypersensitivitäten (▶ **Kap. 1.1**) gegen Nahrungsmittelinhaltsstoffe, die klinisch Symptome ähnlich denen einer IgE-vermittelten Allergie hervorrufen. Daher stammt auch der Begriff **Pseudoallergie**. Anders als bei einer klassischen Nahrungsmittelallergie treten die **Symptome** oft erst zwei bis acht Stunden nach der Mahlzeit auf, sind **dosisabhängig** und grundsätzlich schon beim ersten Kontakt möglich. Auslöser der pseudoallergischen NMU sind natürliche Nahrungsmittelinhaltsstoffe (insbesondere Aromastoffe) und Lebensmittelzusatzstoffe (s. auch ▶ **Kap. 1.3.2**). Hauttestungen und laborchemische Untersuchungen stehen uns zur Zeit nicht zur Verfügung, sodass die Diagnostik sich auf die Anamnese und eine anschließende diagnostische Diät beschränkt.

Risikogruppen

Im Vergleich zu Nahrungsmittelallergien (3-4 % der Bevölkerung) sind pseudoallergische Nahrungsmittelunverträglichkeiten in der gesamten Bevölkerung eher selten (ca. 1 %) und betreffen v. a. ältere Personen (über 60 Jahre).[1011] Allerdings fehlen bisher große Studien mit klar definierten Kriterien, sodass die Prävalenzangaben verschiedener Studien nicht vergleichbar sind.[1012] Bei speziellen Krankheitsbildern kommen pseudoallergische NMU häufiger vor. So können ca. zwei bis sieben Prozent der Kinder mit atopischer Dermatitis, fünf bis zehn Prozent der Asthmatiker (nicht allergisches Asthma) und mehr als 70 Prozent der Patienten mit **chronischer Urtikaria** von einer Pseudoallergie betroffen sein (▶ **Kap. 1.3.2**).

Anamnese

Leidet ein Patient an einer häufig mit Pseudoallergien einhergehenden Grunderkrankung, z. B. chronischer Urtikaria, Schwellungen oder Nasenpolypen, ist an eine pseudoallergische NMU als Ursache der Symptome zu denken. Ein Hinweis auf das Vorliegen einer Pseudoallergie ist sehr häufig eine **ASS-Unverträglichkeit** (▶ **Kap. 1.3.2**). Diese muss aber nicht zwangsläufig mit einer NMU einhergehen. Können im Allergietest keine spezifischen IgE-Antikörper nachgewiesen werden, erhärtet sich der Verdacht bei der geschilderten Symptomatik. Eine **Ernährungsanamnese**, die eine Unverträglichkeit typischer Pseudoallergene wie Obst, Tomaten, Gewürze, alkoholische Getränke oder Fertigprodukte ermittelt, gibt zusätzliche Hinweise auf eine pseudoallergische NMU.

Berichtet der Patient im Anamnesegespräch von allergietypischen Symptomen wie Rhinitis, Angioödem oder von ausschließlich gastrointestinalen Symptomen, ergibt sich ein Verdacht auf pseudoallergische NMU oft erst nach ausführlicher Ausschlussdiagnostik (z. B. Haut- und Bluttests, H$_2$-Atemtests).

Fallbeispiel 24: Pseudoallergische Reaktion auf Nahrungsmittelzusatzstoffe bei bekannter ASS-Intoleranz (Margot F., 62 Jahre)

Anamnese

Bei Frau F. war seit Jahren eine Intoleranz für Analgetika (NSAR) bekannt. Über diese war die Patientin gut aufgeklärt, sie besaß einen Allergiepass und hielt eine absolute Analgetika- bzw. NSAR-Karenz ein.

Vor ca. sechs Monaten war es aber nach dem Genuss einer Pizza zu einer Urtikaria mit Angioödem, Larynxödem und starker Dyspnoe gekommen, die eine Notfall-Behandlung im Krankenhaus erforderte. Die Patientin kam in die Praxis, da es aktuell nach dem Verzehr einer Lasagne im Restaurant zu einem ähnlichen Ereignis mit erneuter Krankenhausbehandlung gekommen war.

Diagnostik

- **Hauttestungen**:
  - Prick-Testung für die Inhalationsallergene: ein im Wesentlichen unauffälliger Befund für Pollen, Hausstaubmilben sowie Schimmelpilze
  - Prick-zu-Prick-Test der Nahrungsmittel: schwach positive Reaktion für Erdnuss, im Übrigen ebenfalls ein unauffälliger Befund
- **Labor (allergenspezifische IgE-Antikörper):** unauffälliger Befund für Sojabohne, Sellerie, Erd- und Cashewkerne usw.
- **Provokation mit einem Pseudoallergenmix** (bestehend aus 1000 mg Sorbinsäure, 1000 mg Natriumbenzoat, 300 mg Kaliumdisulfit, 100 mg Natriumnitrat, 500 mg Natriumglutamat); deutliche Reaktion nach ca. einer Stunde: **Quincke-Ödem**

Diagnose: NSAR-Intoleranz und pseudoallergische Nahrungsmittelunverträglichkeit auf Nahrungsmittelzusatzstoffe

Therapie/weitere Vorgehensweise

- Um zu prüfen, ob auch natürliche Pseudoallergene eine klinische Relevanz haben, wurde ihr zu einer pseudoallergenarmen Diät mit anschließendem Kostaufbau unter Anleitung der Ernährungsfachkraft geraten.
- Ausstattung mit einem Notfallset

Diagnostik

Da keine Antikörper gegen Pseudoallergene gebildet werden, haben die klassischen allergologischen Tests wie Haut- und Bluttests keine Aussagekraft und dienen lediglich zum Ausschluss einer IgE-vermittelten allergischen Reaktion.[1013] Eine sichere **Diagnose** gelingt erst durch eine vierwöchige **pseudoallergenarme Diät** und – bei Symptombesserung – nachfolgende **Provokation** mit Pseudoallergenen (▶ Kap. 2.9.5).

Differenzialdiagnostik

Differenzialdiagnostisch sind **andere Ursachen einer Urtikaria** wie Infekte, Autoimmunerkrankungen sowie eine physikalische und cholinerge Urtikaria mit entsprechender Basisdiagnostik auszuschließen. Außerdem ist zu prüfen, ob nicht eine alleinige **Histaminintoleranz** für die allergieähnlichen Reaktionen verantwortlich ist. Eventuell ist bei begründetem Verdacht eine histaminarme Diät (s. S. 85) unter begleitender Führung eines Ernährungs- und Symptomtagebuchs der pseudoallergenarmen Diät vorzuziehen, da sie weniger einschneidend ist. Erst wenn sich die Symptome unter der histaminarmen Diät nach zwei Wochen nicht gebessert haben, ist diese zu einer pseudoallergenarmen Diät auszuweiten.

Bei anamnestischem Hinweis auf eine Unverträglichkeit von Obst oder Gemüse bzw. Gewürzen ist mit geeigneten Tests auch eine Fruktosemalabsorption (▶ Kap. 2.7.1) oder eine pollenassoziierte Nahrungsmittelallergie (▶ Kap. 2.4) abzuklären.

Ernährungstherapie

Die Ernährungstherapie einer pseudoallergischen NMU unterscheidet sich deutlich von der einer Nahrungsmittelallergie. Kleine Mengen der Pseudoallergene werden meist vertragen. Auch ist der Umfang der zu meidenden Auslöser individuell verschieden. Oft sind es nur einzelne Nahrungsmittel und/oder Zusatzstoffe, die sich nach ausführlicher Diagnostik als unverträglich erweisen.

Pseudoallergene

Zu den Pseudoallergenen, die Nahrungsmittelunverträglichkeiten auslösen können, zählen **v. a. natürliche Nahrungsmittelinhaltsstoffe** wie Aromastoffe, Salicylate, Benzoate und **seltener Nah-**

rungsmittelzusatzstoffe (▶ Tab. 1.5, S. 23). In der Regel löst erst der gleichzeitige Verzehr verschiedener Pseudoallergene dosisabhängig pseudoallergische Reaktionen aus (s. S. 87).

Pseudoallergenvermeidung und Umfang der Karenz

Bei einer **Pseudoallergie** sind auf Dauer lediglich die nach Provokation und Kostaufbau (▶ Kap. 2.9.5) ermittelten Lebensmittel und Zusatzstoffe zu meiden. Die anfänglich sehr begrenzte Nahrungsmittelauswahl ist entscheidend für den Erfolg der diagnostischen Diät, aber als therapeutische (Dauer-)Kost nicht gerechtfertigt.[1014]

Haben sich im Rahmen der Diagnostik ein oder wenige **Zusatzstoff(e)** als Auslöser der Pseudoallergie herausgestellt, sind auch nur diese zu meiden. Sind es mehrere Zusatzstoffe, ist es meist einfacher, auf verarbeitete Lebensmittel zu verzichten und möglichst alle Speisen selbst zuzubereiten. Grundsätzlich sind Zusatzstoffe im Zutatenverzeichnis verpackter Lebensmittel aufgeführt. Hier sind sie mit ihrem Klassennamen (z. B. Farb- oder Konservierungsstoff), mit ihrem Namen (z. B. Chinolingelb oder Benzoesäure) oder ihrer E-Nummer (z. B. E 104 oder E 210) gekennzeichnet. **Bei unverpackten Lebensmitteln** erfährt der Verbraucher in einem Aushang oder auf Nachfragen in Form schriftlicher Aufzeichnungen an der Verkaufstheke, ob Zusatzstoffe enthalten sind.[1015] Da es für den Patienten nicht leicht ist, seine unverträglichen Zusatzstoffe hinter einer E-Nummer zu erkennen, sollte es Bestandteil der Ernährungstherapie sein, ihn beim Einkauf zum Umgang mit Zutatenlisten zu schulen (▶ Kap. 3.1.2). Hilfreich sind dabei sog. Zusatzstofflisten (s. ▶ Kap. 7).

Leider sind nicht alle Zusatzstoffe im Zutatenverzeichnis verpackter Lebensmittel verzeichnet. Wichtige **Ausnahmen** sind:

- **Schwefeldioxid und Sulfite** müssen nach der aktuellen Allergenkennzeichnung erst ab einer Konzentration von mindestens 10 mg/kg oder Liter bei verpackten Lebensmitteln gekennzeichnet werden.
- Zusatzstoffe, die bei einer Zutat eines Lebensmittels eingesetzt wurden, müssen nicht deklariert werden, wenn sie im Endprodukt **keine technologischen Wirkungen** ausüben. So wird der Zusatz von Konservierungsstoffen

in der Fruchtzubereitung eines Joghurts nicht im Zutatenverzeichnis erwähnt, wenn nur die Früchte, nicht aber der ganze Joghurt konserviert wurden.

🅿 Praxistipp

Wichtige Pseudoallergene unter den Zusatzstoffen sind Konservierungsstoffe wie Benzoesäure- und Schwefelverbindungen sowie Azofarbstoffe.

- **Benzoesäure** und ihre Verbindungen (E 210–E 219) wirken konservierend und dürfen z. B. Fertigsalaten, Fischerzeugnissen, Soßen, Sauergemüse, Oliven, Backwaren und Marmelade zugesetzt werden.
- **Schwefeldioxid** (SO_2, E 220) und Sulfite (E 221–228) wirken u. a. bakterizid, konservierend und antioxidativ. Ihr Einsatz ist z. B. in Trockenobst und -gemüse sowie in Kartoffelerzeugnissen und Wein (v. a. Spätlesen) erlaubt.
- Lange bekannte Auslöser pseudoallergischer Reaktionen sind **synthetische Azofarbstoffe** wie Tartrazin (E 102), Gelborange S (E 110) und Azorubin (E 122). Sie werden z. B. bei Süß- und Backwaren eingesetzt.[1016]

Sind jedoch **natürliche Nahrungsmittel** die Auslöser der pseudoallergischen NMU, ist der im ▶ Kap. 2.9.5 geschilderte Kostaufbau ein entscheidender Bestandteil der Therapie. Durch das Austesten der verschiedenen Nahrungsmittel auch in größeren Mengen entwickelt der Patient seine eigene individuelle Kost. Er weiß nun, welche Nahrungsmittel und in welchen Mengen er verträgt und welche nicht.

Unter den natürlichen Nahrungsmitteln haben als Auslöser pseudoallergischer NMU wahrscheinlich Vertreter mit einem hohen Gehalt an **nativen Aromastoffen** die größte Bedeutung.[1017] Die Erfolge durch die pseudoallergenarme Diät, in der aromareiche Nahrungsmittel wie Tomaten, Paprika, Obst und Gewürze fehlen, bestätigen diese Erkenntnis.

P Praxistipp

Am **Beispiel Tomaten** wird deutlich, welche Rolle Aromastoffe und die Dosisabhängigkeit bei der Pseudoallergie spielen. So kann es sein, dass Patienten ein oder zwei kleine Cocktailtomaten vertragen, aber nach einem Tomatensalat eine Nesselsucht entwickeln. Diese Patienten schildern außerdem, dass die Beschwerden nur nach dem Verzehr von aromareichen Tomaten aus dem eigenen Garten auftreten, nicht aber nach dem Genuss aromaarmer Gewächshaustomaten.

Dagegen ist der **Salicylatgehalt** der Nahrungsmittel nur bei einem Teil der Pseudoallergiker von Bedeutung. So konnte bei einigen Patienten mit gastrointestinalen Erkrankungen eine Salicylatintoleranz nachgewiesen werden.[1018] Lange wurde angenommen, dass Patienten mit einer Unverträglichkeit von Acetylsalicylsäure (ASS) salicylsäurereiche Nahrungsmittel ebenfalls nicht vertragen würden.[1019] Doch es hat sich gezeigt, dass die Betroffenen nicht immer von einer salicylatarmen Kost profitieren.[1020] Bei Verdacht auf eine entsprechende Unverträglichkeit ist wie bei anderen Pseudoallergenen die Dosisabhängigkeit zu beachten. Gewürze wie Curry haben zwar einen vergleichsweise hohen Salicylatgehalt (218 mg/100 g), doch dürfte die Salicylataufnahme bei üblicherweise kleinen Mengen an Gewürzen keine große Rolle spielen. Im Einzelfall sollte diese NMU durch eine Provokation mit salicylsäurereichen Nahrungsmitteln abgeklärt werden.

P Praxistipp

Beispiele für salicylsäurereiche Nahrungsmittel[1021]

- Trockenobst: getrocknete Datteln, Rosinen
- Obst: Johannisbeeren, Himbeeren, Brombeeren, Erdbeeren, Aprikosen, Apfelsinen, Ananas
- Gewürze: Currypulver, Paprikapulver (scharf), Worcestersauce, Thymian, Rosmarin
- Gemüse: Endiviensalat, Oliven, Radieschen, Paprika (grün)

Auch **alkoholische Getränke** spielen als Auslöser pseudoallergischer NMU eine Rolle. Als eigentlicher Verursacher kommt der Alkohol selbst, der Gehalt an Aromastoffen, Sulfiten oder an biogenen Aminen in Frage. Möglicherweise handelt es sich bei der Alkoholunverträglichkeit jedoch um ein Symptom der **Histaminintoleranz** (► Kap. 1.3.1), da alkoholische Getränke wie Rotwein und Weizenbier nicht nur einen hohen Gehalt an biogenen Aminen aufweisen, sondern auch das histaminabbauende Enzym Diaminoxidase hemmen.[1022] Außerdem steigert Ethanol die Permeabilität der Dünndarmschleimhaut.

Pseudoallergische NMU können **plötzlich abheilen**. Die erreichte pseudoallergenarme Kost sollte deshalb nach etwa sechs Monaten überprüft werden, um unnötige diätetische Einschränkungen zu vermeiden.[1023]

Fallbeispiel 25: Pseudoallergische Reaktion auf Nahrungsmittel und Nahrungsmittelzusatzstoffe bei Medikamentenunverträglichkeit (Hildegard M., 55 Jahre)

Anamnese

Frau M. litt seit mehr als 20 Jahren an einer **chronischen Urtikaria**. Generalisierte Quaddelbildung war gelegentlich mit Schwellungen der Lider, Lippen und Wangen verbunden. Bei einem früheren Klinikaufenthalt wurde eine Medikamentenunverträglichkeit (u. a. ASS) diagnostiziert. Körperliche Anstrengung, Kälte und Wärme wurden als **Kofaktoren** ermittelt. Trotz einer strikten Karenz der unverträglichen Medikamente und Vermeidung der genannten Kofaktoren, bekam sie manchmal ca. 2 bis 4 Stunden nach Nahrungsaufnahme juckende Quaddeln, selten auch ein Angioödem der Augenlider.

Als anamnestisch unverträglich standen diverse **Nahrungsmittel** in Verdacht, u. a. Spinat, Sauerkraut, Banane, Beerenobst, Gewürze, Geflügelsalat, Kräuterlikör, Fruchtsaft, Pudding mit Farbstoff Gelborange S (E 110).

Diagnostik (Universitätsklinikum)

- **Hauttestungen:**
  - Standard-Prick-Testung auf Inhalationsallergene: unauffälliger Befund
  - Prick-zu-Prick-Test der Nahrungsmittel: unauffälliger Befund
- **Labor (allergenspezifische IgE-Antikörper):** unauffälliger Befund für die wichtigsten Allergene   ▼

▼

Diagnose: kein Hinweis auf Typ-I-vermittelte Allergien. Verdacht auf pseudoallergische Nahrungsmittelunverträglichkeit

Therapie/weitere Vorgehensweise

- Einen weiteren Klinikaufenthalt mit pseudoallergenreicher Kost und Provokation auf Zusatzstoffe lehnte die Patientin ab. Die zuständige Ärztin der Universitätsklinik empfahl eine pseudoallergenarme Diät.
- Frau M. führte diese Diät unter Anleitung der Oecotrophologin durch. Hierbei wurde in Absprache mit dem behandelnden Arzt die Antihistaminikatherapie in den ersten zwei Wochen zurückgefahren, danach hielt sie noch weitere drei Wochen die **pseudoallergenarme Diät** ein.
- Unter der Diät trat eine deutliche Symptombesserung auf. Zweimal dokumentierte sie im Ernährungs- und Symptomtagebuch Quaddeln, die vermutlich auf die Einnahme eines Hustensafts (mit Paracodin N) zurückzuführen waren.
- Im anschließenden **Kostaufbau** testete sie unter Absprache mit der Ernährungsfachkraft einzelne Nahrungsmittel, die sie bis zu einer möglichst großen Portion steigerte, entsprechend ihren Vorlieben aus. Hierbei vertrug sie die meisten Nahrungsmittel gut. Als unverträglich stellten sich Spinat, Sauerkraut, Bananen, Tomaten aus dem Gewächshaus, ein Currygericht, Rot- und Weißwein, Beerenobst in größeren Mengen, Multivitaminsaft, Geflügelsalat mit Benzoesäure, und Lebensmittel mit Azofarbstoffen heraus. Oben genannte Kofaktoren verstärkten die Reaktionen.
- Ihr wurde empfohlen, sich nach einer Karenzzeit von ca. einem halben bis einem Jahr erneut beim Arzt und der Ernährungsfachkraft vorzustellen, um ggf. die bisher unverträglichen Nahrungsmittel erneut auf ihre klinische Relevanz zu überprüfen. Auf Zusatzstoffe wie Benzoesäure, Schwefeldioxid und Azofarbstoffe sollte sie vorerst komplett verzichten.

Sicherstellung einer ausreichenden Nährstoffzufuhr

Patienten mit einer pseudoallergischen NMU neigen aus Angst vor dem Wiederauftreten der Symptome unter der therapeutischen Diät manchmal zu einer einseitigen Nahrungsmittelauswahl. Insbesondere bei **längerfristigem Verzicht** auf Obst und Gemüse kann es dann zu einer ungenügenden Zufuhr an Vitaminen und Mineralstoffen, insbesondere **Vitamin C und Folsäure** kommen. Die Ernährungsfachkraft sollte die Nährstoffversorgung mit einem Ernährungsprotokoll untersuchen und den Patienten dahingehend beraten, den Kostaufbau so weit wie möglich auszuschöpfen. Müssen dennoch alle Obstsorten auf längere Zeit gemieden werden, sollten Gemüse wie Kohl (Vitamin-C- und folatreich) und Blattsalate wie Feldsalat und Endivien (folatreich) genutzt werden, um die kritischen Nährstoffe zu ersetzen.[1024] Ist auch diese Empfehlung für den Patienten nicht praktikabel oder nicht ausreichend, ist eine entsprechende **Supplementation** z. B. durch Ascorbinsäure(-pulver) und ein Folsäurepräparat nach Rücksprache mit dem Arzt in Erwägung zu ziehen (▸ Kap. 3.1.3).

Andere Therapiemöglichkeiten

Falls es nicht gelingt, das auslösende Agens zu eruieren, können pseudoallergische Reaktionen grundsätzlich genauso wie IgE-vermittelte Reaktionen symptomatisch mit **Antihistaminika** behandelt werden (▸ Kap. 3.4.1).

4.3.3 Laktoseintoleranz

Die Laktoseintoleranz, die auf einem hereditären oder sekundären Laktasemangel beruht, ist eine der häufigsten enzymbedingten Nahrungsmittelunverträglichkeiten, die uns im Praxisalltag begegnet. Im Folgenden liegt der Schwerpunkt auf der **hereditären Form**. Hierbei führt ein Mangel bzw. eine abnehmende Aktivität des Enzyms Laktase im Dünndarm zur Maldigestion von Laktose (▸ Kap. 1.3.3). Die gastrointestinalen Symptome, die laktoseintolerante Personen nach Milchgenuss entwickeln, führen diese jedoch oft fälschlicherweise auf eine Milchallergie zurück.

Risikogruppen

Etwa jeder Fünfte der deutschen Bevölkerung leidet an einer Laktoseintoleranz aufgrund eines **hereditären Laktasemangels**. Genetisch bedingt nimmt bei diesen Menschen im Laufe ihres Lebens die Laktaseaktivität immer weiter ab. Besonders betroffen sind deshalb Erwachsene (s. S. 27).

Nicht selten ist auch die **sekundäre Laktoseintoleranz**, die als Folge einer Grunderkrankung (z. B. Virusinfekt, Zöliakie) entsteht und deshalb nur vorübergehend auftritt und reversibel ist (▶ **Kap. 1.3.3** sowie S. 219).

Anamnese

Patienten mit einer Laktoseintoleranz leiden häufig schon jahrelang unter ihren Beschwerden. Oft wird erst bei hohem Leidensdruck ein Arzt oder eine Ernährungsfachkraft aufgesucht.

Allein aufgrund der **Symptomatik** lässt sich nicht auf eine Laktoseintoleranz schließen (▶ **Tab. 1.6**, S. 26) und nicht immer können Patienten, die unter Blähungen, Völlegefühl oder Durchfall leiden, ihre Beschwerden direkt auf den Verzehr bzw. auf eine Unverträglichkeit von Milch und Milchprodukten zurückführen (▶ **Tab. 4.16**). Speziell der Milchkonsum lässt sich nur selten mit den Beschwerden in Verbindung bringen, da rund ein Drittel der Betroffenen keine Milch (mehr) trinkt und nur die Hälfte angibt, nach einem Glas Milch Beschwerden zu bekommen.[1025] Dagegen berichten Patienten mit einer Laktoseintoleranz meist von einer **Verträglichkeit laktosearmer Käsesorten** wie Hart-, Schnitt- und Sauermilchkäse und **Unverträglichkeit laktosereicher Speisen** wie Sahnesoße und Speiseeis. Ist die Diagnose „Laktoseintoleranz" (s. u.) erst einmal gestellt, verzichten viele Patienten zwar auf Milch und die meisten Milchprodukte, nicht aber auf die zahlreichen versteckten Laktosequellen (z. B. Soßen, Kuchen), sodass die Beschwerden persistieren. Ob mit oder ohne Diagnose, in beiden Fällen kann ein Ernährungs- und Symptomtagebuch einen genauen Einblick in die Verzehrgewohnheiten des Patienten geben und möglicherweise einen Zusammenhang zwischen dem Verzehr laktosehaltiger Nahrungsmittel und den Beschwerden herstellen.

Ein weiterer Hinweis auf eine Laktoseintoleranz kann die Verträglichkeit von Speisen in Restaurants mit **ausländischer Küche** (z. B. chinesisch oder mediterran) oder eine Besserung der Beschwerden bei **Urlaub** in Asien, Afrika oder Mittelmeerländern sein, da dort eine laktosearme Kost üblich ist.

▶ **Tab. 4.16** Anamnese von Patienten mit Verdacht auf Laktoseintoleranz.

Fragen an Patienten (Beispiele)	Antworten von Patienten[1026]
Welche Beschwerden haben Sie?	Ich leide schon seit Jahren unter starken Blähungen, Völlegefühl, Bauchschmerzen, manchmal auch Durchfall.
Seit wann haben Sie Beschwerden?	Ich leide bereits seit der weiterführenden Schule häufig unter Bauchschmerzen. Die Ursache wurde bisher nicht gefunden. (Anmerkung: Patientin ist heute 25 Jahre alt).
Trinken Sie Milch?	Nein, Milch lasse ich schon lange weg. Nur den Kaffee trinke ich mit einem Schuss Frischmilch.
Vertragen Sie Eis?	Nein, meistens nicht. Besonders, wenn ich zwischendurch mal ein Eis esse, bekomme ich ca. 30 Minuten später Grummeln im Bauch und ca. 1 Stunde nach dem Eis einen stark aufgeblähten Bauch, manchmal auch Durchfälle.
Vertragen Sie Joghurt?	Mal ja, mal nein. Einen kleinen Naturjoghurt als Dessert vertrage ich gut.
Vertragen Sie Butter?	Ja, vertrage ich gut.
Essen Sie Käse? Wenn ja, welche Sorten vertragen Sie gut, welche nicht so gut?	Ja, meist alter Gouda, Emmentaler und Feta. Diese Sorten vertrage ich gut. Ab und zu esse ich auch Frischkäse aufs Brot, da bin ich mir wegen der Verträglichkeit aber nicht sicher.
Gibt es noch andere Nahrungsmittel, die sie nicht so gut vertragen?	Buttermilch und Ziegenmilch (habe ich bereits statt normaler Milch ausprobiert), Fertigprodukte (v. a. Soßen und Nudelgerichte) und Sahnetorten.

Um eine sekundäre Laktoseintoleranz auszu-schließen, sollte im Anamnesegespräch auch nach **Erkrankungen** gefragt werden, die mit einer Schädigung der Darmschleimhaut einhergehen können (s. u.).

Diagnostik

Die Diagnostik der Laktoseintoleranz erfolgt durch einen H_2-**Atemtest** (▶ Kap. 2.7.1), ggf. mit gleichzeitiger Kontrolle des Blutzuckeranstiegs (▶ **Kap. 2.7.2**).[1027] Leider zeigen bis 20% der Bevölkerung keinen postprandialen Anstieg des H_2-Werts trotz Symptomen nach Laktosebelastung. Diese Patienten werden als **Non-Responder** bezeichnet. Umgekehrt lässt sich der Test auch **bei erhöhten basalen H_2-Werten** nicht auswerten, wie sie bei bakterieller Fehlbesiedlung, bei Motilitätsstörun-

gen, bei unbehandelter Zöliakie und bei Nikotinkonsum vorkommen (s. auch S. 62).[1028]

Eine primäre Laktoseintoleranz kann auch durch den **Laktase-Gen-Test** diagnostiziert werden, der allerdings nur bedingt zuverlässig ist, da z. B. ein positives Ergebnis nicht auf das Auftreten von Symptomen nach Laktoseaufnahme schließen lässt (▶ **Kap. 2.7.3**). Bei negativem Ergebnis, aber richtungsweisender Anamnese, sollte sich zum Nachweis einer sekundären Laktoseintoleranz ein H_2-Atemtest anschließen.

Differenzialdiagnostik

Patienten, die über Symptome nach dem Genuss von Milch und Milchprodukten klagen, denken oft zuerst an eine **Kuhmilchallergie** als Verursacher ihrer Beschwerden. Bevor jedoch langfristig auf

▶ **Tab. 4.17** Vergleich von Laktoseintoleranz und Kuhmilchproteinallergie.

	Laktoseintoleranz	Kuhmilchallergie (s. auch ▶ Kap. 4.1.1)
Betroffene	v. a. Erwachsene, ältere Kinder	v. a. Säuglinge und Kleinkinder
Auslöser	Laktose (Milchzucker)	Milcheiweiß
Pathophysio-logie	Enzymmangel, genetisch bedingt oder sekundär	Immunreaktion
Symptomatik	gastrointestinale Symptome (v. a. Blähungen, Bauchschmerzen, Flatulenz, Diarrhöe, selten Erbrechen)	Hautsymptome (atopische Dermatitis, Urtikaria), gastrointestinale Beschwerden (v. a. Erbrechen, Reflux, Koliken, Diarrhöe), respiratorische Symptome (z. B. Rhinokonjunktivitis, Asthma)
symptomauslö-sende Menge	Dosisabhängigkeit, kleine Laktosemengen (meist 8–10, manchmal bis 20 g/Tag) werden vertragen	bereits kleinste Mengen Milcheiweiß (5 g[1029]) können schwere Symptome auslösen
Ernährungsana-mnese	unterschiedliche Verträglichkeit einzelner Milchprodukte in Abhängigkeit vom Laktosegehalt, lang gereifter Käse wird meist gut vertragen	in der Regel werden **alle** Milch- und Milchprodukte, auch Käse, nicht vertragen
Diagnostik	Anamnese mit Ernährungs- und Symptomtagebuch Ausschluss bzw. Diagnose einer Grunderkrankung H_2-Atemtest, ggf. in Kombination mit Blutzuckermessung bei Kindern ggf. auch Versuch einer laktosearmen Kost (s. S. 132)	Anamnese mit Ernährungs- und Symptomtagebuch Hauttests, Bluttests auf spezifische IgE-Antikörper milchfreie Eliminationsdiät orale Provokation (DBPCFC)
Therapie	Ernährungsumstellung in 3 Stufen, laktosearme Dauerernährung in Abhängigkeit von der individuellen Toleranzschwelle	strikte Karenz von Milch und Milchprodukten

eine milchfreie Eliminationsdiät umgestellt wird, sollte eindeutig nachgewiesen sein, dass auch eine entsprechende Allergie vorliegt (▶ Tab. 4.17).

Aufgrund der Symptomatik wird manchmal vorschnell die Diagnose **Reizdarm** gestellt. Da nach genauerer Untersuchung bei bis zu 38 % dieser Patienten eine Laktoseintoleranz festgestellt wird, sollte diese bei Verdacht auf Reizdarm zunächst ausgeschlossen werden. Allerdings reagieren Reizdarmpatienten aufgrund einer schnelleren Darmtransitzeit grundsätzlich empfindlicher auf Laktose und andere nicht resorbierte Kohlenhydrate.[1030]

Bei anderen Erkrankungen wie Zöliakie, Morbus Crohn oder einem Dumping-Syndrom kann es in Folge einer Darmmukosaschädigung oder erhöhten orozökalen Transitzeit zu einer **sekundären Laktoseintoleranz** kommen (s. S. 25). An diese Erkrankungen sollte gedacht werden, wenn sich die Beschwerden trotz laktosefreier Diät nicht bessern. Auch eine **Rota-Vireninfektion** kann einen sekundären Laktasemangel auslösen. Hier kommt es bei Kindern schon kurz nach Krankheitsbeginn zu einer totalen Zottenatrophie. Doch nach wenigen Tagen laktosefreier Ernährung führt ein vorsichtiger Kostaufbau bereits nach 10 bis 12 Tagen wieder zur Regeneration der Zotten und Verträglichkeit laktosehaltiger Nahrungsmittel.[1031]

> Eine **sekundäre Laktoseintoleranz** ist vorübergehend und reversibel. Nach ausreichender Behandlung der Grunderkrankung wird Laktose wieder vertragen.

Wenn es trotz streng laktosefreier Kost und Ausschluss der genannten Grunderkrankungen nicht zur deutlichen Besserung der Beschwerden kommt, kann auch eine gleichzeitig bestehende **Fruktosemalabsorption** die Ursache sein. Eigene Beobachtungen bestätigen eine häufige Assoziation (s. Fallbeispiel 26, S. 239).

Ernährungstherapie

Bei **Säuglingen** mit einem kongenitalen Laktasemangel müssen laktosehaltige Säuglingsnahrungen durch laktosefreie Spezialnahrungen (z. B. Alfaré, Neocate; ▶ Tab. 4.3, S. 135) oder in Ausnahmefällen durch Sojanahrungen (z. B. Milupa SOM, Humana SL) ersetzt werden (s. auch S. 136).[1032]

Die Verträglichkeit von Laktose bei **hereditärer Laktoseintoleranz** ist in erster Linie abhängig vom Ausmaß der verbleibenden Laktaseaktivität und kann damit individuell sehr unterschiedlich sein (s. S. 24). Einzelne Betroffene reagieren bereits auf kleinste Mengen Milchzucker mit Symptomen und müssen eine **laktosefreie Kost** (< 1 g Laktose/Tag) einhalten. Der überwiegende Teil der Patienten mit hereditärer Laktoseintoleranz bleibt unter **laktosearmer Kost** (≤ 8–10 g Laktose/Tag) jedoch beschwerdefrei.

> **🄿 Praxistipp**
> Bei Patienten mit Laktoseintoleranz ist die **Toleranzgrenze für Milchzucker** individuell unterschiedlich. Einige Laktoseintolerante reagieren bereits auf 3 g Laktose mit Beschwerden. Viele Betroffene vertragen jedoch 12 g, teilweise bis zu 20 g Laktose, über den Tag verteilt (12 g entsprechen 240 ml Milch).

Zum Vergleich: Ein gesunder Erwachsener nimmt durchschnittlich am Tag etwa 20 bis 30 g Laktose auf.[1033]

> **🄿 Praxistipp**
> **3-stufige Ernährungsumstellung bei Laktoseintoleranz**
> zur Ermittlung der individuellen Toleranzgrenze bei symptomatischer Laktosemaldigestion
> 1. laktosefreie Basiskost
>   – < 1 g Laktose/Tag
>   – etwa 2–4 Wochen bis Beschwerdefreiheit oder deutlicher Beschwerderückgang
>   – begleitend ein Ernährungs- und Symptomtagebuch führen
> 2. Kostaufbau
>   – einzelne Milchprodukte und laktosehaltige Lebensmittel austesten, anfangs nur in 2–3 kleineren Portionen über den Tag verteilt
>   – Laktosemenge langsam steigern
>   – begleitend ein Ernährungs- und Symptomtagebuch führen
> 3. laktosearme Kost (Dauerernährung)
>   – je nach individueller Verträglichkeit
>   – auf ausreichende Nährstoffversorgung achten

Nach der Diagnose beginnt die **3-stufige Ernährungsumstellung** mit einer konsequent laktosefreien Kost (laktosefreie Basiskost, Karenzphase), bis die Beschwerden verschwinden bzw. sich deutlich verbessert haben (z. B. bei gleichzeitig bestehendem Reizdarm), um so anschließend im Kostaufbau (Testphase) einzelne laktosehaltige Nahrungsmittel auszutesten und die individuelle Toleranzgrenze zu ermitteln. Ziel dieser Ernährungsumstellung ist eine laktosearme, gut verträgliche und ausgewogene Dauerernährung. Einen entsprechenden **Diätplan** mit Empfehlungen zur Lebensmittelauswahl bei Laktoseunverträglichkeit hat der Arbeitskreis Diätetik in der Allergologie herausgegeben.[1034]

Im Fall einer **sekundären Laktoseintoleranz** ist eine laktosefreie Diät allerdings nur so lange erforderlich bis die zugrunde liegende Erkrankung abgeheilt ist. Der Zeitpunkt lässt sich durch einen H_2-Atemtest bestimmen. Dieser fällt negativ aus, wenn die Enzymaktivität wieder hergestellt ist.[1035]

Laktosefreie Basiskost

Eine **laktosefreie Kost** bedeutet einen völligen Verzicht auf Milch und laktosehaltige Milchprodukte, z. B. auch Sahne, Milchspeiseeis oder Schmelzkäse. Gleiches gilt für Lebensmittel, die unter Verwendung von Milchzucker hergestellt werden, wie Milchbrötchen oder Fertigprodukte (s. S. 223 ff.). Für eine ausgewogene Ernährung stehen dem Betroffenen genügend **laktosefreie Nahrungsmittel** zur Verfügung (▶ Tab. 4.18).

Als **Milchersatz** sind v. a. „laktosefreie" Milch und Milchprodukte, aber auch Sojaprodukte, Reis- und Haferdrinks mit Kalziumzusatz geeignet (▶ Tab. 4.19, s. auch S. 226). Sie sind mittlerweile nicht nur in Reformhäusern und Naturkostläden, sondern auch in Supermärkten und Drogeriemärkten in großer Auswahl erhältlich. Durch die technologisch Spaltung des Milchzuckers in Glukose und Galaktose schmeckt laktosefreie Milch süßer als handelsübliche Milch. Als „**laktosefrei**" gekennzeichnete Milch und Milchprodukte können allerdings noch einen technologisch bedingten Restlaktosegehalt von < 0,1 g/100 g oder 100 ml Milcherzeugnis enthalten, der aber selbst von empfindlichen Patienten meist gut vertragen wird. Die im Handel angebotenen „**laktosefreien**"

▶ **Tab. 4.18** Laktosefreie Nahrungsmittel und Produkte.

laktosefreie Nahrungsmittel und Produkte
Mineralwasser, Tee und Kaffee (ohne Milch/Kondensmilch/Sahne), Frucht- und Gemüsesäfte
Obst*, Gemüse*, Hülsenfrüchte*, Kartoffeln*, Nüsse
Getreide, Vollkornbrot und Graubrot (ohne Milch-/Laktosezusatz), Teigwaren, Reis
Fisch*, Fleisch* und Geflügel*, Eier
Pflanzenöl, Diätmargarine
Honig, Haushaltszucker
(jodiertes) Speisesalz, reine Gewürze, Kräuter*

**frisch oder tiefgekühlt, ohne Milch-/Laktosezusatz*

▶ **Tab. 4.19** „Laktosefreie" Milchsorten, Milch- und sonstige Produkte (ohne Anspruch auf Vollständigkeit).

laktosefreie Milchsorten, z. B.
Minus L (Omira Molkerei)
LACtosefreie Milch (Breisgaumilch GmbH)
Viva Vital (0,3 % Fett i. Tr., Netto/Plus)
laktosefreie Milch „MUH"
laktosefreie Milchprodukte der oben genannten Firmen, z. B.
Naturjoghurt, Fruchtjoghurt
Schmand
Schlagsahne, Sprühsahne
Kakao
Pudding, Eiskrem
Schnittkäse, Frischkäse
Butter
sonstige laktosefreie Produkte
Sojadrinks mit Kalzium, Reis- und/oder Sojadrinks mit Kalzium, Haferdrinks mit Kalzium
Sojaprodukte mit Kalzium: „Soja-Joghurt" (z. B. „Yofu" von alpro soja), Pudding- oder Crème-fraîche-Ersatz auf Sojabasis

Schnittkäsesorten oder „laktosefreie" Butter sind in der Regel nur für Patienten mit hochgradiger Laktoseintoleranz von Nutzen. Die meisten Betroffenen vertragen schon während der laktosefreien Basiskost kleine Mengen Butter sowie Käse mit einem natürlicherweise geringen Laktosegehalt (z. B. Emmentaler, Sauermilchkäse, Gouda, ▶ Tab. 4.20).

Laktoseintolerante, die unter starken Blähungen, Durchfällen oder gleichzeitig unter einer anderen Darmerkrankung (z. B. Reizdarm, Zöliakie, Fruktosemalabsorption) leiden, sollten neben einer laktosefreien Kost auch **ballaststoffreiche Nahrungsmittel einschränken.** Das gilt v. a. für Kohl, Zwiebelgewächse und Hülsenfrüchte. Fein vermahlenes Vollkornbrot ist meist bekömmlicher als ein grobes Produkt. Auch häufig malabsorbierte Kohlenhydrate wie **Zuckeralkohole** (z. B. Sorbit, Xylit) sind besser zu meiden. Je nach Indikation und individueller Verträglichkeit gilt das auch für fruchtzuckerreiche Nahrungsmittel.[1036]

Führt die laktosefreie Basiskost auch nach vier Wochen nicht zu einer deutlichen Besserung der Beschwerden und sind Diätfehler auszuschließen (Ernährungs- und Symptomtagebuch!), ist eine weitere Differenzialdiagnostik erforderlich (s. S. 219).

Kostaufbau

Im Rahmen des Kostaufbaus ermittelt der Patient seine individuell verträgliche Laktosemenge selbst. Die Ernährungsfachkraft berät ihn hinsichtlich der praktischen Umsetzung. Das **Prinzip des Kostaufbaus** entspricht dabei weitgehend dem anderer NMU (s. auch S. 78):

- Mit **kleinen Laktosemengen** beginnen, d. h. je nach Vorlieben des Patienten und Zusammensetzung der Basiskost z. B. mit laktosearmen Käsesorten (z. B. kleines Stück Weichkäse), Lebensmitteln mit wenig Milchzusatz (z. B. Milchbrötchen, Brühwurst) oder Sauermilchprodukten (z. B. 1 EL Joghurt).
- **Milch und Milchprodukte** anfangs nur in 2–3 kleineren Portionen und innerhalb oder zu einer (fett- und/oder eiweißreichen) Mahlzeit ausprobieren (z. B. kleine Menge Milch im Rührei, kleine Portion Naturjoghurt als Dessert; s. auch S. 26). Das gilt besonders für Trinkmilch: nüchtern verzehrt passiert sie als Flüssigkeit zu

▶ **Tab. 4.20** Einteilung der Käsesorten nach ihrem Laktosegehalt (modifiziert nach aid infodienst 2009a, Elmadfa et al.: GU-Nährwert-Kalorien-Tabelle 2010/11, Pabst 2008).

Käsesorten	Laktosegehalt
Hartkäse, z. B. Emmentaler, Chester (Cheddar), Parmesan, Bergkäse	+
Sauermilchkäse, z. B. Harzer Roller, Korbkäse, Handkäse **Mozzarella** (wenn < 1 g KH/100 g)	+
Schnittkäse, z. B. Edamer, Gouda, Tilsiter, Trappistenkäse	+ bis ++
halbfeste Schnittkäse, z. B. Butterkäse, Steinbuscher, Edelpilzkäse, Roquefort, Gorgonzola, Esrom, Mozzarella, Raclettekäse, Ricottakäse, Sauermilchkäse	+ bis ++
Weichkäse, z. B. Brie, Camembert, Romadur, Limburger, Münsterkäse, Feta (Schafskäse in Salzlake)	++
Frischkäse, z. B. Doppelrahmfrischkäse, Hüttenkäse, Speisequark	ca. 3–4 g/100 g
Schmelzkäse (bei Zusatz von Milch, Molkenpulver, Rahm)	ca. 5–8 g/100 g

++ laktosearm, + nahezu laktosefrei

schnell den Magen, sodass die ohnehin reduzierte Laktaseaktivität für die plötzlich anfallende Laktosemenge nicht ausreicht.
- Nach und nach erweitern **weitere Milchprodukte** (v. a. laktosearme Käsesorten und Sauermilchprodukte) **und milchzuckerhaltige Lebensmittel** den Speiseplan, dabei vorzugsweise nur eine Sorte pro Tag ausprobieren.
- Bei guter Verträglichkeit die (Laktose-)**Menge steigern.**
- **Ballaststoffreiche Nahrungsmittel** wie grobes Vollkornbrot und Kohlgemüse ebenfalls erst in kleinen Mengen ausprobieren und langsam die Menge steigern.

Laktosearme Kost (Dauerernährung)

Entscheidend für die Verträglichkeit von Milch und Milcherzeugnissen sowie laktosehaltigen Produkte ist die individuelle Toleranzgrenze des Patienten und das Zusammenspiel weiterer Einflussfaktoren wie der Laktosegehalt des verzehrten Nahrungsmittels und die Zusammensetzung zeitgleich gegessener Speisen (s. S. 25).

Kuhmilch und ihre Produkte sind die Hauptquellen für Laktose in der hiesigen Ernährung. Die **Milchen anderer Tiere** sind keine wirkliche Alternative, denn Ziegenmilch und Schafsmilch haben nahezu den gleichen Laktosegehalt wie Kuhmilch, das gilt auch für die daraus hergestellten Käsesorten. Stutenmilch enthält sogar noch mehr Laktose als Kuhmilch (▶ Tab. 4.21). **Trinkmilch** ist manchmal in kleinen Mengen über den Tag verteilt verträglich, ansonsten sind die im Handel erhältlichen laktosefreien Milchsorten sowie Sojadrinks mit Kalziumzusatz eine gute Alternative (▶ Tab. 4.19, S. 221).

Der **Laktosegehalt von Käse** hängt von seiner Herstellung ab. Nach dem Dicklegen durch Lab bzw. Milchsäurebakterien erfolgt das Bruchschneiden und -rühren, das zur Abtrennung der Molke führt. Je mehr Molke abgetrennt wird, um so höher wird der Trockenmasseanteil bzw. um so fester wird die Käsemasse und desto weniger Laktose enthält der ungereifte Käse. Ein Salzbad entzieht dem Käse weitere Molke.[1037] Im Laufe der Reifung wird die verbleibende Laktose durch Käsekulturen fermentiert. **Frischkäse und Hüttenkäse** enthalten größere Laktosemengen, weil nur wenig Molke abgetrennt wird und sie keiner Reifung unterliegen. **Weichkäse** (z. B. Camembert) werden nur kurze Zeit gereift und enthalten noch kleine Mengen Laktose. **Hart-, Schnitt- und halbfeste Schnittkäse** sind dagegen je nach Trockenmasseanteil und Reifungsdauer laktosearm oder praktisch laktosefrei. Beispiele für Letztere sind lang gereifte Käsesorten wie Parmesan, Emmentaler und alter Gouda. **Sauermilchkäse** sind nahezu laktosefrei, weil sie aus Säurekasein (Sauermilchquark) hergestellt werden. Bei **Schmelzkäse** ist jedoch Vorsicht geboten, weil bei ihrer Herstellung häufig Milch und Molkenpulver eingesetzt werden, die viel Laktose enthalten. ▶ Tab. 4.20 gibt eine Übersicht verschiedener Käsesorten, eingeteilt nach ihrem Laktose- bzw. Kohlenhydratgehalt. Da

▶ **Tab. 4.21** Laktosegehalt ausgewählter Lebensmittel (modifiziert nach Souci-Fachmann-Kraut-Nährwerttabelle 2010).

Milch und Milchprodukte	Gramm Laktose/100 g	Laktose/ Portion
Kuhmilch (Frischmilch, H-Milch)	4,7–4,8	ca. 9,5 g/200 ml
Molke	4,7	9,4 g/200 ml
Buttermilch	4,0	8 g/200 ml
Ziegenmilch	4,2	ca. 8 g/200ml
Schafsmilch	4,7	9,4 g/200ml
Stutenmilch	6,2	ca. 12 g/200ml
spezielle laktosefreie Produkte, z. B. laktosefreie Milch, Sahne, Schokomilch	< 0,1	
Joghurt (Natur- und Fruchtjoghurt 3,5 % Fett)	3,0–3,2	ca. 4 g/125 g
Milchschokolade	9,5	
Milchdesserts (Grießbrei, Pudding, Milchreis)	2,8–6,3	3,5–7,9 g/125 g
Milchspeiseeis, Eiscreme	ca. 3–6,7	0,8 g–1,9 g/25 g
Nuss-Nougat-Creme	1,9	
Magermilchpulver	50	4 g/1 EL
Schlagsahne	3,3	0,83 g/25 g
Kondensmilch (7,5–10 % Fett)	9,3–12,5	0,5–0,6 g/5 g
Crème fraîche, saure Sahne	2,0–3,3	0,3–0,5 g/15 g
Butter	0,7	0,14 g/20 g

es kaum Analysenwerte zum Laktosegehalt von Käse gibt (manchmal handelt es sich nur um eine einzige Probe) empfiehlt das Max-Rubner-Institut der Bundesforschungsanstalt für Ernährung eine Orientierung am Kohlenhydratgehalt der Käsesorten. Da der Grad der Laktoseintoleranz individuell verschieden ist, sollten Laktoseintolerante sich durch das Ausprobieren kleiner Mengen an die Verträglichkeit einzelner Käsesorten herantasten.[1038]

Auch **Sauermilchprodukte**, insbesondere **Joghurt und Kefir**, vertragen viele Betroffene gut. Die enthaltenen Milchsäurebakterien (insbesondere Lactobacillus bulgaricus und Streptococcus thermophilus) setzen ihre eigene Laktase teilweise durch die Einwirkung der Magensäure, überwiegend jedoch durch die Gallensäuren im Jejunum frei, so dass ein Teil des Milchzuckers gespalten und danach resorbiert wird.[1039] Je nach Bakterienstamm und Dauer der Fermentierung können so 30 bis 70 % der Laktose abgebaut werden. Vergorene Milchprodukte aus mediterranen Ländern sind meist besonders stark fermentiert und deshalb gut verträglich.

Wärmebehandelter Joghurt, wie er hierzulande außerhalb der Kühlregale erhältlich ist, ist nicht zu empfehlen, da durch den Erhitzungsprozess die bakterielle Laktaseaktivität verloren geht. Zwar sind alle handelsüblichen Joghurts pasteurisiert und die Milchsäurekulturen werden erst danach zugesetzt, doch wärmebehandelte Produkte werden erneut erhitzt, um die Fermentation zu stoppen und eine Kühlung zu vermeiden.

Der Einsatz von **probiotischen Milchprodukten oder Nahrungsergänzungsmitteln** bei Patienten mit Laktoseintoleranz wird unterschiedlich diskutiert. Unumstritten ist, dass probiotische Produkte besser vertragen werden als Milch.[1040] Die Verträglichkeit von Sauermilchprodukten bei Laktoseintoleranz ist in erster Linie abhängig von der Laktaseaktivität der enthaltenen Mikroorganismen und dem Ausmaß der Freisetzung der Laktase im Jejunum.[1041] Herkömmliche Joghurtkulturen unterstützen die Laktosespaltung im Dünndarm in der Regel effektiver als probiotische Zusammensetzungen.[1042] Die Stärke der Symptome hängt jedoch offenbar auch mit der Zusammensetzung und Aktivität der Darmflora zusammen. Durch eine Supplementation mit Bifidobakterien (in Form von Joghurt oder in Kapselform) wurden sowohl die Symptome gelindert als auch die Zusammensetzung und Aktivität der Darmflora verbessert.[1043] Der Einsatz eines probiotischen Präparats mit acht verschiedenen Milchsäurebakterienstämmen verbesserte die Symptomatik bei laktoseintoleranten Patienten dagegen nicht.[1044] Da einige Patienten mit Laktoseintoleranz probiotischen Produkten eine positive Wirkung zuschreiben, ist es einen Versuch wert, diese in der Therapie einzusetzen.[1045] Die individuelle Verträglichkeit ist dabei abhängig von der Menge und Zusammensetzung der enthaltenen Bakterienstämme (s. auch ▶ Kap. 3.3) und weiterer Inhaltsstoffe (z. B. Fruktose, Laktose).

> **ℙ Praxistipp**
>
> Ob **Probiotika** bei Laktoseintoleranten helfen, die Beschwerden zu lindern, hängt wahrscheinlich von dem Produkt bzw. Präparat und den darin enthaltenen Bakterienstämmen ab und muss individuell ausgetestet werden.

Je nach Herstellung unterscheiden sich auch andere Milcherzeugnisse in ihrem Laktosegehalt. So enthält **Butter** sehr wenig Laktose, da sie aus Milchfett hergestellt wird. In geringen Mengen verzehrt wird sie oft vertragen und ist so trotz ihres hohen Gehaltes an gesättigten Fettsäuren akzeptabel. Eine ernährungsphysiologisch sinnvolle und laktosefreie Alternative sind **Diätmargarinen** (z. B. Becel Diätmargarine, Deli Reform Diätmargarine, Vitagen, Bellasan Vitareform).

Die zur Zeit sehr beliebten **Molkegetränke** sind tendenziell schlecht verträglich, insbesondere als Zwischenmahlzeit, da die darin enthaltene Laktosemenge aufgrund der schnellen Transitzeit kaum aufgespalten wird (s. S. 25).

Der Laktosegehalt von **Kondensmilch und Kaffeesahne** ist bei Verwendung üblicher kleiner Mengen in Kaffee oder Tee kaum relevant, dagegen können **Cappuccino** und **Latte Macchiato** schon beträchtliche Laktosemengen enthalten.

Milchpulver hat durch den Konzentrationsprozess einen besonders hohen Laktosegehalt (50 g/100 g). Es wird häufig industriell verarbeiteten Lebensmitteln zugesetzt und muss dann als Zutat gekennzeichnet werden (s. u.).

Milchzucker hat als natürlicher Bestandteil von Milch- und Milchprodukten in der Rezeptur von Brot- und Backwaren, Schokolade oder Soßen als auch als **Zutat** viele technologische Vorteile. So dient er u. a. als Bindemittel, als Hilfsstoff in der Wurstherstellung sowie als **Trägerstoff** von Aromen, Geschmacksverstärkern und Süßstoffen. In **Gewürzmischungen** wird Laktose zur Ummantelung eingesetzt und sorgt dafür, dass Gewürze ihr Aroma behalten und leichter dosierbar sind.[1046]

> **ⓟ Praxistipp**
> **Milch und Milchzucker kommen häufig als Zutat in folgenden Lebensmitteln vor:**
> - Schokolade (v. a. Vollmilchschokolade), Schokoladenriegel
> - Nuss-Nougat-Creme
> - Eis, Desserts
> - Brot und Backwaren (nicht nur Milchbrötchen!), Gebäck, Sahnetorten, Kuchen
> - Süßigkeiten
> - Fertigsuppen und -soßen, Salatdressing
> - Bouillon, Gewürzmischungen
> - Ketchup, Mayonnaise
> - Klöße, Kartoffelpüree, Kroketten
> - fettreduzierte Produkte (z. B. Kartoffelchips)
> - Fast Food (z. B. Hamburger)
> - Fleisch- und Wurstwaren
> - Süßstofftabletten

Milchzucker fällt als Zutat unter die **Lebensmittelkennzeichnungsverordnung** und muss bei verpackten Lebensmitteln im **Zutatenverzeichnis** deklariert werden (▶ **Kap. 3.1.2**). Als Bestandteil von Milch oder Milchprodukten ist der Hinweis auf Laktose jedoch nicht zwingend notwendig, wenn diese im Zutatenverzeichnis aufgeführt sind (z. B. Schokolade mit Joghurt als Zutat). Außerdem ist aus der Zutatenliste keine Angabe über die verwendete Laktosemenge zu entnehmen. In vielen Lebensmitteln findet sich Milchzucker jedoch am Ende der Zutatenliste, sodass von kleinen Mengen auszugehen ist.

Auf manchen Lebensmittelverpackungen findet sich nur der Hinweis auf **Spuren von Laktose** aufgrund der Möglichkeit einer unbeabsichtigten Kontamination. Im Gegensatz zu Patienten mit hochgradigen Nahrungsmittelallergien wie der Erdnussallergie vertragen die meisten Laktoseintoleranten diese kleinen Mengen jedoch problemlos. Das gilt auch für **Wurstsorten** wie Rohwurst und Brühwurst sowie gekochten Schinken und Rostbratwurst, wenn Laktose durch Umrötungsmittel oder Gewürze in die Wurst gelangt. Der Laktosegehalt von Fleisch- und Wurstwaren liegt in der Regel unter 1 g/100 g und spielt deshalb in der Dauerernährung von Laktoseintoleranten nur selten eine Rolle. Laktose in unverträglichen Mengen ist dagegen in solchen Sorten zu erwarten, denen Sahne zugesetzt wurde (z. B. Sahneleberwurst).

> **ⓟ Praxistipp**
> **Hinter diesen Begriffen im Zutatenverzeichnis verbirgt sich Milchzucker:**
> Laktose, Milch, Sahne, Rahm, Joghurt, Magermilchpulver, Vollmilchpulver, Molke, Molkenpulver

Produkte mit **Milchsäure** und deren Salze (E 270, E 325–327) sind unbedenklich, da Milchsäure keinen Milchzucker enthält.

Auch **Medikamente und Nahrungsergänzungsmittel** können Laktose enthalten. So wird Milchzucker häufig als Bindemittel in Tabletten eingesetzt. Die hier verwendeten Mengen sind jedoch in der Regel so klein (50–200 mg pro Tablette), dass nur bei Einnahme mehrerer Tabletten auf einmal und bei sehr empfindlichen Menschen Beschwerden ausgelöst werden können (z. B. bei älteren Menschen).[1047]

Ob es möglich ist, die **Verträglichkeit** von Laktose zu steigern, ist bisher nicht sicher geklärt. Da Laktase kein durch ihr Substrat Laktose induzierbares Enzym ist, kann die manchmal beschriebene Zunahme der Laktoseverträglichkeit nicht auf eine gesteigerte Laktoseaufnahme zurückzuführen sein. Nur wenig untersucht sind Veränderungen der Dickdarmflora z. B. durch den Verzehr von Joghurt oder Probiotika und ihr Einfluss auf eine zunehmende Laktosetoleranz. Möglicherweise wird das Wachstum von solchen Bakterien gefördert, die weniger Gase produzieren (s. auch ▶ **Kap. 3.3.2**). Eine doppelblind durchgeführte Studie mit einer Laktose- und einer Kontrollgruppe (mit Saccharose) deutet eher auf einen Placeboeffekt hin.[1048]

Eine bessere Verträglichkeit von Laktose gelingt jedoch, wenn Milch- und Milchprodukte nicht als Zwischenmahlzeit, sondern **in kleinen Portionen** gemeinsam mit anderen Nahrungsmitteln verzehrt werden (s. S. 26). Insbesondere fett- und eiweißreiche Speisen verzögern die Magenentleerung und die Transitzeit in Magen und Darm.

Ein Problem für Laktoseintolerante kann es sein, **außer Haus zu essen**, z. B. im Restaurant, in der Kantine oder bei Freunden. Hier ist v. a. nach Speisen, die ohne Milch und Sahne hergestellt wurden, zu fragen. Bei Fertigprodukten sollte der Betroffene sich auch nach dem Vorkommen von Milchzucker im Zutatenverzeichnis erkundigen. Besteht die Auswahl, ist z. B. ein Salat mit Essig-Öl-Dressing einem Joghurt- oder Sahnedressing, ein Obstsalat einem Eisbecher oder Pudding und ein gegrilltes Steak dem Putenrahmgeschnetzelten vorzuziehen.

Im Zweifel kann ein kurz vor der Mahlzeit eingenommenes **Laktase-Präparat** helfen, schlimmere Beschwerden zu vermeiden (▶ Tab. 3.6, S. 114). Die Einnahme von Enzympräparaten ist jedoch nur zu besonderen Anlässen, wie den oben geschilderten Beispielen zum Essen „Außer Haus", einem Eisdielenbesuch oder im Urlaub zu empfehlen, da ihre Wirkung, Dosierung und auch ihr Preis sehr unterschiedlich ist und sie die Beschwerden je nach Laktosegehalt der Speise meist nur vermindern können. Sicherheitshalber sollte vorab die individuelle Toleranzgrenze für Laktose durch Austesten bekannt sein.[1049] Einige Laktase-Präparate können Zuckeralkohole wie Sorbit oder Xylit enthalten und deshalb die Symptomatik verschlechtern. Auf Dauer garantiert nur eine individuell angepasste laktosearme Ernährung Beschwerdefreiheit.

Kommt es trotz Ernährungsumstellung und ausführlicher Ernährungsberatung zu **Diätfehlern** haben diese im Gegensatz zu Lebensmittelallergien keine lebensbedrohlichen Folgen, sondern lösen „nur" gastrointestinale Beschwerden aus. Erfolgt jedoch über längere Zeit keine adäquate Ernährungstherapie der Laktoseintoleranz, können andere Malabsorptionsstörungen, z. B. von Fruktose, hinzukommen.[1050]

Sicherstellung einer ausreichenden Kalziumzufuhr

Milch und Milchprodukte liefern wichtige Nährstoffe wie Eiweiß, Vitamin B$_2$, Vitamin D, Kalzium und Jod. Viele Laktoseintolerante neigen jedoch dazu, auf Milch und Milchprodukte vollständig zu verzichten oder zumindest soweit einzuschrän-

ken, dass trotz ansonsten ausgewogener Ernährung, eine ausreichende **Kalziumversorgung** nicht möglich ist. Die Folge ist eine signifikant erniedrigte Knochendichte und somit ein höheres Risiko für das spätere Auftreten einer **Osteoporose**.[1051] Die Betroffenen müssen deshalb motiviert werden, im Rahmen ihrer laktosearmen Ernährung trotzdem Milchprodukte zu verzehren.

So liefern **laktosearme Käsesorten** (▶ Tab. 4.20, S. 222) einen wesentlichen Beitrag zur Kalziumversorgung. Laktosefreie Milchsorten und -produkte liefern genauso viel Kalzium wie herkömmliche Frischmilch, H-Milch oder Milchprodukte.[1052] Manche Patienten vertragen sogar handelsüblichen Joghurt in kleinen Portionen (▶ Tab. 4.21, S. 223).

Als Kalziumquellen sind außerdem **kalziumhaltige Mineralwässer** mit mehr als 300 mg Kalzium/Liter zu empfehlen (s. auch S. 143). Patienten mit Neigung zu Diarrhöen sollten auch auf den Sulfatgehalt des Mineralwassers achten, da Sulfate in Mengen über 1200 mg/Liter eine verdauungsfördernde und über 3000 mg/Liter sogar eine abführende Wirkung haben.[1053] Kalzium aus Milchprodukten und Mineralwasser hat eine gute **Bioverfügbarkeit**. Das gilt auch für **kalziumangereicherte Fruchtsäfte**, denen Kalzium in einer Zitrat-(Zitronensäure-) oder Laktat-(Milchsäure-) Verbindung zugesetzt wurde.[1054]

Zusätzlich können **Sojaprodukte mit Kalziumzusatz** einen Beitrag zur Kalziumversorgung leisten. Sie sind laktosefrei und als breites Sortiment (z. B. Sojadrink mit Kalzium, Joghurtersatz, Crème fraîche, Sahneersatz) im Handel erhältlich. Mittlerweile gibt es sogar Reis- und Haferdrinks mit Kalziumzusatz (▶ Tab. 4.19, S. 221). Da diese, so auch die Sojaprodukte, in der biologischen Wertigkeit ihres Proteingehaltes nicht so günstig zu beurteilen sind wie Milch, können sie die genannten Milchprodukte nur ergänzen, aber nicht ersetzen.

Auch bestimmte **Gemüsesorten** wie Grünkohl, Brokkoli, Kohlrabi und Lauch sind gute Kalziumquellen. Allerdings leisten sie meist keinen regelmäßigen und mengenmäßig nur einen kleinen Beitrag zur Kalziumversorgung (insbesondere bei Kindern, ▶ Kap. 3.1.3).

P Praxistipp

Eine ausreichende Kalziumversorgung bei Laktoseintoleranz kann durch den Verzehr der folgenden Nahrungsmittel gewährleistet werden:

- Käse soweit verträglich (v. a. Hart- und Schnittkäse)
- laktosefreie Milch und Milchprodukte
- kalziumhaltiges Mineralwasser (Empfehlung > 300 mg Ca/l)
- kalziumangereicherte Fruchtsäfte
- Sojaprodukte, Reis- und Haferdrinks mit Kalzium
- kalziumreiche Gemüsesorten

Die Ernährungsfachkraft kann mit der Analyse eines Ernährungsprotokolls überprüfen, ob die Kalziumversorgung ausreicht. Falls auf Milch und Milchprodukte völlig verzichtet werden muss (z. B. bei hochgradigem Laktasemangel) oder die tatsächlich verzehrten Kalziumalternativen nicht ausreichen, ist eine **Supplementierung mit ausgewählten Kalziumpräparaten** (ggf. in Kombination mit Vitamin D) nach Absprache mit dem Arzt manchmal unumgänglich. Erfahrungsgemäß reicht eine tägliche Nahrungsergänzung von 200 bis 600 mg Kalzium aus, wenn noch andere kalziumhaltige Nahrungsmittel verzehrt werden. Eine Selbstmedikation durch den Patienten ist zu vermeiden, da Kalzium die Verfügbarkeit anderer Mineralstoffe verschlechtern kann (▸ Kap. 3.1.3).[1055]

4.3.4 Fruktosemalabsorption

Die Fruktosemalabsorption gehört neben der Laktoseintoleranz zu den häufigsten **Kohlenhydratunverträglichkeiten**. Eine Sorbitunverträglichkeit tritt oft gleichzeitig auf, kommt aber auch isoliert vor. Im Gegensatz zur Laktoseintoleranz liegt die Ursache der Fruktosemalabsorption nicht in einem Enzymmangel sondern in einer Störung des **Transportsystems GLUT-5**, das im Dünndarm für die Aufnahme von Fruchtzucker (Fruktose) in den Blutkreislauf verantwortlich ist (▸ Kap. 1.3.4) Informationen zur Fruktosemalabsorption, insbesondere aus dem Internet, sind teilweise falsch und verwirren Patient und Therapeut manchmal mehr als ihnen weiterzuhelfen.

Im Folgenden werden deshalb die gesicherten praxisrelevanten Aspekte zu diesem Krankheitsbild zusammengefasst.

Risikogruppen

Etwa **jeder dritte** Deutsche leidet unter einer Fruktosemalabsorption, Kinder trifft es meist nur vorübergehend in der Wachstumsphase (▸ **Kap. 1.3.4**). Gleichzeitig tritt häufig eine **Sorbitunverträglichkeit** auf, die aber auch isoliert vorkommen kann. Zur Sorbitunverträglichkeit gibt es keine genauen Zahlen.

Anamnese

Da die Fruktosemalabsorption als Erkrankung erst seit etwa 1980 bekannt ist, wurde sie lange Zeit in der Differenzialdiagnostik gastrointestinaler Symptome übersehen.[1056] Es ist deshalb nicht weiter verwunderlich, dass Betroffene bis zur Diagnose manchmal eine lange Leidensgeschichte hinter sich haben. Schlimmstenfalls berichtigen einige, dass sie seit 30 Jahren unter Bauchschmerzen und Blähungen, manchmal auch Durchfällen leiden. Die erste Diagnose, die gestellt wird, ist oft der **Reizdarm**, gefolgt von der **Laktoseintoleranz**. Diese Patienten kommen in die Ernährungsberatung, weil sich ihre Beschwerden unter Meiden laktosereicher Nahrungsmittel zwar (zeitweise) bessern, aber nicht völlig verschwinden oder sich sogar wieder verschlechtern. Auf der anderen Seite gibt es wegen des zunehmenden Wissens um diese Erkrankung und routinemäßigen Einsatzes von H_2-Atemtests seit ein paar Jahren einen Patientenboom mit der Diagnose Fruktoseunverträglichkeit.

Der erste Verdacht einer Fruktosemalabsorption ergibt sich aus der ausführlichen Anamnese und der Auswertung eines Ernährungs- und Symptomtagebuchs (▸ **Tab. 4.22**). Nahezu alle Patienten mit dieser Erkrankung berichten über eine **Obst- und Fruchtsaftunverträglichkeit**, insbesondere von Äpfeln (sehr hoher Fruktose-, niedriger Glukosegehalt). Bananen, die ein günstiges **Fruktose-Glukose-Verhältnis** aufweisen, sind dagegen oft gut verträglich. Im Gegensatz zu Patienten mit pollenassoziierten Nahrungsmittelallergien vertragen Betroffene mit einer Fruktosemalabsorption kein **gekochtes (fruktosereiches) Obst** (z. B. Apfelmus) oder pasteurisierte Obstsäfte

▶ **Tab. 4.22** Anamnese von Patienten mit Verdacht auf Fruktosemalabsorption.

Fragen an Patienten (Beispiele)	Antworten von Patienten[1059]
Welche Beschwerden haben Sie?	Ich leide schon seit vielen Jahren unter starken Bauchschmerzen, Blähungen und Bauchgeräuschen, manchmal auch Durchfall oder Verstopfung, gelegentlich sogar Übelkeit.
Seit wann haben Sie Beschwerden?	Seit ich denken kann, habe ich Bauchschmerzen und Blähungen. (Patientin, 45 Jahre) Seit meinem 17. Lebensjahr (Patientin ist heute 27 Jahre alt) Unsere Tochter hatte schon als Kleinkind viel Bauchschmerzen und Blähungen. Seit 4 Wochen permanent, außerdem 2–3-mal täglich Durchfall. (Mädchen ist 11 Jahre alt)
Welche Nahrungsmittel vertragen Sie Ihrer Meinung nach besonders schlecht? (Hier ggf. gezielt nach einzelnen fruktosereichen Nahrungsmitteln wie z. B. Äpfeln oder Fruchtsaft fragen.)	Äpfel. Apfelsaft habe ich früher gut vertragen, heute bekomme ich schon von 1 Glas Durchfall. Obst, Multivitaminsaft, Fruchtsäfte Gemüse (außer Spinat und Rotkohl [tiefgefroren und gekocht]) Marmelade Süßigkeiten („esse ich trotzdem manchmal wegen Heißhunger auf Süßes") Zucker (außer in kleinen Mengen) zuckerfreie Kaugummis Schwarzwurzeln, grobes Vollkornbrot, kohlensäurehaltige Getränke
Verzehren Sie zuckerfreie Kaugummis, Diabetiker- oder Diätlebensmittel, Wellnessgetränke und wie vertragen Sie diese? (Anmerkung: Die genannten Lebensmittel enthalten häufig Fruktose, Sorbit oder andere Zuckeralkohole.)	Das Wellnessgetränk XY vertrage ich überhaupt nicht. Schon von einem zuckerfreien Kaugummi bekomme ich Blähungen.
Welche Obstsorten vertragen Sie eher gut?	Bananen (in kleinen Mengen)

(z. B. Apfelsaft) (▶ **Tab. 4.27**, S. 238)! Gut im Ernährungs- und Symptomtagebuch zu sehen ist ein Zusammenhang zwischen dem Konsum von Trockenfrüchten sowie fruktosehaltiger **Wellnessgetränke oder Müsliriegel** und den Symptomen.

Im Rahmen der Anamnese sollte auch gezielt nach dem Verzehr und der (Un-)Verträglichkeit von **sorbithaltigen Lebensmitteln** (z. B. zuckerfreie Kaugummis oder Bonbons) gefragt werden, da die meisten Patienten mit Fruktosemalabsorption gleichzeitig auch kein Sorbit vertragen.[1057] Gesunde Personen überschreiten bereits mit 20 g Sorbit (Kinder 10 g) deutlich ihre physiologische Grenze. Bei Sorbitmalabsorbern führen bereits 5 g Sorbit im H_2-Atemtest (▶ **Kap. 2.7.1**) zu Symptomen.[1058]

Patienten, die anamnestisch auf sorbitreiche Nahrungsmittel reagieren, fruchtzuckerreiche Nahrungsmittel aber überwiegend gut vertragen, haben wahrscheinlich eine **isolierte Sorbitunverträglichkeit**. Sorbit kommt nicht nur in vielen Früchten, Trockenobst (v. a. Pflaumen) und Apfelkraut vor, sondern auch als Zuckeraustauschstoff in Müsliriegeln sowie zuckerfreien Kaugummis, Diät- und Diabetikerlebensmitteln (s. S. 234)

Diagnostik

Grundsätzlich sollte bei der Diagnosestellung der korrekte Begriff „**Fruktosemalabsorption**" verwendet werden. Viele Patienten, die mit der Diagnose Fruktoseintoleranz nach Hause gehen (obwohl die Fruktosemalabsorption gemeint ist), informieren sich im Internet und erhalten unter dem Stichwort

Fruktoseintoleranz eine Reihe von Empfehlungen, die **nicht** für sie gelten (z. B. Kartoffeln am Vortag wässern und nur kleine Mengen davon verzehren) und mehr Einschränkungen als notwendig nach sich ziehen. Eine weitgehend obst- und fruchtzuckerfreie Dauerernährung betrifft nur Patienten mit hereditärer Fruktoseintoleranz (s. u.).

Die Diagnose einer Fruktosemalabsorption oder Sorbitunverträglichkeit erfolgt mit einem H_2-Atemtest (▶ Kap. 2.7.1). Empfohlen wird eine Belastung mit einer **Testlösung mit 25 g Fruktose** (bei Kindern 1 g/kg KG, max. 25 g), da größere Mengen häufig zu physiologisch bedingten falsch positiven Ergebnissen führen (s. auch S. 28 u. 29).

Differenzialdiagnostik

Besonders bei Säuglingen und Kleinkindern muss eine **hereditäre Fruktoseintoleranz** sicher ausgeschlossen sein (▶ Tab. 4.23, s. auch S. 27), da ein H_2-Atemtest schwerwiegende Nebenwirkungen wie lebensbedrohliche Hypoglykämien zur Folge hätte.[1060] Diese Stoffwechselerkrankung ist durch eine molekulargenetische Analyse des Aldolase-B-Gens nachweisbar.

Wenn der H_2-Atemtest auf Fruktose negativ ausfällt (und Fehler in der Durchführung ausgeschlossen sind), der Patient aber auf sorbitreiche Nahrungsmittel mit gastrointestinalen Symptomen reagiert, muss eine **isolierte Sorbitunverträglichkeit** in Erwägung gezogen werden. Eine Bestätigung erfolgt durch einen H_2-Atemtest mit 5 g Sorbit in Wasser (▶ Kap. 2.7.1).

Liegen deutliche Hinweise auf Nahrungsmittelunverträglichkeiten vor, aber die beschriebenen H_2-Atemtests ergeben keinen pathologischen Befund, so sollten weitere **gastrointestinale Erkrankungen** (z. B. Zöliakie, chronisch entzündliche Darmerkrankungen, Nahrungsmittelallergien) differenzialdiagnostisch ausgeschlossen werden (▶ Kap. 2.3.2) Insbesondere bei Obstunverträglichkeit ist auch eine **pollenassoziierte Nahrungsmittelallergie** in Betracht zu ziehen.

Nicht selten sind persistierende Symptome bei spät diagnostizierter Fruktosemalabsorption auf eine bakterielle Fehlbesiedlung des Dünndarms zurückzuführen (▶ Kap. 1.3.4). Hier kann ein Glukose-H_2-Atemtest Aufschluss geben (▶ Kap. 2.7.1). Bei positivem Befund ist in der Regel eine antibiotische Behandlung notwendig.[1061]

Ernährungstherapie

Ähnlich wie bei der Laktoseintoleranz besteht die Ernährungstherapie einer Fruktosemalabsorption aus einer **Ernährungsumstellung in drei Stufen.** Um eine rasche Symptomlinderung zu erreichen, beginnt sie mit einer **streng fruktosearmen und möglichst sorbitfreien Basiskost.** Anschließend folgt ein **Kostaufbau** durch langsames Austesten von fruktosehaltigen Speisen bis zur individuellen Toleranzgrenze. Aus dieser Testphase resultiert in der Regel eine individuell zusammengestellte **fruktosearme oder fruktosereduzierte Dauerernährung.**[1062]

▶ **Tab. 4.23** Unterschiede Fruktosemalabsorption und Fruktoseintoleranz.

	Fruktosemalabsorption	hereditäre Fruktoseintoleranz
Pathomechanismus	(nicht allergische) Nahrungsmittelunverträglichkeit Störung des GLUT-5-Transporters führt zur Malabsorption von Fruktose	angeborene Stoffwechselstörung Defekt des Enzyms Fruktose-1-Phosphat-Aldolase (Aldolase B) führt zur Abbaustörung bereits resorbierter Fruktose
Häufigkeit	ca. 30 % der Bevölkerung	1 von 26.000 Neugeborenen
Diagnostik	H_2-Atemtest	Gentest
Ernährungstherapie	3-stufige Ernährungsumstellung bis zur fruktosearmen Dauerernährung (je nach individueller Toleranzschwelle)	lebenslange weitgehend fruktosefreie Kost

🄿 Praxistipp

3-stufige Ernährungsumstellung bei Fruktosemalabsorption

1. streng fruktosearme Basiskost
   - fruktosehaltige Nahrungsmittel weitgehend vermeiden
   - Verzicht auf mit Saccharose und Zuckeralkoholen (u. a. Sorbit) gesüßte Lebensmittel
   - Süßen mit Traubenzucker
   - blähende Nahrungsmittel meiden (Empfehlungen der leichten Vollkost)
   - nach ca. 2 (max. 4) Wochen sollte der Patient symptomfrei sein, bzw. wenigstens einen deutlichen Beschwerderückgang erfahren
2. Kostaufbau
   - Austesten mäßig fruchtzuckerhaltiger Nahrungsmittel, anfangs
     - mit Traubenzucker
     - in einer fett- und/oder eiweißhaltigen Mahlzeit
     - in kleineren Portionen über den Tag verteilt
   - Fruktosemenge langsam steigern
3. fruktosearme Kost (Dauerernährung)
   - individuell unverträgliche, fruchtzuckerreiche Nahrungsmittel meiden
   - auf Zuckeralkohole wie Sorbit verzichten
   - ausreichende Nährstoffversorgung beachten

Diätpläne mit dreistufiger Ernährungsumstellung bei Fruktosemalabsorption (und Sorbitunverträglichkeit) sind mehrfach in der Literatur zu finden, teilweise auch mit Rezepten für die fruktosearme Basiskost und für den Kostaufbau.[1063] Hier abgedruckt ist ein Diätplan, der die **Diätempfehlungen bei Laktoseintoleranz und Fruktosemalabsorption im 3-Stufen-Konzept kombiniert** und sich aufgrund des häufigen gemeinsamen Auftretens dieser Erkrankungen (▶ Kap. 4.3.3) in unserer Praxis bewährt hat (▶ Tab. 4.24).

In diesen Diätplänen wird bewusst auf die Mengenangabe von Fruktose in Nahrungsmitteln verzichtet, da die Verträglichkeit fruktosehaltiger Nahrungsmittel nicht nur vom Fruktosegehalt, sondern von vielen Faktoren, wie z.B. vom Glukose-, Sorbit- und Ballaststoffgehalt, abhängig ist.

Darauf wird im Folgenden ausführlich eingegangen.

Streng fruktosearme Basiskost

Der Patient führt die streng fruktosearme Basiskost bis zur **deutlichen Symptombesserung,** maximal jedoch **zwei bis vier Wochen** durch. Die zeitliche Begrenzung ist wichtig, um die noch vorhandene Transportkapazität des GLUT-5 zu erhalten, da dieser durch sein Substrat Fruktose stimuliert wird. Dauert die streng fruktosearme Ernährung zu lang, wird erfahrungsgemäß noch weniger Fruktose vertragen als zuvor und der Kostaufbau gestaltet sich schwierig und langwierig (▶ Kap. 1.3.4).

In dieser Phase wird auf fruktose- und sorbithaltige Lebensmittel so weit wie möglich verzichtet (▶ Tab. 4.25, S. 235). Daneben sind noch weitere symptomverschlechternde Faktoren wie der **Zucker- und Ballaststoffgehalt** der Diät zu beachten (s. auch ▶ Kap. 1.3.4). Für den Betroffenen bedeutet das, während dieser Zeit u. a. auf fast alle Obstsorten, auf mit Zucker gesüßte Speisen und Süßigkeiten sowie einige fruktosereiche oder blähende Gemüsesorten völlig zu verzichten. Die Symptome, insbesondere der Durchfall, verschwinden unter der Basiskost meist innerhalb weniger Tage. Blähungen und Völlegefühl treten immer seltener auf. Bereits in dieser Phase sollte der Patient ein **Ernährungs- und Symptomtagebuch** (▶ Kap. 2.8.1) führen. Sollten trotz vermeintlich konsequenter Diät Symptome auftreten, kann eine erfahrene Ernährungsfachkraft eventuell vorhandene Diätfehler oder andere Unverträglichkeiten besser erkennen.

Da **Sorbit und andere Zuckeralkohole** (z.B. Mannit, Xylit) das Transportsystem für Fruktose hemmen und bereits schon bei Gesunden bei übermäßigem Genuss eine abführende Wirkung haben, sind diese Zuckeraustauschstoffe von Patienten mit Fruktosemalabsorption grundsätzlich besser zu meiden.

▶ **Tab. 4.24** Diätplan zur 3-stufigen Ernährungsumstellung bei Fruktosemalabsorption und Laktoseintoleranz.

	Basiskost (streng fruktose-, sorbit- und laktosearm)	Kostaufbau (Lebensmittel unter Anleitung einer Ernährungsfachkraft individuell austesten)	meist nicht verträglich (je nach individueller Toleranzgrenze können in der Dauerernährung einzelne dieser Nahrungsmittel in kleinen Mengen verträglich sein)
Getränke	<ul><li>stilles Mineralwasser</li><li>Lightgetränke (mit Süßstoff, aber ohne Fruktose und andere Zuckeraustauschstoffe wie Sorbit)</li><li>Kaffee, grüner und schwarzer Tee (max. 4 Tassen/Tag)</li><li>Kräutertee</li><li>Früchtetee</li><li>alkoholische Getränke (nur für Erwachsene): Pils nach deutschem Reinheitsgebot, klarer Schnaps</li></ul>	<ul><li>Mineralwasser mit Kohlensäure</li><li>Schorlen aus Saft geeigneter Obstsorten</li><li>Limonaden und Colagetränke (mit Zucker)</li><li>Instantkaffee oder -tee</li><li>Malzbier</li><li>alkoholische Getränke: trockene Weine, Weinschorlen, Hefeweizen, Liköre (in kleinen Mengen)</li></ul>	<ul><li>Fruchtsäfte (100 % Frucht)</li><li>Fruchtcocktails (mit und ohne Alkohol)</li><li>Limonaden, Colagetränke, Wellnessgetränke mit Fruktose, Sorbit oder anderen Zuckeraustauschstoffen*</li><li>Kaffeegetränke mit Milch/Laktose wie Cappuccino oder Latte Macchiato</li><li>Alkohol: Spätlese, Likörweine, Sahnelikör</li></ul>
Gemüse	<ul><li>Gruppe 1: Erbsen (grün), Spinat, Pastinaken, Rote Bete, Sellerie, Mangold, gegarte Pilze, Radieschen, Chinakohl, Mais, Salatgurke, Spargel, Kürbis, Oliven</li><li>Gruppe 2 (ggf. nur kleine Portion): kleine Portion Feldsalat, **Auberginen, Karotten, Kohlrabi, Paprika (rot und gelb), Rosenkohl, Zucchini,** Tomaten (frisch)</li></ul>Gemüsesorten in halbfetter Schrift sind tiefgekühlt und gegart besser verträglich.	<ul><li>**Kohlsorten** wie **Blumenkohl, Brokkoli, Grünkohl, Rotkohl**</li><li>Blattsalate, Rohkost (-salate)</li><li>**Fenchel, Porree (Lauch), Paprika (grün), grüne Bohnen, Wachsbohnen, Schwarzwurzeln</li><li>Knoblauch, Zwiebeln</li><li>Hülsenfrüchte:** Erbsen, Linsen, weiße und rote Bohnen</li><li>Tomaten (Konserven)</li><li>Fertig- oder Halbfertiggerichte</li></ul>Gemüsesorten in halbfetter Schrift sind tiefgekühlt und gegart besser verträglich	<ul><li>Artischocken</li><li>dicke Bohnen, frische Sojabohnen, Limabohnen</li><li>Konserven mit Fruktose oder Sorbit* (diabetikergeeignet)</li><li>rohe Pilze</li><li>Gemüsegerichte mit Milch/Sahne/Laktose*</li></ul>
Kartoffeln	<ul><li>Kartoffeln</li><li>Kartoffelprodukte ohne Milch/Laktose*</li></ul>		Kartoffelprodukte mit Milch/Laktose*
Obst und Konfitüren	<ul><li>Rhabarber (mit Traubenzucker oder Süßstoffen)</li><li>Avocado</li><li>Banane (evtl. mit Traubenzucker)</li></ul>	<ul><li>Gruppe 1: Aprikose, Pfirsich, Honigmelone, Zitrusfrüchte wie Mandarine, Zitrone, Orange</li><li>Gruppe 2: Beerenobst wie Erdbeeren, rote Johannisbeeren, Heidelbeeren; Wassermelone, Sauerkirsche, Mirabelle, Ananas, Kiwi</li><li>Konfitüren und Gelee aus geeigneten Obstsorten (mit Glukosesirup oder Zucker)*</li></ul>	<ul><li>alle übrigen Obstsorten wie Apfel, Birne, Dattel, Pflaume, Weintrauben</li><li>Rosinen und andere Trockenfrüchte</li><li>fertig zubereitete Obstspeisen*</li><li>Konfitüren mit Fruktose, Sorbit oder anderen Zuckeraustauschstoffen ("Diabetiker"-Konfitüre)</li></ul> ▼

▶ **Tab. 4.24** Fortsetzung.

	Basiskost (streng fruktose-, sorbit- und laktosearm)	Kostaufbau (Lebensmittel unter Anleitung einer Ernährungsfachkraft individuell austesten)	meist nicht verträglich (je nach individueller Toleranzgrenze können in der Dauerernährung einzelne dieser Nahrungsmittel in kleinen Mengen verträglich sein)
Nüsse, Mandeln, Samen, Erdnüsse	<ul><li>alle Nüsse, Mandeln und Samen</li><li>Kokosnuss und -flocken (ohne Zusätze)</li></ul>	Nüsse, Mandeln und Samen mit Zucker ummantelt (z. B. „gebrannte" Mandeln)	Nüsse, Mandeln und Samen mit Honig (z. B. Sesam-Honig-Riegel)
Getreide, Brot, Reis, Nudeln	<ul><li>Getreidemehl, -grieß, -stärke, -flocken und -produkte, z. B.:<ul><li>Weizen- und Dinkelmehl</li><li>Roggenmehl in kleinen Mengen</li><li>blütenzarte Haferflocken</li><li>Cornflakes mit Malzzucker (Maltose)</li><li>Reis, ungezuckerter Puffreis, Reiswaffeln</li><li>Nudeln</li></ul></li><li>Brot, Brötchen und Backwaren ohne Milch/Laktose, Fruktose, Zucker, Honig, Sirup*, z. B.:<ul><li>Mischbrot, fein vermahlenes Vollkornbrot, Brötchen</li><li>selbst gebackener Kuchen und Backwaren mit Traubenzucker und laktosefreien Milchprodukten</li></ul></li></ul>	<ul><li>Getreidemehl, -grieß, -stärke, -flocken und -produkte, z. B.:<ul><li>(kernige) Getreideflocken</li><li>Müsli ohne Früchte</li><li>Cornflakes, Puffreis mit Zucker/Honig</li><li>Getreidesprossen</li></ul></li><li>Brot, Brötchen und Backwaren (ggf. mit kleinen Mengen Laktose und Fruktose)*, z. B.<ul><li>(grobes) Vollkornbrot, Mehrkornbrot, Knäckebrot</li><li>Kuchen und Backwaren mit Zucker, Honig, Sirup*</li><li>Käsekuchen u.Ä. mit Zucker und laktosefreien Milchprodukten</li><li>Milchbrötchen, Schokobrötchen</li><li>Stuten, Zopf (je nach Rezeptur)*</li></ul></li></ul>	<ul><li>Brot, Brötchen, Backwaren mit Fruktose, Sorbit oder anderen Zuckeraustauschstoffen*</li><li>Diabetikerbackwaren und -feinbackwaren</li><li>Sahnetorten und andere Backwaren mit Milch/Laktose*</li><li>Fertigbackmischungen (mit Laktose*)</li><li>Müsli mit Trockenfrüchten, Zuckeraustauschstoffen (s. o.), Oligofruktose, Inulin (prebiotisch) und Milch/Laktose*</li><li>Nudelfertiggerichte, z. B. Ravioli, Tortellini (mit Milch/Laktose*)</li></ul>
Milch, Milchprodukte, Käse, Milchersatzprodukte	<ul><li>„laktosefreie" Milchsorten und Milchprodukte ohne Fruchtzusatz*</li><li>Kakao aus „laktosefreier" Milch und reinem Kakaopulver ohne Zucker</li><li>kleine Mengen Sojadrink mit Kalzium (ohne Fruchtzusatz)</li><li>kleine Mengen Tofu</li><li>natürlicherweise laktosearme bis nahezu laktosefreie Käsesorten, z. B. Emmentaler, Parmesan, Sauermilchkäse, Edamer, Gouda</li></ul>	<ul><li>Naturjoghurt, Kefir, probiotischer Joghurt ohne weitere Zusätze*</li><li>„laktosefreie" Milchprodukte mit Zucker und Fruchtzubereitung (z. B. Fruchtjoghurt) aus geeigneten Obstsorten*</li><li>Kakao mit laktosefreier Milch und zuckerhaltigem Kakaogetränkepulver</li><li>Sojaprodukte mit Zucker</li><li>laktosearme Käsesorten (halbfeste Schnittkäse und Weichkäse) wie Butterkäse, Mozzarella, Feta, Camembert</li></ul>	<ul><li>alle Milch und Milchprodukte (unabhängig von der Tierart) sowie solche mit Fruktose, Sorbit und anderen Zuckeraustauschstoffen, Oligofruktose, Inulin (z. B. prebiotischer Joghurt)*</li><li>Molkegetränke</li><li>„Light" Milch und Sojaprodukte</li><li>Sojadrink light</li><li>laktosereiche Käsesorten wie Frischkäse, Hüttenkäse, Schmelzkäse</li></ul>

▼

▶ **Tab. 4.24** Fortsetzung.

	Basiskost (streng fruktose-, sorbit- und laktosearm)	Kostaufbau (Lebensmittel unter Anleitung einer Ernährungsfachkraft individuell austesten)	meist nicht verträglich (je nach individueller Toleranzgrenze können in der Dauerernährung einzelne dieser Nahrungsmittel in kleinen Mengen verträglich sein)
Fleisch, Wurst, Fische, Krusten- und Schalen- tiere	• alle unverarbeiteten Sorten Fleisch und Fisch, frisch, tiefgekühlt ohne weitere Zusätze • Meeresfrüchte wie Krabben, Garnelen, Muscheln • Bratenaufschnitt (selbst zu- bereitet) • Roastbeef, roher Schinken, Dauerwurst, Putenbrustauf- schnitt • Wurst spezieller Hersteller	• Fleisch- und Fischfeinkost bzw. Fleisch- und Fischkon- serven mit Zucker/Laktose* • Brühwurstaufschnitt und Würstchen mit Laktose*	Fleisch-, Wurst- und Fisch- produkte mit Sahne- oder Milchzusatz* (z. B. Sahne- leberwurst, Hering in Sahnesoße)
Eier	• Eier • Eierspeisen ohne Milch, Lak- tose, Zucker	Eierspeisen mit Zucker und/ oder kleinen Mengen Milch, z. B. Crêpe, Rührei	• Eierspeisen mit Obst aus dieser Spalte • Eierspeisen mit Milch, z. B. Eierpfannkuchen
Fette, Öle	• Diätmargarine, Margarine ohne Milch/Laktose/Jo- ghurtkulturen* • Pflanzenöle (z. B. Raps- oder Olivenöl) • Schmalz, Bratfette, Plattenfette	• Butter • Margarine mit Milch/ Laktose/Joghurtkulturen*	• Halbfettbutter • „Light"-Diätmargarine
Zucker, Zucker- ersatz (s. auch ▶ Tab. 4.26, S. 235)	• Traubenzucker (Glukose) in allen Formen • Glukosesirup, Maltodextrin • Reissirup • Malzzucker (Maltose) • Süßstoffe, z. B. Cyclamat, Aspartam	• Haushaltszucker in allen Formen • Rübenkraut, Ahornsirup, Ursüße • Glukose-Fruktose-Sirup • Invertzucker	• Fruktose (Fruchtzucker), • Fruktosesirup • Milchzucker (Laktose) • Apfel- und Birnendicksaft oder -kraut • Honig • Zuckeraustauschstoffe, z. B. Sorbit (Sorbitol), Xylit, Mannit
Süßigkei- ten, Knab- bereien	• Traubenzuckerbonbons/- pulver • Pudding aus laktosefreier Milch, Traubenzucker und Puddingpulver ohne Zucker • Salzstangen • Reiswaffeln, -gebäck (ohne Laktose, Fruktose)*	• Fruchtgummi und -bon- bons, Lakritz • Sorbet, Wassereis aus geeig- neten Obstsorten* • Marzipan • milchfreie Schokolade • Carobcreme, -tafel ohne Laktose*	• Milchspeiseeis, Pudding, Fertigdesserts, Milch- reis, Grießbrei, Frucht- gummi und -bonbons mit Fruktose, Sorbit und anderen Zuckeraus- tauschstoffen sowie mit Milch/Joghurt/Laktose* • zuckerfreie Kaugummi • zuckerfreie Bonbons • Diabetikermarmelade und -süßigkeiten

▼

▶ **Tab. 4.24** Fortsetzung.

	Basiskost (streng fruktose-, sorbit- und laktosearm)	Kostaufbau (Lebensmittel unter Anleitung einer Ernährungsfachkraft individuell austesten)	meist nicht verträglich (je nach individueller Toleranzgrenze können in der Dauerernährung einzelne dieser Nahrungsmittel in kleinen Mengen verträglich sein)
			• Karamellbonbons • Weichlakritz • Schokolade/Schoko-riegel/Schokokuss/Müsliriegel u.Ä. mit Milch/Joghurt/Laktose, Trockenfrüchte, Fruktose, Sorbit und anderen Zuckeraustauschstoffen*
Verschie-denes, Gewürze	• Salz, alle Gewürze und Kräuter • Brühe (ohne Laktose) • Essig (außer Aceto Balsamico) • Senf (außer süßer Senf)* • Mayonnaise ohne Laktose* • Backpulver, Backhefe • Vanillemark • künstliche Aromen	• Ketchup, süßer Senf • Balsamicoessig • Zitrusschale, -saft • Knoblauch, Zwiebeln	• Fertiggerichte, Fertigsuppen • Würzmischungen, Würzsoßen* • Soßenbinder* • kalorienreduzierte Feinkostsoßen und Marinaden* • Agar-Agar • Fruchtsoßen • Inulin, Oligofruktose (Prebiotika)

Zutatenliste beachten oder beim Hersteller nachfragen
Achten Sie auch auf den Gehalt an Fruktose/Sorbit und anderen Zuckeraustauschstoffen in der Zutatenliste von:
- *Medikamentenlösungen (z.B. Hustensaft), Halslutschbonbons*
- *Nahrungsergänzungsmitteln (z.B. Vitaminbrausetabletten)*
- *Achtung bei Sorbitol, Sorbit = E 420*
- *unproblematisch: Sorbinsäure, sorbithaltige Zahnpasta*

Die folgende Liste nennt einige **sorbitreiche Nahrungsmittel**[1064]:
- Diabetikerzucker (99 g Sorbit/100 g)
- Diabetikersüßigkeiten (ca. 90 g Sorbit/100 g)
- Trockenfrüchte wie z.B. getrocknete Aprikosen oder Pflaumen (ca. 5–7 g Sorbit/100 g)
- Apfelkraut ungesüßt (ca. 4 g Sorbit/100 g)
- einige Obstsorten, insbesondere Pflaumen, Birnen und Pfirsiche (ca. 1–2 g Sorbit/100 g)
- „zuckerfreie" Kaugummis (ca. 1,3 g Sorbit/Stück) oder Bonbons
- Müsliriegel (mit Trockenobst und/oder Sorbit)
- Wellnessgetränke (mit Sorbit)

Sorbit (Sorbitol) wird von der Lebensmittelindustrie als Zusatzstoff verwendet und hat die E-Nummer 420. Sorbit und andere Zuckeraustauschstoffe (Zuckeralkohole) kommen auch in Medikamenten, Nahrungsergänzungsmitteln (v.a. Brausetabletten) und Zahnpasta (hier meist als Sorbitol, Mannitol usw.) vor (s.o.). Der Sorbitgehalt in Zahnpasta hat allerdings keine praktische Bedeutung.

Saccharose, die zu gleichen Teilen aus Glukose und Fruktose besteht, wird v.a. in der Anfangsphase der Ernährungstherapie nicht so gut vertragen. Im Rahmen der fruktosearmen Basiskost sind deshalb kein Haushaltszucker, damit hergestellte Speisen sowie Süßigkeiten vorgesehen. Zum Süßen sollte statt dessen **Traubenzucker** (Glukose) verwendet werden, denn der gleichzeitige Verzehr von Glukose fördert die Aufnahme von Fruktose über das Transportsystem (glukoseinduzierter

▶ **Tab. 4.25** Streng fruktosearme Basiskost.

Folgende Nahrungsmittel und Nahrungsmittelinhaltsstoffe sind zu vermeiden:
Obst außer Banane und Rhabarber (evtl. mit Traubenzucker)
Trockenfrüchte wie z. B. Rosinen
Fruchtsäfte, -nektare, Konfitüre, Gelee, Fruchtjoghurt
Honig, Dicksäfte, Sirup, Rübenkraut
Haushaltszucker, Invertzucker, Diabetikerzucker (Fruchtzucker!) und mit diesen Zuckerarten gesüßte Lebensmittel (z. B. Süßigkeiten, Ketchup, Diätprodukte)
Zuckeralkohole (Sorbit E 420, Mannit E 421, Xylit E 967, Isomalt E 953, Laktit E 966, Malit E 965) und damit gesüßte Lebensmittel (z. B. zuckerfreie Kaugummis)
Prebiotika (Oligofruktose, Inulin; z. B. in prebiotischem Joghurt) und inulinhaltige Lebensmittel (z. B. Topinambur, Artischocken)
fertige Lebensmittel, Vitaminpräparate und Medikamente mit Sorbit, Fruktose, Oligofruktose, Inulin (auf Zutatenliste achten)
fruchtzucker- und/oder ballaststoffreiche Gemüsesorten
blähende Nahrungsmittel (Zwiebeln, Knoblauch, Hülsenfrüchte, Kohl, grobes Vollkornbrot, kohlensäurehaltige Getränke)
fruchtzucker- und zuckerhaltige Alkoholika (z. B. Liköre)

▶ **Tab. 4.26** Geeignete und ungeeignete Zucker sowie Süßungsmittel in der fruktosearmen Basisdiät.

Geeignete Zucker/Süßungsmittel	Ungeeignete Zucker/Süßungsmittel
Traubenzucker (Glukose, Dextrose, Dextrine, Glukosesirup)	**Fruchtzucker** (Fruktose, Fruktosesirup, Fruktose-Glukosesirup)
Malzzucker (Maltose = 2 Glukosemoleküle)	**Haushaltszucker** (Saccharose, Rohrzucker, Ursüße, Rübenzucker, Kristallzucker, Raffinade, auch als Puderzucker, brauner Zucker, Kandis, Gelier- und Einmachzucker, Vanillezucker)
Reissirup (v. a. Glukose und Maltose)	**Ahornsirup** (v. a. Saccharose)
Maltodextrin	**Apfel- und Birnendicksaft bzw. -kraut, Honig,** Agavendicksaft, Rübenkraut/-sirup (bestehen aus Fruktose und anderen Zuckern)
Milchzucker (Laktose = Glukose und Galaktose)	**Invertzucker** (Gemisch aus Glukose und Fruktose)
Süßstoffe (Saccharin (E 952), Cyclamat (E 952), Aspartam (E 951), Acesulfam K (E 950), Neohesperidin DC (E 959), Thaumatin (E 957)) NB: Flüssigsüßstoff enthält Fruktose, wenige Tropfen sind allerdings nicht relevant.	**Zuckeralkohole (Zuckeraustauschstoffe): Sorbit** oder Sorbitol (E 420) (nicht unverträglich: Sorbinsäure!), **Diabetikersüße** (99 % Sorbit) Mannit oder Mannitol (E 421), Xylit (E 967), Isomalt (E 953), Laktit (E 966), Maltit (E 965)

Fruktosetransport, ▶ **Kap. 1.3.4**). Nicht jeder Patient weiß, dass sich Haushaltszucker, Fruchtzucker und Zuckeralkohole hinter einer Vielzahl von unterschiedlichen Begriffen in der Zutatenliste verbergen. Ähnlich schwierig ist die Orientierung in der Gruppe der diversen Süßungsmittel. Eine Liste über geeignete und ungeeignete Zucker und Süßungsmittel unterstützt deshalb die Beratung zur fruktosearmen Basiskost (▶ **Tab. 4.26**).

Patienten mit Fruktosemalabsorption reagieren oft auch empfindlich auf **ballaststoffreiche bzw. blähende Lebensmittel**, die auch bei Gesunden schwer verdaulich sein können. Sie sollten sich deshalb an den Empfehlungen der leichten Vollkost orientieren und auf Lebensmittel wie Zwiebeln, Knoblauch, Kohlgemüse, Hülsenfrüchte und grobes Vollkornbrot sowie kohlensäurehaltige Getränke verzichten.

Fruktane, die je nach Kettenlänge in **Oligofruktosen** (≤ 9 Fruktoseeinheiten, Oligosaccharid) und **Inuline** (10–60 Fruktoseeinheiten, Polysaccharid) unterteilt werden, sind ebenfalls zu meiden. Sie zählen zu den Ballaststoffen und werden erst im Dickdarm von den Darmbakterien in ihre Fruktosebausteine zerlegt. Sie können zusätzlich zur vorhanden freien Fruktose die Symptomatik verstärken, wobei Oligofruktose einen stärkeren osmotischen Effekt aufweist als Inulin.[1065]

> **P Praxistipp**
> Sowohl **Oligofruktose** als auch **Inulin** werden als Prebiotika bzw. Ballaststoffe in Joghurt sowie in zucker- oder fettreduzierten Lebensmitteln eingesetzt. **Inulin** ist natürlicherweise **in pflanzlichen Nahrungsmitteln** wie Chicorée, Artischocken, Topinambur, Schwarzwurzeln, Knoblauch, Lauch und in kleineren Mengen auch in Zwiebeln enthalten.

Die Ausführungen zu blähenden Nahrungsmitteln bedeuten jedoch nicht, dass der Patient sich ballaststoffarm ernähren soll, denn auch das kann Verdauungsprobleme auslösen. **Gut verträglich** sind auch in dieser Phase fein vermahlenes Vollkornbrot, Mischbrot und blütenzarte Haferflocken sowie fruktosearme **Gemüsesorten**, wie Spinat, Pastinaken, Sellerie und Spargel, v. a. tiefgekühlt und ohne weitere Zusätze. Werden die in ▶ **Tab. 4.24** (S. 231) unter Gruppe 1 genannten Gemüsesorten gut vertragen, können auch diejenigen der Gruppe 2 in den Speiseplan aufgenommen werden.

Rhabarber und **Avocado** sind aufgrund ihres geringen Fruktosegehalts ebenfalls problemlos. Trotz relativ hohem Fruchtzuckergehalt sind **Bananen** und **Papayas** meist gut verträglich, da sie ein günstiges **Fruktose-Glukose-Verhältnis** (<1) aufweisen, d. h. sie enthalten mehr Glukose als Fruktose. Ihre Verträglichkeit wird bei gleichzeitigem Verzehr von Traubenzucker noch weiter verbessert.

Tritt nach dieser Diätphase **keine deutliche Besserung** der Beschwerden auf, sollte die Ernährung mit Hilfe des Ernährungs- und Symptomtagebuches auf **Diätfehler** überprüft werden. Auf keinen Fall darf der Fruktosegehalt der Nahrung weiter eingeschränkt werden, da sich die Kapazität des GLUT-5-Transporters sonst gänzlich erschöpft (s. S. 29).

Bleibende Symptome können auf die Einnahme fruktose- oder sorbithaltiger **Medikamente (z. B. Hustensaft)** zurückzuführen sein. Manchmal wird **zu wenig** (Empfehlung: mind. 2 Liter über den Tag verteilt) oder **das Falsche getrunken**. Besonders

jüngere Personen neigen dazu, von erlaubten kalorienreduzierten Getränken (mit Süßstoff) zu viel zu trinken. Diese sollten aber in Maßen genossen werden, da die enthaltene **Kohlensäure** ebenfalls Völlegefühl und Blähungen auslösen kann.

Manchmal können auch **Stress, Ärger oder hastiges Essen** bei Betroffenen den ohnehin schon empfindlichen Darm zusätzlich belasten. Solche Situationen sollten deshalb ebenfalls im Ernährungs- und Symptomtagebuch vermerkt werden. Entspannungsmethoden können helfen, stressbedingte Bauchbeschwerden zu vermindern.

Bei persistierenden Symptomen ist auch der Verzehr **probiotischer Milchprodukte** (ohne Fruktose oder mit einem günstigen Fruktose-Glukose-Verhältnis) einen Versuch wert, insbesondere bei Reizdarmpatienten mit Fruktosemalabsorption. Besteht gleichzeitig eine Laktoseintoleranz, sind probiotische Nahrungsergänzungsmittel bzw. Medikamente ohne Laktosezusatz eine gut verträgliche Alternative. Probiotika sollten jedoch einschleichend eingeführt werden, damit die Gewöhnung an die Bakterien langsam erfolgt. Wird direkt mit einer normalen Portion begonnen, können sich die Darmbeschwerden sogar verstärken (▶ **Kap. 3.3**).

Sind Diätfehler auszuschließen und hat der Patient trotz dieser Empfehlungen immer noch Beschwerden, ist eine **Differenzialdiagnostik** hinsichtlich weiterer Erkrankungen (z. B. Allergie, Laktoseintoleranz, Zöliakie, Sprue) erforderlich (s. o.).

> **P Praxistipp**
> **Wenn sich die Beschwerden trotz 2-wöchiger fruktosearmer Basiskost nicht deutlich bessern:**
> - Ernährungs- und Symptomtagebuch auf Diätfehler hin überprüfen
> - auf keinen Fall die Fruktosezufuhr weiter einschränken
> - ausreichende Flüssigkeitszufuhr sicherstellen
> - evtl. kohlensäurehaltige Getränke reduzieren
> - Stress, Ärger und hastiges Essen als Einflussfaktoren erkennen und vermeiden
> - Probiotika ausprobieren
> - Differenzialdiagnostik

Kostaufbau

Spätestens nach vier Wochen fruktosearmer Basisdiät beginnt der Kostaufbau, möglichst unter Anleitung der Ernährungsfachkraft. Das gilt auch, wenn der Patient noch nicht symptomfrei ist, Diätfehler aber ausgeschlossen sind! Parallel ist dann nach weiteren Ursachen zu suchen.

Hierbei steigert der Patient langsam seine Fruktosezufuhr, indem er die fruktosearme Basiskost durch Nahrungsmittel und Getränke aus der **mittleren Spalte** von ▶ Tab. 4.24 (S. 231) erweitert. Diese sind besser verträglich, wenn sie innerhalb oder unmittelbar nach einer **fett- und/oder eiweißhaltigen Mahlzeit** verzehrt werden (z.B. Johannisbeerschorle zum Mittagessen, Melone mit Schinken), weil Fett und Eiweiß die Magenentleerung verzögern.

Bei der **Obstauswahl** hat es sich bewährt, zuerst fruktosehaltige Sorten mit einem höheren Anteil an Glukose als Fruktose (z.B. Aprikosen, Honigmelonen) auszuprobieren oder unmittelbar vor dem ersten Austesten des Lebensmittels eine kleine Tafel **Traubenzucker** zu essen.

Ansonsten sollten auch kleine Mengen **Haushaltszucker** wieder in den Speiseplan aufgenommen werden.

Falls nicht schon vorher geschehen, sind zum Aufbau einer gesundheitsfördernden Darmflora in dieser Phase auch **Probiotika** geeignet.

Ballaststoffreiche Nahrungsmittel wie z.B. Zwiebeln oder grobes Vollkornbrot können im Kostaufbau wieder mit in den Speiseplan aufgenommen werden, wenn auch nicht als Erstes. Patienten mit gleichzeitigem Reizdarm vertragen diese Lebensmittel allerdings erfahrungsgemäß nicht so gut.

Begleitend dokumentiert der Patient evtl. auftretende Beschwerden während des Kostaufbaus im **Ernährungs- und Symptomtagebuch**. Führen einzelne Nahrungsmittel beim Austesten wiederholt zu Symptomen, ist vorerst darauf zu verzichten. Sie sollten ein paar Wochen später noch einmal ausgetestet werden, da sie manchmal erst dann verträglich sind.[1066]

P **Praxistipp**

Tipps zum Kostaufbau

- **langsam** fruktosehaltige Nahrungsmittel aus der Spalte „Kostaufbau" wieder einführen, um ihre individuelle Verträglichkeit zu testen. Die Testphase erstreckt sich über mehrere Wochen.
- neue Nahrungsmittel **nicht nüchtern** testen, sondern zu oder direkt nach einer Mahlzeit (z.B. Obst als Dessert)
- zuerst häufig verträgliche fruktosehaltige **Gemüsesorten**, wie tiefgekühlter Blumenkohl, Brokkoli und Fenchelgemüse austesten sowie **Obstsorten** der Gruppe 1; danach können auch Obstsorten der Gruppe 2 mit etwas höherem Fruktosegehalt wie Erdbeeren, Himbeeren und rote Johannisbeeren ausprobiert werden
- mit **kleinen Portionen** beginnen, z.B. kleine Portion Brokkoli, 1 Glas Mineralwasser mit Kohlensäure, Tee mit Haushaltszucker usw.; anfangs nicht mehr als eine Portion Obst pro Tag ausprobieren; andere Nahrungsmittel nur in 2 bis 3 kleineren Portionen über den Tag verteilt austesten
- die **Verträglichkeit fruktose- und saccharosehaltiger Nahrungsmittel verbessern**, indem anfangs
  - fruchtzuckerhaltige (insbes. Obst) oder saccharosehaltige Nahrungsmittel innerhalb einer fett- und/oder eiweißhaltigen Mahlzeit verzehrt werden
  - zu der Testmahlzeit eine Tafel oder 1 TL Traubenzucker gegessen wird. Das gilt besonders für Obst und mit Haushaltszucker gesüßte Lebensmittel wie Kuchen, Kekse und Pudding; bei guter Verträglichkeit die Speisen später auch ohne Traubenzucker ausprobieren
- ggf. probiotische Lebensmittel oder Nahrungsergänzungsmittel (nicht Prebiotika!) ausprobieren
- grobes Vollkornbrot, Zwiebeln, Knoblauch und Hülsenfrüchte erst später testen
- während des Kostaufbaus ein Ernährungs- und Symptomtagebuch führen und die verträglichen Nahrungsmittel und Portionsmengen in einer Positivliste notieren
- zunächst unverträgliche Nahrungsmittel zu einem späteren Zeitpunkt wiederholt testen
- Nahrungsmittel aus der rechten Spalte erst zum Schluss ausprobieren

Fruktosearme Kost (Dauerernährung)

In der Regel sind nach konsequenter Ernährungsumstellung mäßig fruktosehaltige Lebensmittel, die anfangs noch Beschwerden verursacht haben, jetzt besser verträglich. Manchmal reicht es sogar aus, auf größere Mengen besonders **fruktose- und sorbitreicher Nahrungsmittel** zu verzichten (s. Fallbeispiel 26, S. 239). Trockenobst, zuckerfreie Kaugummis und sog. Diabetikerlebensmittel haben einen sehr hohen Sorbitgehalt (s. S. 234) und sind deshalb fast immer unverträglich. Eine Auswahl besonders fruktosereicher Nahrungsmittel, die gleichzeitig ein ungünstiges Fruktose-Glukose-Verhältnis aufweisen, zeigt ▶ **Tab. 4.27**. Ausführlichere Listen sind z. B. beim DAAB erhältlich (s. ▶ **Kap. 7**).[1067]

Kleine Portionen Fruktose über den Tag verteilt sind besser verträglich als größere Mengen. Ähnlich wie bei Laktose können **fett- und eiweißhaltige Nahrungsmittel** die Transitzeit für Fruktose

im Darm verlängern und dadurch seine Resorption verbessern (z. B. Erdbeeren in einem Sahnequark). Dagegen bleiben größere Mengen an Fruchtsäften aufgrund ihrer kurzen Transitzeit meist unverträglich. Fruchtsaftschorlen sind deshalb zu bevorzugen. Die Verträglichkeit von Fruktose kann sich kurzzeitig durch Stress, Erschöpfung oder starkes körperliches Training wieder verschlechtern.[1069]

> **P** **Praxistipp**
> **Fruktosearme Kost (Dauerernährung)**
> - abhängig vom individuellen Kostaufbau
> - Verzicht auf größere Mengen fruktose- und sorbitreicher Lebensmittel, z. B.
>   - Trockenobst, Äpfel, Birnen, Pflaumen, Weintrauben
>   - Fruchtsäfte
>   - Wellnessgetränke mit Fruktose oder Sorbit
>   - Müsliriegel mit Trockenfrüchten, Fruktose, Sorbit, Isomalt
>   - zuckerfreie Kaugummis/Bonbons
> - auf ausreichende Nährstoffversorgung achten
> - fruktosereiche Nahrungsmittel wie frisches Obst als Nachtisch oder in einer fett- oder eiweißhaltigen Mahlzeit essen (z. B. Quarkspeise, Salat mit Fetakäse)
> - evtl. mehr Gemüse statt Obst verzehren, z. B. mittags eine warme Gemüsemahlzeit, zu den kalten Mahlzeiten frische Salatgurken, Kohlrabi, Paprika oder Radieschen (z. B. mit Dip)

▶ **Tab. 4.27** Nahrungsmittel mit einem besonders hohen Fruchtzuckergehalt und/oder einem ungünstigen Fruktose-Glukose-Verhältnis (Auswahl).[1068]

Nahrungsmittel	Fruktose (g/100 g)	Glukose (g/100 g)
Obst und Obsterzeugnisse		
Apfel	5,7	2,0
Apfel (getrocknet)	27,8	9,8
Apfelmus	7,5	4,2
Apfelsaft	6,4	2,4
Birne	6,7	1,7
Dattel (getrocknet)	24,9	25,0
Mango	2,6	0,8
Weintrauben	7,1	7,1
Rosinen	33,2	32,0
Traubensaft	8,3	8,1
Gemüse		
Artischocke	1,7	0,8
Sonstiges		
Honig	38,8	33,9

Sicherstellung einer ausreichenden Nährstoffzufuhr

Bei einseitiger Ernährung (z. B. Ablehnung von Obst und Gemüse) kann langfristig eine ausreichende Versorgung mit Folsäure, Vitamin C, ggf. auch Kalium und Magnesium, gefährdet sein. Der oft zitierte **Zinkmangel** bei Betroffenen mit Fruktosemalabsorption ist nur durch eine Studie belegt und rechtfertigt nicht eine grundsätzliche Supplementierung.[1070] Wenn regelmäßig Fleisch, Milchprodukte und Vollkornprodukte verzehrt werden, ist ein Zinkmangel nicht zu befürchten. Auch zur **Folsäureversorgung** gibt es nur eine Studie, in der der Folsäurespiegel bei Fruktosemalabsorbern signifikant niedriger war als bei der Kontrollgruppe. Allerdings war der Folsäurespiegel immer noch im unteren Normalbereich![1071]

Eine **Blutuntersuchung** und ein **Ernährungs-protokoll** geben Aufschluss darüber, wo Nährstoff-defizite bestehen. Die Ernährungsfachkraft sucht gemeinsam mit dem Patienten nach geeigneten Alternativen. Sollte eine Supplementierung mit Vitamin- oder Mineralstoffpräparaten erforderlich sein, ist darauf zu achten, dass diese keine Fruk-tose und keine Zuckeralkohole enthalten (▶ **Tab. 4.26**, S. 235 und ▶ **Kap. 3.1.3**). Das gilt besonders für Kau- und Brausetabletten.[1072]

Fallbeispiel 26: Fruktosemalabsorption (Gerlinde R., 56 Jahre)

Anamnese

- **Symptome:** Frau R. litt seit ca. 9 Jahren unter **chronischen gastrointestinalen Be-schwerden** in Form von „extrem starken" Blähungen, Krämpfen, Aufstoßen. Nach dem Essen trat starke Müdigkeit, manchmal auch Übelkeit auf. Erbrechen oder Diarrhöen kamen nicht vor. Seitens der Patientin war kein Zusammenhang zwischen bestimmten Lebensmitteln und Symptomen erkennbar.
- **Ernährungsgewohnheiten/Auswertung Ernährungs- und Symptomtagebuch:**
  - Die Patientin hatte 30 Jahre in Italien ge-lebt und bevorzugte deshalb eine mediter-rane Ernährung mit viel Obst und Gemüse. Auffällig war eine sehr fruchtzuckerbeton-te Lebensmittelauswahl.
  - Auszug aus dem Ernährungs- und Symp-tomtagebuch:
    - Frühstück: Vollkornbrot mit Mager-quark, Diätmargarine, Marmelade und Honig
    - Zwischenmahlzeit: frisches Obst (Apfel, Birne) *oder* Apfelsaft
    - Mittagessen: Blumenkohlsuppe, Fisch, Reis, Dessert: Weintrauben *oder* Milch-reis mit selbst gemachtem Obstkom-pott aus Apfel, Birne, getrocknete Pflau-men, Sultaninen, Feigen *oder* Gemü-sepfanne mit Sellerie, Porree, Paprika, Knoblauch, Tomatenmark, Rapsöl, Reis
    - Zwischenmahlzeit: Müslikekse, Rosinen, Apfel oder Obstkuchen
    - Abendessen: Früchtemüsli mit Milch und getrocknete Pflaumen *oder* Vollkornkrä-cker, Diätmargarine, gekochter Schin-ken, Krautsalat oder grüner Salat ▼

▼
- Getränke: Leitungswasser, Apfelsaft pur, Kaffee (2–3 Tassen/Tag)
- Sonstiges: gelegentlich zuckerfreie Kaugummis (bis 3 Stück/Tag)

Diagnostik

- 2003–2004: Koloskopien o. B., duodenalhis-tologischer Ausschluss einer Sprue
- 2005: H_2-Atemtest auf Laktose (50 g) mit gleichzeitiger Blutzuckermessung: Normal-befund, H_2-Max: 4 ppm (regelrechter Anstieg des Blutzuckers ohne korrelierenden Anstieg des Wasserstoffs); Glukose-H_2-Atemtest zur Frage einer bakteriellen Fehlbesiedlung: Normalbefund, H_2-Max: 4 ppm
- 2009: Prick-Test: unauffälliger Befund für die wichtigsten Inhalationsallergene, Prick-zu-Prick-Test und CAP-RAST auf Nahrungsmittel ebenfalls unauffälliger Befund
- Diagnose: Enteropathie unklarer Genese, weitestgehend Ausschluss einer IgE-vermit-telten Nahrungsmittelallergie, Empfehlung einer ernährungstherapeutischen Beratung
- Nach Anamnese und Auswertung des Ernäh-rungs- und Symptomtagebuchs durch Oeco-trophologin: H_2-Atemtest auf Fruktose mit pathologischem H_2-Anstieg (bis 38 ppm nach 60 min, Basiswert=0) und Symptomatik nach Belastung mit 25 g Fruktose

Diagnose: Fruktosemalabsorption

Ernährungstherapie/weitere Vorgehensweise

- **3-stufige Ernährungsumstellung** mit streng fruktose- (und sorbit-)armer Basiskost und anschließendem Kostaufbau (Diätplan ▶ **Tab. 4.24**, S. 231), während dessen führte Frau R. ein Ernährungs- und Symptomtagebuch
- Bereits nach 2 Wochen der **fruktosearmen Basiskost** waren ihre Blähungen deutlich reduziert, nach 4 Wochen war Frau R. weitge-hend symptomfrei.
- Nach einem **Kostaufbau** über 6 Wochen konn-te sie sich wieder mit wenigen Ausnahmen mediterran ernähren, d. h. ohne Äpfel, Birnen, Feigen, Weintrauben, Fruchtsäfte (v. a. Apfel-saft), Trockenobst, Früchtemüsli, Diätmarme-lade, Honig, zuckerfreie Kaugummis. Grobes Vollkornbrot, alle Gemüse der mittleren Spalte des Diätplan mit Ausnahme von Kohlgemüse, grüner Paprika und Hülsenfrüchten vertrug sie gut. Größere Mengen Obst der mittleren Spalte führten erneut zu Symptomen. ▼

- **Weitere Vorgehensweise:** Frau R. wurde empfohlen, nach einigen Wochen erneut Blumenkohl, Brokkoli und Krautsalat (Wunsch der Patientin) auszuprobieren. Das dabei geführte Ernährungs- und Symptomtagebuch sollte sie beim nächsten Beratungstermin mitbringen.

4.4

Atopische Dermatitis und Nahrungsmittelunverträglichkeiten

Die atopische Dermatitis ist eine der häufigsten Die Hautveränderungen sowie der quälende Juckreiz führen oft zu einem erheblichen **Leidensdruck**, sodass die Betroffenen alles versuchen, um ihren Hautzustand zu verbessern oder einer Verschlechterung des Hautzustandes vorzubeugen. Die Annahme, dass insbesondere Ernährungsfaktoren einen großen Einfluss auf den Verlauf der Erkrankung haben, veranlasst besonders Eltern betroffener Kinder, ungesicherte und teilweise sehr **strenge Auslassdiäten** durchzuführen. Diese führen jedoch im Kindesalter oft zu einer **Mangelernährung** und damit zur Störung von Wachstum und Entwicklung des Kindes.[1074] Empfehlungen, die in der Ernährungstherapie von Patienten mit AD ausgesprochen werden, sollten deshalb auf einer fundierten Diagnostik und gesicherten wissenschaftlichen Erkenntnissen beruhen und vor allem zur Verbesserung der Lebensqualität des Patienten beitragen.

4.4.1   Definition

> Die **atopische Dermatitis (AD)** ist eine chronisch entzündliche Hauterkrankung multifaktorieller Genese. Synonyme dieser Erkrankung sind Neurodermitis, endogenes oder atopisches Ekzem.

Die AD verläuft in **Schüben** und geht meist mit starkem **Juckreiz (Pruritus)** einher, der zu Schlaflosigkeit und Leistungsminderung führt. Zusammen mit der allergischen Rhinokonjunktivitis und dem allergischen Asthma wird die AD zu den **atopischen Erkrankungen** gezählt (▶ **Kap. 1.1**).[1075] Es handelt sich bei der AD um ein sehr heterogenes Krankheitsbild, das häufig mit anderen Erkrankungen wie z. B. dem Asthma bronchiale, einer Urtikaria, der allergischen Rhinokonjunktivitis und einer eosinophilen Proktokolitis assoziiert ist.[1076] Die Morphologie der Erkrankung ist altersabhängig sehr unterschiedlich, die Mehrheit der Patienten leidet an einer leichten Form der Erkrankung.

4.4.2   Häufigkeit und Atopierisiko

Die AD ist mit einer Prävalenz von 12–22 % die **häufigste chronische Erkrankung des Kindesalters** in den Industrieländern.[1077] Unter den Erwachsenen wird eine Prävalenz von 3 % angenommen.[1078]

Es besteht eindeutig eine **genetische Disposition**, mehrere ekzemtypische Genregionen konnten inzwischen identifiziert werden. Nach Schätzungen aus der Multicenter Allergie Studie steigt das Risiko für ein Kind, eine AD zu bekommen, mit der Anzahl der atopisch vorbelasteten Familienmitglieder. Das Risiko ist besonders groß, wenn die Mutter eine atopische Erkrankung hat und ist am größten (60–80 %), wenn beide Eltern an einer AD leiden.[1079] Neben der genetischen Disposition müssen aber auch veränderte Umwelt- und Lebensbedingungen eine entscheidende Rolle bei der Manifestation der AD spielen, da die Inzidenz der AD in den letzten Jahren stark gestiegen ist.[1080]

4.4.3   Klinik und Verlauf

Die AD manifestiert sich zu 60-80 % im **Säuglingsalter**, oft bereits im 3. oder 4. Lebensmonat, manchmal auch schon in den ersten Lebenswochen. Die Hauterkrankung hat ihren Höhepunkt in den ersten zwei Lebensjahren und insgesamt eine gute **Prognose**: die Hautveränderungen können sich mit zunehmenden Alter zurückbilden, in zwei Drittel der Fälle wird eine komplette Ausheilung nach zehn Jahren beobachtet. Sie können aber auch lebenslang bestehen bleiben.[1081] Säuglinge und Kleinkinder mit AD und Sensibilisierungen gegen häufige Allergene weisen zwar oft ein ausgeprägteres Krankheitsbild auf, ihre Hauterscheinungen bessern sich jedoch bis zum Kindergartenalter meist deutlich bis hin zur Symptomfreiheit. Allerdings besitzen diese Kinder ein höheres Risiko, später an allergischer Rhinokonjunktivitis oder Asthma bronchiale zu erkranken.[1082] Die Wahrscheinlichkeit liegt bei 30–35 %.[1083]

Die **Hauptkriterien** der AD[1084] sind neben dem Pruritus das typische Ekzem mit trockener Haut, der sehr variable Verlauf und die genetische Disposition. Daneben bestehen viele Nebenkriterien, die für die Anwendung in der Praxis wenig hilfreich sind.

Das **Krankheitsbild** ist durch einen sehr unterschiedlichen und v. a. altersabhängigen Verlauf gekennzeichnet: Während im Kindesalter die akuten oder subakuten Schübe überwiegen, dominieren im Erwachsenenalter die chronischen bzw. chronisch rezidivierenden Verläufe.[1085] Die Hautveränderungen stellen sich je nach Verlauf sehr vielgestaltig dar. Die Ausprägung der Erkrankung reicht von **Minimalvarianten** wie Fingerkuppen-Ekzem und Fußekzemen bis zu **Extremformen** (Erythrodermie), bei denen die ganze Haut betroffen ist.

Hautveränderungen in den verschiedenen Stadien

● (sub)akuter Schub
Im **akuten Stadium** zeigen sich Bläschen und Blasen, punktförmige oder konfluierende nässende Hautveränderungen, Krusten und Erosionen. Häufig sieht man wegen einer Superinfektion seröse und eitrige Krusten.

Das **subakute Stadium** ist gekennzeichnet durch: Schuppenkrusten, Rötung, Ödem, Seropapeln (Knötchen mit Flüssigkeit gefüllt) und Papeln (Knötchen)[1086]

● chronisches Stadium
Beim chronischen Verlauf stehen folgende Veränderungen im Vordergrund: trockene Schuppung, Schuppenkrusten, Lichenifikation (Vergröberung der Hautfelderung) sowie infiltrierte Papeln, Hyperkeratosen (verstärkte Verhornung) und Rhagaden (tiefe Hautrisse).[1087]

Das Hautverteilungsmuster unterscheidet sich charakteristisch zwischen Kindern und Erwachsenen (▶ **Tab. 4.28**).

▶ **Tab. 4.28** Befallsmuster bei atopischer Dermatitis.[1088]

Säuglinge, Kleinkinder	ältere Kinder, Erwachsene
Gesichtsbereich, Wangen, behaarter Kopf Rumpf (Ekzem meist nummulär [münzförmig]) Windelbereich meist nicht betroffen!	Gesicht, Hals Rumpf
Extremitäten (Streckseiten)	Gelenke (Beugeseiten), Betonung der Körperfalten
Hände	Handrücken

4.4.4 Assoziierte Infektionen

Infektionen, insbesondere mit **Staphylococcus aureus,** stellen die Hauptkomplikationen der AD dar.[1089] Während sich nur bei 5 % der Gesunden eine Besiedlung der Haut mit Staphylococcus aureus findet, ist die Haut der Kinder mit AD zu 90–95 % mit diesem Erreger kolonisiert. Ca. die Hälfte der Stämme sind Toxinbildner, wobei die Antigenizität der bakteriellen Superantigene sehr ausgeprägt ist.[1090] Die mikrobielle Besiedlung ist mit für den Verlauf und Schweregrad der Erkrankung verantwortlich. Die Haut des Patienten mit AD weist neben dem guten Milieu für Bakterienwachstum einen verringerten antibakteriellen Schutz auf, der auf verschiedene Ursachen zurückzuführen ist: Bei der AD wurde eine verminderte Freisetzung von antibakteriellen Peptiden nachgewiesen, die Haut besitzt eine verminderte Barrierefunktion, ist mechanisch anfälliger und zeigt einen erhöhten transepidermalen Wasserverlust.

Auch **virale herpetische Infektionen** sind gefürchtet, da sie auf einer ekzematös veränderten Haut zu einem **Eczema herpeticatum** führen können.[1091] Diese Infektion erfordert ein rasches therapeutisches Eingreifen und eine systemische Therapie mit Virostatika. An viralen Erkrankungen sind außerdem **Dellwarzen und Warzen** nennenswert.[1092]

Bei Jugendlichen und Erwachsenen mit AD kommt es außerdem häufig zu **Pilzinfektionen** mit dem Hefepilz Pityrosporum orbiculare.

4.4.5 Ursachen und Auslöser

Bei der AD werden **zwei Subtypen** unterschieden: die sehr viel häufigere extrinsische Form (ca 80 %) und die intrinsische Form. Beide Typen zeigen das gleiche klinische Bild, es liegen aber unterschiedliche Immunphänomene zugrunde: Die **extrinsische AD** ist mit IgE-vermittelten Sensibilisierungen gegen häufige Allergene verbunden, während bei der **intrinsischen Variante** keine Sensibilisierungen oder Allergien erkennbar sind.[1093]

Im Rahmen einer ost-/westdeutschen Vergleichsstudie wiesen jedoch nur ca. 42 % aller Kinder mit AD eine extrinsische Form (mit Sensibilisierung auf häufige Allergene) auf. Rund 58 % der Kinder gehörten zum intrinsischem Ekzemtyp, allerdings mit deutlich höheren Zahlen in Ostdeutschland.[1094]

Triggerfaktoren

Neben der genetischen Prädisposition und der typischen Hautbeschaffenheit gibt es eine Reihe von sogenannten **Triggerfaktoren** (synonym Provokationsfaktoren), die zu einer Hautverschlechterung beitragen können und deren Beherrschung maßgeblich für den Verlauf der Erkrankung ist. ▶ Tab. 4.29 gibt einen Überblick über mögliche Triggerfaktoren der AD.

Nahrungsmittelallergien und -unverträglichkeiten

Eine Nahrungsmittelallergie oder -unverträglichkeit ist nur einer von vielen möglichen Triggerfaktoren, die bei Patienten mit AD eine Symptomverschlechterung auslösen können. Hier spielen v. a. Nahrungsmittelallergien auf Grundnahrungsmittel sowie vermutlich pollenassoziierte Nahrungsmittelallergien, pseudoallergische NMU und die Histaminintoleranz eine Rolle.[1096] Enzymdefekte und Kohlenhydratmalabsorptionen haben keinen Einfluss auf den Hautzustand.

Etwa 30 bis 40 % der (Klein-)Kinder mit mittelschwerer bis schwerer AD haben eine klinisch relevante **Nahrungsmittelallergie**. An erster Stelle stehen dabei Hühnereier und Kuhmilch, weit gefolgt von Weizen und Sojabohnen. Aber auch Haselnüsse, Fisch und Erdnüsse können relevant sein. Diese Allergene sind für 90 % der Nahrungsmittelallergien bei Kindern mit AD verantwortlich. Allerdings reagieren Kinder in den meisten Fällen nur auf ein oder zwei dieser Nahrungsmittel allergisch (s. Fallbeispiel 6, S. 139).[1097]

Reaktionen auf Nahrungsmittel bei AD können als Sofort- oder Spätreaktion sowie als Kombination aus beidem mit Ekzemverschlechterung auftreten:

- **Sofortreaktionen (Typ I)** sind IgE-mediiert und treten wenige Minuten bis zwei Stunden

▶ **Tab. 4.29** Triggerfaktoren der atopischen Dermatitis.[1095]

unspezifische Triggerfaktoren	spezifische Triggerfaktoren
Hautreizung durch Kleidung (Wolle; kratzende Bündchen, Nähte und Etiketten), falsche Hautreinigung (Seife, häufiges Baden, falsches oder seltenes Eincremen), Schwitzen, **Tabakrauch**	**IgE-vermittelte Allergien (Typ I)** auf Hausstaubmilben, Pollen, Tierhaare
Klimafaktoren wie Kälte und Trockenheit, v. a. beim Übergang vom Herbst zum Winter	**IgE-vermittelte Allergien (Typ I) auf Nahrungsmittel** • im Kindesalter v. a. auf Grundnahrungsmittel • im Erwachsenenalter v. a. auf pollenassoziierte Nahrungsmittel
psychische Faktoren wie Stress, Aufregung	**T-Zell-vermittelte Spätreaktionen (Typ IV) mit Ekzemverschlechterung** (auch kombiniert mit Typ I) auf Grundnahrungsmittel, v. a. auf Weizen und Soja
Infekte (bakteriell oder viral bedingt)	**mikrobielle Antigene** (z. B. Staphylokokken)
hormonelle Einflüsse (z. B. Schwangerschaft)	

nach dem Verzehr des Nahrungsmittels auf. Bei Kindern mit AD zeigen sie sich bei oraler Provokation mit Nahrungsmitteln u. a. als Urtikaria, Angioödem, Übelkeit oder Erbrechen, bronchiale Obstruktion oder allergische Rhinitis.

- **Verzögerte Sofortreaktionen** zeigen sich innerhalb von zwei bis sechs Stunden nach Aufnahme der Mahlzeit.
- Eine T-Zell-vermittelte **Spätreaktion (Typ IV)** bei Kindern mit atopischer Dermatitis äußert sich meist als **Ekzemverschlechterung** (mit einem SCORAD-Anstieg von mindestens 10 Punkten, ▶ Kap. 4.4.6) 6 bis 24 Stunden nach Gabe des auslösenden Nahrungsmittels (s. auch ▶ Kap. 1.2.3). Solch ein Aufflammen vorbestehender Ekzeme wird v. a. nach wiederholtem Verzehr beobachtet.[1098]

In doppelblinden placebokontrollierten Studien entwickelten zwischen 43 und 70 % der Kinder mit atopischer Dermatitis nach einer **Provokation mit Nahrungsmitteln** alleinige Sofortreaktionen sowie 30 bis 57 % ekzematöse Spätreaktionen. Letztere waren bis zu einem Drittel alleinige Spätreaktionen. Bei den restlichen positiven Provokationen folgte eine Ekzemverschlechterung als Spätreaktion erst nach einer Sofortreaktion.[1099]

Reaktionen auf **Hühnerei und Kuhmilch** bei Kindern mit AD zeigten sich in doppelblinden und placebokontrollierten Provokationsstudien am häufigsten als Sofortreaktionen. **Weizen** führte unter den provozierten Nahrungsmitteln am häufigsten zu isolierten Spätreaktionen.[1100] In einer aktuellen Studie traten nur bei jedem zehnten jungen AD-Patienten nach Provokation mit **Sojaprotein** isolierte Sofortreaktionen auf, bei allen anderen Reaktionen folgten nach der Sofortreaktion noch kombinierte Spätreaktionen.[1101]

Nur bei etwa einem **Drittel der (Klein-)Kinder** mit mittelschwerer bis schwerer AD spielen **Nahrungsmittelallergien** eine Rolle. Meist sind nur ein oder zwei Nahrungsmittelallergene klinisch relevant. (Sofort-)Reaktionen auf **Hühnerei und Kuhmilch** stehen dabei an erster Stelle. **Weizen** führt v. a. zu Spätreaktionen im Sinne einer Ekzemverschlechterung. **Sojaallergien** äußern sich öfter als Sofortreaktion mit anschließender ekzematöser Spätreaktion.

Die Kuhmilch- und Hühnereiallergie verschwindet meistens bis zum Schulalter. Kinder mit Weizen- und Sojaallergien entwickeln ebenfalls im weiteren Verlauf eine **Toleranz**. Je früher sich diese Allergien manifestieren, desto größer ist die Chance einer frühen Toleranzentwicklung. Der Zeitpunkt ist allerdings auch vom jeweiligen Nahrungsmittel abhängig.[1102] Fisch-, Erdnuss- und Haselnussallergien bleibt häufig länger bestehen, eine Erdnussallergie sogar in zwei Drittel der Fälle lebenslang.[1103]

Bei Erwachsenen mit AD spielen Nahrungsmittelallergien auf Grundnahrungsmittel kaum noch eine Rolle. Statt dessen steigt mit zunehmenden Lebensalter die Häufigkeit **pollenassoziierter Nahrungsmittelallergien** (s. auch ▶ Kap. 4.1.4). Es ist bekannt, dass Pollen zu einer Verschlimmerung des atopischen Ekzems während der Pollenflugzeit führen können. Auch können pollenassoziierte Nahrungsmittelallergien zu Beschwerden führen, ohne dass Symptome einer Pollinose vorliegen. Die Bedeutung pollenassoziierter Nahrungsmittelallergien als Schubfaktor bei der AD ist aufgrund fehlender Studien mit größeren Patientenkollektiven noch nicht abschließend geklärt.[1104] Reekers und Mitarbeiter führten bei 37 erwachsenen Patienten mit Birkenpollensensibilisierung und AD eine orale Provokation mit Karotten, Sellerie, Äpfeln und Haselnüssen durch. Nahezu die Hälfte der Probanden reagierte mit einer Verschlechterung des Ekzems nach Verzehr dieser pollenassoziierten Nahrungsmittel.[1105] Auch bei einer kleinen Gruppe von Kindern mit schwerer AD und birkenpollenspezifischem IgE konnten in einer entsprechenden Nahrungsmittelprovokation (DBPCFC) sowohl Sofort- als auch ekzematöse Spätreaktionen ausgelöst werden.[1106]

Bei Patienten mit atopischer Dermatitis und deutlich erhöhten IgE-Antikörpern gegen Pollen sollte auch bei fehlender saisonaler Symptomatik an **pollenassoziierte Nahrungsmittelallergene** als Ekzemauslöser gedacht werden.

Inwieweit auch **pseudoallergische NMU** zu einer Exazerbation der AD führen, ist bisher nicht sicher geklärt. In Erfahrungsberichten von Patienten mit AD werden häufig Zucker, Süßigkeiten, Tomaten, Zitrusfrüchte und Zusatzstoffe als Ekzemauslöser genannt. Die Annahme, Zucker sei Auslöser eines Ekzemschubs, konnte widerlegt werden (s. u.).[1107] Es gibt jedoch Hinweise, dass nicht IgE-vermittelte Reaktionen auf **Zusatzstoffe** und auf **künstliche und natürliche Aromastoffe** die AD bei einzelnen Patienten verschlechtern können. Die Häufigkeit solcher pseudoallergischen Reaktionen bei Patienten mit AD wird auf unter **2 %** geschätzt.[1108] Dafür spricht, dass es unter einer pseudoallergenarmen Diät (▶ **Kap. 2.9.5**) häufig zu einer Verbesserung der Hautsymptome kommt. Allerdings können viele der Nahrungsmittel, die im Rahmen dieser Diät gemieden werden, gleichzeitig pollenassoziierte Nahrungsmittel sein (z. B. Obst, Nüsse, Tomaten).[1109]

Der Einfluss von Nahrungsmitteln mit einem hohen Gehalt an **Histamin bzw. biogenen Aminen** auf den Hautzustand von Patienten mit AD wird noch diskutiert. Es gibt Hinweise, dass Patienten mit einer AD von einer histaminarmen Diät profitieren bzw. eine histaminreiche Kost zu einer Ekzemverschlechterung führt (▶ **Kap. 1.3.1**).[1110]

4.4.6　Diagnostik

Die Diagnose der atopischen Dermatitis ist klinisch, es gibt keinen beweisenden Test.[1111] Am Anfang der Diagnostik steht die ausführliche Anamnese einschließlich detaillierter Familienanamnese sowie eine gründliche **Untersuchung der Haut** mit Einteilung nach o. g. Haupt- und Nebenkriterien (▶ **Kap. 4.4.3**). Eine Hautbiopsie zur Verifizierung der Diagnose und zur differenzialdiagnostischen Abgrenzung ist nur in Ausnahmefällen erforderlich.

Differenzialdiagnosen der AD

- Scabies
- seborrhoisches Ekzem
- Psoriasis
- Ichthyiosis vulgaris
- Langerhans-Zellhistiozytose
- Wiskott-Aldrich-Syndrom
- Hyper-IgE-Syndrom
- allergisches Kontaktekzem

Der klinische **Schweregrad** der AD wird, da keine anderen diagnostischen Möglichkeiten zur Verfügung stehen, durch standardisierte Hautscores ermittelt. In Europa hat sich der **SCORAD** (= Severity Scoring of Atopic Dermatitis) durchgesetzt, der detailliert Hautbefall und subjektive Symptome (Juckreiz, Schlaflosigkeit) erfasst.[1112]

Die **Anamnese** bei Patienten mit AD ist im Hinblick auf **Nahrungsmittelallergien** nur bedingt hilfreich. Eltern von Kindern mit AD äußern sehr häufig den Verdacht einer Nahrungsmittelallergie als Einflussfaktor auf den Hautzustand ihres Kindes. Untersuchungen haben aber gezeigt, dass die anamnestischen Angaben der Eltern nur in ca. 30 % der Fälle mit den Ergebnissen von Provokationstestungen korrelieren, wobei die Anamnese bei Spätreaktionen am unzuverlässigsten ist.[1113]

Zur Überprüfung der **extrinsischen Komponente** der AD ist eine allergologische Diagnostik wie bei anderen allergischen Erkrankungen, bestehend aus Hauttests und In-vitro-Diagnostik, zwingend erforderlich. Allerdings reichen positive Befunde der Prick-Testungen sowie der Labordiagnostik in keinem Fall aus, um eine Allergie nachzuweisen (s. auch ▶ **Kap. 2.4.3**).[1114] Die klinische Relevanz der Sensibilisierungen muss jeweils individuell ermittelt werden.

Zusätzlich zu den konventionellen allergologischen Untersuchungen empfiehlt sich bei der AD insbesondere bei Kindern die Durchführung des **Atopie-Patch-Tests** (APT, s. S. 49). Aufgrund neuerer Studien kann durch die Kombination von Prick-Test, In-vitro-Diagnostik und APT die Notwendigkeit zur Provokation bei Kindern deutlich reduziert werden. Allerdings ist der APT auch bei Patienten mit intrinsischer atopischer Dermatitis häufig positiv. Deshalb empfiehlt es sich, diesen Test bei AD-Patienten großzügig anzuwenden.[1115] In der täglichen Routine hat der APT bisher nur einen geringen Stellenwert.[1116]

Falls durch die allergologische Diagnostik eine **Sensibilisierung gegen Nahrungsmittel** nachgewiesen wird, muss ihre **Krankheitsaktualität (klinische Relevanz)** mittels Eliminationsdiät und Provokation ermittelt werden, insbesondere um die Betroffenen vor unnötigen Diäten zu schützen. Erschwerend kommt bei der Diagnostik der AD dazu, dass die herkömmliche allergologische Diagnostik Spätreaktionen nur unzureichend erfassen kann.[1117]

Bei konkretem Verdacht auf eine Nahrungsmittelallergie (z. B. Kuhmilchallergie oder pollenassoziierte Nahrungsmittelallergie) wird eine entsprechende **Eliminationsdiät** über zwei bzw. bei Spätreaktionen über vier Wochen unter Anleitung einer allergologisch spezialisierten Ernährungsfachkraft durchgeführt. Bei Patienten mit AD ist der Zusammenhang zwischen bestimmten Nahrungsmitteln und den Symptomen jedoch häufig unklar. Dann empfiehlt sich zunächst die **oligoallergene Basisdiät**, die individuell festgelegt werden muss (▶ Kap. 2.9.1 und ▶ Kap. 2.9.2). Verbessert sich unter der diagnostischen Diät die Symptomatik, schließen sich im nächsten Schritt Provokationstests an. Im Praxisalltag wird zunächst eine **offene Provokation** durchgeführt, deren Aussagekraft bekanntermaßen durch psychologische Faktoren, fehlende Objektivierbarkeit und die insbesondere bei der AD zu erwartenden Spätreaktionen begrenzt ist. Sie hat jedoch einen hohen Stellenwert bei negativem Ergebnis. Kann eine Abklärung auf diesem Weg nicht erfolgen, ist die **doppelblind- und placebokontrollierte orale Provokation** (DBPCFC) indiziert.

> **P Praxistipp**
>
> Es ist unbedingt zu beachten, dass die **Provokationen** in einem symptomarmen Intervall nach einer Eliminationsdiät durchgeführt werden. Die Begleitumstände und die therapeutischen Maßnahmen dürfen während der Provokation nicht geändert werden.[1118]

Die **Notwendigkeit einer exakten Diagnose** verdeutlicht eine niederländische Studie: Kinder mit AD, bei denen zwar durch Prick-Test oder Bestimmung von spezifischem IgE eine Kuhmilchsensibilisierung nachgewiesen wurde, die aber Kuhmilch gut vertrugen, entwickelten nach einer kuhmilchfreien Eliminationsdiät über ca. zwei Jahre ein erhöhtes Risiko für eine manifeste Kuhmilchallergie.[1119]

4.4.7 Therapie

Die AD stellt ein sehr vielgestaltiges Krankheitsbild dar, die Therapie ist deshalb abhängig von der Schwere des Krankheitsbildes und muss sich immer an den besonderen individuellen Bedürfnissen der Patienten orientieren, die auch altersabhängig sind.

Hautbehandlung

Die Hautbehandlung der AD erfolgt in Abhängigkeit von Alter und Stadium der Erkrankung. Der größte Teil der Patienten (85 %) leidet an einer leichten Form der AD, die mit einer rückfettenden und rehydrisierenden Basistherapie gut zu behandeln ist.[1120] **Therapieziel** ist neben einer Beherrschung des Pruritus eine Verbesserung der Barrierefunktion der Haut, um ihre Austrocknung zu vermeiden.[1121] Bisher besteht bei der AD keine Möglichkeit zur kausalen Therapie. Für die Hautbehandlung gilt deshalb der gleiche Grundsatz wie bei allen anderen Ekzemen:

- Nässende Ekzeme im akuten Stadium werden mit wasserhaltigen Externa behandelt.
- Im chronischen Stadium steht die Therapie mit fetthaltigen Externa im Vordergrund.[1122]

Bei der Behandlung des **leichtgradigen** Ekzems kommen Basistherapeutika zum Einsatz. Wichtig ist eine individuell angepasste Therapie, die den besonderen Anforderungen und Wünschen des Patienten entgegenkommt. Jeder Patient braucht seine eigene Pflegegrundlage. Zur Auswahl stehen

- harnstoffhaltige Externa (können nur bedingt bei Kindern eingesetzt werden)
- Wasser-in-Öl- und Öl-in-Wasser-Emulsionen
- glycerolhaltige Externa
- salizylhaltige Externa an Händen und Füßen bei Hyperkeratosen (verstärkter Verhornung)

Außerdem ist es wichtig, langes Duschen und Baden zu vermeiden und rückfettende Ölbäder zu benutzen. Inzwischen gibt es auch eine Auswahl an Duschölen.

Falls das ekzematöse Geschehen nicht durch eine Basistherapie zu beherrschen ist, erfolgt die Therapie des atopischen (mäßiggradigen) Ekzems mit **topischen Kortikoiden und Kalzineurininhibitoren.**

Topische Kortikosteroide

Die topische Therapie mit Kortikosteroiden ist seit Jahrzehnten etabliert, ihre Wirkungen und Nebenwirkungen sind gut bekannt. Allerdings haben Patienten gegenüber Kortikosteroiden oft ausgeprägte Vorbehalte und wenden diese aus Angst vor möglichen Nebenwirkungen häufig nicht an. Folgendes sollte deshalb bei der Therapie v. a. im Kindesalter berücksichtigt werden:

- Bei Säuglingen nicht im Windelbereich anwenden (ist meist auch nicht betroffen).
- Bei Säuglingen und Kleinkindern nur kurzfristiger Einsatz, v. a. im Gesichtsbereich.
- Bei kleinen Kindern möglichst nur Präparate der Gruppe 1 (▶ Tab. 4.30) einsetzen.
- Bei akuten Infekten Unterbrechung der Therapie.
- Ausschließliche Verwendung von Kortikoiden mit hohem therapeutischem Index (s. u.).
- Step-down-Therapie anwenden.
- Bei Wirkungsverlust Möglichkeit einer Tachyphylaxie in Erwägung ziehen.

Therapeutischer Index (TIX)

Als topische Kortikosteroide mit hohem therapeutischem Index werden die Kortikoide bezeichnet, bei denen in Studien ein deutliches Überwiegen objektiv erfassbarer erwünschter Wirkungen gegenüber den Nebenwirkungen nachweisbar war (▶ Tab. 4.30).

Step-down-Therapie

Darunter wird eine Initialtherapie mit einem höherpotenten Kortikoid verstanden. Sie wird anfangs täglich, später in größeren Abständen durchgeführt. Alternativ kann nach der Anfangsbehandlung zu einem Präparat aus einer niedrigeren Stufe gewechselt werden.

Wichtigste Nebenwirkung der topischen Kortikosteroide ist die Atrophie der Haut!

Andere nennenswerte Nebenwirkungen der Therapie sind Hypertrichose, periorale Dermatitis, Hyper- oder Hypopigmentierung, Kontaktsensibilisierung sowie Kaschierung von Infektionen.[1123]

Therapie mit Kalzineurinhibitoren

Seit 2001/2002 stehen Kalzineurininhibitoren in Deutschland zur Verfügung. Diese **topischen Immunmodulatoren** sind eine Weiterentwicklung der in der Transplantationsmedizin eingesetzten Immunsupressiva Cyclosporin A und Tacrolimus (▶ Tab. 4.31).[1124]

Kalzineurininhibitoren können nach einem akuten Schub und im subakuten, nicht infizierten Zustand des Ekzems eingesetzt werden. Sie eignen sich zur **antiinflammatorischen Langzeittherapie** und besitzen eine **antipruritogene Wirkung**. Die Patienten müssen darauf hingewiesen werden, dass es am Anfang der Behandlung zu einer Reizung der Haut verbunden mit Rötung und Brennen kommen kann.[1125] Auf einen wirksamen Sonnenschutz muss unbedingt geachtet werden.

Da noch keine Langzeitergebnisse vorliegen, sind beim Einsatz die Altersbeschränkungen zu berücksichtigen (ab dem 3. Lebensjahr bzw. Tacrolimus 0,1 % ab dem 17. Lebensjahr).[1126]

Kinderstudien sind allerdings auch bei Säuglingen ab dem dritten Lebensmonat durchgeführt worden.

▶ **Tab. 4.30** Einteilung von Lokalkortikoiden nach Wirkungsstärke (Beispiele).

	Gruppe I	Gruppe II	Gruppe III	Gruppe IV
Wirkungsstärke	schwach	mittel	stark	sehr stark
Beispiele	Hydrocortison (Ficortril®) Prednisolon (Linola H (Fett) N®) Dexamethason	Prednicarbat* (Prednitop®) Hydrocortisonbutyrat* (Alfason®) Triamcinolonacetonid (Triamgalen®)	Mometasonfuorat (Ecural®) Fluocinonid (Topsym®)	Clobetasolpropionat (Karison®)
Indikation	Problemregionen	entzündliche Dermatosen Hyperproliferation	im akuten Schub kurzfristig, kleinflächig	im akuten Schub kurzfristig, kleinflächig

* hoher therapeutischer Index

▶ **Tab. 4.31** Kalzineurininhibitoren.

Präparatename	Handelsname
Pimecrolimus (0,01 %)	Elidel
Tacrolimus (0,03 %) und (0,01 %)	Protopic

Bei der Verwendung von Pimecrolimus und Tacrolimus kommt es nicht zu einer Atrophie der Haut.

Medikamentöse Therapie

Falls eine atopische Dermatitis sich nicht allein durch eine Lokaltherapie beherrschen lässt, ist eine zusätzliche medikamentöse Therapie indiziert (s. auch ▶ Kap. 3.4):

● **Antihistaminika** kommen v. a. zur Behandlung des Pruritus zum Einsatz. Dabei empfehlen sich über Tag nicht sedierende Antihistaminika, während zur Behandlung in der Nacht der sedierende Effekt nicht unerwünscht ist. Das Ansprechen auf Antihistaminika ist allerdings im Vergleich zu anderen Erkrankungen bei der AD schlecht.[1127]

● **Die systemische Kortikoidtherapie** sollte nur im Ausnahmefall und nur kurzfristig angewendet werden.

● Falls eine konventionelle Therapie keinen Erfolg zeigt, ist in Extremfällen ein Therapieversuch mit **Immunsuppressiva** wie Cyclosporin A indiziert. Diese Therapie ist auch bei Kindern wirksam. Möglich ist auch eine Therapie mit Azathioprin, falls Cyclosporin nicht eingesetzt werden kann.[1128]

● **Antibiotika** kommen bei sichtbar infizierter Haut zur Anwendung.

Spezifische Immuntherapie

Die **spezifische Immuntherapie** (SIT, ▶ Kap. 3.5) wird bei der Behandlung der AD kontrovers diskutiert. Wie bei den Inhalationsallergien stellt auch bei der AD die SIT die einzige kausale Therapie dar. Aufgrund der aktuellen Studienlage kann davon ausgegangen werden, dass auch Patienten mit einer AD von einer subkutanen Immuntherapie gegen Inhalationsallergene (Hausstaubmilben, Grä-

ser) profitieren. Wichtig ist dabei eine langsame Dosissteigerung, um eine Verschlechterung des Ekzems zu verhindern. Für eine sublinguale Immuntherapie ist die Datenlage noch zu unsicher.

Inwieweit eine **SIT gegen Nahrungsmittel** anwendbar ist, kann erst in Zukunft entschieden werden. Auch der mögliche Einsatz von **Omalizumap** kann heute noch nicht beurteilt werden (s. auch ▶ Kap. 3.5.4).

Fototherapie

Sowohl eine **UVB-Therapie** als auch eine **Hochdosis-UVA-1-Therapie** kann bei der atopischen Dermatitis eingesetzt werden, wobei die UVA-Therapie dem akuten Schub vorbehalten werden sollte. Wichtig ist es hierbei, keine Kombination mit Kalzineurininhibitoren zu empfehlen. Kinder sollten wegen der Karzinogenität nur in Ausnahmefällen mit einer UV-Therapie behandelt werden. Bei Kindern unter zwölf Jahren ist eine Fototherapie zu vermeiden.[1129]

Weitere Behandlungsmöglichkeiten

Für die äußere Anwendung stehen grundsätzlich folgende **pflanzliche Präparate** zur äußerlichen Anwendung zur Verfügung: **Hamamelis virginiana, Echinacea und Dulcamarae stipites.** Es liegen zur Wirksamkeit allerdings keine klinischen Studien vor.[1130]

Ernährungstherapie

Die AD ist eine **multifaktorielle** Erkrankung. NMU betreffen bei weitem nicht jeden Patienten mit AD und können individuell sehr unterschiedlich ausgeprägt sein. Nahrungsmittelallergien auf Grundnahrungsmittel sind v. a. im Kindesalter relevant, mit zunehmendem Alter treten pollenassoziierte Nahrungsmittelallergien in den Vordergrund (s. auch S. 157).

Eine **therapeutische Diät** bei Patienten mit AD resultiert aus der oben beschriebenen allergologischen Diagnostik mit diagnostischer Diät und nachfolgender oraler Provokation (▶ Kap. 2.9). Diätempfehlungen für Kinder mit AD sind aufgrund der möglichen Toleranzentwicklung nur für **1 bis 2 Jahre** gültig. Danach muss die klinische Relevanz der jeweiligen Allergie (v. a. gegen Milch, Hühnereier, Soja und Weizen) durch einen Test auf spezifische IgE-Antikörper und eine erneute Provokation überprüft werden. Für Fisch, Nüsse und Erdnüsse sind meist längere Intervalle sinnvoll.[1131]

Da es **individuell sehr verschieden** ist, ob und welches Nahrungsmittel für einen Patienten mit AD unverträglich ist, gibt es keine bestimmte „Neurodermitisdiät". Wäre die Lösung der Hautprobleme von Patienten mit AD so einfach, dann hätte sie sich schon lange durchgesetzt.[1132] Von pauschalen Diätformen, die nicht auf einer fundierten allergologischen Diagnostik beruhen und langfristig eine Mangelernährung und irreversible Gesundheitsschäden zur Folge haben, ist deshalb abzuraten (▶ **Kap. 3.6.1**).

> **Es gibt keine pauschale Neurodermitisdiät!**
> Die Ernährung bei AD muss immer individuell angepasst und trotzdem vollwertig und bedarfsgerecht zusammengesetzt sein.

Empfehlungen wie ein pauschales **Verbot von Schweinefleisch oder Zucker** sind zwar nicht gesundheitsschädlich, entbehren aber jeder wissenschaftlichen Grundlage und beeinträchtigen unnötig die Lebensqualität.

> **Zucker ist kein Schubfaktor bei Neurodermitis!**
> Viele Patienten mit AD verzichten auf raffinierten Zucker (Saccharose) in ihrer Kost, da sie einen Zusammenhang zwischen Zuckerkonsum und Ekzemverstärkung vermuten. Bestärkt werden sie in dieser Annahme durch alternative Berater, die einen Zuckerverzicht mit dem Abbau von Zucker zu Essigsäure mit der Folge einer Ekzemverschlechterung begründen. Essigsäure entsteht jedoch physiologischerweise im Stoffwechsel und nimmt als Acetyl-CoA (Zitratzyklus) eine zentrale Rolle im Stoffwechsel aller Nährstoffe ein.[1133] Außerdem konnte in einer DBPCFC-Studie mit Kindern und Erwachsenen mit AD weder durch eine zuckerfreie Diät eine Veränderung des Hautzustandes noch durch eine Provokation mit Zucker ein Ekzemschub ausgelöst werden.[1134]

Für die Ernährungstherapie bei Patienten mit AD gelten deshalb die gleichen Empfehlungen wie in ▶ **Kap. 3.1** und in ▶ **Kap. 4.1** bis **4.3** dargestellt. Einschränkend ist allerdings zu erwähnen, dass gelegentliche **Diätfehler** während der Elimina-

tionsdiät keinen negativen Einfluss auf die Toleranzentwicklung von Kindern mit AD haben. Dennoch behalten gesicherte Eliminationsdiäten ihren Stellenwert, da eine weitest gehende Allergenkarenz bei den meisten der untersuchten Kinder den Hautzustand deutlich besserte und den oft quälenden Juckreiz verminderte.[1135]

Abschließend betonen die Autorinnen noch einmal, dass die Ernährungstherapie bei Patienten mit AD durch ein **Team aus allergologisch spezialisiertem Arzt und Ernährungsfachkraft** durchgeführt werden sollte. Die Erfolge aus den Neurodermitisschulungen (s. u.) bestätigen die Vorteile dieser Kooperation. Gemeinsames Ziel ist die Symptomfreiheit oder zufriedenstellende Symptomarmut bei bestmöglicher Erhaltung der Lebensqualität des Patienten.

4.4.8 Neurodermitisschulung (AGNES)

Die atopische Dermatitis stellt aufgrund des chronisch rezidivierenden Verlaufs mit schwerem Juckreiz und ausgeprägten Schlafstörungen besonders für Kinder und ihre Familien eine enorme Belastung dar. Dem Bedürfnis der Eltern nach umfassender Information über diagnostische Maßnahmen und Therapiekonzepte kann die ärztliche Sprechstunde häufig nicht ausreichend gerecht werden.

Die **Arbeitsgemeinschaft Neurodermitisschulung** (AGNES, s. ▶ **Kap. 6.1**) hat deshalb ein **Schulungsprogramm** entwickelt, das den Betroffenen hilft, unter fachlicher Anleitung eigenverantwortlich mit der Krankheit besser umzugehen. Ein interdisziplinäres Team zeigt Lösungsansätze aus der jeweiligen Sicht und trainiert die Betroffenen und ihre Eltern bezüglich der verschiedenen Aspekte der Krankheit (▶ **Tab. 4.32**). Der zweistündige Kurs für die ambulante Schulung von Eltern, Kindern und Jugendlichen findet einmal pro Woche statt und erstreckt sich insgesamt über sechs Wochen.[1136] Das Manual dazu ist im Buchhandel erhältlich.[1137]

Für die Schulungen wurden Richtlinien und Qualitätsstandards aufgestellt und in einer Multicenterstudie evaluiert. Danach führt die Neurodermitisschulung zu einem verbesserten Hautzustand und hat auch langfristig einen positiven

▶ **Tab. 4.32** Inhalte der AGNES-Neurodermitisschulung.[1138]

Trainer	Inhalt
Arzt (Pädiater oder Dermatologe)/Psychologe	Einführung, Pathophysiologie, allgemeine Informationen zur Neurodermitis, Entspannungstechniken Stufentherapie von Symptomen, unkonventionelle Therapien Umgang mit Belastungen, Managementplan, Transfer in den Alltag
Psychologe	Stressmanagement, Umgang mit Juckreiz, Kratzen und Schlafdefizit
Krankenschwester	Auslöservermeidung, Hautpflege
Ernährungsfachkraft (Oecotrophologe, Diätassistent)	ausgewogene und bedarfsgerechte Ernährung in der Kindheit, Nahrungsmittelallergien und -unverträglichkeiten, Diätformen

Effekt. Die Ergebnisse fielen dabei umso besser aus, je früher geschult wurde.[1139] Außerdem konnte gezeigt werden, dass der Wissenszuwachs der Eltern von Kindern mit Neurodermitis durch diese Schulungen zu einem sicheren Umgang mit der Krankheit und zu dessen Therapieerfolg beitragen kann.[1140]

AGNES vertritt als Dachverband in verschiedenen Städten Neurodermitis-Akademien, die bundesweit für Neurodermitisschulungen und die Ausbildung von Neurodermitistrainern und Ernährungstrainern sorgen. Dieses Schulungsprogramm wird bereits von vielen Krankenkassen bezahlt. Zur Zeit laufen noch Verhandlungen mit den gesetzlichen Krankenkassen über eine flächendeckende Kostenübernahme.[1141]

Anhang

5 Die Autoren

Ute Körner ist Diplom-Oecotrophologin und seit 1988 als Ernährungstherapeutin, Referentin für Fachvorträge und Weiterbildung sowie Fachautorin mit dem Schwerpunkt Nahrungsmittelallergien und -unverträglichkeiten tätig. Sie veröffentlichte zahlreiche Fachartikel zu diesem Thema und ist Buchautorin. Nach 5 Jahren klinischer Erfahrung ist sie selbstständig in eigener Praxis sowie in der allergologischen Praxis von Astrid Schareina. Sie ist Ernährungsfachkraft Allergologie des DAAB sowie u. a. Mitglied in der Deutschen Gesellschaft für Allergologie und klinische Immunlogie (DGAKI) und im Arbeitskreis „Diätetik in der Allergologie" (ak-dida).

Astrid Schareina, Medizinstudium in Köln und Aachen. Facharztausbildung zur Internistin und Allergologin an mehreren Kliniken im Rheinland. Seit 2003 in Köln als Internistin niedergelassen mit dem Schwerpunkt Allergologie, insbesondere Differenzialdiagnostik Nahrungsmittelallergien und -unverträglichkeiten.

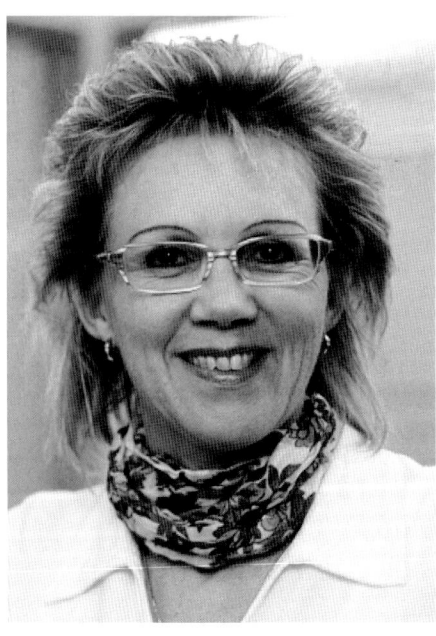

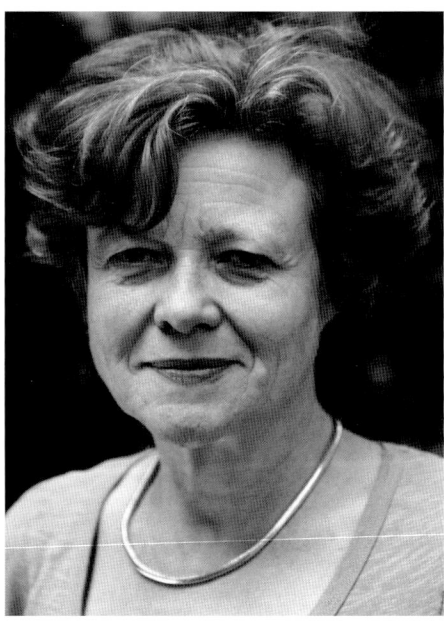

Ute Körner, Dipl.oec.troph
Büro und Praxis für Ernährungstherapie
und -beratung
Schwerpunkt Lebensmittelallergien und
-unverträglichkeiten
Ernährungsfachkraft Allergologie (DAAB)
VDOE- und QUETHEB-zertifiziert
Am Zidderwald 5
53332 Bornheim
www.koerner-allergien-ernaehrung.de

Astrid Schareina
Fachärztin für Innere Medizin - Allergologie
Ernst-Wilhelm-Nay-Str. 13
50935 Köln-Lindenthal
www.praxis-schareina.de

6 Adressen

6.1 Fachverbände und Institutionen

American Academy of Allergy Asthma & Immunology (AAAAI)
http://www.aaaai.org/

Ärzteverband Deutscher Allergologen e.V.
Geschäftsstelle: Service Systems Carin Fresle und Ursula Raab
Blumenstraße 14
63303 Dreieich
Tel.: 06103 6 22 73
Fax: 06103 69 70 19
E-Mail: info@aeda.de
Internet: www.aeda.de

Arbeitsgemeinschaft Neurodermitisschulung e.V. (AGNES)
Themen: Information über Neurodermitisakademien und Hospitationszentren, Ausbildungstermine zum Neurodermitistrainer oder Ernährungstrainer
Geschäftsstelle:
Charité Berlin, CVK,
Sekretariat Prof. Dr. U. Wahn
Augustenburger Platz 1
13353 Berlin
Internet: http://www.neurodermitisschulung.de

Bundesinstitut für Risikobewertung (BfR)
Thielallee 88–92
14195 Berlin
Tel.: 030 184 12-0
Fax: 030 184 12-47 41
E-Mail: poststelle@bfr.bund.de
Internet: www.bfr.bund.de

Deutsche Gesellschaft für Allergologie und klinische Immunologie e.V. (DGAKI)
Gertrud Hammel
Postfach 05
D-86482 Aystetten
Tel. 0821 48 68 78 64

Fax: 0821 48 68 78 63
E-Mail: info@dgaki.de
Internet: www.dgaki.de

Deutsche Gesellschaft für Ernährung (DGE) e.V.
Godesberger Allee 18
53175 Bonn
Tel.: 0228 3 77 66 00
Fax: 0228 3 77 68 00
Internet: www.dge.de

DGE Medien Service
DGE-MedienService
c/o IBRo Versandservice GmbH
Postfach 50 10 55
18055 Rostock
E-Mail: info@dge-medienservice.de
Internet: www.dge-medienservice.de

Deutsche Gesellschaft für Kinderheilkunde und Jugendmedizin e.V. (DGKJ)
Geschäftsstelle
Chausseestr. 128/129
10115 Berlin
Tel.: 030 308 77 79-0
Fax: 030 308 77 79-99
Internet: http://www.dgkj.de

European Academy of Allergology and Clinical Immunology (EAACI)
http://www.eaaci.net

Gesellschaft für Pädiatrische Allergologie und Umweltmedizin e.V. (GPA)
Geschäftsstelle
Rathausstr. 10
52072 Aachen
Tel.: 0241 98 00-486
Fax: 0241 98 00-259
E-Mail: GPAeV@t-online.de
Internet: www.gpau.de

Die GPA ist der Dachverband der vier regionalen pädiatrischen allergologisch/pneumologischen Arbeitsgemeinschaften in Deutschland:

- Norddeutsche Arbeitsgemeinschaft Pädiatrische Pneumologie und Allergologie e.V.
- Westdeutsche Arbeitsgemeinschaft für Pädiatrische Pneumologie und Allergologie e.V
- Arbeitsgemeinschaft Pädiatrische Pneumologie und Allergologie e.V.
- Arbeitsgemeinschaft Pädiatrische Allergologie und Pneumologie Süd e.V.

Präventions- und Informationsnetzwerk Allergie/Asthma e.V. (pina)

Geschäftsstelle
Klinik für Pädiatrie m.S. Pneumologie/Immunologie
Sieglinde Meyer
Charité – Augustenburger Platz 1
13353 Berlin
Tel.: 030 450 566-843
Fax: 030 450 566-943
E-Mail: sem-meyer@t-online.de
Internet: www.pina-infoline.de

Therapiezentrum Schwelmer Modell GmbH (TSM)

Geschäftsführerin: Mechthild Hellermann
Markgrafenstraße 6
58332 Schwelm
Tel.: 02336 4798-0
Fax: 02336 4798-47
E-Mail: info@schwelmer-modell.de
Internet: www.schwelmer-modell.de

6.2

Allergologisch tätige Ernährungsfachkräfte

Arbeitsgemeinschaft Neurodermitisschulung e.V. (AGNES)

Adresse siehe ▶ Kap. 6.1
Liste der Ernährungsfachkräfte, die für die Durchführung der Ernährungseinheit im Rahmen der Neurodermitisschulung qualifiziert sind: http://www.allum.de/downloads/liste-ernaehrungs-fachkraefte.pdf

Arbeitskreis Diätetik in der Allergologie e.V. (AK-dida)

c/o: Dr. Imke Reese
Ansprenger Str. 19
80803 München
Tel: 089 33 99 57 32
Internet: www.ak-dida.de

Deutscher Allergie- und Asthmabund (DAAB) e.V.

Adresse siehe ▶ Kap. 6.3
Liste der Ernährungsfachkräfte Allergologie des DAAB
Internet: www.daab.de

Deutsche Gesellschaft für Ernährung (DGE) e.V.

Adresse siehe ▶ Kap. 6.1
Beraterliste von zertifizierten Ernährungsberater/-innen/DGE
Internet: www.dge.de

Verband der Oecotrophologen (VDOe) e.V.

Reuterstraße 161
53113 Bonn
Tel.: 0228 28 92 20
Fax: 0228 28 92 277
E-Mail: vdoe@vdoe.de
Beraterliste von selbstständigen/freiberuflichen/zertifizierten Oecotrophologen
Internet: www.vdoe.de

Verband der Diätassistenten – Deutscher Bundesverband e.V. (VDD)

Geschäftsstelle
Susannastraße 13
45136 Essen
Tel.: 0201 94 68 53 70
Fax: 0201 94 68 53 80
Internet: www.vdd.de

Institut für Qualitätssicherung in der Ernährungstherapie und Ernährungsberatung (QUETHEB) e.V.

Schlossplatz 1
83410 Laufen
Tel.: 08682 95 44 00
Fax: 08682 95 44 98
E-Mail: info@quetheb.de
Liste registrierter Fachkräfte
Internet: www.quetheb.de

6.3

Patientenorganisationen und Selbsthilfeverbände

Deutscher Allergie- und Asthmabund (DAAB) e.V.
Bundesgeschäftsstelle
Fliethstraße 114
41061 Mönchengladbach
Tel.: 02161 81 49 40
Fax: 02161 81 49 430
E-Mail: info@daab.de
Netzwerk für allergologisch versierte Ernährungsfachkräfte, Zertifikat Ernährungsfachkraft Allergologie, Infos unter sl@daab.de

Deutscher Neurodermitis Bund (DNB)
Geschäftsstelle
Baumkamp 18
22299 Hamburg
Tel.: 040 23 08 10
Fax: 040 23 10 08
E-Mail: info@neurodermitis-bund.de
Internet: www.dnb-ev.de

Deutsche Zöliakie-Gesellschaft (DZG) e.V.
Filderhauptstraße 61
70599 Stuttgart
Tel.: 0711 45 99 81 0
Fax: 0711 45 99 81 50
E-Mail: info@dzg-online.de
Internet: www.dzg-online.de

Selbsthilfegruppe hereditäre Fructoseintoleranz (HFI)
Internet: www.fructoseintoleranz.de

7 Materialien für Ernährungsberatung und Therapie

Die folgende Liste nennt Broschüren, Bücher und sonstige Materialien, die der Vorbereitung oder dem direkten Einsatz in der Ernährungsberatung und der Therapie dienen. Sie stellt nur eine Auswahl dar (ohne Anspruch auf Vollständigkeit), da der Umfang der angebotenen Materialien teilweise sehr groß ist. Auskunft zu weiteren Materialien ist bei den jeweiligen Anbietern zu erhalten.

aid infodienst Verbraucherschutz Ernährung Landwirtschaft e.V. (aid)

aid-Vertrieb DVG
Birkenmaarstraße 8
53340 Meckenheim
Tel.: 02225 926 146 oder 926 176
Fax: 02225 926 118
E-Mail: bestellung@aid.de
Internet: www.aid.de/shop

aid infodienst-Medien (Auswahl)

- Allergisch auf Essen? Ratgeber bei Nahrungsmittelunverträglichkeiten. aid-Heft 1415; 2009
- Lebensmittelallergie / Neurodermitis. Was darf mein Kind noch essen? (Text: Körner U, Wickenkamp B) aid-Heft 1469; 2003
- Allergie-Risiko? So können Eltern vorbeugen. aid-Heft 1482; 2009.
- Allergie-Risiko-Check. Test für werdende Eltern. aid-Flyer 0326; 2009
- Baby's erster Brei (Text: Dohmen B, Körner U). CD-ROM mit Folien und Begleittext Nr. 6622; 2006
- Zusatzstoffe in Lebensmitteln. Familie Fischer will's wissen. aid-Heft 1546; 1. Aufl. 2008.
- Zusatzstoffe – Memokarte im 20-er-Pack. Nr. 3958; 3. Aufl. 2009

Arbeitskreis Diätetik in der Allergologie

Eliminationsdiäten und Diätempfehlungen in: Werfel Th, Reese I (Hrsg.): Diätetik in der Allergologie: Diätvorschläge, Positionspapiere und Leitlinien zu Nahrungsmittelallergien und anderen Nahrungsmittelunverträglichkeiten. 3. Aufl. München: Dustri; 2010.
Inhalt: Diätvorschläge zu gängigen Indikationen wie Kuhmilch-, Hühnerei-, Weizen-, Soja-, Erdnuss- und Nussallergie, pollenassoziierter und latexassoziierter Nahrungsmittelallergie, nickelarmer Diät, dazu ergänzend Krankheitsbilder wie z. B. Lupinenallergie, Sesamallergie, Fischallergie, Laktoseunverträglichkeit und Fruktosemalabsorption. Neben den Einzelallergenen gibt es auch Kombinationslisten verschiedener Allergene. Den Diätlisten sind jeweils allgemeine Empfehlungen vorangestellt.

Bundeszentrale für gesundheitliche Aufklärung (BZgA)

Ostmerheimer Straße 220
51109 Köln
Tel.: 0221 8 99 20
Fax: 0221 8 99 23 00
E-Mail: poststelle@bzga.de
Internet: www.bzga.de

Deutscher Allergie- und Asthmabund (DAAB) e.V.

Adresse siehe ▶ Kap. 6.3

- **Anaphylaxie: Status Quo der Versorgung von Patienten**. Eine kritische Bestandsaufnahme für Ärzte und medizinisches Personal. Expertenforum Anaphylaxie c/o Zentrum für Rhinologie und Allergologie. 2007.
- **Anaphylaxie: Für den Notfall vorsorgen**. Informationsbroschüre zur Anaphylaxie für Patienten. Expertenforum Anaphylaxie c/o Zentrum für Rhinologie und Allergologie. 2007.
- **Recherchelisten** mit Unterlagen für die Ernährungsberatung/-therapie für Mitglieder des DAAB, z. B. Ernährungsempfehlungen bei:
  - Kuhmilch-Allergie: nennt Alternativen hinsichtlich einer ausgewogenen Versorgung mit Eiweiß, Vitamin B_{12}, Jod und Kalzium, mit Listen zum Kalziumgehalt in Lebensmitteln und verschiedenen Mineralwässern sowie Listen zu Kalziumpräparaten.

- Hühnerei-Allergie: Ausgewogene Ernährung ohne Hühnerei, Ersatzprodukte und Ernährungsempfehlungen für eine eifreie Ernährung.
- Soja-Allergie: Ausgewogene Ernährung ohne Soja, Ersatzprodukte und Ernährungsempfehlungen für eine sojafreie Ernährung.
- Erdnuss-Allergie: Ausgewogene Ernährung ohne Erdnuss, Ersatzprodukte und Ernährungsempfehlungen für eine erdnussfreie Ernährung, Kennzeichnungslücken.
- Nuss-Allergie: Ausgewogene Ernährung ohne Nüsse, Ersatzprodukte und Ernährungsempfehlungen für eine nussfreie Ernährung, Kennzeichnungslücken.
- Weizen-Allergie: beschreibt u. a. die verschiedenen Weizenalternativen wie Amaranth, Buchweizen, Quinoa und ihre Verwendungsmöglichkeiten
- Laktose-Intoleranz: nennt Alternativen hinsichtlich einer ausgewogenen Versorgung mit Eiweiß, Vitamin B_{12}, Jod und Kalzium, mit Listen zum Kalziumgehalt in Lebensmitteln und verschiedenen Mineralwässern sowie Listen zu Kalziumpräparaten.
- Fruktose-Malabsorption: nennt Alternativen hinsichtlich einer ausgewogenen Nährstoffversorgung mit einer Übersicht über geeignete und weniger geeignete Lebensmittel.
- Histamin-Intoleranz: gibt eine Orientierung zum Gehalt an Histamin und anderen biogenen Aminen in Nahrungsmitteln und alkoholischen Getränken, außerdem enthält sie eine Liste von Medikamenten, die als DAO-Hemmer wirken können.
- **Ernährungs-Symptom-Tagebuch**
- **Restaurantkarten „Eine Bitte an den Koch"**
- **Pollenflugkalender**

Deutsche Gesellschaft für Ernährung (DGE) e.V.
Adresse siehe ▶ **Kap. 6.1**
- **DGE-Beratungs-Standards** (mit Ergänzungslieferungen)
  Internet: www.dge-medienservice.de

Glutenfreie Ernährung
Deutsche Zöliakie-Gesellschaft (DZG) e.V.
Adresse siehe ▶ **Kap. 6.3**

Internet: www.dzg-online.de
- Aufstellung glutenfreier Lebensmittel 2010

Schär Professionals
Marketing
Dr. Schär GmbH
Winkelau 9
I-39014 Postal (BZ)
Tel. +39 0473 293 372
Fax +39 0473 293 380
E-Mail: professional@schär.com
Internet: www.schaer.com
- **Beratungsmappe „Die 3-Stufen-Beratung bei Zöliakie":** 1. Grundlagen zur glutenfreien Ernährung, 2. Tipps und Motivation zum Self-Management, 3. Tipps für zu Hause und unterwegs; mit Patienteninformationen (Kopiervorlagen) und didaktischen Hinweisen für den Berater.

Hammermühle Diät GmbH
Postfach 1164
67485 Maikammer
Tel.: 06321 9589-0
Fax: 06321 9589-99
E-Mail: post@hammermuehle.de
Internet: www.hammermuehle.de
- **Informationen für Ernährungsfachkräfte:** Die CD-ROM enthält Informationen zu glutenfreien Produkten und Rezepten sowie Vortragsfolien und Hintergrundinformationen.

Nährwertberechnungsprogramme
- **DGE-PC professional:** Ernährungssoftware der DGE in Zusammenarbeit mit der Gesellschaft für optimierte Ernährung (GOE) Linden
  Bestelladresse: Deutsche Gesellschaft für Ernährung (DGE, Hrsg)
  Adresse siehe ▶ **Kap. 6.1**
- **PRODI:** Ernährungssoftware, Programm für die Nährwertberechnung, Ernährungsberatung und Gemeinschaftsverpflegung
  Bestelladresse: Nutri-Science GmbH
  Am Bühlhof 9
  D-77756 Hausach
  Tel.: 07831 969 99 11
  Fax: 07831 969 99 17
  E-Mail: info@nutri-science.de
  Internet: www.nutri-science.de

Produktempfehlungen im Internet für Patienten mit NMU

z. B

- www.purenature.de (mit Allergiefilter)
- www.das-ist-drin.de (Inhaltsstoffe, Zusatzstoffe und Nährwerte diverser Lebensmittel)
- www.frusano.com (fruktosearme Lebensmittel)

Urtikaria

- **Maurer M, Staubach P: Urtikaria: 100 Fragen – 100 Antworten.** Ein Ratgeber für Patienten mit Nesselsucht. 1. Aufl. Hamburg: Akademos Wissenschaftsverlag; 2006.
  Die Autoren sind Urtikaria-Spezialisten und haben für diesen Ratgeber die wichtigsten Fragen rund um das Thema Urtikaria zusammengestellt und beantwortet.
- **Maurer M, Staubach P: Juckreiz, Quaddeln, Nesselsucht – wenn die Haut wie Feuer brennt.** Ein Ratgeber für Patienten mit Nesselsucht (Urtikaria). 1. Aufl. Hamburg: Akademos Wissenschaftsverlag; 2006.
  Enthält neben leicht verständlichen Grundlagen, häufigen Auslösern und Urtikariaformen u. a. auch einen Urtikaria-Kalender.
- **Urtikaria-Netzwerk:** Auf der Internetseite des Netzwerkes www.urtikaria.net können Betroffene sich über die Erkrankung informieren sowie Urtikaria-Tagebuch und -kalender herunterladen.

Verbraucherzentrale

z. B. Verbraucherzentrale Hamburg e.V., www.vzhh.de, Verbraucherzentrale Nordrhein-Westfalen e.V., www.vz-nrw.de

- **Gesunde Ernährung von Anfang an.** Stillen, Säuglingsnahrung, Breie und Gläschenkost. 16. Aufl. 2008.
  Inhalte: Stillen ja – aber wie lange? Bio- oder Normalkost füttern? Was tun bei Allergien? Welches Wasser ist geeignet? Wann sollen Obstmus, Gemüse- oder Getreidebreie gegeben werden? Selberkochen oder Fertignahrung – was ist besser?
- **Was bedeuten die E-Nummern?** Lebensmittel-Zusatzstoffliste. 65. Aufl. 2009.
  Inhalte: E-Nummern sind Bezeichnungen für Zusatzstoffe, die in allen Ländern der Europäischen Union gelten. In dieser Liste werden alle Stoffe bewertet, die europaweit zugelassen sind. Hier ist zu erfahren, ob diese Zusatzstoffe als unbedenklich gelten oder ob vom Verzehr abzuraten ist. Mit praktischer Kurzfassung zum Herausnehmen.

QUETHEB-Formulare

Bezugsquelle
MED + ORG Alexander Reichert GmbH
Johann-Liesenberger-Strasse 12
78078 Nidereschach
Tel.: 07728 64 550
Fax: 07728 64 55 29
E-Mail: info@medundorg.de
Internet: www.medundorg.de
z. B.

- **Allergie-Anamnese-Fragebogen**
- **Ärztliche Zuweisung** (zur ernährungstherapeutischen Beratung)

8 Endnoten

Endnoten Kap. 1

1 Klüken und Bieber 2002
2 Johansson et al. 2001
3 Bruijnezeel-Koomen et al. 1995
4 Bruijnezeel-Koomen et al. 1995, Jäger et al. 2008
5 Johannson et al. 2001, Johansson et al. 2003
6 Johansson et al. 2003
7 Johansson et al. 2003
8 DGE-Arbeitsgruppe Diätetik in der Allergologie 2007a
9 Bruijnezeel-Koomen et al. 1995, Ortolani et al. 1999
10 Brand et al. 2005
11 Jäger et al. 2008
12 Gieler et al. 2001
13 Jäger et al. 2008, Johansson et al. 2001
14 Johansson et al. 2001, Ring et al. 2010
15 Fischer et al. 1993, Jäger 1996, Jäger et al. 2008, Johansson et al. 2001
16 Fischer et al. 1993, Vieluf 2000, Jäger et al. 2008
17 Fischer et al. 1993, Jäger 1996, Ring et al. 2010
18 Ring et al. 2010
19 Ring et al. 2010
20 Ring et al. 2010
21 Ring 2004
22 Coombs und Gell 1968
23 Raithel et al. 2002, Sampson 1999
24 Jäger et al. 2008, Niggemann et al. 1999
25 Bruijnezeel-Koomen et al. 1995
26 Hamelmann et al. 2006
27 Grevers und Röcken 2002
28 Saloga et al. 2006
29 Bohle 2008, Saloga et al. 2006
30 Jäger et al. 2008
31 Ring et al. 2010
32 Kapp et al. 2002, Bohle 2008
33 Bohle 2008
34 Saloga et al. 2006
35 Kapp et al. 2002
36 Grevers und Röcken 2008
37 Hamelmann et al. 2006, Reallexikon der Medizin 1977
38 Ring et al. 2010, Jäger et al. 2008
39 Schäfer 2008
40 Niestijl Jansen et al. 1994, Schäfer 2008, Young et al. 1994, Zuberbier et al. 2004
41 Bruijnezeel-Koomen et al. 1995, Kajossari 1982
42 Kanny et al. 2001
43 KiGGs 2006
44 Schäfer 2008
45 Zuberbier et al. 2004
46 Bruijnezeel-Koomen et al. 1995, Niestijl Jansen et al. 1994, Young et al. 1994
47 Kanny et al. 2001
48 Zuberbier et al. 2004
49 Strobel und Wahn 1994
50 Jäger et al. 2008, Keller 2002, Sieber 2000
51 Fischer et al. 1993, Vieluf 2000
52 Sampson 1999
53 Breuer et al. 2004, Niggemann et al. 1999, Ottens et al. 2008
54 KiGGs 2006
55 Breuer et al. 2004, Niggemann et al. 1999, Ottens et al. 2008
56 Schäfer 2008
57 Kanny et al. 2001, Pichler 1998
58 Henzgen et al. 2010, Wüthrich und Péclard-Etesami-far 2002, Wüthrich 2005
59 Crespo und Rodrigues 2003, Henzgen et al. 2010, Seitz et al. 2008
60 Henzgen et al. 2010
61 Henzgen et al. 2010, Jäger et al. 2008
62 Henzgen 1997
63 Bruchhausen 2002, Henzgen et al. 2010
64 Buhl et al. 2006, Hourihane 1998, Schäfer und Breuer 2003
65 Buhl et al. 2006, Lepp et al. 2002
66 Breuer et al. 2004, Johansson et al. 2009
67 Coombs und Gell 1968, Jäger et al. 2008, Keller 2002
68 Johansson et al. 2003
69 Isolauri und Turjanmaa 1996
70 Breuer et al. 2004, Werfel et al. 2009
71 Brasch et al. 2007, Häberle 1987a, Ring 2004, Umweltbundesamt 2001
72 Klaschka 1987, Körner und Häberle 1991, Lauter 1994, Carrapatoso et al. 2004
73 Antico und Soana 1999, Häberle 1987a, Körner et al. 2001, Lauter 1994, Veien und Menné 1990
74 Lauter 1994
75 Schnuch 2008, Werfel 2002
76 Antico und Soana 1999, Umweltbundesamt 2001, Veien und Menné 1990
77 Körner und Häberle 1991, Arbeitskreis Diätetik in der Allergologie 2010 f
78 Claßen 2005, Sampson 1999
79 Claßen 2009, Hischenhuber et al. 2006
80 Osterwalder et al. 2002
81 Claßen 2010, Keller 2002
82 Claßen 2009
83 Claßen 2009, Keller 2002, Sampson 1999
84 Claßen 2009
85 Claßen 2010, Keller 2002, Sampson 1999
86 Claßen 2009, Keller 2002, Sampson 1999
87 Claßen 2009, Keller 2002, Sampson 1999
88 Johannson et al. 2001
89 Holtmeier 2006, Keller 2006, Wasmut et al. 2002; www.dzg-online.de/medizin
90 Johansson et al. 2003, Holtmeier et al. 2005, Wasmut et al. 2002, Zimmer 2003
91 Schuppan 2004, Wasmut et al. 2002, Zimmer 2008

92	Holtmeier 2007
93	Akobeng et al. 2006, Ivarsson et al. 2000
94	www.preventceliacdisease.com
95	Drago et al. 2006, Fasano 2001
96	Koop 2009, Schuppan 2004, Wasmut et al. 2002
97	Dieterich et al. 1997
98	Koop 2009, Zilbauer und Zimmer 2002, Zimmer 2003, Zimmer 2008
99	Layer und Rosien 2004: 198–201
100	Holtmeier und Stein 1999, Layer und Rosien 2004
101	Catassi et al. 2004
102	Holtmeier und Stein 1999, Layer und Rosien 2004
103	Baas 2006, Holtmeier und Stein 1999, Holtmeier et al. 2005, Mäki und Collin 1997
104	Hofmann 2006, Holtmeier und Stein 1999, Holtmeier et al. 2005
105	Müller et al. 2007, Koop 2009
106	Holtmeier et al. 2005, Kasper 2004, Holtmeier und Schumann 2007
107	Holtmeier und Schuhmann 2007, Catassi et al. 2004, DZG: www.dzg-online.de
108	Catassi et al. 2004, Kasper 2004
109	Catassi et al. 2004
110	Müller et al. 2007, Tomasi 2006
111	Böhm 2007, Hofmann 2006
112	Hofmann 2006, Holtmeier und Stein 1999, Schuppan 2004, Taschan 2006
113	Layer und Rosien 2004: 575
114	Götz 1996, Maintz et al. 2006
115	Jäger et al. 2008: 39–40
116	Layer und Rosien 2004: 110, 268, 575
117	Ledochowski et al. 2000
118	Töndury et al. 2008
119	Jäger et al. 2008, Melnik et al. 2002
120	Fiedler et al. 2006, Weiß 2009
121	DGE-Arbeitsgruppe Diätetik in der Allergologie 2007a, Dölle 2010
122	Buddecke 1994, Melnik et al. 2002
123	Jäger et al. 2008, Jarisch 2004, Maintz et al. 2006
124	Jarisch 2004, Maintz et al. 2006
125	Reese 2008
126	Götz 1996, Töndury et al. 2008
127	Kanny et al. 1993, Kanny et al. 1996
128	Kofler et al. 2009
129	Melnik et al. 2002
130	Kofler et al. 2009, Melnik et al. 2002, Maintz et al. 2006
131	Jarisch 2004, Maintz et al. 2006
132	Maintz et al. 2006
133	Jarisch 2004, Melnik et al. 2002
134	Maintz et al. 2006
135	Jarisch 2004, Wüthrich 2009
136	Reese et al. 2008, Weiß 2009
137	Jarisch 2004, Pschyrembel 2002
138	Jäger et al. 2009, Wüthrich 2009
139	Jarisch 2004
140	Kofler et al. 2009
141	Jarisch 2004, Maintz et al. 2006
142	Kanny et al. 1993
143	Fiedler et al. 2006, Maintz et al. 2005
144	Fiedler et al. 2006
145	Hick und Hick 2006, Maintz et al. 2005
146	Jäger et al. 2008, Jarisch 2004, Maintz et al. 2006, Melnik et al. 2002
147	Johansson et al. 2001
148	Dukor et al. 1982, Reese et al. 2008
149	Ehlers et al. 1996, Kapp et al. 2002
150	Czech et al. 1996
151	Reese et al. 2008
152	Kapp et al. 2002
153	Pfaar 2007
154	Kapp et al. 2002
155	May et al. 2007
156	Bühner et al. 2004
157	Reese 2008
158	Zuberbier et al. 2002, Zuberbier et al. 2004
159	Reese 2008
160	Binder 2005, Zuberbier et al. 2002
161	Reese et al. 2008
162	Kapp et al. 2006
163	Zuberbier et al. 1995
164	DGE-Arbeitsgruppe Diätetik in der Allergologie 2007a, Grevers und Röcken 2008
165	Zuberbier et al. 2004
166	Young et al. 1987, Zuberbier et al. 2004
167	Fuglsang et al. 1994, Gutgesell et al. 1997, Hannuksela et al. 1986, Kanny et al. 1994
168	DGE-Arbeitsgruppe Diätetik in der Allergologie 2007d, Reese et al. 2008, Zuberbier et al. 2002
169	Ring 1989, Simon et al. 1982
170	Czech et al. 1996
171	Häberle 1987b, Werfel et al. 1999, Zuberbier et al. 2002
172	Häberle 1989, Ring 1989
173	Ehlers et al. 1996, Häberle 1987b
174	Zuberbier et al. 2002
175	Kanny et al. 1993, Reese et al. 2008
176	Classen et al. 1998, Suter 2005
177	Ledochowski et al. 2003
178	Koletzko und Koletzko 2006, Pschyrembel 2002
179	Böhles 1999, Harms et al. 2004
180	Layer und Rosien 2004: 206–207, Ledochowski et al. 2003, Montalto et al. 2006
181	Eisenmann et al. 2009, Koletzko und Koletzko 2006, Layer und Rosien 2004: 206–207, Montalto et al. 2006
182	Keller et al. 2005, Leiß 2005
183	Eisenmann et al. 2009, Leiß 2005
184	Eisenmann et al. 2009
185	Leiß 2005
186	Koletzko und Koletzko 2006
187	Constien et al. 2007, Layer und Rosien 2004, Leiß 2005
188	Leiß 2005
189	Ledochowski et al. 2003, Leiß 2005
190	Layer und Rosien 2004, Ledochowski et al. 2003, Leiß 2005

191	Koletzko und Koletzko 2006, Ledochowski et al. 2003, Leiß 2005	239	Bischoff 2002
192	Koletzko und Koletzko 2006, Leiß 2005	240	Saloga et al. 2005
193	Claßen 2009, Eisenmann et al. 2009, Koletzko und Koletzko 2006, Schäfer 2006	241	Jäger et al. 2008, Bischoff 2002
194	Koletzko und Koletzko 2006, Layer und Rosien 2004	242	Bischoff 2002
195	Rexroth 2005	243	Wächtershäuser und Stein 2008
196	Koletzko 2004, Koletzko und Koletzko 2006, Layer und Rosien 2004	244	Böhm und Kruis 2006
197	Speer und Gahr 2001	245	Wächtershäuser und Stein 2008
198	Koletzko und Koletzko 2006	246	Maurer et al. 2003, Maurer et al. 2006
199	Rexroth 2005	247	Grevers und Röcken 2008
200	Koletzko und Koletzko 2006, Layer und Rosien 2004	248	Maurer et al. 2006
201	Buddecke 1994, Koop 2009	249	Stefaniak und Zuberbier 2006
202	Koletzko und Koletzko 2006, Layer und Rosien 2004	250	Maurer et al. 2003, Maurer et al. 2006
203	Koletzko und Koletzko 2006	251	Legrain et al. 1990
204	Koletzko und Koletzko 2006, Layer und Rosien 2004	252	Maurer et al. 2006, Stefaniak und Zuberbier 2006
205	DGE 2007	253	Reese et al. 2008
206	Keller et al. 2005	254	Maurer und Staubach 2006
207	Frenzel et al. 2007, Ledochowski et al. 2000	255	Maurer et al. 2003
208	Keller et al. 2005, Wächtershäuser und Stein 2008	256	Breuer et al. 2004
209	Frenzel et al. 2007, Keller et al. 2005, Ledochowski et al. 2000, Schäfer et al. 2009, Wächtershäuser und Stein 2008	257	Ring 2004
		258	Berdel et al. 2007
		259	Niggemann und Wahn 2005, Jäger et al. 2008
210	Pschyrembel 2002	260	Brockow und Ring 2008, Jäger et al. 2008
211	Ledochowski et al. 2000, Rehner und Daniel 2002	261	Jäger et al. 2008
212	Ferraris 2001, Rehner und Daniel 2002	262	Rietschel et al. 2009, Ring et al. 2007
213	Cheesemann 1993, Ferraris 2001, Frenzel et al. 2007, Helliwell et al. 2000	263	Ring et al. 2007
214	Kellett und Brot-Laroche 2005	264	Rietschel et al. 2009
215	Cheesemann 2002, Kellet 2001, Shi et al. 1997	265	Rietschel et al. 2009
216	Frenzel et al. 2007, Kamp und Schäfer 2007	266	Hompes et al. 2008, Hompes 2009, Worm und Eiden 2008
217	Frenzel et al. 2007, Ledochowski et al. 2000	267	Brochow und Ring 2008, Lepp et al. 2002
218	Fujisawa et al. 1993	268	Mehl et al. 2005
219	Nobigrot et al. 1997	269	Brochow und Ring 2008, Hompes et al. 2008
220	Ledochowski et al. 2000	270	Brochow und Ring 2008, Kleine-Tebbe et al. 2009a
221	Stein und Schneider 2007	271	Ring et al. 2007
222	Frenzel et al. 2007, Ledochowski et al. 2000, Schäfer 2007	272	Hompes et al. 2008
223	Frenzel et al. 2007, Ledochowski et al. 2000	273	Brochow und Ring 2008, Ring 2004, Wölbing et al. 2008, Lepp et al. 2010
224	Frenzel et al. 2007, Kamp und Schäfer 2007, Koletzko und Koletzko 2006, Wächtershäuser und Stein 2008	274	Hompes 2009
		275	Brochow und Ring 2008, Ring 2004, Ring et al. 2007, Romano et al. 2001, Shadick et al. 1999
225	Shepherd und Gibson 2006	276	Ballmer-Weber 2004
226	Frenzel et al. 2007, Koch 2007, Schäfer 2007	277	Wölbing et al. 2008
		278	Henzgen et al. 2008
Endnoten Kap. 2		279	Henzgen et al. 2008
227	Niggemann et al. 2006	280	Breuer et al. 2004
228	Niggemann et al. 2006	281	Saloga et al. 2004, Jäger et al. 2008
229	Ring 2004	282	Saloga et al. 2004
230	QUETHEB, Körner 2004	283	Ring 2004
231	Körner 2004	284	Ring et al. 2007
232	Wahn 2005	285	Henzgen et al. 2010, Henzgen et al. 2008, Ring 2004
233	Jäger et al. 2008	286	Kleine-Tebbe et al. 2009a
234	Etesamifar und Wüthrich 1998	287	Grübl 2008
235	Breuer et al. 2004, Jäger et al. 2008	288	Jäger et al. 2008, Henzgen et al. 2010
236	Breuer et al. 2004	289	Henzgen et al. 2008
237	Ballmer-Weber 2008	290	Steurich et al. 2002
238	Saloga et al. 2005	291	Jäger et al. 2008
		292	Jäger et al. 2008, Steurich et al. 2002
		293	Henzgen et al. 2008

294	Jäger et al. 2008, Henzgen et al. 2008
295	Henzgen et al. 2008, Schultze-Werninghaus et al. 2004
296	Niggemann und Wahn 2005
297	Niggemann et al. 2000, Turjanmaa et al. 2006
298	Ring 2004
299	Henzgen et al. 2008
300	Jäger et al. 2008, Henzgen et al. 2008, Ring 2004
301	Kleine-Tebbe et al. 2009a
302	Saloga et al. 2004
303	Kleine-Tebbe et al. 2009a
304	Merk 2008
305	Ring 2004
306	Jäger et al. 2008
307	Jäger et al. 2008, Ring 2004
308	Kleine-Tebbe et al. 2009a
309	www.phadia.com, www.allergopharma.de
310	Saloga et al. 2004
311	Kleine-Tebbe et al. 2009a
312	Jäger et al. 2008
313	Sampson und Ho 1997, Sampson 2001
314	Reibel et al. 2000
315	Palacin et al. 2009, Ritzka 2009
316	Kleine-Tebbe und Meißner 2009c
317	Jäger et al. 2008, Kleine-Tebbe und Meißner 2009c
318	Kleine-Tebbe und Meißner 2009c
319	Niggemann 2004
320	Niggemann et al. 2006
321	Sampson und Jolie 1984
322	Niggemann et al. 2001, Ottens et al. 2008, Ziegert 2008
323	Niggemann et al. 2006, Reese et al. 2006
324	Henzgen et al. 2008, Kleine-Tebbe et al. 2009a
325	Niggemann et al. 2006
326	Jäger et al. 2008
327	Weidenhiller et al. 2002
328	Bischoff et al.1997
329	Weidenhiller et al. 2002
330	Mayer et al. 2005, Töndury et al. 2008
331	Jarisch 2004
332	Töndury et al. 2008
333	Fiedler et al. 2006, Fiedler 2008
334	Kofler et al. 2009, Töndury et al. 2008
335	Mayer et al. 2005
336	Jäger et al. 2008
337	Töndury et al. 2008
338	Maintz et al. 2006
339	Kofler et al. 2009, Maintz et al. 2006, Weidenhiller et al. 2002
340	Labor Weiden 2008
341	Weidenhiller et al. 2002
342	Keller 2006, Koop 2002
343	DZG 2009c
344	AIC 2008, DZG 2009c
345	Holtmeier und Stein 1999, Holtmeier et al. 2005
346	Catassi et al. 2004, Holtmeier und Schumann 2007
347	Hofmann 2006, Vantsch 2009
348	Hofmann 2006, Holtmeier und Stein 1999, Holtmeier et al. 2005
349	Koop 2002, Nützenadel und Koletzko 2004, Phadia 2006
350	Buderus und Lentze 2003
351	DZG 2009b
352	Holtmeier 2006
353	Buderus und Lentze 2003, Keller 2006, Phadia 2006
354	DZG 2009b
355	AIC 2008, Keller 2006, Koop 2002, Nützenadel und Koletzko 2004
356	Holtmeier et al. 2005
357	Nützenadel und Koletzko 2004, Zimmer 1999
358	DZG 2009b
359	Zimmer 1999, www.dzg.de, Walker-Smith 1990
360	DZG 2009c
361	AIC 2008, Holtmeier et al. 2005, Zimmer 2003
362	DZG 2006
363	Kappler et al. 2006
364	NanoRepro AG 2009
365	DZG 2009d
366	Layer und Rosien 2003
367	Classen 2008
368	Glasbrenner und Schütte 2007
369	Keller et al. 2005
370	Keller et al. 2005, Ledochowski et al. 2003, Leiß 2005
371	Classen 2008, Keller et al. 2005
372	Classen 2008, Keller et al. 2005
373	Layer und Rosien 2003
374	Wächtershäuser und Stein 2008
375	Classen 2008
376	Keller et al. 2005
377	Glasbrenner und Schütte 2007
378	Classen 2008
379	Leiß 2005, Koppitz et al. 2002
380	Koppitz et al. 2002
381	Keller 2009
382	Keller 2009
383	Montalto et al. 2006
384	QUETHEB 2006
385	Körner 2004
386	Bircher et al. 2002, Wüthrich et al. 2006
387	http://www.dgaki.de, dort Positionspapiere
388	Keller et al. 2005
389	http://www.aid.de/downloads/allergie_tagebuch.pdf.
390	Körner 2004
391	Reese et al. 2006
392	DGE-Arbeitsgruppe Diätetik in der Allergologie 2007b, Niggemann et al. 2006, Reese et al. 2008, Werfel und Reese 2010
393	Niggemann et al. 2006
394	Constien et al. 2007
395	Henzgen et al. 2010, Niggemann et al. 2006
396	Niggemann et al. 2006
397	Arbeitskreis Diätetik in der Allergologie 2010l
398	Niggemann et al. 2006
399	Merk 2008
400	Niggemann et al. 2006

401 DGE-Arbeitsgruppe Diätetik in der Allergologie 2007b, Niggemann et al. 2006, Reese et al. 2006
402 Niggemann et al. 2006
403 Niggemann et al. 2006
404 Werfel und Reese 2010
405 Lange et al. 2008
406 Antico und Soana 1999, Carrapatoso 2004, Körner 1988, Umweltbundesamt 2001, Veien und Menné 1990, Worm 2007
407 Brasch et al. 2007, Bresser 1992, Veien und Menné 1990
408 Bresser 1992, Worm 2007
409 Arbeitskreis Diätetik in der Allergologie 2010f
410 Bunselmeyer und Bergmann 1998, Souci et al. 2010
411 Umweltbundesamt 2001
412 EFSA 2005
413 Behr-Völtzer et al. 2006, Körner 2005
414 Wadja und Walczyk 1978
415 Schwegler et al. 2009
416 Körner und Häberle 1991
417 Bundesministerium für Gesundheit 2000
418 Europarat 2002
419 EG 2004
420 Arbeitskreis Diätetik in der Allergologie 2010f, Körner 1988
421 CVUA 2007
422 Souci et al. 2010
423 Körner und Häberle 1991
424 Arbeitskreis Diätetik in der Allergologie 2010f
425 Andersen et al. 1983, Strain et al. 1980, Umweltbundesamt 2001
426 Umweltbundesamt 2001
427 Aberer und Schöllnast 2002
428 Bresser 1992, Roduner et al. 1987, Veien und Menné 1990
429 Bresser 1992
430 Worm 2007
431 Lauter (persönliche Mitteilung) 2006, Riffelmann und Wenzel (persönliche Mitteilung) 2009
432 Maintz et al. 2006
433 Maintz et al. 2006
434 Fiedler et al. 2006, Dölle 2010
435 Bunselmeyer et al. 2009, Kapp und Wedi 2006, Reese et al. 2008
436 Arbeitskreis Diätetik in der Allergologie 2010g
437 DGE-Arbeitsgruppe Diätetik in der Allergologie 2007d
438 Reese et al. 2008
439 Reese 2008, Reese et al. 2008
440 DGE-Arbeitsgruppe Diätetik in der Allergologie 2007d
441 Reese et al. 2008
442 Reese 2008
443 Reese et al. 2008
444 Reese et al. 2008
445 DGE-Arbeitsgruppe Diätetik in der Allergologie 2007d, Reese et al. 2008
446 DGE-Arbeitsgruppe Diätetik in der Allergologie 2007d, Ehlers et al. 1996
447 Bunselmeyer et al. 2009
448 Bunselmeyer et al. 2009
449 Füeßl 2009
450 Dorsch und Ring 2002, Jäger et al. 2008, Kleine-Tebbe et al. 2005
451 Kleine-Tebbe et al. 2005
452 http://www.imupro.de
453 Kleine-Tebbe et al. 2005, Kleine-Tebbe et al. 2009b, Wüthrich 2005, Stapel et al. 2008
454 Kleine-Tebbe et al. 2009b, Stapel et al. 2008
455 Ring 2004
456 Dorsch 2009
457 Krüger et al. 2007
458 Kleine-Tebbe et al. 2009b, Stapel et al. 2008, Wüthrich 2005
459 GANZIMMUN 2005
460 Bartak 2003
461 Ostendorf 1995
462 Augustin und Schmiedel 2003
463 Wüthrich et al. 2006
464 Ostendorf 1995
465 Dorsch und Ring 2002
466 Lewith et al. 2001
467 Wüthrich et al. 2006
468 Ostendorf 1995
469 Augustin und Schmiedel 2003
470 Wüthrich et al. 2006
471 Ostendorf 1995
472 Wüthrich et al. 2006
473 Ernst 2005, Wider 2009
474 Dorsch 2009
475 Ernst 2005, Wider 2009
476 Kleine-Tebbe et al. 2005
477 Dorsch und Ring 2002
478 Kleine-Tebbe et al. 2005
479 Augustin und Schmiedel 2003, www.gesund.org/alternativ/
480 www.itwm.fraunhofer.de

Endnoten Kap. 3
481 Arbeitskreis Diätetik in der Allergologie 2010f, Frenzel et al. 2007, Holtmeier 2006, Leiß 2005, Lepp et al. 2010, Niggemann et al. 2006, Reese et al. 2006, Reese et al. 2008
482 DGE-Arbeitsgruppe Diätetik in der Allergologie 2007c
483 Henzgen et al. 2005
484 Lepp et al. 2010
485 Holtmeier 2006, Weberhofer 2002
486 Niggemann et al. 2006
487 Bishop et al. 1990, Host und Halken 1990, Lepp et al. 2010
488 Lepp et al. 2002, Willemsen 2006 aus www.hopkinsmedicine.org
489 Asero et al. 1998, Henzgen et al. 2002
490 Lepp et al. 2010
491 DGE-Arbeitsgruppe Diätetik in der Allergologie 2007c, Ehlers et al. 1996
492 Werfel und Reese 2010

493	Lorenz et al. 2001
494	Jappe und Vieths 2008
495	Moneret-Vautrin und Kanny 1995
496	Vieths et al. 2001 und 2006
497	DGE-Arbeitsgruppe Diätetik in der Allergologie 2007c, Henzgen et al. 2010
498	BMELV 2009
499	Brochow und Ring 2008, Kleine-Tebbe et al. 2009
500	Wölbing et al. 2008
501	Europäische Union 2003, 2006, 2007
502	Europäische Union 2003
503	BMELV 2007, LMKV 2005
504	Europäische Union 2006
505	Europäische Union 2007
506	Europäische Union 2003 und 2006
507	Jappe und Vieths 2008
508	Europäische Union 2005 und 2007, Körner et al. 2010
509	LMKV 2005
510	Buhl et al. 2006
511	Europäische Union 2007
512	Vieths et al. 2001
513	BfR 2008, Körner 2008
514	BMELV 2007 und 2008, Körner 2008
515	Körner et al. 2010
516	DGE 2008 D-A-CH-Referenzwerte für die Nährstoffzufuhr
517	DGE-Arbeitsgruppe Diätetik in der Allergologie 2007c
518	DGE 2008 D-A-CH-Referenzwerte für die Nährstoffzufuhr
519	Körner und Rösch 2008
520	DGE 2008 D-A-CH-Referenzwerte für die Nährstoffzufuhr
521	Körner und Rösch 2008
522	Jahreis 2005
523	DGE 2008 D-A-CH-Referenzwerte für die Nährstoffzufuhr
524	Hahn et al. 2006
525	aid infodienst 2005, Hahn et al. 2006
526	Rote Liste Service GmbH 2010, www.rote-liste.de
527	aid 2003 (Calcium)
528	Die Liste erhebt keinen Anspruch auf Vollständigkeit. Hersteller können ihre Rezeptur jederzeit ändern, deshalb immer die Zutatenliste beachten oder beim Hersteller nachfragen.
529	www.kinnerton.com
530	DAAB 2009e
531	Hiller 2006
532	Körner 2003
533	FAO/WHO 2001
534	BgVV 2000
535	Penders et al. 2007, Ouwehand 2007, Yoo et al. 2007
536	Noverr u. Huffnagle 2005
537	Penders et al. 2007; Stsepetova et al. 2007
538	Penders et al. 2007
539	He et al. 2002
540	Kalliomäki et al. 2003; Kalliomäki et al. 2007
541	Kukkonen et al. 2007; Abrahamsson et al. 2007
542	Kopp et al. 2008
543	Brouwer et al. 2006
544	Ouwehand 2007
545	Ouwehand 2007
546	Hamelmann 2007b
547	Giovannini et al. 2007
548	Ivory et al. 2008
549	Kopp 2006
550	Bongaerts und Severijnen 2006
551	Isolauri und Salminen 2008
552	Staden et al. 2006
553	Grevers 2001
554	Kapp et al. 2002
555	Merk 2005
556	Lepp et al. 2010
557	Oppel 2006
558	Ring 2004
559	Ring 2004
560	Merk 2008
561	Lange und Bachert 2004
562	Ring 2004
563	Merk 2005
564	Lange und Bachert 2004
565	Kapp 2002
566	Merk 2008
567	Jäger et al. 2008
568	Jäger et al. 2008
569	Lepp et al. 2010
570	Rietschel et al. 2009
571	Ring 2007
572	Ring 2007
573	Ring 2007
574	Schnadt 2009
575	Rietschel et al. 2009, Rote Liste 2010
576	Klimek 2009
577	Ott et al. 2007
578	Rietschel et al. 2009
579	Expertenforum Anaphylaxie 2007
580	Brockow und Ring 2008
581	Brockow und Ring 2008
582	Benity Group Ltd. Nürnberg
583	Melbrosin Deutschland
584	Kleine-Tebbe 2006
585	Bellinghausen et al. 2007
586	Klimek und Hansen 2003
587	Niebuhr et al. 2008
588	Kopp und Heinzmann 2007
589	Ring 2004
590	Jäger et al. 2008
591	Ballmer-Weber 2008
592	Niebuhr et al. 2008
593	Ballmer-Weber 2008
594	Beyer 2008
595	Staden et al. 2006
596	Beyer 2008
597	Kleine-Tebbe et al. 2009d
598	Kleine-Tebbe et al. 2009d
599	Beyer 2008

600 Staden et al. 2006
601 Beyer 2008
602 Beyer 2008
603 Beyer 2008
604 Staden et al. 2006
605 Staden et al. 2006
606 Staden et al. 2006
607 Beyer 2008/2009
608 Hamelmann 2007a
609 Kapp et al. 2002
610 Hamelmann und Stock 2008
611 Hamelmann 2007a
612 Werfel 2007
613 Werfel 2007
614 Kundi et al. 2007
615 Schäfer 2008
616 Dorsch 2009, Lepp et al. 2010
617 Binder 2007
618 Niggemann et al. 2006, Lepp et al. 2010
619 Wüthrich B et al. 2006
620 Jäger et al. 2008
621 Wüthrich et al. 2006
622 Ehlers et al. 2001
623 AGNES Neurodermitisschulung 2002
624 Grüttner 1992, Niggemann und Grüber 2002
625 Krüger et al. 2007
626 Wullinger 2007
627 Meng 1997
628 Wullinger 2007
629 Wullinger 2007
630 Wullinger 2007
631 Augustin und Schmiedel 2003
632 Maurer 2007
633 Augustin und Schmiedel 2003
634 Augustin und Schmiedel 2003
635 Hahnemann 2002
636 Gebhardt 1999
637 Gebhardt 1999
638 Gebhardt 1999
639 Augustin und Schmiedel 2003
640 Mateu Ratera 2006
641 Ostendorf 1995

Endnoten Kap. 4
642 Ring et al. 2010, Hauer 2006, Körner und Rösch 2008
643 Niggemann 2004
644 BfR 2009
645 BfR 2008c
646 Hauer 2006
647 Bock und Sampson 1994, Koletzko et al. 2009, Wahn und Wichmann 2000
648 Keller 2002
649 Bock und Sampson 1994, Burks et al. 1988, Høst 2002
650 Crespo und Rodrigues 2003
651 Zuberbier et al. 2004
652 Koletzko et al. 2009, Claßen 2009
653 Host 2001, Isolauri et al. 1999, Rödiger et al. 2006

654 Keller 2002, Koletzko et al. 2009
655 Hompes 2009, Mehl et al. 2005
656 Keller 2002, Koletzko et al. 2009
657 Crespo und Rodrigues 2003
658 Claßen 2009
659 Hauer 2006
660 Kleine-Tebbe et al. 2009
661 Sampson und Ho 1997
662 Kleine-Tebbe et al. 2009
663 Henzgen et al. 2008, Koletzko et al. 2009
664 Koletzko et al. 2009
665 Koletzko et al. 2009
666 Arbeitskreis Diätetik in der Allergologie 2010b
667 Niggemann et al. 2006, Koletzko et al. 2009
668 Koletzko et al. 2009
669 Niggemann et al. 2006, Koletzko et al. 2009
670 Koletzko et al. 2009
671 Koletzko et al. 2009
672 Werfel 2008
673 Jäger et al. 2008
674 Körner 2009b
675 Jäger et al. 2008, Sieber 2000
676 BfR 2009
677 Niggemann et al. 2006, Koletzko et al. 2009, Werfel et al. 2008b
678 DGAKI et al. 2009, Körner 2009b
679 FKE 2009, Körner und Rösch 2008
680 Körner und Rösch 2008, Reese et al. 2009
681 Körner und Rösch 2008
682 Bundesministerium für Gesundheit und Soziale Sicherung 2005
683 Friedrichs und Schönfelder 2008
684 Ernährungskommission der Deutschen Gesellschaft für Kinder- und Jugendmedizin und die Ernährungs- kommission der Schweizerischen Gesellschaft für Pädiatrie 2006, Klemola et al. 2002
685 BfR 2007a, Ernährungskommission der Deutschen Gesellschaft für Kinder- und Jugendmedizin und die Ernährungskommission der Schweizerischen Gesellschaft für Pädiatrie 2006
686 Körner und Rösch 2008
687 Borowski und Schäfer 2005, DGAKI et al. 2009, Körner 2009b
688 Alexy 2009, DGAKI et al. 2009, Körner 2009b
689 Norgaard und Bindslev-Jensen 1992
690 Lorenz et al. 2001, Jäger et al. 2008
691 Jäger et al. 2008, Szépfalusi et al. 1993
692 Arbeitskreis Diätetik in der Allergologie 2010b
693 DGE 2008 (D-A-CH-Referenzwerte für die Nähr- stoffzufuhr)
694 Classen et al. 2004
695 Koletzko 2007
696 Herold 2005
697 Staden et al. 2006
698 Bufe 2002
699 Tey und Heine 2009
700 Niggemann et al. 1999
701 Besler 1999
702 Chandra et al. 1993

703	Tey und Heine 2009
704	Jäger et al. 2008, Ring 2004
705	Tey und Heine 2009
706	Breuer et al. 2004a, Niggemann et al. 1999
707	Wüthrich 1995
708	Jäger et al. 2008, Henzgen et al. 2010
709	Jäger et al. 2008, Niggemann et al. 1999, Reibel et al. 2000
710	Tey und Heine 2009
711	Crespo und Rodrigues 2003, Jäger et al. 2008
712	Hompes 2009
713	Ring 2004
714	Henzgen et al. 2008
715	Jäger et al. 2008
716	Kleine- Tebbe et al. 2009
717	Jäger et al. 2008, Kreft et al. 1995, Reese et al. 2007
718	BfR 2009
719	DGAKI et al. 2009, Körner 2009b
720	FKE 2009, Körner und Rösch 2008
721	Jäger et al. 2008, Norgaard und Bindslev-Jensen 1992
722	Reese et al. 2007
723	DAAB 2009f, Reese et al. 2007
724	Arbeitskreis Diätetik in der Allergologie 2010a
725	Staden et al. 2006
726	Jäger et al. 2008
727	Lopata und Lehrer 2009
728	Lopata und Lehrer 2009, Lim DL-C et al. 2008
729	Jäger et al. 2008
730	Breuer et al. 2004a
731	Pascual und Reche 2008
732	DGE-Arbeitsgruppe Diätetik in der Allergologie 2007c
733	Mehl et al. 2005, Pfaar 2007
734	Fischer et al. 1993
735	Jäger et al. 2008
736	Lopata und Lehrer 2009
737	BfR 2009, Jäger et al. 2008, Lorenz et al. 2001
738	Hompes 2009
739	Jäger et al. 2008
740	Kleine-Tebbe et al. 2009
741	Kleine-Tebbe et al. 2009, Lopata und Lehrer 2009
742	Lopata und Lehrer 2009, Kleine-Tebbe et al. 2009
743	Kütting und Brehler 2002, Martins et al. 2005
744	Bircher et al. 2005
745	Melnik et al. 2002
746	Lopata und Lehrer 2009
747	Bircher et al. 2005
748	Chegini und Metcalfe 2005
749	Bircher et al. 2005
750	Daschner und Pascual 2005
751	Kleine-Tebbe et al. 2009
752	Besler 2000
753	BfR 2009
754	Jäger et al. 2008
755	Fischer et al. 1993
756	BfR 2009, Lorenz et al. 2001
757	Lopata und Lehrer 2009
758	Jäger et al. 2008
759	Jäger et al. 2008
760	Fischer et al. 1993
761	Jäger et al. 2008, Kuehn et al. 2010
762	Fischer et al. 1993
763	Jäger et al. 2008
764	Arbeitskreis Diätetik in der Allergologie 2010d
765	Fischer et al. 1993, Jäger et al. 2008
766	Henzgen et al. 2010
767	Bruchhausen 2002, Henzgen et al. 2010
768	Ballmer-Weber 2008, Ring et al. 2010
769	Bruchhausen 2002, Henzgen et al. 2010
770	Ballmer-Weber 2008, Henzgen et al. 2010
771	Bruchhausen 2002, Henzgen et al. 2010
772	Morita et al. 2009
773	Jäger et al. 2008, Henzgen et al. 2010
774	Kleine-Tebbe et al. 2008
775	Ballmer-Weber 2008
776	Kleine-Tebbe et al. 2008
777	Bruchhausen 2002
778	Ballmer-Weber 2008
779	Ballmer-Weber 2008
780	Breuer et al. 2004b , Reekers et al. 1999
781	Henzgen et al. 2010
782	Ballmer-Weber 2008
783	Henzgen et al. 2010, Jäger et al. 2008
784	Henzgen et al. 2010
785	Henzgen et al. 2010
786	DGE-Arbeitsgruppe Diätetik in der Allergologie 2007c, Henzgen et al. 2010
787	Henzgen et al. 2010
788	Henzgen et al. 2010
789	Henzgen et al. 2010, Niggemann et al. 2006
790	Henzgen et al. 2010
791	Kleine-Tebbe et al. 2008
792	Jäger et al. 2008, Kleine-Tebbe et al. 2009
793	Kleine-Tebbe et al. 2008
794	Henzgen et al. 2010, Niggemann et al. 2006
795	Arbeitskreis Diätetik in der Allergologie 2010e
796	Henzgen et al. 2010
797	Ballmer-Weber 2008, Ebner und Breiteneder 2002, Jäger et al. 2008, Kleine-Tebbe et al. 2009
798	Henzgen et al. 2010
799	Ballmer-Weber 2008, Jäger et al. 2008
800	Ebner und Breiteneder 2002
801	Ballmer-Weber et al. 2003, Henzgen et al. 2010
802	Ballmer-Weber 2008, Ebner und Breiteneder 2002, Jäger et al. 2008
803	Arbeitskreis Diätetik in der Allergologie 2010e , Ballmer-Weber et al. 2003, Jäger et al. 2008, Henzgen et al. 2010
804	BMELV 2009, Figueroa et al. 2005
805	Ballmer-Weber et al. 2003, Jäger et al. 2008, Henzgen et al. 2010
806	Arbeitskreis Diätetik in der Allergologie 2010e, Ballmer-Weber 2008, Jäger et al. 2008, Henzgen et al. 2010
807	Henzgen et al. 2010
808	Ballmer-Weber et al. 2003, Jäger et al. 2008
809	Henzgen et al. 2010, Nothnagel und Grafe 2007

810	BMELV 2009	863	Jäger et al. 2008
811	Nothnagel und Grafe 2007	864	Hompes et al. 2008
812	BfR 2007a , Kleine-Tebbe et al. 2008	865	Becker et al. 2005, Kleine-Tebbe et al. 2009
813	Ballmer-Weber 2008	866	Jäger et al. 2008
814	De Swert et al. 2007, Jäger et al. 2008	867	Kleine-Tebbe et al. 2009
815	Ballmer-Weber 2008	868	Jäger et al. 2008
816	Thiel 1988	869	Henzgen et al. 2010, Jäger et al. 2008
817	Jäger et al. 2008, Henzgen et al. 2010	870	BfR 2009
818	Jappe und Vieths 2008	871	Jäger et al. 2008, Wensing et al. 2002
819	Jäger et al. 2008, Henzgen et al. 2010	872	BfR 2009
820	Jäger et al. 2008, Henzgen et al. 2010	873	Flinterman et al. 2006b, Jäger et al. 2008, Lorenz et al. 2001
821	Ballmer-Weber 2008, BMELV 13.09.2007, Julius Kühn-Institut 2009	874	Maloney et al. 2006
822	Henzgen et al. 2010	875	Buhl et al. 2006
823	Jäger et al. 2008	876	Willemsen 2006
824	Jäger et al. 2008, Vieths et al. 1994c	877	Lepp et al. 2002
825	Kleine-Tebbe et al. 2009	878	Clark und Ewan 2005
826	BMELV 2009, Figueroa et al. 2005	879	Lepp et al. 2002, Reese et al. 2007
827	Ballmer-Weber 2008, DGE-Arbeitsgruppe Diätetik in der Allergologie 2007c	880	Kleine-Tebbe et a. 2009
828	Kleine-Tebbe et al. 2008	881	Jäger et al. 2008
829	Kleine-Tebbe et al. 2008	882	BfR 2009
830	Schäfer und Kamp 2008	883	Jappe und Vieths 2008
831	Ballmer-Weber 2008, Henzgen et al. 2010	884	Schieber und Carle 2006
832	Henzgen et al. 2010	885	DAAB 2009f
833	Henzgen et al. 2010	886	Arbeitskreis Diätetik in der Allergologie 2010c, BMELV 2009
834	Irion 29.12.2009	887	Bundesverband Dezentraler Ölmühlen 03.04.2009
835	Henzgen et al. 2010, Irion 29.12.2009, Szépfalusi 2005	888	Lorenz et al. 2001
836	Erdmann et al. 2000	889	Buhl et al. 2006
837	Henzgen et al. 2010	890	Arbeitskreis Diätetik in der Allergologie 2010c
838	Szépfalusi 2005, Bayer und Blümchen 2008	891	Hamelmann 2007a
839	Steurich und Feyerabend 1998	892	BMELV 2009
840	Erdmann et al. 2000, Henzgen et al. 2010, Jäger et al. 2008, Steurich und Feyerabend 1998	893	Jäger et al. 2008, Kleine-Tebbe et al. 2009
841	Henzgen et al. 2010	894	BfR 2007b
842	Raulf-Heimsoth et al. 2003	895	Høst et al. 1999
843	Szépfalusi 2005	896	Breuer et al. 2004a , Niggemann et al. 1999
844	Erdmann et al. 2000	897	DAAB 2009d
845	Erdmann et al. 2000	898	Jäger et al. 2008
846	Henzgen et al. 2010, Jäger et al. 2008	899	Ballmer-Weber 2008, Kleine-Tebbe et al. 2009
847	Henzgen et al. 2010	900	Ballmer-Weber 2008, Kleine-Tebbe et al. 2008
848	Markowski 2006	901	Bock und Sampson 1994, Lorenz et al. 2001
849	Ballmer-Weber 2008	902	Breuer et al. 2004a, Niggemann et al. 1999
850	Hompes 2009	903	Kleine-Tebbe et al. 2008
851	KiGGs 2006	904	Ballmer-Weber 2008
852	Buhl et al. 2006, Clark und Ewan 2005, Lorenz et al. 2001, Mehl et al. 2005	905	BfR 2007b
853	Henzgen et al. 2010, Lepp et al. 2002	906	Ballmer-Weber 2004
854	Hompes et al. 2007, Hompes 2009, Lepp et al. 2002	907	Steurich und Feyerabend 2000
855	Hompes 2009, Mehl et al. 2005	908	Kleine-Tebbe et al. 2001a, Kleine-Tebbe et al. 2008
856	Buhl et al. 2006	909	Kleine-Tebbe et al. 2009
857	Lepp et al. 2002	910	Henzgen et al. 2008, Kleine-Tebbe et al. 2008, Kleine-Tebbe et al. 2009
858	Henzgen et al. 2010, Wensing et al. 2002	911	Jäger et al. 2008, Kleine-Tebbe et al. 2009
859	Ballmer-Weber et al. 2003, Jäger et al. 2008	912	Jäger et al. 2008, Jung et al. 2007
860	Kleine-Tebbe et al. 2009	913	BfR 2007b, Kleine-Tebbe et al. 2008
861	Henzgen et al. 2008, Kleine-Tebbe et al. 2009	914	BfR 2009
862	Hompes et al. 2007	915	Jäger et al. 2008
		916	BMELV 2009
		917	DAAB 2003, Reese et al. 2007
		918	Arbeitskreis Diätetik in der Allergologie 2010j

919 Reese et al. 2007
920 Hischenhuber et al. 2006
921 Breuer et al. 2004a, Niggemann et al. 1999, Sampson 1999
922 Crespo und Rodrigues 2003, Hischenhuber et al. 2006
923 Ballmer-Weber et al. 2003, Henzgen et al. 2010
924 Hischenhuber et al. 2006
925 Claßen 2005, Hischenhuber et al. 2006
926 Jäger et al. 2008
927 Breuer et al. 2004a, Hischenhuber et al. 2006, Niggemann et al. 1999
928 Breuer et al. 2004a
929 Niggemann et al. 1999
930 Ottens et al. 2008a
931 Werfel et al. 2008b
932 Hischenhuber et al. 2006, Jäger et al. 2008
933 Daengsuwan et al. 2005, Hischenhuber et al. 2006
934 Hischenhuber et al. 2006, Scibilia et al. 2006
935 Jäger et al. 2008
936 Palosuo et al. 2001
937 Arbeitskreis Diätetik in der Allergologie 2010k , Reese et al. 2007
938 Arbeitskreis Diätetik in der Allergologie 2010k
939 Aberer und Schöllnast 2002, Körner 1988
940 Schnuch et al. 2004, Schnuch et al. 2003
941 Körner 1988, van Hoogstraten 1991
942 Bundesministerium für Gesundheit 2000, Schnuch et al. 2004, Schnuch et al. 2003
943 Schnuch et al. 2004
944 BfR 2008a
945 Reese et al. 2006, Werfel 2002
946 Körner et al. 2001
947 Schnuch et al. 2001
948 Schnuch et al. 2004
949 Körner 1988
950 Körner 1988
951 Körner und Häberle 1991
952 Arbeitskreis Diätetik in der Allergologie 2010f, Körner 1988
953 DGE-Arbeitsgruppe Diätetik in der Allergologie 2007c
954 DGE 2000 D-A-CH Referenzwerte für die Nährstoffzufuhr
955 Bunselmeyer und Bergmann 1998, Scherz 1997
956 Hischenhuber et al. 2006
957 DZG: www.dzg-online.de
958 Burghardt 2008
959 Phadia 2006, DZG: www.dzg-online.de
960 Holtmeier et al. 2005, Keller 2006
961 DZG 2009b
962 AIC 2008, DZG 2009c, Holtmeier 2006, Walker-Smith 1990
963 Phadia 2006, DZG 2009c
964 Classen et al. 2004
965 Siegenthaler 2005
966 Classen et al. 2004
967 Koop 2002, Layer und Rosien 2004
968 Hofmann 2006, Holtmeier 2006

969 Weberhofer 2002
970 Catassi et al. 2007, Holtmeier 2006
971 Holtmeier 2006
972 Europäische Union 2007
973 Codex Alimentarius Kommission (WHO/FAO) 2008
974 Europäische Union 2009
975 persönliche Auskunft Hiller 2008, Vantsch 2009
976 persönliche Auskunft DZG 2009a
977 Europäische Union 2009
978 Hiller 2006
979 Hiller 2006, Hiller 2008, Hofmann 2006, Vantsch 2009
980 Hiller 2006
981 Europäisches Verbraucherzentrum Deutschland-Kiel 2008
982 Catassi et al. 2002, Holtmeier 2006
983 Hofmann 2006, Holtmeier 2006
984 Holtmeier 2006
985 Holtmeier 2006
986 Holtmeier 2006
987 Kofler et al. 2009
988 Jarisch 2004
989 Melnik et al. 2002
990 Kamp 2008
991 Maintz et al. 2006
992 Kofler et al. 2009, Töndury et al. 2008
993 Melnik et al. 2002
994 Weiß 2009
995 Jarisch 2004, Maintz et al. 2006, Melnik et al. 2002
996 DAAB 2008 und 2009b
997 Maintz et al. 2006
998 Jarisch 2004
999 DAAB 2008, Jarisch 2004
1000 Jarisch 2004
1001 DAAB 2008, Jarisch 2004
1002 DAAB 2008, Jarisch 2004
1003 Versuchsanstalt der Hefeindustrie e.V. 2006
1004 Jäger et al. 2008, Melnik et al. 2002
1005 Kamp 2008
1006 DAAB 2008, DAAB 2009b, Jarisch 2004, Melnik et al. 2002
1007 DAAB 2008, Jarisch 2004, Melnik et al. 2002
1008 Constien et al. 2007, Jarisch 2004
1009 Jarisch 2004
1010 Buddecke 1994
1011 Zuberbier et al. 2004
1012 Randhawa und Bahna 2009
1013 Kapp und Wedi 2006
1014 Ehlers et al. 1996
1015 aid infodienst 2008
1016 Körner 2001, Verbraucherzentrale Hamburg 2009
1017 Zuberbier et al. 2002
1018 Raithel et al. 2006
1019 Häberle 1987b
1020 Reese 2008
1021 Elmadfa et al. 2009: GU Nährwerttabelle 2010/11
1022 Jarisch 2004
1023 DGE-Arbeitsgruppe Diätetik in der Allergologie 2007c, Ehlers et al. 1996

1024 DGE 2000 D-A-CH Referenzwerte für die Nährstoffzufuhr

1025 Leiß 2005

1026 Fallbeispiele aus der Praxis, bei denen später durch H$_2$-Atemtest die Diagnose Laktoseintoleranz gestellt wurde.

1027 Keller et al. 2005

1028 Glasbrenner und Schütte 2007

1029 Lorenz et al. 2001

1030 Hofmann 2007, Leiß 2005, Wächtershäuser und Stein 2008

1031 Keller 2009

1032 BfR 2007a

1033 DGE-Beratungs-Standards 2003, DGE 2004, Montalto et al. 2006

1034 Arbeitskreis Diätetik in der Allergologie 2010h

1035 Montalto et al. 2006

1036 Ledochowski et al. 2003

1037 aid infodienst 2009a, CMA 2008, Pabst 2008

1038 Pabst 2008

1039 Hofmann 2007, Leiß 2005

1040 de Vrese et al. 2001

1041 Montalto et al. 2006

1042 de Vrese et al. 2001

1043 He et al. 2008

1044 Yesovitch et al. 2004

1045 Groeneveld 2008, Hofmann 2007, Ledochowski et al. 2003, Leiß 2005

1046 DAAB 2009c

1047 Leiß 2005

1048 Leiß 2005, Montalto et al. 2006

1049 Arbeitskreis Diätetik in der Allergologie 2010h, Ledochowski et al. 2003

1050 Constien et al. 2007, Ledochowski et al. 2003

1051 Ledochowski et al. 2003, Stefano et al. 2002

1052 persönliche Auskunft Omira BodenseeMilch GmbH, Frau Haftendorn 11.04.08

1053 IDM 2003

1054 Zittermann 1999

1055 aid infodienst 2003

1056 Wächtershäuser und Stein 2008

1057 Frenzel et al. 2007

1058 Keller et al. 2005

1059 Fallbeispiele aus der Praxis, bei denen später durch H$_2$-Atemtest die Diagnose Fruktosemalabsorption gestellt wurde.

1060 Keller et al. 2005

1061 Frenzel et al. 2007, Keller et al. 2005

1062 Kamp und Schäfer 2007, Schäfer 2007

1063 Arbeitskreis Diätetik in der Allergologie 2010i, Kamp und Schäfer 2007

1064 DEBInet 2009

1065 Shepherd and Gibson 2006

1066 Kamp und Schäfer 2007

1067 DAAB 2009a

1068 Souci-Fachmann-Kraut-Nährwerttabelle 2010

1069 Fujisawa et al. 1993

1070 Ledochowski et al. 2000

1071 Ledochowski et al. 1999

1072 Behr-Völtzer et al. 2006, Kamp und Schäfer 2007

1073 Lange und Rietschel 2007

1074 David et al. 1984, Webber et al. 1989

1075 Ott und Höger 2006, Werfel et al. 2009, Schäfer et al. 2003

1076 Niemann und Höger 2006

1077 Niemann und Höger 2006

1078 Breuer et al. 2003, Schäfer et al. 2003

1079 Bergmann et al. 1993, Schäfer et al. 2003

1080 Niemann und Höger 2006

1081 Breuer et al. 2003, Schäfer et al. 2003, Werfel et al. 2009

1082 Ring et al. 2010 (S. 217)

1083 Abels und Prosch 2006

1084 Wahn et al. 2005

1085 Merk 2008

1086 Abels und Prosch 2006

1087 Abels und Prosch 2006

1088 Wahn et al. 2005

1089 Werfel et al. 2009

1090 Wüthrich et al. 2003

1091 Rassner 2007

1092 Ahrens et al. 2009

1093 Werfel et al. 2009

1094 Schäfer et al. 2003

1095 Körner und Wickenkamp 2003, Ottens et al. 2008a, Werfel et al. 2009

1096 Fiedler et al. 2006, Fuglsang et al. 1994, Werfel et al. 2008b

1097 Breuer et al. 2004a, Niggemann et al. 1999, Sampson 1999, Werfel et al. 2008b

1098 Breuer et al. 2004a, Ottens et al. 2008a

1099 Breuer et al. 2004a, Niggemann et al. 1999, Ottens et al. 2008a

1100 Breuer et al. 2004a, Niggemann et al. 1999, Ottens et al. 2008a

1101 Ottens et al. 2008a

1102 Burks et al. 1988, Ottens et al. 2008a

1103 Burks et al. 1988, Burks et al. 1998

1104 Ballmer-Weber 2008, Henzgen et al. 2010

1105 Reekers et al. 1999

1106 Breuer et al. 2004b

1107 Ehlers et al. 2001

1108 Fuglsang et al. 1994, Gutgesell et al. 1997, Hannuksela und Lahti 1986, Kanny et al. 1994

1109 Reese und Worm 2002, Worm et al. 2000

1110 Fiedler et al. 2006, Wantke et al. 1993

1111 Ahrens et al. 2009

1112 Ring 2004, Wahn et al. 2005

1113 Breuer et al. 2004a

1114 Breuer et al. 2004a, Ottens et al. 2008a

1115 Wüthrich et al. 2003

1116 Henzgen et al. 2008

1117 Werfel et al. 2008b

1118 Werfel et al. 2008b

1119 Flinterman et al. 2006a

1120 Ott und Höger 2006

1121 Merk 2008

1122 Wahn et al. 2005

1123 Wahn et al. 2005
1124 Moll 2005
1125 Abels und Proksch 2006
1126 Ahrens et al. 2009
1127 Wahn et al. 2005
1128 Ahrens et al. 2009
1129 Ahrens et al. 2009, Abeck und Fölster-Holst 2003
1130 Abeck und Fölster-Holst 2003
1131 Werfel et al. 2008b
1132 Constien et al. 2007

1133 Buddecke 1994, Wienken 1993
1134 Ehlers et al. 2001
1135 Ottens et al. 2008a
1136 Weblink: http://www.neurodermitisschulung.de
1137 Werfel et al. 2008a
1138 Scheewe et al. 2007
1139 Scheewe et al. 2007
1140 Ottens et al. 2008b
1141 Scheewe et al. 2007

9 Literatur

9.1

Verwendete Literatur

Abeck D, Fölster-Holst R: Was hilft meinem Kind bei Neurodermitis? Stuttgart: Thieme; 2003.

Abels C, Proksch E: Therapie des atopischen Ekzems. Hautarzt. 2006; 8: 711–725.

Aberer W, Schöllnast R: Münzen und Nickel – ein Problem? Allergologie. 2002; 25: 427–431.

Abrahamsson TR, Jakobsson T, Böttcher MF et al.: Probiotics in prevention of IgE-associated eczema: a double-blind, randomized, placebo-controlled trial. J Allergy Clin Immunol. 2007; 119(5): 1174–1180.

AGNES Neurodermitis-Schulung: Elternmanual. Schulung von Ernährungsfachkräften an der Akademie-Luftiku(r)s e. V. am Kinderhospital Osnabrück; 2002.

Ahrens F et al.: Die Umsetzung der Leitlinie Atopische Dermatitis in die Praxis. Pädiatrische Allergologie. 2009; 12: 24–33.

AIC (Associazione Italiana Celiachia): Guidelines for the diagnosis and follow up of celiac disease. AOECS-Meeting in Genua. Published in the official gazette 7.02.2008.

aid infodienst Verbraucherschutz Ernährung Landwirtschaft e.V.: Käse. 11. veränd. Neuaufl. 2009a; Nr. 1090.

aid infodienst Verbraucherschutz Ernährung Landwirtschaft e.V.: Nahrungsergänzungsmittel. Nutzen oder Risiko? 2. veränd. Neuaufl. 2009b, Nr. 1480.

aid infodienst Verbraucherschutz Ernährung Landwirtschaft e.V.: Zusatzstoffe in Lebensmitteln. Familie Fischer will's wissen. 1. Aufl. 2008, Nr. 1546.

aid infodienst Verbraucherschutz Ernährung Landwirtschaft e.V.: Calcium. Grundlagen-Update. Ernährung im Fokus. 2003; 3: 313–317.

aid-Verbraucherdienst. Im Internet: http://www.aid.de

Akobeng AK, Ramanan AV, Buchan I et al.: Effect of breast feeding on risk of celiac disease: a systematic review and meta-analysis of observational studies. Arch Dis Child. 2006; 91: 39–43.

Alexy U: Allergien. Prävention von klein auf. UGB-Forum. 2009; 26: 9–12.

Allergopharma Joachim Ganzer KG, Reinbek. Im Internet: http://www.allergopharma.de

Andersen KE, Nielsen GD, Flyvholm MA et al. : Nickel in tap water. Contact Dermatitis. 1983; 9: 140–143.

Antico A, Soana R: Chronic allergic-like dermatopathies in nickel-sensitive patients. Results of dietary restrictions and challenge with nickel salts. Allergy and Asthma Proc. 1999; 20: 235–242.

Arbeitskreis Diätetik in der Allergologie: Allgemeine Empfehlungen/Lebensmittelauswahl für eine hühnereifreie Ernährung. In: Werfel T, Reese I (Hrsg.): Diätetik in der Allergologie. Diätvorschläge, Positionspapiere und Leitlinien zu Nahrungsmittelallergien und anderen Nahrungsmittelunverträglichkeiten. 3. Aufl. München: Dustri; 2010a: 13–15.

Arbeitskreis Diätetik in der Allergologie: Allgemeine Empfehlungen/Lebensmittelauswahl für eine kuhmilchfreie Ernährung. In: Werfel T, Reese I (Hrsg.): Diätetik in der Allergologie. Diätvorschläge, Positionspapiere und Leitlinien zu Nahrungsmittelallergien und anderen Nahrungsmittelunverträglichkeiten. 3. Aufl. München: Dustri; 2010b: 17–19.

Arbeitskreis Diätetik in der Allergologie: Allgemeine Empfehlungen/Lebensmittelauswahl für eine erdnuss-/ „nuss"-freie Ernährung. In: Werfel T, Reese I (Hrsg.): Diätetik in der Allergologie. Diätvorschläge, Positionspapiere und Leitlinien zu Nahrungsmittelallergien und anderen Nahrungsmittelunverträglichkeiten. 3. Aufl. München: Dustri; 2010c: 29–33.

Arbeitskreis Diätetik in der Allergologie: Allgemeine Empfehlungen/Lebensmittelauswahl für eine fischfreie Ernährung. In: Werfel T, Reese I (Hrsg.): Diätetik in der Allergologie. Diätvorschläge, Positionspapiere und Leitlinien zu Nahrungsmittelallergien und anderen Nahrungsmittelunverträglichkeiten. 3. Aufl. München: Dustri; 2010d: 37–39.

Arbeitskreis Diätetik in der Allergologie: Allgemeine Empfehlungen für eine Ernährung bei pollenassoziierter Nahrungsmittelallergie. Lebensmittelauswahl zur Diagnostik bei Verdacht auf eine birken- und beifußpollenassoziierte Nahrungsmittelallergie. In: Werfel T, Reese I (Hrsg.): Diätetik in der Allergologie. Diätvorschläge, Positionspapiere und Leitlinien zu Nahrungsmittelallergien und anderen Nahrungsmittelunverträglichkeiten. 3. Aufl. München: Dustri; 2010e: 85–87.

Arbeitskreis Diätetik in der Allergologie: Nickelarme Diät. In: Werfel T, Reese I (Hrsg.): Diätetik in der Allergologie: Diätvorschläge, Positionspapiere und Leitlinien zu Nahrungsmittelallergien und anderen Nahrungsmittelunverträglichkeiten. 3. Aufl. München: Dustri. 2010f; 91–94.

Arbeitskreis Diätetik in der Allergologie: Lebensmittel-auswahl bei Pseudoallergie. In: Werfel T, Reese I (Hrsg.): Diätetik in der Allergologie. Diätvorschläge, Positions-papiere und Leitlinien zu Nahrungsmittelallergien und anderen Nahrungsmittelunverträglichkeiten. 3. Aufl. München: Dustri; 2010g: 95–96.

Arbeitskreis Diätetik in der Allergologie: Lebensmittel-auswahl bei Laktoseunverträglichkeit. In: Werfel T, Reese I (Hrsg.): Diätetik in der Allergologie. Diätvorschläge, Positionspapiere und Leitlinien zu Nahrungsmittelaller-gien und anderen Nahrungsmittelunverträglichkeiten. 3. Aufl. München: Dustri; 2010h: 97–100.

Arbeitskreis Diätetik in der Allergologie: Lebensmittel-auswahl bei Fruktosemalabsorption. In: Werfel T, Reese I (Hrsg.): Diätetik in der Allergologie. Diätvorschläge, Positionspapiere und Leitlinien zu Nahrungsmittelaller-gien und anderen Nahrungsmittelunverträglichkeiten. 3. Aufl. München: Dustri; 2010i: 101–104.

Arbeitskreis Diätetik in der Allergologie: Allgemeine Empfehlungen/Lebensmittelauswahl für eine sojafreie Ernährung. In: Werfel T, Reese I (Hrsg.): Diätetik in der Allergologie. Diätvorschläge, Positionspapiere und Leitlinien zu Nahrungsmittelallergien und anderen Nah-rungsmittelunverträglichkeiten. 3. Aufl. München: Dustri; 2010j: 21–23.

Arbeitskreis Diätetik in der Allergologie: Allgemeine Empfehlungen/Lebensmittelauswahl für eine weizen-freie Ernährung. In: Werfel T, Reese I (Hrsg.): Diätetik in der Allergologie. Diätvorschläge, Positionspapiere und Leitlinien zu Nahrungsmittelallergien und anderen Nah-rungsmittelunverträglichkeiten. 3. Aufl. München: Dustri; 2010k: 25–28.

Arbeitskreis Diätetik in der Allergologie: Provokationen bei Nahrungsmittelallergie. In: Werfel T, Reese I (Hrsg.): Diätetik in der Allergologie. Diätvorschläge, Positions-papiere und Leitlinien zu Nahrungsmittelallergien und anderen Nahrungsmittelunverträglichkeiten. 3. Aufl. München: Dustri. 2010l; 109–115.

Asero R, Minisini S, Venturini E: Effects of birch pollen-specific immunotherapy and apple allergy in birch pollen-hypersensitive patients. Clin Exp Allergy. 1998; 28:1368–1373.

Augustin M, Schmiedel V: Praxisleitfaden Naturheilkun-de. 4. Aufl. München. Urban und Fischer; 2003.

Baas S: Verlaufsformen und Definitionen der Zöliakie. DZG Aktuell. 2006; 4: 22–23.

Ballmer-Weber BK: Pollenassoziierte Nahrungsmittelaller-gien. Ernährung. 2008; 2: 10–15.

Ballmer-Weber BK: Notfälle in der Allergologie: Nahrungs-mittelallergien. Allergologie. 2004; 27: 424–426.

Ballmer-Weber BK, Scheurer S, Vieths S: Update: Kreuz-reaktivität zwischen Allergenen in Nahrungsmitteln und Birkenpollen. Allergologie. 2003; 26: 463–473.

Bartak J: Homöopathie nicht nur für Zahnärzte. 2. Aufl. Leer: Grundlagen und Praxis; 2003.

Bayer P, Blümchen K: Latexallergie. Sinn und Unsinn von Präventionsmaßnahmen bei Kindern mit Spina bifida. ASBH-Brief. 4/2008: 25–32.

Becke B, Benecke M: Prozessqualität in der Ernährungs-therapie und Ernährungsberatung. QUETHEB Organi-sations- und Formularhandbuch. Bd. 1. 2. Aufl. Nieder-eschach: Med&Org; 2006.

Becker WM, Schocker F, Boldt A: Allergene der Erdnuss: Struktur und Charakteristika. Allergologie. 2005; 28: 359–366.

Behr-Völtzer C, Biller G, Hamm M et al.: Diätempfeh-lungen bei Fruktose- und Sorbitmalabsorption. In: Behr-Völtzer C, Hamm M, Vieluf D, Ring J (Hrsg.): Diät bei Nahrungsmittelallergien und -intoleranzen. 3. Aufl. München: Urban & Vogel; 2006a.

Behr-Völtzer C, Hamm M, Vieluf D: Ernährungsberatung bei Nahrungsmittelunverträglichkeiten. In: Behr-Völtzer C, Hamm M, Vieluf D, Ring J (Hrsg.): Diät bei Nahrungs-mittelallergien und -intoleranzen. 3. Aufl. München: Urban & Vogel; 2006b.

Bellinghausen I, Saloga J: Immunregulation bei allergi-schen Krankheiten vom Soforttyp und deren Therapie. Allergologie. 2007; 30: 223–227.

Bellinghausen I, Allam JP, Bieber T et al.: Wirkmechanis-men der spezifischen Immuntherapie. Allergo Journal. 2007; 16: 566–569.

Benity Group Ltd. Nürnberg Weblink www.daopure.eu

Berdel D, Forster J, Gappa M et al.: Asthma bronchiale im Kindes- und Jugendalter. Allergo J. 2007; 5: 326–340.

Bergmann K, Bergmann R, Bauer C et al.: Atopie in Deutschland, Untersuchung zur Vorhersagemöglichkeit einer Atopie bei Geburt. Erste Ergebnisse der multizen-trischen Allergie-Studie. Deutsches Ärzteblatt 1993; 90: 1341–1347.

Besler M: Kennzeichnung von Allergenen bei Lebensmit-teln in Deutschland und der Europäischen Union – Recht-liche Fragen. aid Verbraucherdienst. 2000; 45: 511–515.

Besler M: Allergien gegen Ei und Eiprodukte. Ernährungs-Umschau. 1999; 7: 252–256.

Beyer K: Spezifische orale Toleranzinduktion – ein Update. Pädiatrische Allergologie. 2008/2009; 11/12: 6–8.

Beyer K: Spezifische Immuntherapie bei Nahrungsmittelal-lergien. Allergo J. 2008; 17: 237–240.

BfR (Bundesinstitut für Risikobewertung): Bessere Allergenkennzeichnung von Lebensmitteln für Verbraucher: Schwellenwerte können derzeit noch nicht verbindlich festgelegt werden. BfR-Stellungnahme Nr. 002/2010 v. 20.07.2009.

BfR (Bundesinstitut für Risikobewertung): Piercing kann zur Sensibilisierung gegenüber Nickel führen. Stellungnahme Nr. 046/2008 des BfR vom 10.10.2008. 2008a.

BfR (Bundesinstitut für Risikobewertung): Schwellenwerte für allergieauslösende Bestandteile in Lebensmitteln notwendig. BfR Pressedienst 18/2008 vom 23.10.2008. http://www.bfr.bund.de/cd/25250, 2008b.

BfR (Bundesinstitut für Risikobewertung): Schwellenwerte zur Allergenkennzeichnung von Lebensmitteln. Tagungsband zum Expertengespräch im Rahmen der BMELV-Konferenz 2008 „Allergien: Bessere Information, höhere Lebensqualität" am 15. Oktober 2008 in Berlin. 2008c.

BfR (Bundesinstitut für Risikobewertung): Birkenpollenallergiker können auf Sojaprodukte besonders empfindlich reagieren. BfR-Stellungnahme Nr. 016/2007 v. 17.04.2007. 2007a.

BfR (Bundesinstitut für Risikobewertung): Säuglingsnahrung aus Sojaeiweiß ist kein Ersatz für Kuhmilchprodukte. BfR-Stellungnahme Nr. 043/2007 v. 21.05.2007. 2007b.

BgVV (Bundesinstitut für gesundheitlichen Verbraucherschutz und Veterinärmedizin): Probiotische Mikroorganismenkulturen in Lebensmitteln. Ernährungs-Umschau 2000; 47: 191–195.

Binder C: Was steckt hinter allgemeinen Diätempfehlungen bei Neurodermitis? Welche Nahrungsmittel sind in? Allergo J. 2007; 16; 46.

Binder C: Ernährungsdiagnostik und -therapie bei Lebensmittelunverträglichkeiten im Überblick. Ernährungs-Umschau. 2005; 52: 411–413.

Bircher A, Schaub N, Scherer K: Der Fang des Tages: Scombrotoxin und Anisakis simplex als Ursache allergieähnlicher Krankheitsbilder. Allergologie. 2005; 28: 330-337.

Bircher AJ, Hauser C, Pichler W et al.: Stellenwert und Indikation der Bestimmung spezifischer IgE- und IgG-Antikörper in der Allergiediagnostik. Allergologie. 2002; 25: 338–340.

Bischoff SC: Die allergische Entzündung des Gastrointestinaltrakts. In: Wüthrich B (Hrsg.): Nahrungsmittel und Allergie. München: Dustri; 2002: 8–20.

Bischoff SC, Mayer J, Wedemeyer J et al.: Colonoscopic allergen provocation (COLAP): a new diagnostic approach for gastrointestinal food allergy. Gut. 1997; 40: 745–753.

Bishop JM, Hill DJ, Hosking CS: Natural history of cow milk allergy: clinical outcome. J Pediatr. 1990; 116: 862–867.

BMELV (Bundesministerium für Ernährung, Landwirtschaft und Verbraucherschutz): Allergen: Erdnüsse, Krebstiere, Nüsse, Senf, Soja, Weichtiere. 2009. www.bmelv.de

BMELV (Bundesministerium für Ernährung, Landwirtschaft und Verbraucherschutz): Konferenz „Allergien: Bessere Information, höhere Lebensqualität". Berlin, 14.10.2008. im Internet: www.aktionsplan-allergien.de: Tipps zu Allergien und Asthma bei Kindern.

BMELV (Bundesministerium für Ernährung, Landwirtschaft und Verbraucherschutz): Verbraucherpolitische Konferenz „Allergien: Besser schützen. Wirksam vorbeugen". Berlin, 13.09.2007.

Bock S, Sampson H: Food allergy in infancy. Care of the infants. 1994; 41: 1047–1067.

Böhles H: Angeborene Stoffwechselerkrankungen. In: Biesalski HK, Fürst P, Kasper H et al. (Hrsg.): Ernährungsmedizin. Stuttgart: Thieme; 1999: 438–455.

Böhm BO: Glutensensitive Enteropathie und endocrine Erkankungen. Phadia Info-Newsletter Zöliakie. 2007.

Böhm S, Kruis W: Diagnostik und Therapie des Reizdarmsyndroms. Gastroenterologie update. 2006; 2: 271–301.

Bohle B: Die Rolle von allergenspezifischen T-Lymphozyten bei pollenassoziierter Pollenallergie. Allergologie. 2008; 8: 326–332.

Bongaerts G, Severijnen R: Probiotics: Are they incredible panaceas? On the science behind beneficial non-pathogenic microbial agents. Int J Probiotics Prebiotics. 2006; 1(2): 87–96.

Borowski C, Schäfer T im Auftrag des Aktionsbündnisses Allergieprävention (abap): Allergieprävenition. Evidenzbasierte und konsentierte Leitlinie. München: Medizin & Wissen (Urban & Vogel); 2005.

Brand S, Schwarzenbach S, Braun-Fahrländer C et al.: Allergologisch-medizinische und psychologische Befunde bei Patienten mit umweltbezogenen Beschwerden. Allergologie. 2005; 11: 444–454.

Brasch J, Becker D, Aberer W et al.: Kontaktekzem. Leitlinie der Deutschen Dermatologischen Gesellschaft (DDG). Allergo J. 2007; 16: 176–185.

Braun-Falco O, Plewig G, Wolff HH: Dermatologie und Venerologie. 5. Aufl. Heidelberg: Springer; 2005.

Bresser H: Orale Nickelprovokation und nickelarme Diät. Indikation und praktische Durchführung. Der Hautarzt. 1992; 43, 610–615.

Breuer K, Heratizadeh A, Kapp A et al.: Aktuelles zur Nahrungsmittelallergie bei atopischer Dermatitis. Allergologie. 2004a; 27: 391–401.

Breuer K, Wulf A, Constien A et al.: Birch pollen-related food as a provocation factor of allergic symptoms in children with atopic eczema/dermatitis syndrome allergy. 2004b; 59: 988–994.

Breuer K, Kapp A, Werfel T: Die Bedeutung der Nahrungsmittelallergie bei Patienten mit atopischer Dermatitis. Hautarzt. 2003; 54: 121–129.

Brochow K, Ring J: Nahrungsmittel als Auslöser einer Anaphylaxie. Allergologie. 2008; 31: 286–292.

Brouwer ML, Wolt-Plompen SA, Dubois AE et al.: No effects of probiotics on atopic dermatitis in nfancy: a randomized placebo-controlled trial. Clin Exp Allergy. 2006; 36(7): 899–906.

Bruchhausen D: Zur Kreuzallergenität von Pollen. In: Jorde W (Hrsg.): Allergologie für die Praxis. München: Dustri; 2002: 29–40.

Bruijnzeel-Koomen C, Ortolani C, Aas K et al.: Adverse reactions to food. Allergy. 1995; 50: 623–635.

Buddecke E: Grundriss der Biochemie. 9. Aufl. Berlin: de Gruyter; 1994.

Buderus S, Lentze MJ: Serologische Diagnostik der Zöliakie. Monatsschr Kinderheilkd. 2003: 15: 715–718.

Bufe A: Schwierige Allergene II – Die Nahrungsmittelallergene. Pädiatrische Allergologie. 2002, 4: 22–24.

Buhl T, Kampmann H, Fuchs T: Tod durch Erdnussallergie nach Konsum eines einzeln verpackten Müsliriegels, gesetzeskonform ohne Deklaration der Inhaltsstoffe. Allergo J. 2006; 15: 572–574.

Bühner S, Reese I, Kuehl F et al.: Pseudoallergic reactions in chronic urticaria are associated with altered gastroduodenal permeability. Allergy. 2004; 59: 1118–1123.

Bundesinstitut für gesundheitlichen Verbraucherschutz und Veterinärmedizin (BgVV): Probiotische Mikroorganismenkulturen in Lebensmitteln. Ernährungs-Umschau 2000; 47: 191–195.

Bundesinstitut für Risikobewertung (BfR): Schwellenwerte für allergieauslösende Bestandteile in Lebensmitteln notwendig. BfR Pressedienst 18/2008 vom 23.10.2008. http://www.bfr.bund.de/cd/25250

Bundesinstitut für Risikobewertung (BfR): Säuglingsnahrung aus Sojaeiweiß ist kein Ersatz für Kuhmilchprodukte. BfR-Stellungnahme Nr. 043/2007 v. 21.05.2007a.

Bundesinstitut für Risikobewertung (BfR): Birkenpollenallergiker können auf Sojaprodukte besonders empfindlich reagieren. BfR-Stellungnahme Nr. 016/2007 v. 17.04.2007b.

Bundesministerium für Gesundheit: Siebte Verordnung zur Änderung der Bedarfsgegenständeverordnung vom 14. Juni 2000. Bundesgesetzblatt. 2000; Teil I, 27: 849.

Bundesministerium für Gesundheit und Soziale Sicherung: Bekanntmachung einer Änderung der Richtlinien über die Verordung von Arzneimitteln in der vertragsärztlichen Versorgung (Arzneimittel-Richtlinien/AMR) vom 25.08. 2005.

Bundesverband Dezentraler Ölmühlen (BDOel e.V.): Persönliche Mitteilung zur Kontamination kaltgepresster Öle mit Allergenen in kleinen Ölmühlen. 03.04.2009.

Bunselmeyer B, Laubach HJ, Schiller M et al.: Incremental build-up food challenge – a new diagnostic approach to evaluate pseudoallergic reactions in chronic urticaria: a pilot study: stepwise food challenge in chronic urticaria. Clinical & Experimental Allergy. 2009; 39: 116–126.

Bunselmeyer B, Bergmann KC: Nickelgehalte deutscher Lebensmittel. Allergo J. 1998; 7: 419–424.

Burghardt W: Zöliakie – Aktuelle Diagnostik und Therapie. BDEM-, VDD- und VDOE-Bundeskongress „Demografischer Wandel und Lebensqualität". Wolfsburg 26.04.2008.

Burks AW, Mallory SB, Williams LW et al.: Atopic dermatitis: Clinical relevance of food hypersensitivity reactions. J Pediatrics. 1988; 113: 447–451.

Burks W, Sampson HA, Bannon GA: Peanut allergens. Allergy. 1998; 53: 725–730.

Carrapatoso I, Loureiro G, Loureiro C et al.: Nickel induced enogenous dermatitis. Two cases report. Revista Portuguesa de Immunoalergologia. 2004; 12: 261–270.

Caspary WF, Stein J (Hrsg): Darmkrankheiten. Berlin: Springer; 1999: 283–294.

Catassi C, Fabiani E, Iacono G et al.: A prospective, doubleblind, placebo-controlled trial to etablish a safe gluten threshold for patients with celiac disease. Am J Clin Nutr. 2007; 85(1): 160–166.

Catassi C, Fabiani E, Fasano A: Eine Reise durch die Welt der Zöliakie. Annales Nestlé. 2004; 62: 101–115.

Catassi C, Fabiani E, Corrao G et al.: Risk of non-Hodgkin lymphoma in celiac disease. JAMA. 2002; 287: 1413-1419.

Centrale Marketing-Gesellschaft (CMA, Hrsg.): Warenkunde Käse. Bonn. 2008

Cheeseman CI: Intestinal hexose absorption: transcellular or paracellular fluxes. J Physiol. 2002; 544: 336.

Cheeseman CI: GLUT2 is the transporter for fructose across the rat intestinal basolateral membrane. Gastroenterology. 1993; 105:1050–1056.

Chegini S, Metcalfe D: Contemporary Issues in Food Allergy: Seafood Toxin-Induced Disease in the Differential Diagnosis of Allergic Reaction. Allergy and Asthma Proc. 2005; 26:183–190.

Chemisches und Veterinäruntersuchungsamt Stuttgart (CVUA): Nickellässigkeit bei Kaffee- und Espressovollautomaten – Allergene im Kaffee? Pressemitteilung vom 10.10.2007. Im Internet: http://www.cvuas.de

Clark AT, Ewan PW: The development and progression of allergy to multiple nuts at different ages. Pediatr Allergy Immunol. 2005; 16: 507–511.

Claßen M: Kuhmilchallergie. Manifestationen am Magen-Darm-Trakt. Kinder- und Jugendarzt. 2009; 40: 21–34.

Claßen M: Pädiatrische Gastroenterologie, Teil 2: Funktionstests. Pädiatrie hautnah. 2008; 4: 241–245.

Claßen M: Nahrungsmittelallergien bei Kindern – Manifestationen im Magen-Darm-Trakt. Pädiatrische Allergologie. 2005; 4: 6–13.

Classen M, Diehl V, Kochsiek K et al. (Hrsg.): Innere Medizin. 5. Aufl. München: Urban & Fischer; 2004.

Classen M, Diehl V, Koch KM et al.: Differentialdiagnose Innere Medizin. München: Urban & Schwarzenberg; 1998: 125–142.

CMA (Centrale Marketing-Gesellschaft, Hrsg.): Warenkunde Käse. Bonn; 2008

Codex Alimentarius Kommission (WHO/FAO): Draft Revised Standard for Foods for Special Dietary Use for Persons Intolerant to Gluten. 2008. www.codexalimentarius.net

Constien A, Reese I, Schäfer C: Praxisbuch Lebensmittelallergie. München: Südwest; 2007.

Crespo JF, Rodrigues J: Food allergy in adulthood. Allergy. 2003; 58: 98–113.

CVUA (Chemisches und Veterinäruntersuchungsamt Stuttgart): Nickellässigkeit bei Kaffee- und Espressovollautomaten – Allergene im Kaffee? Pressemitteilung vom 10.10.2007. Im Internet: http://www.cvuas.de

Czech W, Busse A, Wedi B et al.: Nahrungsmitteladditiva und nicht-steroidale Antiphlogistika – Auslöser von pseudoallergischen Reaktionen. Allergologie. 1996; 19: 442–448.

DAAB (Deutscher Allergie- und Asthmabund e.V., Hrsg.): Ernährungsempfehlungen bei Fruktose-Malabsorption. Mönchengladbach: 2009a.

DAAB (Deutscher Allergie- und Asthmabund e.V., Hrsg.): Ernährungsempfehlungen bei Histamin-Intoleranz. Mönchengladbach: 2009b.

DAAB (Deutscher Allergie- und Asthmabund e.V., Hrsg.): Ernährungsempfehlungen bei Laktose-Intoleranz. Mönchengladbach: 2009c.

DAAB (Deutscher Allergie- und Asthmabund e.V., Hrsg.): Ernährungsempfehlungen bei Soja-Allergie. Mönchengladbach: 2009d.

DAAB (Deutscher Allergie- und Asthmabund e.V., Hrsg.): DAAB Newsletter exklusiv. Ausgabe 3/09. Aus der Praxis – für die Praxis: Erdnuss- und/oder nussfreie Schokolade. Mönchengladbach: 2009e.

DAAB (Deutscher Allergie- und Asthmabund e.V., Hrsg.): Ernährungsempfehlungen bei Hühnerei-Allergie. Mönchengladbach: 2009f.

DAAB (Deutscher Allergie- und Asthmabund e.V., Hrsg.): Recherheliste Histamingehalt in Lebensmitteln. Mönchengladbach: 2008.

DAAB (Deutscher Allergie- und Asthmabund e.V.): Soja-Allergie. Allergie konkret. 2003; 2.

Daengsuwan T, Palosuo K, Phankingthongkum S et al.: IgE antibodies to Omega-Gliadin in children with wheat-induced anaphylaxis. Allergy. 2005; 60: 506–509.

Daschner A, Pascual C: Anisakis simplex: sensitization and clinical allergy. Current opinion in Allergy and Clinical Immunology. 2005; 5: 281–285.

David TJ, Waddington E, Stanton RH: Nutritional hazards of elimination diets in childhood with atopic eczema. Arch Dis Child. 1984; 59: 323–325.

DEBInet (Deutsches Ernährungsberatungs- und Informationsnetz): Sorbitintoleranz. www.ernaehrung.de/tipps/intoleranzen. 07.07.2009.

De Swert LF, Cadot P, Ceuppens JL: Diagnosis and natural course of allergy to cooked potatoes in children. Allergy. 2007; 62: 750–757.

DGAI- und ÄDA-Arbeitsgruppe Nahrungsmittel-Allergie: Therapiemöglichkeiten bei der IgE-vermittelten Nahrungsmittel-Allergie. Allergo J. 2002; 11: 156–162.

DGAKI (Deutsche Gesellschaft für Allergologie und Klinische Immunologie. Im Internet: http://www.dgaki.de

DGE (Deutsche Gesellschaft für Ernährung, Hrsg.): D-A-CH-Referenzwerte für die Nährstoffzufuhr. 1. Aufl., 3. korr. Nachdruck. Frankfurt/M.: Umschau/Braus; 2008.

DGE (Deutsche Gesellschaft für Ernährung, Hrsg.): Fructosemalabsorption/Intestinale Fructoseintoleranz. DGE Beratungs-Standards. 2007: V/10.1–10.6.

DGE (Deutsche Gesellschaft für Ernährung): Lactosefreie Ernährung. DGE info 10/2004: 152–153.

DGE (Deutsche Gesellschaft für Ernährung, Hrsg.): Laktoseintoleranz. DGE-Beratungs-Standards. 2003: Kap. V/11.1–11.3.

DGE-Arbeitsgruppe Diätetik in der Allergologie: Begriffsbestimmung und Abgrenzung von Lebensmittelunverträglichkeiten. In: DGE-Arbeitsgruppe Diätetik in der Allergologie: Diätetik in der Allergologie. DGE info. Sonderausgabe 2007a; 9: 2–8.

DGE-Arbeitsgruppe Diätetik in der Allergologie: Stellenwert von Diäten in der allergologischen Diagnostik. In: DGE-Arbeitsgruppe Diätetik in der Allergologie: Diätetik in der Allergologie. DGE info. Sonderausgabe 2007b; 9: 9–11.

DGE-Arbeitsgruppe Diätetik in der Allergologie: Ernährungstherapie von Lebensmittelunverträglichkeiten. In: DGE-Arbeitsgruppe Diätetik in der Allergologie: Diätetik in der Allergologie. DGE info. Sonderausgabe 2007c; 9: 12–19.

DGE-Arbeitsgruppe Diätetik in der Allergologie: Stellenwert von Lebensmittelunverträglichkeiten bei chronischer Urtikaria. In: DGE-Arbeitsgruppe Diätetik in der Allergologie: Diätetik in der Allergologie. DGE info. Sonderausgabe 2007d; 9: 23–30.

Deutsche Gesellschaft für Allergologie und klinische Immunologie (DGAKI) in Zusammenarbeit mit dem Ärzteverband Deutscher Allergologen (ÄDA), der Deutschen Gesellschaft für Kinder- und Jugendmedizin (DGKJ), der Deutschen Dermatologischen Gesellschaft (DDG) und der Gesellschaft für Pädiatrische Allergologie (GPA): Allergieprävention. 03/2009. S3-Leitlinie. AWMF online: www.leitlinien.net

Dieterich W, Ehnis T, Bauer M: Identification of tissue transglutaminase as the autoantigen of celiac disease. Nat Med. 1997; 3: 797–801.

DZG (Deutsche Zöliakie Gesellschaft e.V.) im Internet: http://www.dzg-online.de

DZG (Deutsche Zöliakie Gesellschaft e.V.): Persönliche Auskunft zur Aufstellung glutenfreier Lebensmittel 2009 der DZG. Hartmann, DZG. 2009a.

DZG (Deutsche Zöliakie Gesellschaft e.V.): Zöliakie – Diagnostik. 3.11.2009. 2009b (Siehe auch: www.dzg-online.de)

DZG (Deutsche Zöliakie Gesellschaft e.V.): Zöliakie – Diagnostischer Algorithmus. In DZG: Zöliakie – Empfehlungen für Diagnostik und Betreuung. 2009c. (Siehe auch: www.dzg-online.de)

DZG (Deutsche Zöliakie Gesellschaft e.V.): Diagnose ohne Biopsie. Neue Schnelltests. DZG aktuell. 2009d: 2: 24.

DZG (Deutsche Zöliakie Gesellschaft e.V.): Stuhltest zur Diagnose bei Zöliakieverdacht ungeeignet. DZG aktuell. 2006; 4: 25.

DZG (Deutsche Zöliakie Gesellschaft e. V.): Zöliakie/Sprue. Zöliakie Info. Stuttgart. 2004.

Dölle S: Sabine Dölle, Dipl.-Ernährungswissenschaftlerin an der Charité Berlin, Klinik für Dermatologie, Venerologie und Allergologie, AG Prof. M. Worm. Persönliche Mitteilung 23.03.2010.

Dorsch W: Alternativmethoden bei Allergien. Sanfte Therapie oder Humbug? UGB-Forum. 2009; 26: 16–19.

Dorsch W, Ring J: Komplementärmethoden bzw. so genannte „Alternativmethoden" in der Allergologie. Allergologie. 2002; 25: 539–548.

Drago S, El Asmar R, Di Pierro M et al.: Gliadin, zonulin and gut permeability: Effects on celiac and non-celiac intestinal mucosa and intestinal cell lines. Scan J Gastroenterol. 2006; 41: 408–419.

Dukor P, Kallos P, Schlumberger HD et al.: PAR. pseudoallergic reactions. Involvement of drugs and chemicals. Basel: Karger; 1982.

Ebner C, Breiteneder H: Eine Übersicht über pflanzliche Nahrungsmittelallergene. Allergologie. 2002; 25: 527–533.

EG: Verordnung (EG) Nr. 1935/2004 über Materialien und Gegenstände, die dazu bestimmt sind, mit Lebensmitteln in Berührung zu kommen. 27. Oktober 2004.

EFSA: Gutachten des Wissenschaftlichen Gremiums für diätetische Produkte, Ernährung und Allergien auf Ersuchen der Kommission über die tolerable Aufnahmemenge für Nickel. Frage Nr. EFSA-Q-2003-018 vom 25. Januar 2005.

Ehlers I, Worm M, Sterry W et al.: Sugar is not an aggravating factor in atopic dermatitis. Acta. Dermatol. Venereol. 2001; 81: 282–284.

Ehlers I, Henz BM, Zuberbier T: Diagnose und Therapie pseudo-allergischer Reaktionen der Haut durch Nahrungsmittel. Allergologie. 1996; 19: 270–276.

Eisenmann A, Datta B, Ledochowski M: Laktasemangel und Laktoseintoleranz. Ernährung und Medizin. 2009; 24: 16–20.

Elmadfa I, Aign W, Muskat E et al.: Die große GU-Nährwert-Kalorien-Tabelle 2010/11. München: Gräfe & Unzer; 2009.

Erdmann S, Wahl PG, Hertl M et al.: Das Latex-Obst-Syndrom. Allergologie. 2000; 23: 29–34.

Ernährungskommission der Deutschen Gesellschaft für Kinder- und Jugendmedizin, Ernährungskommission der Schweizerischen Gesellschaft für Pädiatrie: Stellungnahme zur Verwendung von Säuglingsnahrungen auf Sojaeiweißbasis. Monatsschr Kinderheilkunde. 2006; 154: 913–916.

Ernst E: Komplementärmedizinische Diagnoseverfahren. Deutsches Ärzteblatt 2005; 102 (44): A-3034/B-2560I/C-2410.

Estesamifar M, Wüthrich B: IgE-vermittelte Nahrungsmittelallergien bei 383 Patienten unter Berücksichtigung des oralen Allergie-Syndroms. Allergologie. 1998; 21: 451–457.

Europäische Union: Amtsblatt der Europäischen Union vom 21.01.2009: Verordnung (EG) Nr. 41/2009 der Kommission vom 20.01.2009 zur Zusammensetzung und Kennzeichnung von Lebensmitteln, die für Menschen mit einer Glutenunverträglichkeit geeignet sind.

Europäische Union: Amtsblatt der Europäischen Union vom 28.11.2007: Richtlinie 2007/68/EG der Kommission vom 27. November 2007 zur Änderung von Anhang IIIa der Richtlinie 2000/13/EG des Europäischen Parlaments und des Rates hinsichtlich bestimmter Lebensmittelzutaten.

Europäische Union: Amtsblatt der Europäischen Union vom 23.12.2006: Richtlinie 2006/142/EG der Kommission vom 22. Dezember 2006 zur Änderung des Anhangs III a der Richtlinie des Europäischen Parlaments und des Rates mit dem Verzeichnis der Zutaten, die unter allen Umständen auf der Etikettierung der Lebensmittel anzugeben sind.

Europäische Union: Amtsblatt der Europäischen Union vom 25.11.2003: Richtlinie 2003/89/EG des Europäischen Parlaments und des Rates vom 10. November 2003 zur Änderung der Richtlinie 2000/13/EG hinsichtlich der Angabe der in Lebensmitteln enthaltenen Zutaten.

Europäische Union: Richtlinie 2005/26/EG der Kommission vom 21. März 2005 zur Erstellung eines Verzeichnisses von Lebensmittelzutaten oder Stoffen, die vorläufig aus Anhang IIIa der Richtlinie 2000/13/EG ausgeschlossen werden.

Europäisches Verbraucherzentrum Deutschland-Kiel: Sprachführer „Mit Allergien auf Reisen". www.evz.de, Stand 11.11.2008.

Europarat: Guidelines on metals and alloys used as food contact materials, technical document, Council of Europe's policy statements concerning materials an articles intended to come into contact with foodstuffs. 13. Februar 2002.

Expertenforum Anaphylaxie c/o Zentrum für Rhinologie und Allergologie: Status Quo der Versorgung von Patienten. Eine kritische Bestandsaufnahme für Ärzte und medizinisches Personal. In Zusammenarbeit mit dem Allergie-Zentrum-Charité in Berlin und dem DAAB e.V.; 2007.

FAO/WHO: Health and nutritional properties of probiotics in food including powder milk with live lactic acid bacteria. Report of a joint FAO/WHO expert consultation on evaluation of health and nutritional properties of probiotics in food including powder milk with live lactic acid bacteria. Córdoba, Argentinien, 1.–4. October 2001.

Fasano A: Intestinal zonulin: open sesame! Gut. 2001; 49: 159–162.

Ferraris, RP: Dietary and developmental regulation of intestinal sugar transport. Biochem J. 2001; 360: 265–76.

Fiedler EM: Persönliche Mitteilung, 12.03.2008.

Fiedler EM, Zuberbier T, Worm M: Atopische Dermatitis und Histaminintoleranz. Haut. 2006; 17: 62–64.

Fiedler EM, v Pelchrzim R, Focke M et al.: Bedeutung von exogen zugeführtem Histamin bei Patienten mit atopischer Dermatitis. Allergo J. 2004; 13: 49.

Figueroa J et al.: Mustard-allergy confirmed by double-blind placebo-controlled food challenges: clinical features and cross-reactivity with mugwood pollen plan-derived foods. Allergy. 2005; 60: 48–55.

Fischer K, Vieths S, Dehne LI et al.: Verarbeitungsbedingte Einflüsse auf die Allergenität von Lebensmitteln. SozEp-Heft Bundesgesundheitsamt.1993; 6.

Flinterman AE, Knulst AC, Meyer J et al.: Acute allergic reactions in children with AEDS after prolonged cows milk elimination diets. Allergy. 2006a; 61: 370–374.

Flinterman AE, Pasmans SG, Hoekstra MO et al.: Determination of no-observed-adverse-effect levels and eliciting doses in a representative group of peanut-sensitized children. J Allergy Clin Immunol. 2006b; 117: 448–454.

Forschungsinstitut für Kinderernährung (FKE) Dortmund: Ernährungsplan für das 1. Lebensjahr. www.fke-do.de

Fraunhofer ITWM im Internet: www.itwm.fraunhofer.de

Frenzel D, Engst R, Kugler C et al.: Fruktosemalabsorption – eine unterschätzte Form der Nahrungsmittelunverträglichkeit. Allergo J. 2007; 16: 350–355.

Friedrichs F, Schönfelder A: Ernährung bei Kuhmilchallergie im Säuglingsalter. Pädiatrische Allergologie. 2008; 11: 24–28.

Füeßl HS: Alternative Methoden liegen im Trend. MMW. 2009; 3–4: 28.

Fuglsang G, Madsen C, Halken S et al.: Adverse reactions to food additives in children with atopic symptoms. Allergy. 1994; 49: 31–37.

Fujisawa T, Mulligan K, Wada L et al.: The effect of exercise on fructose absorption. Am J Clin Nutr. 1993; 38: 75–79.

GANZIMMUN – Labor für funktionelle Medizin AG: Allergo-Screen-Konzept. Fachbroschüre 0005. Mainz 2005. Im Internet: http://www.ernaehrungsanalyse.eu/medboxx/wp-content/uploads/allergoflyer-2005-raab.pdf

Gebhardt KH: Was ist gesichert in der Homöopathie? Internist. 1999; 40: 1266–1270.

Gell PGH, Coombs RRA: Clinical Aspects of Immunology. 2nd ed. Oxford: Blackwell; 1968.

„Gesund" im Internet: http://gesund.org/alternativ/

Gieler U, Niemeier V, Kupfer J: Psychosomatische Dermatologie in Deutschland. Hautarzt. 2001; 52: 104–110.

Giera B, Kimpel S, Kestler C et al.: Histaminintoleranz. Der bayerische Internist. 2006; 5: 239–244.

Giovannini M, Agostoni C, Riva E et al.: A randomized prospective double blind controlled trial on effects of long-term consumption of fermented milk containing *L. casei* in pre-school children with allergic asthma and/or rhinitis. Pediatr Res. 2007; 62 (2), 215–220.

Glasbrenner B, Schütte K: Funktionsdiagnostik in der Gastroenterologie. H$_2$-Atemtests. Gastroenterologie up2date. 2007; 3: 165–173.

Götz M: Pseudoallergien sind Histaminintoleranzen. Wien Med Wochenschr. 1996; 146: 426–430.

Grevers G, Röcken M (Hrsg.): Taschenatlas Allergologie. Grundlagen, Diagnostik, Klinik. 2. Aufl. Stuttgart: Thieme; 2008.

Groeneveld M: Persönliche Mitteilung. 2008.

Grübl A: Haut-Prick-Test im Kindesalter. Pädiatrische Allergologie. 2008; 2: 15–17.

Grüttner R: Mangelzustände bei Fehlernährung durch alternative Kost im Säuglings- und Kindesalter. Dt. Ärzteblatt. 1992; 89: B462–466.

Gutgesell C, Schäkel K, Fuchs T et al.: Nahrungsmitteladditiva sind kein Schubfaktor der atopischen Dermatitis bei Erwachsenen. Allergologie: 1997; 20: 519–521.

Häberle M: Pseudoallergische Reaktionen auf Konservierungs- und Farbstoffe. Ernährungs-Umschau. 1989; 36: 8–16.

Häberle, M.: Übersicht – Neue Konzepte. Zur Problematik diätetischer Empfehlung bei Lebensmittelunverträglichkeiten – lebensmittelchemische und klinisch-praktische Aspekte bei peroraler Nickelsensibilisierung. Zbl. Haut- u. Geschl.-Kr. 1987; 153: 1–9.

Häberle M: Nickelallergie – Indikation und Durchführung einer nickelarmen Diät. Ernährungs-Umschau. 1987a; 34: 48–52.

Häberle M: Salicylate und biogene Amine – natürliche Inhaltsstoffe von Nahrungsmitteln als Auslöser von Pseudoallergien. Ernährungs-Umschau. 1987b; 34: 287–296.

Hahn A: Nahrungsergänzungsmittel und ergänzende bilanzierte Diäten. Stuttgart: Wiss. Verlagsgesellschaft; 2006.

Hahnemann S: Organon der Heilkunst. Standardausgabe der 6. Aufl., herausgegeben und bearbeitet von Josef M. Schmidt. Stuttgart: Haug; 2002.

Hamelmann E: Wirkungsweise und Pharmakodynamik von Anti IgE. Allergologie 2007a; 9: 315–322.

Hamelmann E: Probiotika zwischen Euphorie und Enttäuschung. Allergo J. 2007b; 16: 166–167.

Hamelmann E, Stock P: Kombination von spezifischer Immuntherapie und Anti-IgE-Antikörpern: Studienlage und Perspektiven. Allergo J. 2008; 17: 241–245.

Hamelmann E, Wahn U, Wahn V: Immunmodulation in der Allergie- und Asthmatherapie. Bremen: Unimed; 2006.

Hannuksela M, Lahti A: Peroral challenge tests with food additives in urticaria and atopic dermatitis. Int J Dermatol. 1986; 25: 178–180.

Harms E, Koletzko B, Kruse K: Stoffwechselstörungen. In: Koletzko B (Hrsg.): Kinderheilkunde und Jugendmedizin. Heidelberg: Springer; 2004: 141–155.

Hauer A: Kuhmilchchallenge. Kinderheilkunde. 2006; 5: 406–415.

He T, Priebe MG, Zhong Y et al.: Effects of yogurt and bifidobacteria supplementation on the colonic microbiota in lactose-intolerant subjects. J Appl Microbiol. 2008; 104: 595–604.

He F, Morita H, Hashimoto H et al.: Intestinal Bifidobacterium species induce varying cytokine production. J Allergy Clin Immunol. 2002; 109(6): 1035–1036.

Helliwell PA, Richardson M et al.: Stimulation of fructose transport across the intestinal brush-border membrane by PMA is mediated by GLUT2 and dynamically regulated by protein kinase C. Biochem J. 2000; 350: 149–54.

Henzgen M: Die Bedeutung von Kreuzreaktionen bei der Nahrungsmittelallergie in der allergologischen Praxis. Allergo J. 1997; 6: 417–420.

Henzgen M, Ballmer-Weber BK, Erdmann S et al.: Hauttestungen mit Nahrungsmittelallergenen. Leitlinie der DGAKI, des ÄDA und der GPA zusammen mit der Schweizerischen Gesellschaft für Allergologie und Immunologie. Allergo J. 2008; 17: 401–406.

Henzgen M, Vieths S, Reese I et al.: Nahrungsmittelallergien durch immunologische Kreuzreaktionen. Leitlinie der DGAKI und des ÄDA. In: Worfel T, Reese I (Hrsg.): Diätetik in der Allergologie: Diätvorschläge, Positionspapiere und Leitlinien zu Nahrungsmittelallergie und anderen Nahrungsmittelunverträglichkeiten. 3. Aufl. München: Dustri; 2010: 163–175.

Henzgen M, Rudeschko O, Schlenvoigt G et al.: Immunparameter der Apfelallergie unter Hyposensibilisierung mit Birkenpollen. In: Wüthrich B (Hrsg.): Nahrungsmittel und Allergie. 2. Aufl. München: Dustri; 2002: 354–366.

Herold G: Innere Medizin. Köln: Gerd Herold; 2005.

Hick C, Hick A. (Hrsg.): Intensivkurs Physiologie. 5. Aufl. München: Elsevier; 2006.

Hiller A: Persönliche Auskunft. 2008.

Hiller A: Zöliakie. Mehr wissen – besser verstehen. Stuttgart: Trias; 2006.

Hischenhuber C, Crevel R, Jarry B et al.: Review article: safe amounts of gluten for patients with wheat allergy or coeliac disease. Aliment Pharmacol Ther. 2006; 23: 559–575.

Hodge L, Yan KY, Loblay RL: Assessment of food chemical intolerance in adult asthmatic subjects. Thorax. 1996; 51: 805–809.

Hofmann L: Laktoseintoleranz. Ernährung im Fokus. 2007; 7: 168–172.

Hofmann L: Zöliakie. Ernährung im Fokus. 2006; 6: 158–163.

Holtmeier W: Zöliakie, eine Erbkrankheit. YourLife professional. 2007; 9: 8–9.

Holtmeier W: Therapie und Management der Zöliakie/einheimischen Sprue. Z Gastroenterol. 2006; 44: 1167–1175.

Holtmeier W, Schumann M: XII. Bericht zum Internationalen Zöliakiekongress in New York. DZG Aktuell. 2007; 1: 5–8.

Holtmeier W, Henker J, Riecken EO, Zimmer KP: Verlaufsformen und Definitionen der Zöliakie - Stellungnahme einer Expertengruppe der Deutschen Zöliakie Gesellschaft. Z Gastroenterol. 2005; 43: 751–754.

Holtmeier W, Stein J: Sprue/Zöliakie. In: Caspary WF, Stein J (Hrsg): Darmkrankheiten. Berlin: Springer; 1999: 283–294.

Hompes S: Nahrungsmittelanaphylaxie und Kofaktoren. Daten aus dem Anaphylaxie-Register. Symposium Anaphylaxie, 4. Gemeinsamer Deutscher Allergie-Kongress Berlin 2009.

Hompes S, Kirschbaum J, Scherer K et al.: Erste Daten der Pilotstudie des Anaphylaxie-Registers im deutschsprachigen Raum. Allergo J. 2008; 17: 550–555.

Hompes S, Behrendt N, Schoepke N et al.: Diagnostische Wertigkeit des Pricktests im Vergleich zu oralen Provokationstestungen. Allergo J. 2007; 16: 49.

Høst A: Frequency of cows milk allergy in childhood. Ann Allergy Asthma. Immunol. 2002; 89(1): 33–37.

Høst A: Primary and secondary dietary prevention. Pediatr Allergy Immunl. 2001; 12: 78–84.

Høst A, Halken S: A prospective study of cow milk allergy in Danish infants during ther first 3 years of life. Allergy. 1990; 45: 587–596.

Høst A, Koletzko B, Dreborg S et al.: Dietary products used in infants for treatment and prevention of food allergy. Joint statement of the ESPACI and the ESPGHAN. Arch Dis Child. 1999; 81: 80–84.

Hourihane JOB: Prevalence and severity of food allergy – need for control. Allergy. 1998; 53 (46): 84–88.

IDM (Informationszentrale Deutsches Mineralwasser, Hrsg.): Mineralwasser. Wissenswertes für die Ernährungsberatung. 3. Aufl. 2003; 27.

ImuPro im Internet: http://www.imupro.de

Irion R: Alles zur Allergologie. www.alles-zur-allergologie.de

Ishida Y, Nakamura F, Kanzato H, et al.: Effect of milk fermented with Lactobacillus acidophilus strain L-92 on symptoms of Japanese cedar pollen allergy: a randomized placebo-controlled trial. Biosci Biotechnol Biochem. 2005; 69(9): 1652–1660.

Isolauri E, Salminen S: Probiotics: use in allergic disorders: a nutrition, allergy, mucosal immunology, and intestinal microbiota research group report. J Clin Gastroenterol. 2008; 42: 91–96.

Isolauri E, Tahvanaien A, Peltola T et al.: Breast-feeding of allergic infants. J Pediatr. 1999; 134: 27–32.

Isolauri E, Turjanmaa K: Combined skin prick and patch testing enhances indentification of food allergy in infants with atopic dermatitis. J Allergy Clin Immunol. 1996; 97: 9–15.

ITWM Fraunhofer im Internet: www.itwm.fraunhofer.de

Ivarsson A, Persson LÅ, Nyström L et al. Epidemic of coeliac disease in Swedish children. Acta Paediatr. 2000; 89: 165–171.

Ivory K, Chambers SJ, Pin C et al.: Oral delivery of *Lactobacillus casei* Shirota modifies allergen-induced immune responses in allergic rhinitis. Clin Exp Allergy. 2008; 38: 1282-1289.

Jäger L: Basiswissen. Was macht ein Allergen zum Allergen? Allergologie. 1996; 19: 387–389.

Jäger L, Wüthrich B, Ballmer-Weber B et al. (Hrsg.): Nahrungsmittelallergien und -intoleranzen. 3. Aufl. München: Elsevier; 2008.

Jahreis G: Milch – eine wichtige Quelle für Jod. Ernährungsinformation der CMA „Richtig essen – gesünder leben“. 2005, 2.

Jappe U, Vieths S: Allergie auf Lupinenmehl: ein neues oder ein verstecktes Allergen? Allergologie. 2008; 31: 314–325.

Jarisch R (Hrsg.): Histamin-Intoleranz. Histamin und Seekrankheit. Stuttgart: Thieme; 2004.

Johansson SGO, Hourihane JOB, Bousquet J et al.: Eine revidierte Nomenklatur der Allergie. Allergo J. 2003; 12: 251–263.

Johansson SGO, Hourihane JOB, Bousquet J et al.: A revised nomenclature for allergy. Allergy. 2001; 56: 813–824.

Julius Kühn-Institut: Fundorte Ambrosia in Deutschland. www.jki.bund.de, 2009

Jung EG: Dermatologie. 6. Aufl. Stuttgart: Thieme; 2005.

Jung P, Jarisch R, Hemmer W: Sojaallergie – die Schattenseite der Wunderbohne. Facharzt Dermatologie. 2007; 2: 4–7.

Kajossari M: Food allergy in Finnish children aged 1 to 6 years. Acta Paediatr Scand. 1982; 71: 815–819.

Kalliomäki M, Salminen S, Poussa T et al.: Probiotics during the first 7 years of life: a cumulative risk reduction of eczema in a randomized, placebo-controlled trial. J Allergy Clin Immunol. 2007; 119(4): 1019–1021.

Kalliomäki MA, Salminen S, Poussa T et al.: Probiotics and prevention of atopic disease: 4-year follow-up of a randomized placebo-controlled trial. Lancet. 2003; 361: 1869–1871.

Kamp A: Histaminintoleranz aus diätetischer Sicht. MedReport. 2008; 32:15 und Vortrag auf dem 3. Gemeinsamen Deutschen Allergie-Kongress, Erfurt 12.09.2008

Kamp A, Schäfer C: Gesund essen, fruktosearm genießen. München: Gräfe & Unzer; 2007.

Kanny G, Moneret-Vautrin DA, Flabbee J et al.: Population study of food allergy in France. J Allergy Clin Immunol. 2001; 108: 133–140.

Kanny G, Grignon G, Dauca M et al.: Ultrastructural changes in the duodenal mucosa induced by ingested histamine in patients with chronic urticaria. Allergy. 1996; 51: 935–939.

Kanny G, Hatahet R, Moneret-Vautrin DA et al.: Allergy and intolerance to flavouring agents in atopic dermatitis in young children. Allerg Immunol Paris. 1994; 26: 204–206.

Kanny G, Moneret-Vautrin DA, Schohn H et al.: Abnormalities in histamine pharmacodynamics in chronic urticaria. Clinical and Experimental Allergy. 1993; 23: 1015–1020.

Kapp A, Wedi B: Sinn und Unsinn von Testungen bei Pseudoallergien. Allergologie. 2006; 29; 414–415.

Kapp A, Klimek L, Werfel T: Allergische Entzündungen. Stuttgart: Thieme; 2002.

Kappler M, Krauss-Etschmann S, Diehl V et al.: Detection of secretory IgA antibodies against gliadin and human tissue transglutaminase in stool to screen for coelic disease in children: validation study. BMJ. 2006; 332: 213–214.

Kasper H: Ernährungsmedizin und Diätetik. 10. Aufl. München: Elsevier; 2004.

Keller J, Franke A, Storr M et al.: Klinisch relevante Atemtests in der gastroenterologischen Diagnostik – Empfehlungen der Deutschen Gesellschaft für Neurogastroenterologie und Motilität sowie der Deutschen Gesellschaft für Verdauungs- und Stoffwechselerkrankungen. Z. Gastroenterol. 2005; 43: 1071–1090.

Keller KM: Fruktose-Laktose-Malabsorption – noch zu wenig beachtet. Vortragsreihe Management der Nahrungsmittelallergien „Aktuelles aus der Praxis". Allergiekongress Berlin 2009.

Keller KM: Zöliakie – ein Eisbergphänomen. Allergo J. 2006; 15: 56–57.

Keller KM: Kuhmilchallergie. Pädiat. Praxis 2002; 61: 209–219.

Kellett GL: The facilitated component of intestinal glucose absorption. J Physiol. 2001; 531: 585–595.

Kellett, GL, Brot-Laroche E: Apical GLUT2: a major pathway of intestinal sugar absorption. Diabetes. 2005; 54: 3056–3062.

KiGGs – Der Kinder- und Gesundheitssurvey. Abstract zum Symposium zur Studie des Robert Koch-Instituts zur Gesundheit von Kindern und Jugendlichen am 25.09.2006. Online im Internet: http://www.kiggs.de/experten/index. html.

www.kinnerton.com

Klaschka F: Hämatogenes Kontaktekzem durch Nahrungsmittel. Allergologie. 1987; 10: 93–96.

Kleine-Tebbe J, Ballmer-Weber B, Beyer K et al.: In-vitro-Diagnostik und molekulare Grundlagen von IgE-vermittelten Nahrungsmittelallergien. Leitlinie der DGAKI, des ÄDA, der GPA u. a. Allergo J. 2009a; 18: 132–146.

Kleine-Tebbe J, Reese I, Ballmer-Weber B et al.: Keine Empfehlung für IgG- und/oder IgG$_4$-Bestimmungen gegen Nahrungsmittel. Leitlinie der DGAKI, des ÄDA, der GPA, der ÖGAI und der SGAI nach Übernahme des Task Force Report der EAACI. Allergo J. 2009b; 18: 267–273.

Kleine-Tebbe J, Meißner A-M: Nahrungsmittel als Allergenquellen mit Einzelallergenen und ihren Proteinfamilien. Phadia Forum, Deutscher Allergologiekongress. Berlin 2009c.

Kleine-Tebbe J, Bufe A, Ebner et al.: Die spezifische Immuntherapie (Hyposensibilisierung) bei IgE-vermittelten allergischen Erkrankungen. Leitlinie der DGAKI. Allergo J. 2009d; 18: 508–537.

Kleine-Tebbe J, Herold DA, Vieths S: Sojaallergie durch Kreuzreaktionen gegen Birkenpollen-Majorallergen Bet v 1. Allergologie. 2008; 31: 303–313.

Kleine-Tebbe J, Bermann KC, Friedrichs F et al.: Die spezifische Immuntherapie (Hyposensibilisierung) bei IgE-vermittelten allergischen Erkrankungen. Allergologie. 2006; 29:135–156.

Kleine-Tebbe J, Lepp U, Niggemann B et al.: Nahrungsmittelallergie und -unverträglichkeit: Bewährte statt nicht evaluierte Diagnostik. Deutsches Ärzteblatt. 2005; 102: 1965–1969.

Kleine-Tebbe J, Vieths S, Franke S et al.: Schwere allergische Reaktion auf sojaeiweißhaltiges Diät-Pulver durch IgE-vermittelte Kreuzreaktivität bei ausgeprägter Bet v 1-Sensibilisierung. Allergo J. 2001a; 10: 254–259.

Kleine-Tebbe J, Fuchs T, Lepp U et al.: In-vitro-Diagnostik von Nahrungsmittel-Allergien. Allergo J. 2001b; 6: 333–339.

Klemola T, Vanto T, Juntunen-Backmann K et al.: Allergy to soy formula and to extensively hydrolysed whey formula in infants with cow's milk allergy: A prospective, randomized study with follow-up to the age of 2 years. J Pediatr. 2002; 140: 219–224.

Klimek L : Anaphylaxie: allergologischer Notfall mit weitreichenden Folgen. Allergologie. 2009; 1: 13–16.

Klimek L, Hansen I: Spezifische Immuntherapie (Hyposensibilisierung) mit Allergenen. Klinikarzt. 2003; 4: 128–134.

Klüken H, Bieber T: Kurzfassung der Neufassung der Nomenklatur für allergische Erkrankungen, Positionspapier der European Academy of Allergy and Clinical Immunology (EAACI). Allergologie. 2002; 6: 361–362.

Knezevic G: Schwermetalle in Lebensmitteln. 4. Mitteilung: Über den Gehalt von Nickel in Rohkakao und in Kakao-Halb- und Fertigprodukten. Dt. LM-Rundschau 1985; 81: 362–364.

Koch S: Fruktosemalabsorption – eine neue Herausforderung für die Ernährungsberatung. In: Ernährungs Forum Unilever (Hrsg.): Nutrition Letter 2007; 11.

Kofler H, Aberer W, Deibel M: Diaminoxidase keine diagnostische Hilfe bei Histaminintoleranz. Allergologie. 2009; 32: 105-110.

Kofler H, Ulmer H, Mechtler E et al.: Bioresonanz bei Pollinose. Allergologie. 1996; 3: 114–122.

Koletzko B (Hrsg.): Kinder- und Jugendmedizin. 13. Aufl. Heidelberg: Springer; 2007.

Koletzko B: Kinderheilkunde und Jugendmedizin. 12. Aufl. Berlin: Springer; 2004.

Koletzko S, Niggemann B, Friedrichs F, Koletzko B: Vorgehen bei Säuglingen mit Verdacht auf Kuhmilchproteinallergie. Monatsschr Kinderheilkunde. 2009; 157: 687–691.

Koletzko S, Koletzko B: Wenn Zucker krank machen – Maldigestion und metabolische Unverträglichkeiten. Aktuel Ernaehr Med. 2006; 31(1): 68–75.

Koop I (Hsrg.): Gastroenterologie compact. 2. Aufl. Stuttgart: Thieme; 2009.

Kopp M: Probiotika – ein neuer Ansatz für Atopie-Prävention und Therapie? Allergo J. 2006; 15: 17–18.

Kopp MV, Goldstein M, Dietschek A et al.: Lactobacillus GG has in-vitro effects on enhanced IL-10 and IFN-γ release of mononuclear cells but no in-vivo effects in supplemented mothers and their neonates. Clin Exp Allergy 2008; 38: 602–610.

Kopp MV, Heinzmann A: Applikationsformen der spezifischen Immuntherapie. Allergo J. 2007; 16: 570–575.

Koppitz P, Mattern S, Lammert F: Laktoseintoleranz: Pathogenese, Diagnostik und Therapie. Ernährung und Medizin. 2002; 17: 78–81.

Körner U: Pollenassoziierte Lebensmittelallergien in Ernährungstherapie und -beratung. Praxis. Ernährung im Fokus. 2010; 10: 36–41.

Körner U: Lebensmittelallergie. Den Auslösern auf der Spur. UGB-Forum. 2009a; 1: 12–15.

Körner U: Aktuelle Empfehlungen zur primären Allergieprävention. Praxis. Ernährung im Fokus. 2009b; 9: 429–433.

Körner U: Besser informieren bei Allergien, BMELV-Konferenz. Ernährung im Fokus. 2008; 8: 470–471.

Körner U: Nickelallergie. In: Buchart K: Nahrungsmittelallergie. 2. Aufl. Innsbruck: Studien Verlag; 2005.

Körner U: Methodik und Didaktik der individuellen Ernährungsberatung von Lebensmittelallergikern. Ernährung im Fokus. 2004; 4: 228–232.

Körner U: Nahrungsmittelallergien – Essen im Kindergarten. Feste feiern im Kindergarten – Problematische Situationen. In: Aktionsbündnis Allergieprävention (abap) Koordinierungssekretariat Deutsches Grünes Kreuz (Hrsg.): „Allergien im Kindergarten". Geburtstagskalender mit Infos und Tipps für Erzieherinnen und Erzieher. 1. Aufl. Marburg; 2003.

Körner U: Nickelallergie. Vorsicht bei Ohrringen, Euro und Schokolade. Naturarzt. 2002; 142: 42–44.

Körner U: Lebensmittelzusatzstoffe. Vorsicht Chemie im Essen. Naturarzt. 2001; 141: 18–22.

Körner U: Die Nickelallergie – eine Kontaktallergie mit peroraler Auslösbarkeit [Diplomarbeit]. Bonn: Universität Bonn; 1988.

Körner U et al.: Aktualisierung der Lebensmittelkennzeichnung: Was ändert sich für den Allergiker? In: Werfel T, Reese I (Hrsg.): Diätetik in der Allergologie. Diätvorschläge, Positionspapiere und Leitlinien zu Nahrungsmittelallergien und anderen Nahrungsmittelunverträglichkeiten. 3. Aufl. München: Dustri; 2010: 7–11.

Körner U, Rösch R: Ernährungsberatung in Schwangerschaft und Stillzeit. Edition Hebamme. 2. Aufl. Stuttgart: Hippokrates; 2008.

Körner U, Wickenkamp B: Lebensmittelallergie/Neurodermitis. Was darf mein Kind noch essen? aid infodienst Verbraucherschutz Ernährung Landwirtschaft e.V. (Hrsg.). 2003; 1469.

Körner U, Lämmel S, Lauter H: Nickel im Essen. In: Deutscher Allergie- und Asthmabund e.V.(Hrsg.). Allergie konkret 2001; 4: 23–27.

Körner U, Häberle M: Freisetzung von Nickel aus Edelstahlkochtöpfen – ein Risiko für Nickelallergiker? Allergologie. 1991; 14: 144–148.

Kreft D, Bauer R, Goerlich R: Nahrungsmittelallergene. Berlin: de Gruyter; 1999.

Krüger U, Buhl T, Hänßle H et al.: Fehldiagnose Kuhmilchunverträglichkeit nach IgG-Bestimmung: Schockfragmente auf Sojamilch nach Ernährungsumstellung. Allergo J. 2007; 16: 56.

Kuehn A, Scheuermann T, Hilger C, Hentges F: Quantification of parvalbumin in fresh and processed fish. Allergo J. 2010; 19: 164.

Kukkonen K, Savilahti E, Haahtela T et al.: Probiotics and prebiotic galacto-oligosaccharides in the prevention of allergic diseases: a randomized, double-blind, placebo-controlled trial. J Allergy Clin Immunol. 2007; 119(1): 192–198.

Kundi M (Red.): Allergie. Formen, Ursachen, Verhütung. Klagenfurt: Amt der Kärtner Landesregierung; 2007.

Kütting B, Brehler R: Überlegungen zur klinischen Relevanz von kreuzreagierenden IgE-Antikörpern zwischen Hausstaubmilben, Mollusken und Krustazeen. Allergologie. 2002; 25: 321–325.

Lämmel S: Ernährung und Allergien – beraten, aber wie? Ernährungs Umschau. 2007; 54: 467-469.

Lange B, Bachert C: Nebenwirkungsprofile von Antihistaminika und ihre klinische Relevanz. Allergologie. 2004; 2: 49–71.

Lange L, Rietschel E: Behandlungsoptionen des schweren atopischen Ekzems im Kindesalter. Pädiatrische Allergologie. 2007; 4 :6-11.

Lauter H: Persönliche Mitteilung zur Nickelprovokation im Fachkrankenhaus Kloster Grafschaft. Schmallenberg; 09.01.2006.

Lauter H: Nickelallergie und Nickelkontaktekzeme. Allergologie.1994; 17: 470–476.

Layer P, Rosien U: Praktische Gastroenterologie. 2. Aufl. München: Urban & Fischer; 2004.

Ledochowski M, Bair H, Fuchs D: Laktoseintoleranz. J Ernährungsmed. 2003; 5: 7–14.

Ledochowski M, Widner B, Murr C et al.: Decreased serum zinc in fructose malabsorbers. Clin Chim. 2001; 47(4): 745-7.

Ledochowski M, Widner B, Fuchs D: Fruktosemalabsorption. J Ernährungsmed. 2000; 3: 10–14.

Ledochowski M, Überall F, Probst T et al.: Fructose malabsorption is associated with lower plasma folic acid concentration in middle aged subjects. Clin Chem. 1999; 45: 2013–2014.

Legrain V, Taieb A, Sage T et al.: Urticaria in infants: a study of forty patients. Pediatr Dermatol. 1990; 7: 101–107.

Leiß O: Diätetische Therapie bei Kohlenhydratmalabsorption und Laktoseintoleranz. Aktuelle Ernährungsmedizin. 2005: 30: 75–87.

Lepp U, Ballmer-Weber B, Beyer K et al.: Therapiemöglichkeiten bei der IgE-vermittelten Nahrungsmittelallergie. Allergo J. 2010; 19: 187–195.

Lepp U, Schocker F, Suhr M et al.: Erdnussallergie auch in Deutschland ein Problem. Allergologie. 2002; 25: 314–320.

Lewith GT, Kenyon JN, Broomfield J et al.: Is electrodermal testing as effective as skin prick tests for diagnosing allergies? A double blind, randomised block design study. Br Med J. 2001; 322: 131–134.

LMKV (Lebensmittelkennzeichnungsverordnung): Verordnung über die Kennzeichnung von Lebensmitteln vom 3.08.1984, in der Fassung vom 10.11.2005. Bundesgesetzblatt 2005.

Lopata A, Lehrer S: New insights into seafood allergy. Current Opinion in Allergy and Clinical Immunology. 2009; 9 (3): 270–277.

Lorenz AR, Reese G, Haustein D et al.: Versteckte Allergene in Lebensmitteln – noch immer ein Problem. Bundesgesundheitsbl – Gesundheitsforsch – Gesundheitsschutz. 2001; 44: 666–675.

Maintz L, Bieber T, Novak N: Die verschiedenen Gesichter der Histaminintoleranz. Konsequenzen für die Praxis. Deutsches Ärzteblatt. 2006; 103: A3477–A3483.

Maintz L, Allem JP, Jenneck C et al.: Evidence for a reduced histamine degradation capacity in a subgroup of patients with atopic eczema. Allergy Clin Immunol Int: J World Allergy Org. 2005; 43(1).

Mäki M, Collin P: Coelic disease. Lancet. 1997; 349: 1755–1759.

Maloney J, Chapmann MD, Sicherer SH: Peanut allergen exposure through saliva: assessment and interventions to reduce exposure. J Allergy Clin Immunol. 2006; 118: 719–724.

Markowski M: Die Walnuss ist tatsächlich eine Nuss. Ernährung im Fokus. 2006; 6: 272.

Martins LML, Peltre G, Faro CJFD et al.: The Helix aspera (Brown Garden Snail) allergen repertoire. Int Arch Allergy Imunol. 2005; 136: 7–15.

Mateu Ratera M: Erste Hilfe durch Homöopathie. Hahnemann-Institut, 2006.

Maurer M: Urtikaria. Vortrag Allergologiekongress Lübeck 2007.

Maurer M, Staubach P: Juckreiz, Quaddeln, Nesselsucht – wenn die Haut wie Feuer brennt. Ein Ratgeber für Patienten mit Nesselsucht (Urtikaria). Hamburg: Akademos Wissenschaftsverlag; 2006.

Maurer M, Siebenhaar F, Syska W et al.: Äthiopathogenese der akuten und der chronischen Urtikaria. Allergo J. 2006; 15; 199–204.

Maurer M, Hanau A, Metz M et al.: Relevanz von Nahrungsmittelallergien und -intoleranzreaktionen als Ursachen von Urtikaria. Hautarzt. 2003; 54: 138–143.

Mayer I, Missbichler A, Wantke F et al.: Optimierter Radioextraktionsassay zur quantitativen Bestimmung der Aktivität von Diaminooxidase (DAO) in humanem Serum und Plasma. Allergologie. 2005; 1: 1–8.

Mehl A, Wahn U, Niggemann B: Anaphylactic reactions in children – a questionnaire-based survey in Germany. Allergy. 2005; 60: 1440–1445.

Melbrosin: Lebensmittelunverträglichkeit durch Histaminintoleranz. Broschüre und wissenschaftliche Produktinformation zu DaoSiN. 2008

Melbrosin Deutschland: www.veroma-gmbh.de

Melnik B, Szliska C, Nöhle M et al.: Nahrungsmittelunverträglichkeiten durch biogene Amine. In: Wüthrich B (Hrsg.): Nahrungsmittel und Allergie. München: Dustri; 2002: 60–69.

Meng A: Die Basistheorie der Akupunktur und der traditionellen chinesischen Medizin. Wien: Maudrich; 1997.

Merk HF: Allergie-Taschenbuch. Berlin: ABW Wissenschaftsverlag; 2008.

Merk HF: Antihistaminika in der Dermatologie. Allergologie. 2005: 39–44.

Moll I: Dermatologie. Stuttgart: Thieme; 2005.

Moneret-Vautrin DA, Kanny G: Food-induced anaphylaxis. A new French multicenter survey. Ann Gastroenterol Hépatol. 1995; 31: 256–263.

Montalto M, Curigliano V, Santoro L et al.: Management and treatment of lactose malabsorption. World J Gastroenterol. 2006; 12: 187–191.

Morisset M, Moneret-Vautrin DA, Kanny G et al.: Thresholds of clinical reactivity to milk, egg, peanut and sesame in immunoglobulin E-dependent allergies: evaluation by double-blind or single-blind placebo-controlled oral challenges. Clin Exp Allergy. 2003; 33: 1046–1051.

Morita E, Hiroaki M, Chinuki Y et al.: Food-dependent exercise-induced anaphylaxis – importance of omega-5-gliadin and hmw-glutenin as causative antigens for wheat-dependent exercise-induced anaphylaxis. Allergology International. 2009; 58: 493–498.

Müller DB, Hummel S, Ziegler AG et al.: Gluten und Immunerkrankungen. Aktuelle Ernährungsmedizin. 2007; 32: 117–124.

Niebuhr M, Kapp A, Werfel T: Spezifische Immuntherapie (SIT) bei atopischer Dermatitis und Nahrungsmittelallergie. Hautarzt. 2008; 59: 554–550.

Niemann S, Höger PH: Das atopische Ekzem. Pädiatrie up2date 2006; 2:113–128.

Niestijl Jansen JJ, Kardinaal AFM, Huijbers G et al.: Prevalence of food allergy and intolerance in the adult Dutch population. J Allergy Clin Immunol. 1994; 93: 446–456.

Niggemann B: Diagnostisches und therapeutisches Vorgehen bei Lebensmittelallergien. Journalistenseminar der DGE „Lebensmittelallergien – Strenge Kost ohne Genuss?" Hamburg, 15.11.2004.

Niggemann B, Erdmann S, Fuchs T et al.: Standardisierung von oralen Provokationstests bei Nahrungsmittelallergien. Leitlinie der DGAKI, des ÄDA und der GPA. Allergo J. 2006; 15: 262–270.

Niggemann B, Wahn U: Pädiatrische Allergologie auf einen Blick. 3. Aufl. Bremen: Uni-Med; 2005.

Niggemann B, Grüber C: Unkonventionelle Verfahren in der Allergologie. Allergologie. 2002; 25: 34–46.

Niggemann B, Reibel S, Roehr CS et al.: Predictors of positive food challenge outcome in non-IgE-mediated reactions to food in children with atopic dermatitis. J Allergy Clin. Immuno. 2001; 108: 1053–1058.

Niggemann B, Reibel S, Wahn U: The atopy patch test (APT) – a useful tool for the diagnosis of food allergy in children with atopic dermatitis. Allergy. 2000; 55: 281–285.

Niggemann B, Sielaff B, Beyer K et al.: Outcome of double-blind, placebo-controlled food challenge tests in 107 children with atopic dermatitis. Clin Exp Allergy. 1999; 29: 91–96.

Niggemann B, Beyer K, Pohl C et al.: Diagnostisches Vorgehen beim Verdacht auf Nahrungsmittelallergie im Kindesalter. Monatsschr Kinderheilkd. 1996; 144: 65–73.

Nobigrot, T, Chasalow, FI, Lifshitz, F: Carbohydrate absorption from one serving of fruit juice in young children: age and carbohydrate composition effects. J Am Coll Nutr. 1997; 16:152–158.

Norgaard A, Bindslev-Jensen C: Egg and milk allergy in adults. Allergy. 1992; 47: 503–509.

Nothnagel T, Grafe C: Allergenes Potenzial bei Gemüse und Obst. ForschungsReport (BMELV). 2007; 2.

Noverr MC, Huffnagle GB: The microflora hypothesis of allergic diseases. Clin Exp Allergy. 2005; 35: 1511–1520.

Nützenadel W, Koletzko S: Erkrankungen des Verdauungstraktes. In: Koletzko B (Hrsg.): Kinderheilkunde und Jugendmedizin. Berlin: Springer; 2004: 447–493.

Oppel T: Therapie der antihistaminikarefraktären chronischen Urtikaria. Allergo J. 2006; 15: 211–219.

Ortolani C, Bruijnzeel-Koomen C, Bengtsson U et al.: Controversial aspects of adverse reactions to food. Allergy. 1999; 54: 27–45.

Ostendorf GM: Unkonventionelle apparative Methoden in der Allergietherapie. Allergologie. 1995; 6: 221–227.

Osterwalder P, Bircher AJ, Wüthrich B: Gastrointestinale Kuhmilchallergie vom Spättyp. In: Wüthrich B (Hrsg.): Nahrungsmittel und Allergie. München: Dustri; 2002: 109–114.

Ott H, Lehmann S, Wurpts G et al.: Anaphylaxie im Jugendalter. Hautarzt; 2007: 1032–1040.

Ott H, Höger PH : Stufentherapie des atopischen Ekzems im Kindesalter. Allergologie. 2006; 2: 57–70.

Ottens S, Breuer K, Alter M et al.: Therapeutische Diäten und Toleranzentwicklung von Kindern mit atopischer Dermatitis und Nahrungsmittelallergie. Ernährungs Umschau. 2008a; 55: 272–279.

Ottens S, Aichele-Hoff M, Constien A et al.: Wissenszuwachs bei Eltern von Kindern mit Neurodermitis durch standardisierte Schulungen zum Thema „Neurodermitis und Nahrungsmittelallergie" nach dem Konzept der Arbeitsgemeinschaft Neurodermitisschulung (AGNES). Allergologie. 2008b; 31: 343–349.

Ouwehand AC: Antiallergic effects of probiotics. J Nutr. 2007; 137(3/2): 794–797.

Pabst K: Persönliche Mitteilung zum Laktosegehalt von Käse. 28.04.2008.

Palacin A, Varelaw J, Quircez S et al.: Recombinant lipid transfer protein Tri a 14: a novel heat and proteolytic resistant tool for the diagnosis of baker's asthma. Clin Exp Allergy. 2009; 29: 1267–1276.

Palosuo K, Alenius H, Varjonen E et al.: Rye-γ-70 and γ-35 secalins and barley γ-3 hordein cross-react with ω-5 gliadin, a major allergen in wheat-dependent, exercise-induced anaphylaxis. Clin Exp Allergy. 2001; 31: 466–473.

Pascual C, Reche M et al.: Fish allergy in childhood. Pediatric Allergy Immunology. 2008; 19: 573–579.

Penders J, Stobberingh EE, van den Brandt PA et al.: The role of the intestinal microbiota in the development of atopic disorders. Allergy. 2007; 62(11): 1223–1236.

Pfaar O: Epidemiologie der Anaphylaxie im internationalen Vergleich. Allergo J. 2007; 3: 204.

Phadia: Nahrungsmittelunverträglichkeit als Ursache für gastrointestinale Symptome – Zöliakie. 10/2006. Im Internet: http://www.phadia.com

Pichler WJ: IgE-vermittelte Nahrungsmittelallergien. Klassifikation basierend auf dem Sensibilisierungsweg. Allergologie. 1998; 21: 441–450.

http://www.preventceliacdisease.com

Pschyrembel. Klinisches Wörterbuch. 259. Aufl. Berlin, New York: de Gruyter; 2002.

Quetheb (Institut für Qualitätssicherung in der Ernährungstherapie & -beratung e.V.) im Internet: http://www. quetheb.de

Raithel M, Baenkler HW, Nägel A et al.: Bedeutung der Salicylatintoleranz (NSAID-Intoleranz) am unteren Gastrointestinaltrakt. 18. Mainzer Allergie-Workshop, Mainz, 10.–11. März 2006. In: Kongressberichte 18. Mainzer Allergie Workshop. Allergo J. 2006; 15: 256.

Raithel M, Hahn EG, Baenkler HW: Klinik und Diagnostik von Nahrungsmittelallergien. Deutsches Ärzteblatt. 2002; 99: 780–786.

Randhawa S, Bahna S: Hypersensitivity reactions to food additives. Current Opinion in Allergy and Clinical Immunology. 2009; 9: 278–283.

Raulf-Heimsoht M, Sander I et al.: Latexallergie: Aktuelle Bestandsaufnahme. Aktuelle Dermatologie. 2003; 29: 176–184.

Rassner G: Dermatologie. Lehrbuch und Atlas. 8. Aufl. München: Elsevier; 2007.

Reallexikon der Medizin und ihrer Grenzgebiete: München: Urban und Schwarzenberg; 1977.

Reekers R, Busche M, Wittmann M et al.: Birch pollen related food trigger atopic dermatitis with specific cutaneous T-cell responses to birch pollen antigens. J Allergy Clin Immunol. 1999; 104: 466–472.

Reese I: Pseudoallergische Reaktionen. Ernährung. 2008; 2: 16–21.

Reese I, Muche-Borowski C, Schäfer T: Aktuelle Ernährungsempfehlungen aus der S3 Leitlinie Allergieprävention. DGE info 4/2009.

Reese I, Zuberbier T, Bunselmeyer B et al.: Diagnostisches Vorgehen bei Verdacht auf eine pseudoallergische Reaktion durch Nahrungsmittelinhaltsstoffe. Leitlinie der DGAKI, des ÄDA und der GPA. Allergo J. 2008; 17: 540–549.

Reese I, Constien A, Schäfer C: Richtig einkaufen bei Nahrungsmittelallergien. Stuttgart: Trias; 2007.

Reese I, Binder C, Bunselmeyer B et al.: Eliminationsdiäten bei Nahrungsmittelallergie und anderen Unverträglichkeitsreaktionen. In: Werfel TH, Reese I (Hrsg.): Diätetik in der Allergologie: Diätvorschläge, Positionspapiere und Leitlinien zu Nahrungsmittelallergie und anderen Unverträglichkeiten. 2. Aufl. München: Dustri; 2006.

Reese I, Worm M: Stellenwert pseudoallergischer Reaktionen und Einfluss von Zucker bei der atopischen Dermatitis. Allergologie. 2002; 25: 264–268.

Rehner G, Daniel H: Biochemie der Ernährung. 2. Aufl. Heidelberg: Spektrum; 2002: 324–328.

Reibel S, Röhr C, Ziegert M et al.: What safety measures need to be taken in oral food challenges in children. Allergy 2000; 55: 940–944.

Rexroth G: Gastroenterologie. Bern: Hans Huber; 2005.

Rietschel E, Beyer K, Lange L et al.: Anaphylaxie bei Kindern und Jugendlichen. Allergo J. 2009; 18: 117–123.

Riffelmann FW, Wenzel M: Persönliche Mitteilung zur Nickelprovokation im Fachkrankenhaus Kloster Grafschaft, Schmallenberg. März 2009.

Ring J: Angewandte Allergologie. 3. Aufl. München: Urban & Vogel; 2004.

Ring J: Diagnostische Probleme bei Nahrungsmittelallergien. Allergologie. 1994; 7: 364–371.

Ring J: Pseudo-allergische Reaktionen durch Nahrungsmittel und Zusatzstoffe. Allergologie. 1989; 12: 165–168.

Ring J, Bachert C, Bauer CP, Czech W (Hrsg.): Weißbuch Allergie in Deutschland. 3. Aufl. München: Urban & Vogel; 2010.

Ring J, Brockow K, Duda D et al.: Akuttherapie anaphylaktischer Reaktionen. Allergologie. 2007; 12: 469–486.

Ritzka M: Rekombinante Allergene – Allergietest der Zukunft. Ernährung im Fokus. 2010; 10: 30

Rödiger C, Frank U, Kaatz M et al.: Muttermilch als Quelle einer Sensibilisierung auf Nahrungsmittelallergene? Allergo J. 2006; 15: 79.

Roduner JE, Haudenschild-Falb E, Kunz E et al.: Perorale Nickelprovokation bei nichtdyshidrosiformem und dyshidrosiformem Nickelekzem. Der Hautarzt. 1987; 38: 262–266.

Romano A, Di Fonso M, Giuffreda F et al.: Food-dependent exercise-induced anaphylaxis: clinical and laboratory findings in 54 subjects. Int Arch Allergy Immunol. 2001; 125: 264–272.

Rote Liste Service GmbH (Hrsg.): Rote Liste 2010. Frankfurt/M.: Eigenverlag; 2010.

Rote Liste online: http://www.rote-liste.de

Saloga J, Klimek L, Buhl R et al. (Hrsg.): Allergologie-Handbuch: Grundlagen und klinische Praxis. Stuttgart: Schattauer; 2005.

Sampson HA: Utility of food-specific IgE concentrations in prediciting symptomatic food allergy. J Allergy Clin Immunol. 2001; 107: 891–896.

Sampson HA: Food allergy. Part 1: Immunopathogenesis and clinical disorders. J Allergy Clin Immunol. 1999; 103: 717–728.

Sampson HA, Ho DG: Relationship between food-specific IgE concentrations and the risk of positive food challenges in children and adolescents. J.Allergy Clin Immunol. 1997; 100: 444–451.

Sampson HA, Jolie BS: Increased plasma histamine concentration after food challenges in children with atopic dermatitis. N Engl J Med 1984; 311: 372–376.

Schäfer C: Fruktosemalabsorption. Wenn Fruchtzucker für Unruhe sorgt. UGB-Forum. 2007; 4: 169–172.

Schäfer C: Enzymdefekte und Malabsorption. Allergo J. 2006:15: 405.

Schäfer C, Kamp A: Das TRIAS-Kochbuch für Kreuz-Allergiker. Stuttgart: Trias; 2008.

Schäfer C, Constien A, Reese I: Praxisbuch Lebensmittelallergie. München: Südwest; 2007.

Schäfer C, Reese I, Ballmer-Weber BK et al.: Fruktosemalabsorption. Allergo J. 2009; 19: 66–69.

Schäfer T: Alternativverfahren bei atopischem Ekzem. Allergo J. 2008a; 17: 466–475.

Schäfer T: Epidemiologie der Nahrungsmittelallergie in Europa. Allergologie. 2008b; 31: 255–263.

Schäfer T: Epidemiologie der Nahrungsmittelallergie in Europa. Ernährung. 2008c; 2: 4–9.

Schäfer T, Breuer K: Epidemiologie von Nahrungsmittelallergien. Hautarzt. 2003; 54: 112–120.

Schäfer T, Krämer U, Behrendt H et al.: Epidemiologie des atopischen Ekzem. Allergo J. 2003; 12: 430–438.

Scheewe S, Staab D, Diepgen T et al.: Ergebnisse des Pilotprojekts zur besseren Vorsorge und Versorgung von Kindern mit atopischer Dermatitis. Pädiatrische Allergologie. 2007; 10 (Sonderheft):16–20.

Schieber A, Carle R: Die Süßlupine – eine Alternative zur Sojabohne. Ernährung im Fokus. 2006; 6: 273–276.

Schnadt S.: Anaphylaxie aus Sicht der Patienten – eine Patientenbefragung des DAAB. Allergologie. 2009: 32: 17–27.

Schnuch A: Editorial: Die „Nickel-Connection" oder: Was Piercing mit dem Essen zu tun hat. www.aktionsplan-allergien.de. BMELV 21.11.2008.

Schnuch A, Geier J, Lessmann H et al.: Kontaktallergene im aktuellen Zeitverlauf. Geschlechts- und altersspezifische Auswertungen der Daten des IVDK der Jahre 1995-2001. Allergo J. 2004; 13: 57–69.

Schnuch A und Mitarbeiter (IVDK): Persönliche Mitteilung (Prävalenz der Nickelkontaktallergie bei Frauen und Männern im Zeitverlauf); 2003.

Schnuch A, Aberer W, Agathos M et al.: Leitlinien der Deutschen Dermatologischen Gesellschaft (DDG) zur Durchführung des Epikutantests mit Kontaktallergenen. Hautarzt. 2001; 101: 864–866.

Schultze-Werninghaus G, Fuchs T, Bachert C et al. (Hrsg.): Manuale allergologicum. München: Dustri; 2004.

Schuppan D: Pathogenese der Zöliakie. Annales Nestlé. 2004; 62: 116–128.

Scibilia J, Pastorello EA, Zisa G et al.: Wheat allergy: A double blind, placebo-controlled study in adults. J Allergy Clin Immunol. 2006; 117: 433.

Seitz CS, Pfeuffer P, Raith P et al.: Nahrungsmittelallergie bei Erwachsenen – über- oder unterschätzt? Deutsches Ärzteblatt. 2008; 105: 715–723.

Shadick NA, Liang MH, Partridge AJ et al.: The natural history of exercise-induced anaphylaxis: Survey results from 10-year follow-up study. J Allergy Clin Immunol. 1999; 104: 123–127.

Shi X, Schedl HP, Summers RM et al.: Fructose transport mechanisms in humans. Gastroenterology. 1997; 113: 1171–1179.

Shepherd SJ, Gibson MD: Fructose malabsorption and symptoms of irritable bowel syndrome: Guidelines for effective dietary management. J Amer Dietet Assoc. 2006; 106: 1631–1639.

Sieber R: Allergene in der Milch. Allergologie. 2000; 23: 5–12.

Siegenthaler W (Hrsg.): Siegenthalers Differenzialdiagnose. Innere Krankheiten – vom Symptom zur Diagnose. 19. Aufl. Stuttgart: Thieme; 2005.

Simon RA, Green L, Stevenson DD: The incidence of sulfite sensitivity in an asthmatic population. J Allergy Clin. Immunol. 1982; 69: 118.

Souci SW, Fachmann W, Kraut H: Nährwerttabelle. SFK-online Version SFK-P. Wissenschaftliche Verlagsgesellschaft Stuttgart: 2010. www.sfk-online.net

Speer CP, Gahr M: Pädiatrie. Heidelberg: Springer; 2001.

Staden U, Rolinck-Werninghaus K, Beyer K et al.: Spezifische orale Toleranzinduktion bei Nahrungsmittelallergie. Monatsschr Kinderheilk. 2006; 154: 432–438.

Stapel SO, Asero R, Ballmer-Weber BK et al.: Testing for IgG4 against foods is not recommended as a diagnostic tool: EAACI Task Force Report. Allergy. 2008; 63: 793–796.

Stefaniak R, Zuberbier T: Epidemologie der Urtikaria. Allergo J. 2006; 3: 196–198.

Stefano MD, Veneto G, Malservisi S: Laktosemalabsorption and intolerance and peak bone mass. Gastroenterol. 2002; 122: 1793–1799.

Stein JM, Schneider AR: Bakterielle Fehlbesiedlung des Dünndarms. Z Gastroenterol. 2007; 45: 620–628.

Steurich F, Feyerabend R, Sennekamp J: Ein neues Verfahren zur Herstellung nativer Nahrungsmittelallergene. In: Wüthrich B (Hrsg.): Nahrungsmittel und Allergene. München: Dustri; 2002.

Steurich F, Feyerabend R: Nahrungsmittelbedingte, anstrengungsinduzierte Anaphylaxie. Allergologie. 2000; 23: 19–28.

Steurich F, Feyerabend R: Bananen- und Latexallergien. Allergologie. 1998; 21: 33–40.

Strain HD, Varnes AW, Davi BR et al.: Nickel in drinking and household water. In: Anke M, Schneider HJ, Brückner CH (Hrsg.): Nickel – 3. Spurenelement Symposium Jena 1980. Jena: Friedrich-Schiller-Universität; 1980: 149–154.

Strobel S, Wahn U: Allergien gegen Nahrungsmittel. In: Wahn U, Seger R, Wahn V (Hrsg.): Pädiatrische Allergologie und Immunologie in Klinik und Praxis. Stuttgart: Fischer; 1994: 256–263.

Stsepetova J, Sepp E, Julge K et al.: Moleculary assessed shifts of Bifidobacterium ssp. and less diverse microbial communities are characteristic of 5-year-old allergic children. FEMS Immunol Med Microbiol. 2007; 51(2): 260–269.

Suter PM: Checkliste Ernährung. 2. Aufl. Stuttgart: Thieme; 2005: 221–226.

Szépfalusi Z: Latexallergie im Kindesalter. ClinCum pneumo. 2005; 1.

Szépfalusi Z, Ebner C, Urbanek R et al.: Detection of IgE antibodies specific for allergens in cow milk and cow dander. Int Arch Allergy Immunol. 1993; 102: 288–294.

Tamura M, Shikina T, Morihana H et al.: Effects of probiotics on allergic rhinitis induced by Japanese cedar pollen: randomized double-blind, placebo-controlled clinical trial. Int Arch Allergy Immunol. 2007; 143(1): 75–82.

Taschan H: Glutenhaltige Lebensmittel und die neue Allergenkennzeichnung. Ernährung im Fokus. 2006; 6: 164–170.

Tiel C: Nahrungsmittelallergien bei Pollenallergikern (sog. pollenassoziierte Nahrungsmittelallergien). Allergologie. 1988; 11: 397–410.

Tomasi F: Zöliakie und Diabetes Typ 1. Schär yourlife professional. 2006: 9: 12.

Töndury B, Wüthrich B, Schmid-Grendelmeier P et al.: Histaminintoleranz: Wie sinnvoll ist die Bestimmung der Diaminoxidase-Aktivität im Serum in der alltäglichen klinischen Praxis? Allergologie. 2008; 31: 350–356.

Ulrich S. Stein J: Histamintoleranz und Glutamatunverträglichkeit. Ernährung & Medizin. 2009; 24: 63–67.

Umweltbundesamt: Nickel. Stellungnahme der Kommission „Human-Biomonitoring" des Umweltbundesamtes. Bundesgesundhbl – Gesundheitsforsch – Gesundheitsschutz. 2001; 44: 1243–1248.

Untersmayr E, Vestergaard H, Malling H et al.: Incomplete digestion of codfish represents a risk factor for anaphylaxis in patients with allergy. J Allergy Clin Immunol. 2007; 119: 711-717.

Untersmayr E, Jensen-Jarolim E: Antiazide Therapie und verdauungslabile Allergene. Allergologie. 2005; 28: 134-142.

van Hoogstraten IMW, Andersen KE, von Blomberg BME et al.: Reduced frequency of nickel allergy upon oral nickel contact at an early age. Clin Exp Immunol. 1991; 85: 441–445.

Vantsch K: Persönliche Auskunft (VDOE-Seminar „Spezielle Lebensmittelunverträglichkeiten und Zöliakie"). 2009.

Veien NK, Menné T: Nickel contact allergy and a nickel-restricted diet. Seminars in Dermatology. 1990; 9: 197–205.

Veien NK, Hattel T, Justesen O et al.: Oral challenge with nickel and cobalt in patients with positive patch tests to nickel and/or cobalt. Acta Derm Venerol. 1987; 67: 321–325.

Veien NK, Andersen MR: Nickel in Danish food. Acta Derm Vernerol. 1986; 66: 502–509.

Veien NK, Hattel T, Justesen O, Norholm, A: Oral challenge with metal salts (II). Various types of eczema. Contact Dermatitis. 1983; 9: 407–410.

Verbraucherzentrale Hamburg e.V. (Hrsg.): Was bedeuten die E-Nummern? Lebensmittel-Zusatzstoffliste. 65. Aufl. 2009.

Versuchsanstalt der Hefeindustrie e.V.: Stellungnahme: Histamine in Saccharomyces-cerevisiae-Hefen und Hefeextrakten. Schreiben an den Deutschen Allergie- und Asthmabund e.V. Berlin: 31.03.2006.

Vieluf I: Nahrungsmittelallergie. In: Przybilla B, Bergmann KCh, Ring J. (Hrsg.): Praktische allergologische Diagnostik. Darmstadt: Steinkopff; 2000: 243–262.

Vieths S, Holzhauser T, Erdmann S et al.: Neue Deklarationspflicht für Nahrungsmittelallergene in Lebensmitteln. Allergo J. 2006; 15: 114–122.

Vieths S, Meyer AH, Ehlers I et al.: Zur Deklaration „versteckter Allergene" in Lebensmitteln. Allergo J. 2001; 10: 130–136.

Vieths S, Fischer K, Dehne LL et al.: Allergenes Potential von verarbeiteten Lebensmitteln. Teil 1: Beeinflussung durch lebensmitteltechnologische Verfahren und Zubereitungstechniken. Ernährungs-Umschau. 1994a; 41: 140–143.

Vieths S, Fischer K, Dehne LL et al.: Allergenes Potential von verarbeiteten Lebensmitteln. Teil 2: Wesentliche Lebensmittel und Fazit. Ernährungs-Umschau. 1994b; 41: 186–190.

Vieths S, Jankiewiczs A, Schöning B et al.: Apple allergy: The IgE-binding potency of apple strains is related to the occurence of thee 18 kDa allergen. Allergy. 1994c; 49: 262–271.

Vieths S, Brockmann S, Schöning B: Nahrungsmittelallergie gegen Obst und Gemüse: Eine aktuelle serologische Untersuchung zur Sensibilisierung von Pollenallergikern. Allergologie.1992; 15: 367–379.

Vrese de M, Stegelmann A, Richter B et al.: Probiotics – compensation for lactase insufficiency. Am J Clin Nutr. 2001; 73(2), 421–429.

Wächtershäuser A, Stein JM: Ernährungsfaktoren und Ernährungstherapie beim Reizdarmsyndrom – was ist valide? Z Gastoenterol. 2008; 46: 279–291.

Wahn U, Seger R, Wahn V (Hrsg.): Pädiatrische Allergologie und Immunologie. 4. Aufl. München: Elsevier; 2005.

Wahn U, Wichmann HE (Hrsg.): Spezialbericht Allergien. Statistisches Bundesamt. Stuttgart: Metzler-Poeschel; 2000.

Wajda P, Walczyk D: Über den ursprünglichen Gehalt des Schwarztees an Nickel, Kobalt, Eisen, Zink und Chrom und die Verteilung der Metallionen zwischen dem bereiteten Teegetränk und den extrahierten Blattrückständen. Z Lebensm Untersuch Forsch.1978; 166: 339–343.

Walker-Smith JA: Revised criteria for diagnosis of Coeliac disease. Arch Dis Child. 1990; 65: 909–911.

Wantke F, Götz M, Jarisch R: Die histaminfreie Diät. Hautarzt. 1993; 44: 512–516.

Wasmut HE, Lammert F, Geier A et al.: Die glutensensitive Enteropathie (Zöliakie, Sprue). Aspekte der Klassifizierung, Pathogenese, Diagnostik und Therapie. Ernährung & Medizin. 2002; 17: 74–77.

Webber SA, Graham-Brown RAC, Hutchinson PE et al.: Dietary manipulations in childhood atopic dermatitis. Br J Dermatol. 1989; 121: 91–98.

Weberhofer C: Ernährungstherapie bei Zöliakie. Aktuel Ernähr Med. 2002; 27: 281–284.

Weidenhiller M, Hahn EG, Raithel M: Funktionsdiagnostische allergologische Tests für den Magen-Darmtrakt zur Objektivierung von Nahrungsmittelallergien. In: Wüthrich B (Hrsg.): Nahrungsmittel und Allergie. München: Dustri; 2002.

Weiß C: Biogene Amine. Ernährungs-Umschau. 2009; 56: 176–179.

Wensing M, Penninks AH, Hefle SL et al.: The range of minimum provoking doses in hazelnut-allergic patients as determined by double-blind, placebo-controlled food challenges. Clin Exp Allergy. 2002; 32: 1757–1762.

Werfel T: Differenzialdiagnosen von Nahrungsmittel-induzierten Symptomen im Kindesalter. 3. gemeinsamer Deutscher Allergiekongress. Erfurt: Sept. 2008.

Werfel T: Prof. Dr. med. Thomas Werfel, Klinik und Poliklinik für Dermatologie und Venerologie der Medizinischen Hochschule Hannover: Persönliche Mitteilung nach Umfrage im abap-Intranet vom 17.12.2002.

Werfel T, Aberer W, Augustin M et al.: Leitlinie Neurodermitis. J Dtsch Dermatol Gesell. 2009; 7 Suppl. 1: S1-S46.

Werfel T, Lotte C, Scheewe S et al.: Manual Neurodermitisschulung. München: Dustri; 2008a.

Werfel T, Erdmann S, Fuchs T et al.: Vorgehen bei vermuteter Nahrungsmittelallergie bei atopischer Dermatitis. (Leitlinie). Allergo J. 2008b; 17: 476–483.

Werfel T: Klinische Beobachtungen zur Wirksamkeit von Anti IgE Antikörpern bei Hauterkrankungen, Nahrungsmittel- und Latexallergien. Allergologie. 2007; 9: 360–366.

Werfel T, Reese I (Hrsg.): Diätetik in der Allergologie: Diätvorschläge, Positionspapiere und Leitlinien zu Nahrungsmittelallergien und anderen Nahrungsmittelunverträglichkeiten. 3. Aufl. München: Dustri; 2010.

Werfel T, Wedi B, Kleine-Tebbe J et al.: Vorgehen bei Verdacht auf eine pseudo-allergische Reaktion durch Nahrungsmittelinhaltsstoffe. Allergo J. 1999; 8: 135–141.

Wider B: Alternative diagnostische Methoden. MMW; 2009; 3-4: 31–32.

Wienken E: Neurodermitis – durch Ernährung beeinflussbar? Ernährungs-Umschau. 1993; 40: 496–498.

Willemsen M: Allergie gegen Nüsse: nicht immer lebenslänglich. Ernährung im Fokus. 2006; 6: 211.

Wöhrl S, Hemmer W, Focke M et al.: Histamine intolerance-like symptoms in healthy volunteers by oral provocation with liquid histamine. Allergy Asthma Proc. 2004; 25: 305–311.

Wölbing F, Fischer J, Biedermann T: Kofaktoren der Anaphylaxie. Allergo J. 2008; 17: 563–568.

Worm M: Diätetische Implikationen bei Kontaktsensibilisierungen. Posterbeitrag P02/31. JDDG. 2007; Suppl 2 (Band 5): S181.

Worm M, Eiden P: Interview. Ein Jahr Anaphylaxieregister. Allergo J. 2008; 17: 26.

Worm M, Ehlers I, Sterry W et al.: Clinical relevance of food additives in adult patients with atopic dermatitis. Clin Exp Allergy. 2000; 30: 407–414.

Wüthrich B: Histamintoleranz: Fakt oder Fiktion? TMJ 2009; 29–31.

Wüthrich B: Allergieauslösende Nahrungsmittel im Laufe der Zeit – eine Statistik der Jahre 1978–1998. Allergologie. 2005a; 28: 355–358.

Wüthrich B: Editor's Note. IgG/IgG$_4$-Bestimmungen gegen Nahrungsmittel – Patientenabzocken durch sinnlose Allergietests. Allergologie. 2005b; 5: 161–164.

Wüthrich B: Nahrungsmittelallergien. Internist. 1995; 36: 1052–1062.

Wüthrich B, Frei PC, Bircher A et al.: Bioresonanz – diagnostischer und therapeutischer Unsinn. Stellungnahme der Fachkommission der Schweizerischen Gesellschaft für Allergologie und Immunologie (SGAI) zu den Bioresonanz- und Elektroakupunkturgeräten zur Diagnostik und Therapie von (vermeintlichen) Allergien. Allergo J. 2006; 15: 338–343.

Wüthrich B, Roll A, Fischer B et al.: Aktuelles zur atopischen Dermatitis. Allergologie. 2003; 3: 92–104.

Wüthrich B, Péclard-Etesamifar M: IgE-vermittelte Nahrungsmittelallergien bei 383 Patienten unter Berücksichtigung des oralen Allergiesyndroms. In: Wüthrich B (Hrsg.): Nahrungsmittel und Allergie. München: Dustri; 2002: 60–69.

Wullinger M: Die Behandlung von Nahrungsmittelallergien mit chinesischer Medizin. Deutsche Zeitschrift für Akupunktur. 2007; 4: 40–46.

Wullinger M, Fatrai A et al.: Allergiebehandlung mit chinesischer Medizin. München: Elsevier; 2007.

Yesovitch R, Cohen A, Szilagyi A: Failure to improve parameters of lactose maldigestion using the multiprobiotic product VSL3 in lactose maldigesters: A pilot study. Can J Gastroenterol. 2004; 18: 83–86.

Yoo J, Tcheurekdjian H, Lynch SV et al.: Microbial Manipulation of Immune Function for Asthma Prevention. Proc Am Thorac Soc. 2007; 4(3): 277–282.

Young E, Stoneham MD, Petruckevitch A et al.: A population study of food intolerance. Lancet. 1994; 343: 1127–1130.

Young E, Patel S, Stoneham MD et al.: The prevalence of reactions to food additives in a survey population. J R Coll Physicians Lond. 1987; 21: 241–271.

Ziegert M: DBPCFC-Reaktionen voraussehbar? Allergo J. 2008; 17: 45–46.

Zilbauer M, Zimmer KP: Zöliakie: Mosaiksteine der Pathogenese. Aktuel Ernaehr Med. 2002; 27: 277–280.

Zimmer KP: Pathophysiologie der Zöliakie. Monatsschr Kinderheilkd. 2003; 151: 698–705.

Zimmer KP: Zöliakie. Monatsschr Kinderheilkd. 1999; 147: 60–72.

Zimmer KP: Wenn Getreide krank macht. Zöliakie – Pathogenese und Möglichkeiten der Ernährrungstherapie. Akt Ernährung Med. 2008; 33: 535–538.

Zittermann A: Kalzium. In: Kluthe R, Kasper H (Hrsg.): Lebensmittel tierischer Herkunft in der Diskussion. Akt Ernähr Med. 1999; (Supplement): 15–23.

zu **Zöliakie** siehe auch: http://www.preventceliacdisease.com

Zuberbier T, Edenharter G, Worm M et al.: Prevalence of adverse reactions to food in Germany – a population study. Allergy 2004; 59: 338–345.

Zuberbier T, Pfrommer C, Specht K et al.: Aromatic components of food as novel eliciting factors of pseudoallergic reaction in chronic urticaria. J Allergy Clin Immunol. 2002; 109: 343–348.

Zuberbier T, Chantraine-Hess S, Hartmann K et al.: Pseudoallergen-free diet in the treatment of chronic urticaria – a prospective study. Acta Derm Venerol. 1995; 75: 484–487.

9.2

Kochbücher

Carr T, Mini C: Genussvoll Kochen bei Laktose-Intoleranz. München: DroemerKnaur; 2006.

Hammermühle: Backschule glutenfrei. Maikammer: Hammermühle; 2005.

Hiller A: Köstlich essen bei Zöliakie. Stuttgart: Trias; 2005.

Hochgebirgsklinik Davos Wolfgang: Rezeptsammlung für Nahrungsmittelallergiker und ihre Familien. Zu beziehen über: manuela.hartmann@hgk.ch

Schäfer C, Kamp A: Das TRIAS-Kochbuch für Kreuz-Allergiker. Stuttgart: Trias; 2008.

Schäfer C, Kamp: Köstlich essen. Fruktose, Laktose und Sorbit vermeiden. Stuttgart: Trias; 2009.

Schäfer C, Stemmer E: Glutenfrei backen (Gesund essen). München: Gräfe und Unzer; 2010.

Sherwood A: Das Allergiker-Kochbuch; 100 Rezepte für Genießer. München: Dorling Kindersley; 2008.

9.3

Weitere Buchempfehlungen

Constien A, Reese I, Schäfer C: Praxisbuch Lebensmittelallergie. München: Südwest; 2007.
Ein Patientenratgeber, der die Hintergrundinformationen und praktische Tipps zur Diagnostik und Vermeidung der wichtigsten Nahrungsmittelallergene und Unverträglichkeiten verständlich und übersichtlich aufzeigt, ohne einen Arztbesuch und eine kompetente Ernährungstherapie und -beratung überflüssig zu machen.

Fritzsche D: Nahrungsmittelintoleranzen. Laktose, Fruktose, Histamin. München: Gräfe und Unzer; 2009.
Ein Taschenbuch, das die wichtigsten Informationen zur Laktoseintoleranz, Fruktosemalabsorption und zur Histaminintoleranz enthält und eine praktische Übersicht in Tabellenform zum Gehalt an Laktose, Fruktose, Sorbit und Histamin in Nahrungsmitteln liefert.

Grevers G, Röcken M: Taschenatlas Allergologie. 2. Aufl. Stuttgart: Thieme; 2008.
Grundlagen, Diagnostik und Klinik zur Allergologie im Taschenbuch-Format.

Körner U, Rösch R: Ernährungsberatung in Schwangerschaft und Stillzeit. 2. Aufl. Stuttgart: Hippokrates; 2008.
Grundlagenwerk für eine kompetente Ernährungsberatung von schwangeren und stillenden Frauen. Im Praxisteil bieten konkrete Ernährungsempfehlungen (u. a. auch zur Säuglingsernährung), viele Praxistipps und empfehlenswerte Rezepte eine Hilfestellung für die Beratung.

Ledochowski M: Wegweiser Nahrunhsmittel-Intoleranzen. Stuttgart: Trias; 2009.
Ein Patientenratgeber, der die Beschwerden, Diagnostik und Behandlung von Nahrungsmittelunverträglichkeiten (Laktose, Fruktose, Histamin, Sorbit, Gluten und Getreide, Nahrunsgmittelallergien) kurz aber verständlich erläutert, Hintergründe (z.B. zum Verdauungssystem) erklärt und Tipps für die Umsetzung im Alltag gibt.

Reese I, Constien A, Schäfer C: Richtig einkaufen bei Nahrungsmittelallergie. Trias: Stuttgart, 2007.
Mehr Sicherheit beim Einkauf, im Restaurant und im Ausland. Ein „Handtaschen-Büchlein" zu den Hauptallergenen für daheim und unterwegs.

Szczepansky R, Schon M, Lob-Coryilius T: Neurodermitis: Das juckt uns nicht. 3. Aufl. Papst Science Publ. 2009.
Ein fröhliches Lern- und Lesebuch für Kinder und Eltern.

Wahl R: Allergie ganz einfach. 7. Aufl. München: Dustri; 2005.
Allergologie zum Schmunzeln. Für Allergiker und die, die es noch werden können. Der Spagat zwischen Grundlagenforschung, Klinik und allgemein verständlicher Darstellung ist hier sehr gut gelungen.

10 Abbildungsnachweis

S. 1: Birkenpollen. Mit freundlicher Genehmigung der Fa. ALK-Abello, Wedel.

Abb. 1.1 modifiziert nach Bruijnzeel-Koomen C, Ortolani C, Aas K et al.: Adverse reactions to food. Allergy. 1995; 50: 623–635.

Abb. 1.9 modifiziert nach Rehner G, Daniel H: Biochemie der Ernährung. 2. Aufl. Heidelberg: Spektrum; 2002: 327.

S. 32 Praxis Schareina, Köln.

Abb. 2.1 modifiziert nach Niggemann B, Erdmann S, Fuchs T et al.: Standardisierung von oralen Provokationstests bei Nahrungsmittelallergien. Leitlinie des DGAKI, des ÄDA und der GPA. Allergo J. 2006; 15: 262–270.

Abb. 2.2 mit freundlicher Genehmigung der Fa. MED + ORG Alexander Reichert GmbH; Niedereschach.

Abb. 2.8 mit freundlicher Genehmigung der Fa. MED + ORG Alexander Reichert GmbH; Niedereschach.

Abb. 2.11 modifiziert nach DGE Arbeitsgruppe Diätetik in der Allergologie: Stellenwert von Lebensmittelunverträglichkeiten bei chronischer Urtikaria. In: dies.: Diätetik in der Allergologie. DGE Info. Sonderausgabe 2007d; 9: 23–30 und Reese I, Zuberbier T, Bunselmeyer B et al.: Diagnostisches Vorgehen bei Verdacht auf eine pseudoallergische Reaktion durch Nahrungsmittelinhaltsstoffe. Leitlinie der DGAKI, des ÄDA und der GPS. Allergo J. 2008; 17: 540–549.

S. 94: Thieme Verlagsgruppe.

S. 125: Thieme Verlagsgruppe

Abb. 4.1 modifiziert nach Koletzko S, Niggemann B, Friedrich F, Koletzko B et al.: Vorgehen bei Säuglingen mit Verdacht auf Kuhmilchproteinallergie. Monatsschr Kinderheilkunde. 2009; 157: 687–691.

Abb. 4.2 modifiziert nach Forschungsinstitut für Kinderernährung (FKE): Ernährungsplan für das 1. Lebensjahr. Dortmund; 2010.

Abb. 4.3 Glutenfrei-Symbol mit freundlicher Genehmigung der Deutschen Zöliakie-Gesellschaft e.V. (DZG).

S. 251: creativ collection.

11 Sachverzeichnis